脑血管病开颅和介入手术并发症防治

Cerebrovascular and Endovascular Neurosurgery
Complication Avoidance and Management

人民卫生出版社
·北 京·

敬告

本书的作者、译者及出版者已尽力使书中的知识符合出版当时国内普遍接受的标准。但医学在不断地发展，随着科学研究的不断探索，各种诊断分析程序和临床治疗方案以及药物使用方法都在不断更新。强烈建议读者在使用本书涉及的诊疗仪器或药物时，认真研读使用说明，尤其对于新的产品更应如此。出版者拒绝对因参照本书任何内容而直接或间接导致的事故与损失负责。

需要特别声明的是，本书中提及的一些产品名称（包括注册的专利产品）仅仅是叙述的需要，并不代表作者推荐或倾向于使用这些产品；而对于那些未提及的产品，也仅仅是因为限于篇幅不能一一列举。

本着忠实于原著的精神，译者在翻译时尽量不对原著内容做删减。然而由于著者所在国与我国的国情不同，因此一些问题的处理原则与方法，尤其是涉及宗教信仰、民族政策、伦理道德或法律法规时，仅供读者了解，不能作为法律依据。读者在遇到实际问题时应根据国内相关法律法规和医疗标准进行适当处理。

First published in English under the title

Cerebrovascular and Endovascular Neurosurgery: Complication Avoidance and Management

edited by Chirag D. Gandhi and Charles J. Prestigiacomo

Copyright © Springer International Publishing AG, part of Springer Nature, 2018

This edition has been translated and published under licence from

Springer Nature Switzerland AG.

脑血管病开颅和介入手术
并发症防治

Cerebrovascular and Endovascular Neurosurgery
Complication Avoidance and Management

主　编　Chirag D. Gandhi
　　　　Charles J. Prestigiacomo

主　审　游　潮　王任直

主　译　刘　翼　田　蕊　李　姝

人民卫生出版社
·北　京·

图书在版编目（CIP）数据

脑血管病开颅和介入手术：并发症防治 /（美）奇拉格·D. 甘地（Chirag D. Gandhi），（美）查尔斯·J. 普雷斯蒂贾科（Charles J. Prestigiacomo）主编；刘翼，田蕊，李姝主译. —北京：人民卫生出版社，2023.7

ISBN 978-7-117-34152-3

Ⅰ. ①脑… Ⅱ. ①奇…②查…③刘…④田…⑤李… Ⅲ. ①脑血管疾病 – 介入疗法 Ⅳ. ①R743. 05

中国版本图书馆 CIP 数据核字（2022）第 229430号

| 人卫智网 | www.ipmph.com | 医学教育、学术、考试、健康，购书智慧智能综合服务平台 |
| 人卫官网 | www.pmph.com | 人卫官方资讯发布平台 |

图字：01-2020-2223 号

脑血管病开颅和介入手术：并发症防治
Nao Xueguanbing Kailu He Jieru Shoushu:
Bingfazheng Fangzhi

主　译：刘　翼　田　蕊　李　姝
出版发行：人民卫生出版社（中继线 010-59780011）
地　　址：北京市朝阳区潘家园南里 19 号
邮　　编：100021
E - mail：pmph @ pmph.com
购书热线：010-59787592　010-59787584　010-65264830
印　　刷：人卫印务（北京）有限公司
经　　销：新华书店
开　　本：787 × 1092　1/16　印张：20　字数：499 千字
版　　次：2023 年 7 月第 1 版
印　　次：2023 年 9 月第 1 次印刷
标准书号：ISBN 978-7-117-34152-3
定　　价：198.00 元
打击盗版举报电话：010-59787491　E-mail：WQ @ pmph.com
质量问题联系电话：010-59787234　E-mail：zhiliang @ pmph.com
数字融合服务电话：4001118166　　E-mail：zengzhi @ pmph.com

顾问委员会 （按姓氏笔画排序）

王 嵘　王任直　张 东　赵元立　顾宇翔　焦力群　游 潮

译者名录（按姓氏笔画排序）

马 骏	贵州省人民医院	张 平	山东大学齐鲁医院
马 潞	四川大学华西医院	张 东	北京医院
马永杰	首都医科大学宣武医院	张 思	四川大学华西医院
王 伟	四川大学华西医院	张昌伟	四川大学华西医院
王 林	浙江大学医学院附属第二医院	陈汉敏	华中科技大学同济医学院附属同济医院
王以恒	吉林大学白求恩第一医院		
王 嵘	首都医科大学附属北京天坛医院	陈锐奇	四川大学华西医院
王 毅	南京大学医学院附属鼓楼医院	林 森	四川大学华西医院
王任直	北京协和医院	林福鑫	福建医科大学附属第一医院
王朝华	四川大学华西医院	罗 鹏	空军军医大学西京医院
仁 增	西藏自治区人民医院	郑 峻	四川大学华西医院
方 伟	空军军医大学第二附属医院	屈 延	第四军医大学第二附属医院唐都医院
尹 浩	贵州省人民医院		
甘 奇	四川大学华西医院	赵 岩	天津医科大学总医院
田 蕊	四川大学华西医院	赵元立	首都医科大学北京天坛医院
朱仕逸	哈尔滨医科大学附属第一医院	胡 鑫	四川大学华西医院
伍 聪	四川大学华西医院	姜晨旦	首都医科大学宣武医院
任宇涛	西安交通大学第一附属医院	姜维喜	中南大学湘雅医院第一附属医院
任艳明	四川大学华西医院	贺 民	四川大学华西医院
刘 征	武汉大学中南医院	夏 超	四川大学华西医院
刘 翼	四川大学华西医院	顾宇翔	复旦大学附属华山医院
刘怡钒	四川大学华西医院	倪 伟	复旦大学附属华山医院
孙 鸿	四川大学华西医院	高 远	四川大学华西医院
李 伟	南京大学医学院附属鼓楼医院	郭 睿	四川大学华西医院
李 进	四川大学华西医院	郭云宝	吉林大学白求恩第一医院
李 姝	首都医科大学附属北京天坛医院	郭东生	华中科技大学同济医学院附属同济医院
李 浩	四川大学华西医院		
李 蹊	四川大学华西医院	陶传元	四川大学华西医院
李毅锋	中南大学湘雅医院	曹旭东	西藏自治区人民医院
杨 斌	首都医科大学宣武医院	焦力群	首都医科大学宣武医院
杨咏波	南京大学医学院附属鼓楼医院	鲁峻麟	四川大学华西医院
肖安琪	四川大学华西医院	游 潮	四川大学华西医院
何世豪	首都医科大学北京天坛医院	戴冬伟	海军军医大学第一附属医院（上海长海医院）
佟志勇	中国医科大学附属第一医院		

前　言

内科和外科医生都只是常人，我们都会犯错误。我们可能因为做了什么，也可能因为没做什么，而伤害到病人。尽管可能是无意的，但是这些错误都会对患者、患者家属和您产生影响。如果能把每个过失都限定为只发生一次的事件，这或许能给我们带来一些安慰。所以，当过失发生时，我们要从中学习，也让其他人从中学习，并且努力使它永不再发生。

如果出现了并发症，程序上应首先在内部回顾发生了什么。大多数情况下，这样便可以发现过失之所在，并确定如何避免类似的情况再次发生。有时可能需要和其他同事及同行共同讨论来协助找到过失之处，还有些时候，可能需要联系导师或其他教授，在更大的会议中讨论病例，来深入剖析事件，或者从老教授的经验中获得启发。这样不仅可以从自己的错误中吸取教训，还能收获教授们的智慧，从而努力避免类似的过失再次发生。

这本书就是这样诞生的。

我们将这本书视为神经血管病从业者分享经验和专业知识的地方。更重要的是，针对神经血管病最复杂的手术操作，它传授了很多并发症的预防和管理方面的细节。

这本书分为四个主要部分，每部分都有一个明确的重点。第一部分向读者详细介绍了什么是并发症、什么不是，以及系统性评估和回顾并发症、不良反应和错误的主要原则。这一部分旨在为每一位读者提供一片沃土，让他们得以开始使用一种有条理的方法分析在各自执业机构及自己的实践中出现的并发症。本书的第二、三、四部分分别阐述了针对中枢神经系统及头颈部血管病的外科手术、血管内治疗和放疗的技术细节。这些章节是本书的核心。每章均讨论了预防和管理并发症的方法。因此，读者能够从各领域的专家那里汲取宝贵的知识和经验，从而减少在自己的实践过程中患者出现不良预后的频率。

并发症的预防和管理需要团队协作和沟通。本书的一项非常独特且有用的功能是：在"手术"章节，本书提供了操作过程及并发症管理的核对表。这些核对表可以自由地复制或修改使用，并纳入手术室、血管内治疗中心或放疗中心的紧急处理程序预案。通过在手术操作前查看和复习特定的核对表，团队可以对所有可能发生的事件胸有成竹。书中的并发症预防和管理流程图也提供了必要的总结，可以帮助团队做好准备工作。

我们永远不应忘记曾发生过的并发症及发生并发症的患者。我们应该利用这些经验来锤炼自己，让自己更加专业。我们衷心希望这本书可以帮助读者更深入地理解神经血管手术操作的各种细节，从而改善患者预后。我们也期待书中的清单和表格可以成为每家医院都使用的文件，从而有效增强不同学科的团队协作和沟通，共同治疗那些复杂的患者。我们还期望这本书可以帮助我们所有人减少患者的并发症，促进我们继续践行无损于病人为先的原则。

Charles J. Prestigiacomo
Cincinnati, OH
Chirag D. Gandhi
Valhalla, NY
（刘怡钒 译　游潮 审）

编者名录

I. Paul Singh, M.D., M.P.H. Departments of Neurosurgery, Neurology, and Radiology, Mount Sinai Hospital, New York, NY, USA

Felipe C. Albuquerque, M.D. c/o Neuroscience Publications, Barrow Neurological Institute, St. Joseph's Hospital and Medical Center, Phoenix, AZ, USA

Matthew D. Alexander, M.D. UCSF Department of Radiology and Biomedical Imaging, San Francisco, CA, USA

Fawaz Al-Mufti, M.D. Rutgers University- Robert Wood Johnson Medical School, New Brunswick, NJ, USA

Krishna Amuluru, M.D. Department of Interventional Neuroradiology, University of Pittsburgh Medical Center - Hamot, Erie, PA, USA

Rami James N. Aoun, M.D., M.P.H. Department of Neurological Surgery, Mayo Clinic, Phoenix, AZ, USA

Precision Neuro-Theraputics Innovation Lab, Mayo Clinic, Phoenix, AZ, USA

Neurosurgery Simulation and Innovation Lab, Mayo Clinic, Phoenix, AZ, USA

Adam Stephen Arthur, M.D., M.P.H. Semmes-Murphey Clinic, Memphis, TN, USA

Ahmed J. Awad Mount Sinai Health System, New York, NY, USA

Robin Babadjouni Department of Neurological Surgery, University of Southern California, Los Angeles, CA, USA

Mark Bain, M.D., M.S. Department of Neurosurgery, Cerebrovascular Center, Cleveland Clinic Foundation, Cleveland, OH, USA

H. Hunt Batjer, M.D. University of Texas Southwestern, Dallas, TX, USA

Joshua Bederson, M.D. Department of Neurosurgery, Mount Sinai Health System, New York, NY, USA

Bernard R. Bendok, M.D., M.S.C.I. Department of Neurological Surgery, Mayo Clinic, Phoenix, AZ, USA

Precision Neuro-Theraputics Innovation Lab, Mayo Clinic, Phoenix, AZ, USA

Neurosurgery Simulation and Innovation Lab, Mayo Clinic, Phoenix, AZ, USA

Department of Radiology, Mayo Clinic, Phoenix, AZ, USA

Department of Otolaryngology, Mayo Clinic, Phoenix, AZ, USA

Srikanth R. Boddu, M.Sc., M.R.C.S., F.R.C.R., M.D. Division of Interventional Neuroradiology, Department of Neurological Surgery, Weill Cornell Medical Center/ New York Presbyterian Hospital, New York, NY, USA

Patrick B. Bolton, M.D. Department of Anesthesia and Periop Med, Mayo Clinic, Phoenix, AZ, USA

Waleed Brinjikji, M.D. Department of Radiology, Mayo Clinic, Rochester, MN, USA

Department of Neurosurgery, Mayo Clinic, Rochester, MN, USA

Ketan R. Bulsara, M.D., M.B.A. Division of Neurosurgery, University of Connecticut, Farmington, CT, USA

Ki-Eun Chang, M.D. Department of Neurological Surgery, Keck School of Medicine, University of Southern California, Los Angeles, CA, USA

Alexander G. Chartrain Mount Sinai School of Medicine, New York, NY, USA

M. Imran Chaudry, M.D. Neurointerventional Radiology, Medical University of South Carolina, Charleston, SC, USA

Michael Chen, M.D. Departments of Neurological Surgery, Neurology and Radiology, Rush University Medical Center, Chicago, IL, USA

Brian W. Chong, M.D., F.R.C.P.(C) Department of Neurological Surgery, Mayo Clinic, Phoenix, AZ, USA

Department of Radiology, Mayo Clinic, Phoenix, AZ, USA

Ephraim W. Church, M.D. Department of Neurosurgery, Penn State Milton S. Hershey Medical Center and Penn State University College of Medicine, Hershey, PA, USA

Mary In-Ping Huang Cobb, M.D. Department of Neurosurgery, Duke University Hospitals, Durham, NC, USA

Kevin M. Cockroft, MD, MSc, FAANS, FACS, FAHA Department of Neurosurgery, Penn State Milton S. Hershey Medical Center and Penn State University College of Medicine, Hershey, PA, USA

E. Sander Connolly, Jr. Department of Neurological Surgery, Columbia University Medical Center, New York, NY, USA

Daniel L. Cooke, M.D. UCSF Department of Radiology and Biomedical Imaging, San Francisco, CA, USA

Celina Crisman, M.D. Department of Neurosurgery, Rutgers University-NJ Medical School, Newark, NJ, USA

Guilherme Dabus, M.D., F.A.H.A. Wertheim College of Medicine, Florida International University, Miami, FL, USA

Miami Cardiac and Vascular Institute and Baptist Neuroscience Center, Miami, FL, USA

Jason M. Davies, M.D., Ph.D. Department of Neurosurgery, Jacobs School of Medicine and Biomedical Sciences, University at Buffalo, State University of New York, Buffalo, NY, USA

Gates Vascular Institute at Kaleida Health, Buffalo, NY, USA

Department of Biomedical Informatics, Jacobs School of Medicine and Biomedical Sciences, University at Buffalo, State University of New York, Buffalo, NY, USA

Bart M. Demaerschalk, M.D., MSc., F.R.C.P.(C) Department of Neurology, Mayo Clinic, Phoenix, AZ, USA

Jason A. Ellis, M.D. Department of Neurological Surgery, Columbia University Medical Center, New York, NY, USA

Vernard S. Fennell, M.D. Department of Neurosurgery, Barrow Neurological Institute, St. Joseph's Hospital and Medical Center, Phoenix, AZ, USA

L. Fernando Gonzalez, M.D. Department of Neurosurgery, Duke University Hospitals, Durham, NC, USA

Christopher G. Filippi, M.D. Department of Radiology, Hofstra Northwell School of Medicine, Manhasset, NY, USA

Department of Neurology, University of Vermont School of Medicine, Burlington, VT, USA

Bruno C. Flores, M.D. Department of Neurosurgery, Barrow Neurological Institute, St. Joseph's Hospital and Medical Center, Phoenix, AZ, USA

Chirag D. Gandhi, M.D. Westchester Medical Center/New York Medical College, Valhalla, NY, USA

Brian J.A. Gill Department of Neurological Surgery, Columbia University Medical Center, New York, NY, USA

Bradley A. Gross, M.D. Department of Neurosurgery, Barrow Neurological Institute, St. Joseph's Hospital and Medical Center, Phoenix, AZ, USA

Raghav Gupta, B.S. Rutgers University- NJ Medical School, Newark, NJ, USA

Aman Gupta, M.B.B.S. Department of Neurological Surgery, Mayo Clinic, Phoenix, AZ, USA

Precision Neuro-Theraputics Innovation Lab, Mayo Clinic, Phoenix, AZ, USA

Neurosurgery Simulation and Innovation Lab, Mayo Clinic, Phoenix, AZ, USA

Steven W. Hetts, M.D. UCSF Department of Radiology and Biomedical Imaging, San Francisco, CA, USA

Daniel Alan Hoit, M.D. Semmes-Murphey Clinic, Memphis, TN, USA

Judy Huang, M.D. Department of Neurosurgery, Johns Hopkins University School of Medicine, Baltimore, MD, USA

Aditya V. Karhade, B.E. Department of Neurosurgery, Massachusetts General Hospital, Harvard Medical School, Boston, MA, USA

Christopher Kellner, M.D. Department of Neurosurgery, Mount Sinai Health System, New York, NY, USA

Jared Knopman, M.D. Division of Interventional Neuroradiology, Department of Neurological Surgery, Weill Cornell Medical Center/New York Presbyterian Hospital, New York, NY, USA

Matthew J. Koch, M.D. Department of Neurosurgery, Massachusetts General Hospital, Harvard Medical School, Boston, MA, USA

Douglas Kondziolka, MD, MSc, FRCSC, FACS Department of Neurosurgery, New York University, NYU Langone Medical Center, New York, NY, USA

Pelagia Kouloumberis, M.D. Department of Neurological Surgery, Mayo Clinic, Phoenix, AZ, USA

Chandan Krishna, M.D. Department of Neurological Surgery, Mayo Clinic, Phoenix, AZ, USA

Giuseppe Lanzino, M.D. Department of Radiology, Mayo Clinic, Rochester, MN, USA

Department of Neurosurgery, Mayo Clinic, Rochester, MN, USA

Michael T. Lawton, M.D. Department of Neurological Surgery, Barrow Neurological Institute, San Francisco, CA, USA

Jonathan R. Lena Medical University of South Carolina, Charleston, SC, USA

Elad I. Levy, M.D., M.B.A., F.A.C.S., F.A.H.A. Department of Neurosurgery, Jacobs School of Medicine and Biomedical Sciences, University at Buffalo, State University of New York, Buffalo, NY, USA

Gates Vascular Institute at Kaleida Health, Buffalo, NY, USA

Department of Biomedical Informatics, Jacobs School of Medicine and Biomedical Sciences, University at Buffalo, State University of New York, Buffalo, NY, USA

Department of Radiology, Jacobs School of Medicine and Biomedical Sciences, University at Buffalo, State University of New York, Buffalo, NY, USA

Toshiba Stroke and Vascular Research Center, Buffalo, NY, USA

Thomas W. Link, M.D., M.S. Division of Interventional Neuroradiology, Department of Neurological Surgery, Weill Cornell Medical Center/New York Presbyterian Hospital, New York, NY, USA

Christopher M. Loftus, M.D., Dr. h.c. (Hon), F.A.A.N.S. Temple University Lewis Katz School of Medicine, Philadelphia, PA, USA

Mark K. Lyons, M.D. Department of Neurological Surgery, Mayo Clinic, Phoenix, AZ, USA

William J. Mack Department of Neurological Surgery, University of Southern California, Los Angeles, CA, USA

Neil Majmundar, M.D. Department of Neurosurgery, Rutgers University-NJ Medical School, Newark, NJ, USA

Michael P. Marks, M.D. Stanford University Medical Center, Stanford, CA, USA

Jamal Mcclendon, Jr., M.D. Department of Neurological Surgery, Mayo Clinic, Phoenix, AZ, USA

Cameron M. McDougall, M.D. University of Texas Southwestern, Dallas, TX, USA

Philip M. Meyers Department of Neurological Surgery, Columbia University Medical Center, New York, NY, USA

J. Mocco Mount Sinai Health System, New York, NY, USA

Nina Z. Moore, M.D., M.S.E. Department of Neurosurgery, Cerebrovascular Center, Cleveland Clinic Foundation, Cleveland, OH, USA

John F. Morrison, M.D. Department of Neurosurgery, Jacobs School of Medicine and Biomedical Sciences, University at Buffalo, State University of New York, Buffalo, NY, USA

Gates Vascular Institute at Kaleida Health, Buffalo, NY, USA

Stephan A. Munich, M.D. Departments of Neurological Surgery, Neurology and Radiology, Rush University Medical Center, Chicago, IL, USA

Peter Nakaji, M.D. c/o Neuroscience Publications, Department of Neurosurgery, Barrow Neurological Institute, St. Joseph's Hospital and Medical Center, Phoenix, AZ, USA

Alon Orlev Department of Neurosurgery, Rabin Medical Center, Petach Tikva, Israel

Aman B. Patel, M.D. Department of Neurosurgery, Massachusetts General Hospital, Harvard Medical School, Boston, MA, USA

Naresh Patel, M.D. Department of Neurological Surgery, Mayo Clinic, Phoenix, AZ, USA

Chad A. Perlyn, M.D. Department of Plastic and Reconstructive Surgery, Nicklaus Children's Hospital, Miami, FL, USA

Wertheim College of Medicine, Florida International University, Miami, FL, USA

Charles J. Prestigiacomo, M.D. Department of Neurological Surgery, University of Cincinnati College of Medicine, Cincinnati, OH, USA

Rachel Pruitt, M.D. Department of Neurosurgery, Hofstra Northwell School of Medicine, Hempstead, NY, USA

Ralph Rahme, M.D. Director of Neurosurgery, Good Samaritan Hospital, Cincinnati, OH, USA

Chief of Neurosciences, TriHealth System, Cincinnati, OH, USA

Mayfield Brain and Spine, Cincinnati, OH, USA

Division of Neurosurgery, Lenox Hill Hospital, Northwell Health, New York, NY, USA

Peter A. Rasmussen, M.D. Department of Neurosurgery, Cerebrovascular Center, Cleveland Clinic Foundation, Cleveland, OH, USA

Andrew J. Ringer, M.D. Director of Neurosurgery, Good Samaritan Hospital, Cincinnati, OH, USA

Chief of Neurosciences, TriHealth System, Cincinnati, OH, USA

Mayfield Brain and Spine, Cincinnati, OH, USA

Division of Neurosurgery, Lenox Hill Hospital, Northwell Health, New York, NY, USA

Mithun G. Sattur, M.D. Department of Neurological Surgery, Mayo Clinic, Phoenix, AZ, USA

Precision Neuro-Theraputics Innovation Lab, Mayo Clinic, Phoenix, AZ, USA

Neurosurgery Simulation and Innovation Lab, Mayo Clinic, Phoenix, AZ, USA

Michael Schulder, M.D. Department of Neurosurgery, Hofstra Northwell School of Medicine, Hempstead, NY, USA

Ayan Sen, M.D. Department of Critical Care Medicine, Mayo Clinic, Phoenix, AZ, USA

Aakash M. Shah, B.S. Rutgers University- NJ Medical School, Newark, NJ, USA

Hakeem J. Shakir, M.D. Department of Neurosurgery, Jacobs School of Medicine and Biomedical Sciences, University at Buffalo, State University of New York, Buffalo, NY, USA

Gates Vascular Institute at Kaleida Health, Buffalo, NY, USA

I. Paul Singh, M.D., M.P.H. Departments of Neurosurgery, Neurology, and Radiology, Mount Sinai Hospital, New York, NY, USA

Robert A. Solomon Department of Neurological Surgery, Columbia University Medical Center, New York, NY, USA

Alejandro Spiotta Medical University of South Carolina, Charleston, SC, USA

Mark W. Stalder, M.D. Department of Plastic and Reconstructive Surgery, Nicklaus Children's Hospital, Miami, FL, USA

Christopher J. Stapleton, M.D. Department of Neurosurgery, Massachusetts General Hospital, Harvard Medical School, Boston, MA, USA

Philip E. Stieg, M.D., Ph.D. Division of Interventional Neuroradiology, Department of Neurological Surgery, Weill Cornell Medical Center/New York Presbyterian Hospital, New York, NY, USA

Kristin Swanson, Ph.D. Department of Neurological Surgery, Mayo Clinic, Phoenix, AZ, USA

Precision Neuro-Theraputics Innovation Lab, Mayo Clinic, Phoenix, AZ, USA

Rafael J. Tamargo, M.D. Department of Neurosurgery, Johns Hopkins University School of Medicine, Baltimore, MD, USA

Ahmad M. Thabet, M.D. Department of Neurosurgery, Westchester Medical Center/New York Medical College, Valhalla, NY, USA

Aquilla S. Turk Medical University of South Carolina, Charleston, SC, USA

Raymond D. Turner Medical University of South Carolina, Charleston, SC, USA

Jay Ashok Vachhani, M.D. Semmes-Murphey Clinic, Memphis, TN, USA

Brian P. Walcott, M.D. Department of Neurological Surgery, University of Southern California, Los Angeles, CA, USA

Babu G. Welch, M.D. University of Texas Southwestern, Dallas, TX, USA

Matthew E. Welz, M.S. Department of Neurological Surgery, Mayo Clinic, Phoenix, AZ, USA

Precision Neuro-Theraputics Innovation Lab, Mayo Clinic, Phoenix, AZ, USA

Neurosurgery Simulation and Innovation Lab, Mayo Clinic, Phoenix, AZ, USA

Amparo Wolf, M.D., Ph.D. Department of Neurosurgery, New York University, NYU Langone Medical Center, New York, NY, USA

Wuyang Yang, M.D. Department of Neurosurgery, Johns Hopkins University School of Medicine, Baltimore, MD, USA

Richard S. Zimmerman, M.D. Department of Neurological Surgery, Mayo Clinic, Phoenix, AZ, USA

Ali R. Zomorodi, M.D. Department of Neurosurgery, Duke University Hospitals, Durham, NC, USA

目　录

第四部分　放射外科

第一部分
概　况

第 1 章　何为并发症——哲学与心理学的解释

Neil Majmundar, Celina Crisman, Charles J. Prestigiacomo

引言

　　一例有高血压和 2 型糖尿病病史的 56 岁女性患者,在诊断前交通动脉瘤一年后接受了动脉瘤弹簧圈栓塞术治疗。幸运的是,由于动脉瘤在破裂前已被栓塞,患者没有出现任何神经功能废损。除导管通过右侧颈总动脉时略显困难外,血管造影未见其他任何异常。然而,在术后恢复病房中,患者主诉新发左臂无力。查体确证患者无法移动左臂,肌张力消失。立即送其回血管造影室,再次造影提示大脑中动脉远端分支有一血栓,未能处理。磁共振显示大脑中动脉区域梗死。患者被送回康复病房后,主治医生向其解释了治疗过程中新出现的情况和接下来需要采取的措施,以恢复左臂的部分功能并改善远期结局。在该病例中,患者发生了神经功能废损。

　　随着医学不断进步,对医学专业词汇的使用需要更加严谨与精准。当我们在讨论并发症或不良事件时,现代医学的大环境使得这一需求变得尤为重要。并发症是指计划外的、罕见的、不希望发生的事件,但由于无数变量都会影响其特性和人们对它的认识,所以无论是宏观性地还是针对性地,我们都很难给并发症下一个完整的、统一的、所有人都认同的标准定义,并且这个定义还须在患者、家属、医护人员以及律师当中形成共识。

何为并发症

　　术语"并发症"具有广泛的定义。它反映了在医生控制范围之内或之外的任何有害的、意外的事件或结局。最近,《柯林斯医学词典》(*Collins Dictionary of Medicine*)将并发症定义为:在疾病、外伤或异常临床表现过程中出现的一种额外的紊乱或新的临床表现,或是这些疾病所造成的结果[3]。再次强调,此处为其广义定义,是并发症发生的"自然"原因及医源性原因。然而,在疾病过程的治疗过程中,将并发症从医疗过失中辨别出来是极为重要的。当并发症或医疗过失显著改变患者的长期结局时,两者的区别会更加明显。因此,我们需要更准确的词汇来描述它。

　　1991 年,Brennan 等人在《新英格兰医学杂志》(*The New England Journal of Medicine*)上发表了一项分析,调查了超过 3 万例住院患者的记录。他们将不良事件定义为:由医疗管理(而不是本身疾病)引起的伤害,并且延长了住院时间,出院时患者遗留残疾,或两者兼而有之;而医疗过失则定义为:医疗服务未达到应有的标准[4]。他们估计不良事件发生率为3.7%,而其中由疏忽造成的仅为 1%[4]。2016 年,Makary 和 Daniel 联名在《英国医学杂志》(*British Medical Journal*)上发表了一项研究,指出医疗过失是美国第三大死亡原因,导致每年约 25 万人因医疗过失而死亡[5]。也就是说,在美国,因医疗过失所致的死亡人数排在心脏疾病与癌症之后、呼吸道疾病之前。尽管很难确定因医疗过失导致死亡的确切人数,但是把它与其他原因死亡的人数放在一起比较时,如此巨大数字仍令人震惊。

并发症会带来巨大的医疗、道德和法律后果。例如,卒中和神经功能废损是脑血管造影检查常见并发症。尽管如此,人们总是想知道何时发生栓塞事件,是否可以使用另一种导管,以及主治医师和专科医师是否仔细研究了介入治疗后的血管,为可能出现的困难通道做好准备。所有这些术后并发症都可能使情况变得扑朔迷离,使得本应该是并发症的情况变成了医疗过失,尤其是在涉及法律的情况下。

并发症会随着时间甚至技术进步而发生变化。例如,在过去虽然不希望患者在听觉神经瘤切除术后出现听力损失和面神经麻痹(部分或完全,暂时性或永久性),但不管是切除何种大小肿瘤,这种情况均为常见且在意料之中。而如今,对于切除 1.5cm 以下听神经瘤而言,听力障碍或更重要的面神经麻痹既不常见也不在意料之中,更不希望发生。因此,现在我们认为并发症是可以避免的不良事件。Sokol 等人通过强化定义来强调了这一观点,他指出手术并发症是由手术直接导致、非期望的、非故意的不良事件;并且如果手术进展顺利,则不会发生手术并发症[6]。

何为并发症——从哲学角度解释

并发症是一个非期望、不受医生掌控的结局。并发症为非期望结局,但又是潜在结局范围内的结果。相反,医疗过失和错误是由于疏忽或误导性行为造成的。例如,尽管在缝合手术切口前已经止血完全,也可能发生术后血肿这类并发症。如果外科医生未采取适当的止血技术,术后发生了血肿呢?虽然都是相同的结局,但后者却是医疗过失。再如,缝合手术切口时将异物留在体内,因此必须将患者重新送回手术室以清除异物,这是医疗过失(这个案例为医疗事故)。有时,并发症之间的界线是很清楚的,但它通常都是模糊晦涩的。

不同专业之间的并发症和不良反应常常有所不同。在普外科,尽管使用了预防性抗生素和无菌技术,也会出现手术切口感染或肠道端 - 端吻合术失败。多数情况下,患者住院时间可能会增加,需要承受静脉使用抗生素的风险,或者需进行其他手术干预以减轻重大并发症的风险。在妇产科,怀孕和分娩会给母亲和胎儿带来严重并发症的风险,并经常会造成母子双亡。在内科或门诊,患有某些特定疾病的患者可能会因其疾病而恶化,例如,社区获得性肺炎后发生急性呼吸衰竭,或者使用了患者未知的引起过敏的药物而导致患者住院。由于有些并发症是疾病病程的一部分,而有些则是由治疗疾病所导致的,因此不同情况下,并发症的严重程度和类型都各不相同。

如前所述,并发症的界线并不总是很清楚。很多时候,一些人认为它是并发症,而其他人却认为是过失。结局可以涵盖从疾病的并发症到疏忽大意导致的医疗过失之间的整个范围。例如,神经外科领域中的听神经瘤手术,在开颅手术切除听神经瘤后,可能出现面神经功能缺失和听力丧失。听神经瘤的大小、临床表现和影像学特征可能会有所不同,比如有些肿瘤明显更大。相比于没有任何症状的患者而言,那些术前有头痛、恶心、步态障碍、听力损失和继发脑积水的患者更有可能接受单侧听力损失或轻度面神经麻痹的结果。但这并不意味着听力损失或面神经麻痹不是并发症。相反,与肿瘤可能带来的终生风险相比,虽然可能会面对听力丧失或面神经麻痹这类并发症,外科医生和患者则可接受手术带来的益处。

一例术前无明显合并症的患者在进行 5 个小时的择期手术后发生了心肌梗死,此并发症非医生能直接掌控的。如果术前评估是全面的,手术是有指征的,并且手术时长是合理的,那么这就是并发症。只有当我们已经采取了所有必要的步骤来避免事件的发生,这类事件才会被认为是并发症。相反,不恰当的缝合技术导致血管造影术后出现腹股沟血肿或假性动脉瘤,这是医疗过失,因为它是由不合格的技术造成的。

Atul Gawande 在《并发症:外科医生关于不完美科学的笔记》(*Complications: A Surgeon's Notes on an Imperfect Science*)一书中讨论了他在住院医师培训过程中所遭遇的困难和结果 [7]。他写道:"在医学界,问题发生的方式通常鲜为人知,因此也常常被误解。错误有时无可避免,因此我们更倾向于认为它们是异常情况。然而,实际情况却恰好相反 [7]"。尽管医学上无法避免错误,当今的医生,应像前人一样,必须不断地努力寻求降低其发生率的方法。

正如 Gawande 所说,只要人类继续实践医学,并发症和医疗过失就一定会发生。医生必须继续努力使每一位患者获得最好的治疗,不伤害患者,并恪守他们在成为医生时所承诺遵守的誓言。

何为并发症——从心理学角度解释

并发症常深深影响,并改变着患者和医生的生活。在医生的职业生涯中,他们时时因并发症而苦苦挣扎。在 2010 年《外科学》(*Surgery*)的一项研究中,Patel 等人证明了并发症对外科医生的影响 [8]。123 位外科医生回复了这个研究所采取的调查量表,其中 92 位(76%)医生表示在做住院医师时首次遭遇并发症。该研究提出应在住院医师培训后对医生提供额外的支持,以防止耗竭。很多时候,医生会自己承担并发症后的不良结果,这可能导致医生的个人生活陷入困境。此外,它还会降低医生的自信心,导致他们产生自己无法充分履行其职责的错误信念,最终导致发生行医中的其他变化。并发症改变了患者的生活,但最重要的是我们必须从并发症汲取教训,研究其原因,并在将来进行预防。

结　论

不可否认,并发症、不良事件和医疗过失都是不愿看到,也是罕见的、意外的事件。准确定义每一个事件是非常重要但也十分困难。在许多方面,这些事件的定义取决于其周围环境和临床需求。读者会意识到本章开头所呈现的场景缺少一个明确的答案。如果提供更多细节,我们可以在此基础上进行深入的探讨。我们必须认识到,并发症是不可避免的,而不良事件仍会出现,而医疗过失也时有发生。医生的目标应该是不断完善医疗系统,将这些事件的发生率降至最低。医生应该正视自己所犯过的错误,找出原因,透彻理解,竭尽全力去修正它,并以此找到将来可以避免类似事件发生的方法。最重要的是,医生绝不能忘记他们自己曾经所经历的并发症。因为只有记住了它们,医生才将会变得更强大,医疗服务才能更安全,最终才能更好地发展医学,更好地为患者服务。

(夏超　李蹊 译　张思 审)

参考文献

1. Roland J. Code of Hammurabi. Constitution Society; 2003. p. 1–48.
2. Chapmann A. History of complications. In: Hakim NS, Paplois VE, editors. Surgical complications: diagnosis and treatment. Imperial College Press: London; 2007. p. 1–40.
3. Youngson RM. Collins dictionary of medicine. 4th ed. Glasgow: Collins; 2005.
4. Brennan TA, Leape LL, Laird NM, Hebert L, Localio AR, Lawthers AG, et al. Incidence of adverse events and negligence in hospitalized patients. Results of the harvard medical practice study I. N Engl J Med. 1991;324:370–6.
5. Makary MA, Daniel M. Medical error-the third leading cause of death in the US. BMJ. 2016;353:i2139.
6. Sokol DK, Wilson J. What is a surgical complication? World J Surg. 2008. https://doi.org/10.1007/s00268-008-9471-6.
7. Gawande A. Complications: a surgeon's notes on an imperfect science. 1st ed. New York: Metropolitan Books/Henry Holt; 2002.
8. Patel AM, Ingalls NK, Mansour MA, Sherman S, Davis AT, Chung MH. Collateral damage: the effect of patient complications on the surgeon's psyche. Surgery. 2010;148:824–8.

第 2 章　从法医学角度看并发症

Michael P. Marks

引言

任何医生都不希望在诊疗过程中发生不良事件或不良结局,但这在一个医生的行医生涯中难以避免。故而在讨论诊疗计划和方案时,应考虑到此类情况。在医患沟通过程中,医生应充分告知患者在诊疗过程中存在发生不良事件的可能性。然而,医生在尽可能采取预防措施的前提下,不良事件仍可能发生,不过,部分不良事件是可预防的。不良事件的发生可能导致患者或其家属对医院或医生提起医疗诉讼。本章将讨论知情同意告知过程、不良事件和医生在病历记录与信息披露中所扮演的角色等相关内容。本章内容为相关文献报道的梳理和回顾,不能作为法律建议。如若在诊疗过程中卷入诉讼,请直接向风险管理人或律师寻求建议。

知情同意

总的来说,本书中所讨论的择期手术均在医生与患者对治疗及该过程中可能发生的相关并发症进行讨论后进行。每位患者都有权作出自己的医疗决策,而该决策必须基于充分的知情同意。

知情同意是西医历史上一个相对较新的概念。早在公元前 5—前 4 世纪,当时医生行医的理念为"给患者带去快乐和安宁……而对患者的病情如何、预后如何却不作任何披露"[1]。直到 20 世纪,知情同意的概念才逐渐浮现出来,发展成为广受认可的医患对话并应用于临床实践,这一对话能够使患者获知其在诊疗过程中所需要知道的内容 [2]。

当下有关知情同意的诸多讨论均基于既往的法律案例,在这些案例中, "知情同意"这一概念被视为是患者基于伦理原则所获得的权利。而这样的解释也被认为是主体意思自治的反映 [3]。已有许多专业医疗组织将这些伦理原则吸收成为其章程的一部分。例如,美国神经外科委员会(American Board of Neurologic Surgery)倡导医生在医疗过程中"与患者进行开放式交流",并"在进行医疗操作或外科手术之前,必须先征得患者充分的知情同意"[4]。与此同时,知情同意也被看作是增进医患关系的一项义务。美国医学会(American Medical Association)最近通过的医学伦理守则对知情同意这样描述:"对于医疗过程的知情同意在伦理和法律意义上都有重要意义。患者有权获取医生所提供医疗方案的相关信息并对此提出疑问……良好的医患沟通有利于增进医患互信,对医患的共同决策也大有裨益 [5]。"

知情同意的要素有哪些? 知情同意应对治疗过程中所涉及的各项内容换言之就是对治疗中可能发生的情况进行充分讨论。其讨论应包括经过治疗的预期获益、治疗过程所带来的风险,和可能出现的并发症。除此之外,讨论也应对替代治疗方案进行讨论,包括是否采取姑息治疗,以及这些替代治疗方案于患者而言获益和风险如何。

治疗前未获得知情同意可能是医生被判定为不当行为的基础。该主张的提出基于医生隐瞒了可能导致具有理性判断能力患者拒绝治疗的信息。那医生判断医生隐瞒关键信息所遵循的标准又是什么呢？相关学说基本上分为"基于医生"的标准和"基于患者"的标准。在采用基于医生的标准作为裁决的参考时,要求医生告知患者作为一名理性的医生会告知的信息。当裁决使用基于患者的标准(也称重大风险标准)时,医生告知的内容应包括一名理性的患者可能考虑到的信息。

应由谁来获得患者的知情同意？最简单的答案便是进行接下来治疗的医生或其团队成员。在复杂情形中,如其他医生仅完成部分治疗,那么,完成不同治疗阶段的医生均应获取患者相应的知情同意。例如,在脊柱前路手术中,当普通外科或血管外科医生进行手术暴露时,该医生应考虑需就其手术内容获得患者知情同意。

与此同时,法律也规定了在一些情形下,医生可免除获得知情同意这一义务。其中包括紧急情况、相应风险为生活常识的情形,以及医生明确患者事先已了解了相关风险的情形 [8]。在紧急情况下,如果患者无法进行知情同意流程,医生可能会在未经患者明确同意的情况下采取治疗。 通常,如有可能还是最好于治疗前征得患者家属的知情同意,但如果没有时间获得,则应首先考虑继续进行治疗 [8]。可豁免知情同意的医疗紧急情况应满足两个标准:其一为患者无民事行为能力,其二为有危及患者生命的情况需要紧急治疗 [7]。

不良事件

不良事件的定义为"由医疗过程而非潜在疾病引起的伤害" [12]。不良事件或其引起的伤害本身并不构成治疗不当的依据。不可避免的是,医生尽管在适当的防护措施下以常规治疗方法对患者进行治疗和管理,有些并发症仍会发生。这些风险往往被视为常识,在知情同意时进行讨论。从本质上讲,这些事件是无法预防的。例如,动脉瘤破裂是外科夹闭及血管内栓塞过程中的常见并发症,甚至在最佳管理下也无法避免。但是,如果不良事件是由于错误导致的,则是"可预防的不良事件" [13]。

医疗记录

用切实的话说,当发生纠纷时,重点在于可以证明发生了什么。因此与患者进行知情同意讨论的文件应成为病历的一部分。大多数医院都要求患者于术前签署知情同意书以作为医疗记录。医院许可组织和州立许可机构也要求医院制定相关的知情同意政策,如果医生在未获知情同意的情况下就开展治疗,则医院可能需承担部分责任 [19]。然而,获得了患者的签署并不能代表就获得了患者的知情同意。一些知情同意书仅描述了所建议的治疗是什么以及执行该治疗的医生是谁。也有一些签署的知情同意书仅包含有关治疗所涉及的风险、收益和替代方案的非确切说明。在某些法定管辖区内,知情同意书是推定医患之间进行了充分讨论的证据 [8]。在实际情况中,通常建议医生将与患者进行的全面讨论单独记入病历 [16]。除此之外,还建议该记录应包括对主要风险和严重风险等最为值得关注的情况的讨论 [16]。同时有人评论建议根据不同的治疗,应将以下内容纳入知情同意的记录:"同患者讨论的风险包括但不限于感染、出血、神经/神经系统损害、邻近器官损害、瘫痪、卒中和死亡。"

结 论

每位成年患者都有权对自己的医疗保健作出决定,但且该决定必须是基于充分告知所作出的决定。 获得知情同意对医患关系至关重要。知情同意应包括预期的获益和治疗可能出现的风险或并发症,也应对替代治疗方案进行讨论,包括是否采取姑息治疗,以及这些替代治疗方案于患者而言获益和风险如何。通过公开、清晰的讨论,如果发生不良事件或并发症,医生可以尽量化解误解和潜在的法律诉讼。最后,如发生不良事件,医生应考虑咨询风险管理人以获取支持和建议。

致谢

David Sheuerman, JD 的意见使本章受益匪浅。David Sheuerman, JD 在本章撰写前提出了很多建设性的建议, 并在成稿后给予了编辑意见。

（姜晨旦 闫思宇 译 王任直 审）

参考文献

1. Katz J. Informed consent-must it remain a fairy tale? J Contemp Health Law Policy. 1994;10:69–91.
2. Dolgin JL. The legal development of the informed consent doctrine: past and present. Camb Q Healthc Ethics. 2010;19(1):97–109.
3. Patterson R. A code of ethics. J Neurosurg. 1986;65:271–7.
4. American Board of Neurologic Surgery. Code of Ethics. 2016. http://www.abns.org/en/About%20ABNS/Governance/Code%20of%20Ethics.aspx/. Accessed 30 July 2016.
5. American Medical Association. AMA Code of Medical Ethics. 2016. http://www.ama-assn.org/ama/pub/physician-resources/medical-ethics/code-medical-ethics.page. Accessed 28 July 2016.
6. Hathi Trust Digital Library. The Northeastern reporter. 2016. https://babel.hathitrust.org/cgi/pt?id=hvd.32044103146437;view=1up;seq=114. Accessed 24 July 2016.
7. Svitak L, Morin M. Consent to medical treatment: informed or misinformed? William Mitchell Law Rev. 1986;12(3):540–77.
8. Moore G, Moffett P, Fider C. What emergency physicians should know about informed consent: legal scenarios, cases and caveats. Acad Emerg Med. 2014;21:922–7.
9. Justia. Salgo v. Leland Stanford etc Bd Trustees. 2016. http://law.justia.com/cases/california/court-of-appeal/2d/154/560.html. Accessed 24 July 2016.
10. Cornell University Law School. Negligence. 2016. https://www.law.cornell.edu/wex/negligence. Accessed 24 July 2016.
11. Louisiana State University Law Center. Consent and Informed Consent. 2016. http://biotech.law.lsu.edu/cases/consent/canterbury_v_spence.htm. Accessed 24 July 2016.
12. Brennan TA, Leape LL, Laird NM, Hebert L, Localio AR, Lawthers AG, Newhouse JP, Weiler PC, Hiatt HH. Incidence of adverse events and negligence in hospitalized patients: results of the Harvard Medical Practice Study I. N Engl J Med. 1991;324(6):370–6.
13. Kohn L, Corrigan J, Donaldson M. To err is human: building a safer health system. Washington, DC: National Academy Press; 1999.
14. Rolston J, Bernstein M. Errors in neurosurgery. Neurosurg Clin N Am. 2014;26:149–55.
15. Sanbar SS, Warner J. Medical malpractice overview. In: Sanbar SS, Firestone MH, Fiscina S, LeBlang TR, Wecht CH, Zaremski MJ, editors. Legal medicine. 7th ed. Philadelphia: Mosby Elsevier; 2007. p. 253–64.
16. Sheuerman D. Medicolegal issues in perinatal brain injury. In: Fetal and neonatal brain injury. 4th ed. Cambridge: Cambridge University Press; 2009. p. 598–607.
17. Jena AB, Seabury S, Lakdawalla D, Chandra A. Malpractice risk according to physician specialty. N Engl J Med. 2011;365(7):629–36.

18. Mello MM, Studdert DM, Kachalia A. The medical liability climate and prospects for reform. JAMA. 2014;312(20):2146–55.
19. Pope TM, Hexum M. Legal briefing: informed consent in the clinical context. J Clin Ethics. 2013;25(2):152–75.
20. Banja J. Moral courage in medicine—disclosing medical error. Bioethics Forum. 2001;17:7–11.
21. Smith ML, Forster HP. Morally managing medical mistakes. Camb Q Healthc Ethics. 2000;9:39–53.
22. Joint Commission. Patient Safety Systems Chapter for the Hospital program. 2016. https://www.jointcommission.org/patient_safety_systems_chapter_for_the_hospital_program. Accessed 3 Aug 2016.
23. Gallagher TH, Waterman AD, Garbutt JM, Kapp JM, Chan DK, Dunagan WC, Fraser VJ, Levinson W. US and Canadian physicians' attitudes and experiences regarding disclosing errors to patients. Arch Intern Med. 2006;166(15):1605–11.
24. Bell SK, Smulowitz PB, Woodward AC, Mello MM, Duva AM, Boothman RC, Sands K. Disclosure, apology, and offer programs: stakeholders' views of barriers to and strategies for broad implementation. Milbank Q. 2012;90(4):682–705.
25. Boothman RC, Blackwell AC, Campbell DA Jr, Commiskey E, Anderson S. A better approach to medical malpractice claims? The University of Michigan experience. J Health Life Sci Law. 2009;2(2):125–59.
26. McDonald T, Helmchen L, Smith K, Centomani N, Gunderson A, Mayer D, Chamberlin WH. Responding to patient safety incidents: the "seven pillars". Qual Saf Health Care. 2010;19(6):e11.
27. Robbennolt JK. Apologies and medical error. Clin Orthop Relat Res. 2009;467(2):376–82.
28. Block. Disclosure of adverse outcome and apologizing to the injured patient. In: Sanbar SS, Firestone MH, Fiscina S, LeBlang TR, Wecht CH, Zaremski MJ, editors. Legal medicine. 7th ed. Philadelphia: Mosby Elsevier; 2007. p. 279–84.
29. Banja JD. Problematic medical errors and their implications for disclosure. HEC Forum. 2008;20(3):201–13.
30. American Colleg of Obstetricians and Gynecologists. Disclosure and discussion of adverse events. 2016. http://www.acog.org/Resources-And-Publications/Committee-Opinions/Committee-on-Patient-Safety-and-Quality-Improvement/Disclosure-and-Discussion-of-Adverse-Events. Accessed 3 Aug 2016.

第 3 章　避免并发症和临床管理研究

Mithun G. Sattur, Chandan Krishna, Aman Gupta,
Matthew E. Welz, Rami James N. Aoun, Patrick B. Bolton,
Brian W. Chong, Bart M. Demaerschalk,
Pelagia Kouloumberis, Mark K. Lyons, Jamal Mcclendon Jr.,
Naresh Patel, Ayan Sen, Kristin Swanson,
Richard S. Zimmerman, and Bernard R. Bendok

缩略语

ARUBA	A Randomized trial of Unruptured Brain Arteriovenous malformations	未破裂脑动静脉畸形随机对照研究
COSS	Carotid Occlusion Surgery Study	颈动脉闭塞手术研究
CTA	Computed tomography angiography	电脑断层血管造影术
DSA	Digital subtraction angiography	数字减影血管造影术
DVT	Deep vein thrombosis	深静脉血栓
EC-IC	Extracranial-intracranial	颅外 - 颅内
EEG	Electroencephalography	脑电图
ICG	Indocyanine green	吲哚菁绿
ICH	Intracerebral hemorrhage	颅内血肿
ISUIA	The International Study of Unruptured Intracranial Aneurysms	国际颅内未破裂动脉瘤研究
MEP	Motor-evoked potential	运动诱发电位
PE	Pulmonary embolism	肺栓塞
PET	Positron emission tomography	正电子发射计算机断层扫描
SEP	Sensory evoked potentials	感觉诱发电位
TIA	Transient ischemic attack	短暂性脑缺血发作
TPA	Tissue plasminogen activator	组织型纤溶酶原激活剂
VTE	Venous thromboembolism	静脉血栓栓塞

引言

关于避免并发症和并发症处理的研究始于对其组成及定义的研究。但是这类研究的实施却相当困难。例如 CREST 试验的结果就是一个非常典型的例子 [1]。CREST 试验比较了颈动脉狭窄的两种治疗方式——颈动脉内膜切除术（carotid endarterectomy，CEA）和颈动脉支架置入术（carotid artery stenting，CAS）之间的围术期卒中和心肌梗死（myocardial infarction，MI）的风险。该试验报告 CAS 的脑卒中风险（4.1% vs 2.3%；P=0.01）较高，这导致 CEA 的支持者认为 CEA 是预防脑卒中发生较优的手术方式。然而，CAS 的支持者认为，CAS 导致的绝大多数脑卒中是轻微和非致残的（81%），并指出 CEA 增加了心肌梗死的风险（1.1% vs 2.3%；P=0.03）。持相反观点的人认为，脑卒中比心肌梗死对生活质量的影响更大，而支持 CAS 专家再次指出，神经功能损伤和/或心肌梗死同样重要，因此神经功能损伤被认为是 CEA 的主要并发症。前述的简短讨论说明了准确定义并发症是一个非常困难的问题：构成一种治疗方法的并发症可能是另一种治疗方式可以接受的副作用，反之亦然。实际上，从患者的角度来看，这种差异可能完全不同。例如，对一个复杂的偶发的未破裂的大脑中动脉动脉瘤行翼点开颅夹闭术导致的颞肌萎缩，可以被认为是外科医生对高度参与的手术的一种小的预期权衡，而对于患者而言，这种并发症却十分令人讨厌，以至于它会影响患者社会交往。在患者眼中，颞肌萎缩很可能被认为是手术的并发症。同样，弹簧圈栓塞后的动脉瘤复发，需要进一步的血管造影、辐射、麻醉和颅内动脉导管及其伴随的风险，被外科医生认为是预期的"动脉瘤治疗"过程，但患者认为这是一种并发症。

2008 年，Sokol 和 Wilson 在一篇发人深省的论文中专门讨论了定义并发症的复杂问题。通过逐步发展，他们建议将手术并发症定义为"影响患者的手术所产生的任何不理想的、非预期的、直接的结果；而如果手术顺利进行，这种结果就不会发生。"这意味着错误。但我们认为，还有一类明显的不良健康结果是由疏忽造成的（表 3.1）。例如，无法发现一个最终会发生致命性破裂的动脉瘤，可以被解释为由于未诊断而导致的并发症。因此，对避免并发症的研究可分为患者照护中的以下类别/阶段：

1. 疾病检查和患者治疗方案选择的筛查；
2. 围术期发病率；
3. 随访。

表 3.1　研究在神经血管疾病管理方面的作用的说明举例

疾病	挑战	并发症类型	研究热点	建议研究方法
颅内动脉瘤	根据 ISUIA 标准，在未治疗之前发生的致命性破裂	疏忽	血流动力学和形态因素预测破裂（除外大小）	自然史研究，前瞻性疾病登记研究，结合不同时间点的血流动力学的前瞻性观察队列研究
	术中破裂	错误	在手术室和介入室更安全的麻醉和手术技术	患者特异性模拟
	宽颈动脉瘤弹簧圈填塞不完全或夹闭重建后残留	疏忽	用于动脉瘤闭塞的新装置	长期随访的前瞻性设备登记研究
动静脉畸形（AVM）	因暂缓对 1 级 AVM 进行显微手术而导致的衰弱性癫痫发作	疏忽	更好地评估治疗风险	在自然史和治疗的不同时间点，用新的成像方法（如 NOVA）明确 AVM 血流动力学特征

续表

疾病	挑战	并发症类型	研究热点	建议研究方法
颈动脉狭窄	介入术中脑梗死	错误	增强的血管远端保护装置	与企业良好合作以促进设备发展创新
	进展性动脉粥样硬化导致 CEA 术后再狭窄	疏忽	优化风险因素的管理	基于社区的行为干预护理路径
	由颈动脉闭塞和未行搭桥引起的低灌注导致的渐进性认知水平下降	疏忽	不论干预或未干预，在特定时间进行认知功能评估	随机设计的研究结合稳健的和可重复的量表
急性卒中	接受机械血栓切除术的患者发生 TPA 治疗后出血	错误	不基于 TPA，优化血管内再通	高质量的多中心前瞻性队列设计尽可能与同期收集的对照研究相匹配（由于 TPA 是目前的治疗标准，因此不可实现随机化）
	优势半球的 M2 段闭塞导致失语症	疏忽	血管内干预的可行性论证	M2 再通术后前瞻性随机试验设计
颅内出血	进展性的血肿扩大和血肿周围的脑损伤	疏忽	微创的血肿清除术和局部或系统性给药	新型凝血稳定／溶解剂的快速 1/2 期试验

　　每一个并发症反过来都可以作为疏忽或错误的关注点。在本章中，我们将考虑一些相关的例子和场景，在这些例子和场景中，对并发症的研究可以改善神经血管手术（定义为任何涉及治疗神经血管疾病的技术）的患者结果。

研究的类型

　　有几种方法来研究上述内容：
　　1. 病案报道；
　　2. 病例系列；
　　3. 流行病学研究；
　　4. 数据库分析或注册研究；
　　5. 前瞻性观察研究；
　　6. 临床试验（匹配的队列研究和随机对照研究）；
　　7. 模拟研究与建模；
　　8. 手术规程的标准化研究 [2]。

　　前瞻性临床试验通常需 I 到IV期，III 期试验是随机对照试验（randomized controlled trials，RCT）（盲法）[2]。在 RCT 中证明的数据是最有说服力的，因为数据是前瞻性地收集的，有对照组和有良好缺陷的终点进行比较，同时可以计算和控制变异性和偏倚。必须认识到，做这些工作都是非常昂贵、耗时的，在每个阶段都要投入大量的资源。临床试验可以检验筛查、预防、诊断、治疗和生存质量。在手术室和血管造影室中引入和修改操作程序的行为干预研究对质量的提高有很大的希望[3]。临床试验的一个局限性是,它们最适合于相同的疾病,在两种治疗方法中该疾病的其他条件都要进行均衡。这在神经外科常无法实现,因为神经外科的疾病往往是高度异质的,往往缺乏临床均势或有临床均势争议。

疾病筛查和患者选择

有效的筛查可以发现无症状 / 临床前疾病,有可能减少"疏忽"相关的并发症。对整个人群进行全面筛查,发现无症状疾病的机会最大,但对脑血管疾病的筛查还没有很好的定义。定向筛查有一定的作用,但界定目标人群并不直接。越来越多的关于家族性动脉瘤的文献更加容易证实家族性筛查的正确性。

颅内动脉瘤

对具有两个及以上一级亲属患颅内动脉瘤的人群筛查显示动脉瘤发生率增加[4],但在成本效益或对结局的影响上的观点并不一致[5-7]。即使在例如多囊肾病等疾病中,选择性地筛查也被认为是有用的[8]。一旦被检测出,就可以选择合适的患者进行治疗,尽管存在治疗相关的并发症发生率,但是治疗的获益也是超过治疗风险的。ISUIA 试验试图回答动脉瘤的这一问题,但几个重要的研究局限性排除了这一建议——这项研究有内在的严重的选择性偏倚。该研究高估了动脉瘤的患病率,在第二部分(2003 年)中,大约三分之一的患者转向治疗组,并被排除在随访之外,其中包括海绵状颈动脉瘤[7,9]。这些试验强调了前循环小于 7mm 的小动脉瘤具有相对较低的破裂风险(在 5 年的随访期间),但并没有考虑到动脉瘤形态或血流动力学对破裂风险的影响[10-13]。后者是成熟的研究领域,以便更好地选择患者,治疗筛查后发现的未破裂动脉瘤(或作为偶然发现)。与纳入低风险动脉瘤有关的选择偏差无疑影响了结果。自 ISUIA 以来的一些研究表明,小动脉瘤的破裂风险更高[14]。

动静脉畸形

未破裂 AVM 的治疗具有挑战性,因为其出血风险不一致、形态多样、且在大脑中的位置多变。已试图通过整合个体 AVM 相关因素来描述这一风险的特征[15]。然而,与 AVM 有关的因素在 AVM 评分的表述中仍然不一致。对包括静脉成分在内的 AVM 进行全面的血流动力学特征分析,并结合前瞻性的合作数据库分析,是对破裂风险进行一致和准确预测的一种极大可能性[16]。但 AVM 患者治疗选择也是不明确的,而类似的问题也困扰着少数已发表的试验。最著名的(在某些方面,令人诟病)AVM 试验是 ARUBA,但这项研究显然是不充分的,该实验将低级别、手术可治愈的 AVM 随机分配到单独保守治疗组与任何常规治疗组,研究的随访时间为平均 33 个月[17]。这提出了另一个令人兴奋的研究领域——将从多个 AVM 治疗模式研究中获得的知识(包括手术、栓塞、放射外科和组合)应用于制定一项试验,该试验结合了 AVM 血流评估(而非仅有静态形态学参数)和基于多学科团队的综合随机化,并识别真正的等效性。因此机器学习算法在这一领域大有可为[18]。

颈动脉狭窄

颈动脉内膜切除术在症状性（>50%）和无症状（>60%）颈动脉狭窄中的治疗效果已经通过 NASCET[19]、ACAS[20] 和 ECAS 研究 [21] 证明。然而，颈动脉支架置入术（CAS）的应用越来越多，因此增加了一个在 RCT 研究的决策因素 [22]。CAS 围术期较高的卒中风险是一个研究重点领域。可能的研究设计包括结合强化的远端栓塞保护装置和更长的临床随访，以确定远期的获益。另一个研究领域是经常出现的论点，即多年来，尽管外科技术也同时在提高 [24]，血管危险因素的药物治疗变得更加积极和标准化，以至于需要经过 CEA/CAS 治疗的无症状颈动脉狭窄患者可能越来越多 [23]。在应对这一问题的 CREST-2 试验中，对 CAS 与药物治疗和 CEA 与最佳药物治疗进行了直接比较。同样，也可以将颈动脉斑块形态和 / 或血流速度等生理参数纳入类似的研究 [25,26]。

闭塞性疾病

在最近的 COSS 试验中，用于治疗颈动脉闭塞的颅外 - 颅内搭桥术被认为是没有获益的。该试验选择经 PET 确定存在血流动力学（定性）血流量降低的颈动脉闭塞患者，并将他们随机分到药物治疗组与搭桥治疗组 [27]。然而，该试验中的缺陷则需要通过进一步的研究来解决 [28]。其中最重要的是考虑到颈动脉狭窄闭塞造成的半球低灌注，应该在颈动脉闭塞患者中进行严格的认知评估 [29-31]。

按照标准化工具进行认知状态评估，并根据血流减少情况进行分层（如定量而非定性，使用 NOVA 测量），进而比较最佳医疗管理与手术治疗是一个很好的研究重点。根据认知评估和脑血流测量，识别和选择合适的烟雾病患者治疗人选，也是一个类似的潜在研究领域 [32,33]。

急性卒中

多项随机试验证明血管内血栓切除术对静脉 TPA 给药后大面积颅内动脉闭塞的疗效，使急性缺血性卒中的治疗发生了革命性的变化 [34]。如果排除标准缩小，扩大静脉溶栓的合格患者池也会影响卒中治疗的结果。一个例子是纳入使用新型抗凝剂的患者，并积累高质量的证据支持以上论点 [35]。另一方面，有越来越多的证据表明，接受血管内取栓术的 TPA 不合格患者也有类似的结果 [36,37]。这是一个有前景的研究领域，因为如果有 1 级证据证明，在这一患者群体中静脉溶栓相关的并发症可能会被消除。

血管内再通在大脑中动脉 M2 段闭塞中的获益仍有待证明。例如，优势半球的 M2 再通具有明显改善语音功能结局的可能，应该积极评估 [38]。

减少围手术期发病率

只要注意术前、术中、术后的管理，就可以减少手术并发症。减少手术并发症的干预措施从术前阶段开始。例如，在全麻前戒烟，以减少肺部并发症和改善伤口愈合 [39]。另一个术前并发症的研究领域是 VTE 预防——最近的荟萃分析指出，预防性抗凝治疗的相对风险和益处是以预防 DVT/PE/VTE 所需治疗的数量为代价,但同时增加 ICH 的风险[40]。尚未发现开颅手术的具体适应证与 VTE 风险有任何相关性[41],但与肿瘤或创伤手术不同,研究预防性抗凝在动脉瘤夹闭术和 AVM 切除术等手术中的作用,将有助于了解血管神经外科手术中的风险收益比。

动脉瘤夹闭的缺血性并发症的预防依赖于具有诱发电位和 / 或脑电图联合吲哚菁绿(ICG)进行血管成像的术中监测[42]。然而,没有随机研究确定联合模式的有效性以及在特定的手术阶段哪个模式更适用。这使得研究如何最好地利用体感诱发电位(SEP)、运动诱发电位(MEP)、ICG、微血管多普勒、脑电图和其他更简单的模式,如近红外光谱(NIRS)有望成为一项潜在的多中心研究。提高动脉瘤夹闭安全性的另一个重要方面是提高动脉解剖的可视化。合并使用更小和更灵活的内窥镜是一个研究领域,以尽量减少并发症发病率[43]。另一个研究领域是研究如何扩大用于动脉瘤闭塞的新的微创方法的适应证,如鼻内镜技术[44]。

宽颈动脉瘤传统的治疗方法是夹闭重建或分流。新的设备,如 WEB(Sequent Medical,Aliso Viejo,Califonia)或 pCONUS 设备(Phenox,Bochum,Germany)被引入治疗宽颈分叉动脉瘤。尽管早期结果很有希望,但仍需要长期研究来确保动脉瘤持久闭塞。

在"激烈的战斗"中,一个经常被降级为"陪衬"的领域是手术团队和患者的术中辐射暴露。这对神经血管小组来说是直接相关的。典型的暴露范围从诊断血管造影、单位面积射线剂量(DAP)102.4/ 柯玛 - 单位面积(KAP)142.10/0.8 ~ 19.6(5.0)mSv 到较高剂量的介入手术——DAP 160 ~ 172/KAP382.80[45]。降低辐射剂量需要正确使用防护设备和改变设备设置[46]。必须开展使用更新材料,设计更好、更轻便的保护设备的研究[47]。另一个有趣的途径是研究和应用 MR 血管造影作为替代的诊断方法[48,49],并最终用于血管内治疗[50]。

随访

最近一些试验的一个重要缺点是在时间和质量上都缺乏足够的数据。当此类研究最终完全谴责治疗或推荐一种治疗优于另一种治疗时,就会出现潜在的致命的漏诊和误诊错误。ARUBA 试验对平均年龄只有 40 多岁的 AVM 患者进行了跟踪,平均持续时间不到 3 年[51]。这意味着拒绝对 1 级和 2 级 AVM 的癫痫患者进行潜在的治愈性治疗,其中一些患者可能正在与多种控制癫痫发作的药物的毒副作用作斗争。这清楚地表明,在研究和疾病登记中需要更长时间的随访。COSS 试验也仅对患者进行了 2 年的随访,同时也有报道称进行性血流动力学不全导致结果不佳[52]。此外,认知结果并没有像卒中或短暂性缺血发作事件那样被认真地记录[53]。

对于个体神经血管病患者来说,通过行为干预确保密切和持续随访的研究是很重要的。例如,颈动脉干预后 2 ~ 5 年左右有 6% ~ 10% 的再狭窄风险,这些患者的脑卒中风险高于没有再狭窄的患者[54,55]。同样,动脉瘤弹簧圈栓塞术后有明确的长期(10 年)复发的风险,需要重新治疗,这些患者就需要密切的随访[56,57]。

通过模拟避免并发症

在二维射线影像中清楚地理解各种脑结构、脑神经和血管之间的位置关系是很困难的。

例如,神经外科医生需要对动脉瘤周围脑血管的复杂性进行广泛和详尽的心理可视化。在驾驭这种复杂的解剖结构时,任何错误都可能给患者带来潜在的致命后果[58]。此外,一些神经外科病例只允许一名神经外科医生在特定的时刻进行手术。这对于颅底手术尤其如此,因为它的手术视野非常小且狭窄[58]。因此,为了更好地了解病变与周围正常结构之间的解剖关系,可谨慎的使用 3D 打印技术在解剖学定制的模型上进行练习。目前已经出现许多关于模拟的报道,这些报道评估了 3D 打印和虚拟现实(virtual reality,VR)在神经外科领域的应用[59]。使用 3D 打印技术基于实际神经外科病理重建的患者特异性三维模型被称为快速建模[60]。该技术使用处理后的 3D 图像(例如 3D-CTA、3D-DSA)来制作患者特定的 3D 模型。随着放射影像的数字化,将正常的二维图像转换为三维图像已经进一步成为可能[60]。

模拟帮助外科医生在实际手术前演练精细的手术操作。此外,模拟可以增加神经外科学员的培训机会,因为实际临床训练的机会已经因为各种原因逐渐减少。最近,已经发表了几篇报告,评估了带有触觉反馈的虚拟现实(VR)神经外科模拟器在练习和完善技术方面的作用[61]。然而,截至目前,成本可能是限制 VR 技术广泛采用的一个障碍。因此,物理模型与练习前后的客观评估相结合,将在血管神经外科技术模拟中具有很大的潜力。这种模拟模块已由神经外科医师大会(Congress of Neurological Surgeons)开发,同时开发了用来评估学生在不同类型的神经外科手术中表现的量表。西北客观评估工具(Northwestern Objective Assessment Tool,NOMAT)就是这样一个量表,可与 CNS 显微吻合术模块配套使用[62]。对 NOMAT 量表的验证研究表明,该量表可以可靠地区分不同培训水平的住院医师表现出的不同水平[62]。但该量表的确存在局限性。例如,3D 打印的不同类型动脉瘤很难与实际情况一致,如钙化、真菌性或血栓性成分。其次,不能有效模拟动脉瘤破裂或脆性组织撕裂等实时并发症。此外,重现不同显微外科技术的触觉和反馈也具有挑战性。增强现实和计算技术的进步,包括通过高端游戏平台,是一个可积极研究的领域。

结　论

大多数并发症可以看作是疏忽和错误,在疾病筛查、治疗选择、手术干预或随访期间中对患者产生一定的影响。多种途径可用于研究脑血管病患者在不同疾病治疗阶段发生的并发症。虽然没有任何一种研究技术可以完全避免并发症,但各种技术的累积结果可以为受训者和外科医生提供一个方向或蓝图,以改善神经血管手术患者预后。

(任宇涛 译　杨咏波 审)

参考文献

1. Brott TG, Hobson RW, Howard G, Roubin GS, Clark WM, Brooks W, Mackey A, Hill MD, Leimgruber PP, Sheffet AJ. Stenting versus endarterectomy for treatment of carotid-artery stenosis. N Engl J Med. 2010;363:11–23.
2. Piantadosi S. Crossover designs. In: Clinical trials: a methodologic perspective. 2nd ed. Hoboken: Wiley; 2005. p. 515–27.
3. McCulloch P, Morgan L, Flynn L, Rivero-Arias O, Martin G, Collins G, New S. Safer delivery of surgical services: a programme of controlled before-and-after intervention studies with pre-planned pooled data analysis. Southampton (UK): NIHR Journals Library; 2016.

4. Schievink WI. Intracranial aneurysms. N Engl J Med. 1997;336:28–40.
5. Bor ASE, Koffijberg H, Wermer MJ, Rinkel GJ. Optimal screening strategy for familial intracranial aneurysms a cost-effectiveness analysis. Neurology. 2010;74:1671–9.
6. Crawley F, Clifton A, Brown MM. Should we screen for familial intracranial aneurysm? Stroke. 1999;30:312–6.
7. International Study of Unruptured Intracranial Aneurysms Investigators. Unruptured intracranial aneurysms—risk of rupture and risks of surgical intervention. N Engl J Med. 1998;1998:1725–33.
8. Rozenfeld M, Ansari S, Shaibani A, Russell E, Mohan P, Hurley M. Should patients with autosomal dominant polycystic kidney disease be screened for cerebral aneurysms? Am J Neuroradiol. 2014;35:3–9.
9. Wiebers DO, International Study of Unruptured Intracranial Aneurysms Investigators. Unruptured intracranial aneurysms: natural history, clinical outcome, and risks of surgical and endovascular treatment. Lancet. 2003;362:103–10.
10. Dhar S, Tremmel M, Mocco J, Kim M, Yamamoto J, Siddiqui AH, Hopkins LN, Meng H. Morphology parameters for intracranial aneurysm rupture risk assessment. Neurosurgery. 2008;63:185.
11. Hasan D, Chalouhi N, Jabbour P, Dumont AS, Kung DK, Magnotta VA, Young WL, Hashimoto T, Winn HR, Heistad D. Early change in ferumoxytol-enhanced magnetic resonance imaging signal suggests unstable human cerebral aneurysm. Stroke. 2012;43:3258–65.
12. Kashiwazaki D, Kuroda S. Size ratio can highly predict rupture risk in intracranial small (<5 mm) aneurysms. Stroke. 2013;44:2169–73.
13. Xiang J, Tutino V, Snyder K, Meng H. CFD: computational fluid dynamics or confounding factor dissemination? The role of hemodynamics in intracranial aneurysm rupture risk assessment. Am J Neuroradiol. 2014;35:1849–57.
14. Chmayssani M, Rebeiz JG, Rebeiz TJ, Batjer HH, Bendok BR. Relationship of growth to aneurysm rupture in asymptomatic aneurysms </=7 mm: a systematic analysis of the literature. Neurosurgery. 2011;68:1164–71; discussion 1171.
15. Rutledge WC, Ko NU, Lawton MT, Kim H. Hemorrhage rates and risk factors in the natural history course of brain arteriovenous malformations. Transl Stroke Res. 2014;5:538–42.
16. Wu C, Ansari S, Honarmand A, Vakil P, Hurley M, Bendok B, Carr J, Carroll T, Markl M. Evaluation of 4D vascular flow and tissue perfusion in cerebral arteriovenous malformations: influence of Spetzler-Martin grade, clinical presentation, and AVM risk factors. Am J Neuroradiol. 2015;36:1142–9.
17. Mohr J, Moskowitz AJ, Stapf C, Hartmann A, Lord K, Marshall SM, Mast H, Moquete E, Moy CS, Parides M. The ARUBA trial. Stroke. 2010;41:e537–40.
18. Ansari S, Schnell S, Carroll T, Vakil P, Hurley M, Wu C, Carr J, Bendok B, Batjer H, Markl M. Intracranial 4D flow MRI: toward individualized assessment of arteriovenous malformation hemodynamics and treatment-induced changes. Am J Neuroradiol. 2013;34:1922–8.
19. Williams L. North American symptomatic carotid endarterectomy trial. Methods, patient characteristics, and progress. Stroke. 1991;22:711–20.
20. Baker WH, Howard VJ, Howard G, Toole JF, ACAS Investigators. Effect of contralateral occlusion on long-term efficacy of endarterectomy in the asymptomatic carotid atherosclerosis study (ACAS). Stroke. 2000;31:2330–4.
21. Pujia A, Rubba P, Spencer M. Prevalence of extracranial carotid artery disease detectable by echo-Doppler in an elderly population. Stroke. 1992;23:818–22.
22. Mantese VA, Timaran CH, Chiu D, Begg RJ, Brott TG. The carotid revascularization endarterectomy versus stenting trial (CREST). Stroke. 2010;41:S31–4.
23. Abbott AL. Medical (nonsurgical) intervention alone is now best for prevention of stroke associated with asymptomatic severe carotid stenosis. Stroke. 2009;40:e573–83.
24. Munster AB, Franchini AJ, Qureshi MI, Thapar A, Davies AH. Temporal trends in safety of carotid endarterectomy in asymptomatic patients systematic review. Neurology. 2015;85:365–72.
25. Madani A, Beletsky V, Tamayo A, Munoz C, Spence J. High-risk asymptomatic carotid stenosis ulceration on 3D ultrasound vs. TCD microemboli. Neurology. 2011;77:744–50.
26. Singh N, Moody AR, Gladstone DJ, Leung G, Ravikumar R, Zhan J, Maggisano R. Moderate carotid artery stenosis: mr imaging–depicted intraplaque hemorrhage predicts risk of cerebrovascular ischemic events in asymptomatic men 1. Radiology. 2009;252:502–8.
27. Powers WJ, Clarke WR, Grubb RL, Videen TO, Adams HP, Derdeyn CP, Investigators C. Extracranial-intracranial bypass surgery for stroke prevention in hemodynamic cerebral ischemia: the carotid occlusion surgery study randomized trial. JAMA. 2011;306:1983–92.
28. Amin-Hanjani S, Barker FG, Charbel FT, Connolly ES Jr, Morcos JJ, Thompson BG, Cerebrovascular Section of the American Association of Neurological Surgeons; Congress of

Neurological Surgeons. Extracranial-intracranial bypass for stroke—is this the end of the line or a bump in the road? Neurosurgery. 2012;71:557–61.

29. Fiedler J, Přibáň V, Škoda O, Schenk I, Schenková V, Poláková S. Cognitive outcome after EC-IC bypass surgery in hemodynamic cerebral ischemia. Acta Neurochir. 2011;153:1303–12.

30. Fierstra J, Maclean DB, Fisher JA, Han JS, Mandell DM, Conklin J, Poublanc J, Crawley AP, Regli L, Mikulis DJ. Surgical revascularization reverses cerebral cortical thinning in patients with severe cerebrovascular steno-occlusive disease. Stroke. 2011;42(6):1631–7.

31. Inoue T, Jinnouchi J. Changes in brain volume after EC-IC bypass surgery. London: Springer; 2008.

32. Kazumata K, Tha KK, Narita H, Kusumi I, Shichinohe H, Ito M, Nakayama N, Houkin K. Chronic ischemia alters brain microstructural integrity and cognitive performance in adult moyamoya disease. Stroke. 2015;46(2):354–60.

33. Weinberg DG, Rahme RJ, Aoun SG, Batjer HH, Bendok BR. Moyamoya disease: functional and neurocognitive outcomes in the pediatric and adult populations. Neurosurg Focus. 2011;30:E21.

34. Hemphill JC 3rd, Greenberg SM, Anderson CS, Becker K, Bendok BR, Cushman M, Fung GL, Goldstein JN, Macdonald RL, Mitchell PH, Scott PA, Selim MH, Woo D. Guidelines for the management of spontaneous intracerebral hemorrhage: a guideline for healthcare professionals from the American Heart Association/American Stroke Association. Stroke. 2015;46:2032–60.

35. Kepplinger J, Prakapenia A, Barlinn K, Siegert G, Gehrisch S, Zerna C, Beyer-Westendorf J, Puetz V, Reichmann H, Siepmann T. Standardized use of novel oral anticoagulants plasma level thresholds in a new thrombolysis decision making protocol. J Thromb Thrombolysis. 2016;41:293–300.

36. Kass-Hout T, Kass-Hout O, Mokin M, Thesier DM, Yashar P, Orion D, Jahshan S, Hopkins LN, Siddiqui AH, Snyder KV. Is bridging with intravenous thrombolysis of any benefit in endovascular therapy for acute ischemic stroke? World Neurosurg. 2014;82:e453–8.

37. Rebello LC, Haussen DC, Grossberg JA, Belagaje S, Lima A, Anderson A, Frankel MR, Nogueira RG. Early endovascular treatment in intravenous tissue plasminogen activator–ineligible patients. Stroke. 2016;47:1131–4.

38. Sheth SA, Yoo B, Saver JL, Starkman S, Ali LK, Kim D, Gonzalez NR, Jahan R, Tateshima S, Duckwiler G. M2 occlusions as targets for endovascular therapy: comprehensive analysis of diffusion/perfusion MRI, angiography, and clinical outcomes. J Neurointerv Surg. 2015;7:478–83.

39. Thomsen T, Tønnesen H, Møller A. Effect of preoperative smoking cessation interventions on postoperative complications and smoking cessation. Br J Surg. 2009;96:451–61.

40. Hamilton MG, Yee WH, Hull RD, Ghali WA. Venous thromboembolism prophylaxis in patients undergoing cranial neurosurgery: a systematic review and meta-analysis. Neurosurgery. 2011;68:571–81.

41. Kimmell KT, Jahromi BS. Clinical factors associated with venous thromboembolism risk in patients undergoing craniotomy. J Neurosurg. 2015;122:1004–11.

42. Bacigaluppi S, Fontanella M, Manninen P, Ducati A, Tredici G, Gentili F. Monitoring techniques for prevention of procedure-related ischemic damage in aneurysm surgery. World Neurosurg. 2012;78:276–88.

43. Zhao J, Wang Y, Zhao Y, Wang S. Neuroendoscope-assisted minimally invasive microsurgery for clipping intracranial aneurysms. Minim Invasive Neurosurg. 2006;49:335–41.

44. Gardner PA, Vaz-Guimaraes F, Jankowitz B, Koutourousiou M, Fernandez-Miranda JC, Wang EW, Snyderman CH. Endoscopic endonasal clipping of intracranial aneurysms: surgical technique and results. World Neurosurg. 2015;84:1380–93.

45. D'ercole L, Thyrion FZ, Bocchiola M, Mantovani L, Klersy C. Proposed local diagnostic reference levels in angiography and interventional neuroradiology and a preliminary analysis according to the complexity of the procedures. Phys Med. 2012;28:61–70.

46. Kahn EN, Gemmete JJ, Chaudhary N, Thompson BG, Chen K, Christodoulou EG, Pandey AS. Radiation dose reduction during neurointerventional procedures by modification of default settings on biplane angiography equipment. J Neurointerv Surg. 2016;8:819–23.

47. Mccaffrey J, Tessier F, Shen H. Radiation shielding materials and radiation scatter effects for interventional radiology (IR) physicians. Med Phys. 2012;39:4537–46.

48. Amarouche M, Hart J, Siddiqui A, Hampton T, Walsh D. Time-resolved contrast-enhanced MR angiography of spinal vascular malformations. Am J Neuroradiol. 2015;36:417–22.

49. Lindenholz A, Terbrugge KG, Van Dijk JMC, Farb RI. The accuracy and utility of contrast-enhanced MR angiography for localization of spinal dural arteriovenous fistulas: the Toronto experience. Eur Radiol. 2014;24:2885–94.

50. Appelbaum PS. Clarifying the ethics of clinical research: a path toward avoiding the therapeutic misconception. Am J Bioeth. 2002;2:22–3.

51. Bambakidis NC, Cockroft K, Connolly ES, Amin-Hanjani S, Morcos J, Meyers PM, Alexander MJ, Friedlander RM. Preliminary results of the ARUBA study. Neurosurgery. 2013;73:E379–81.

52. Bauer AM, Bain MD, Rasmussen PA. Chronic cerebral ischemia: where "evidence-based medicine" fails patients. World Neurosurg. 2015;84:714–8.

53. Esposito G, Amin-Hanjani S, Regli L. Role of and indications for bypass surgery after Carotid Occlusion Surgery Study (COSS)? Stroke. 2016;47:282–90.

54. Lal BK, Beach KW, Roubin GS, Lutsep HL, Moore WS, Malas MB, Chiu D, Gonzales NR, Burke JL, Rinaldi M, Elmore JR, Weaver FA, Narins CR, Foster M, Hodgson KJ, Shepard AD, Meschia JF, Bergelin RO, Voeks JH, Howard G, Brott TG. Restenosis after carotid artery stenting and endarterectomy: a secondary analysis of CREST, a randomised controlled trial. Lancet Neurol. 2012;11:755–63.

55. Zapata-Arriaza E, Moniche F, Gonzalez A, Bustamante A, Escudero-Martinez I, De La Torre Laviana FJ, Prieto M, Mancha F, Montaner J. Predictors of restenosis following carotid angioplasty and stenting. Stroke. 2016;47:2144–7.

56. Chalouhi N, Bovenzi CD, Thakkar V, Dressler J, Jabbour P, Starke RM, Teufack S, Gonzalez LF, Dalyai R, Dumont AS, Rosenwasser R, Tjoumakaris S. Long-term catheter angiography after aneurysm coil therapy: results of 209 patients and predictors of delayed recurrence and retreatment. J Neurosurg. 2014;121:1102–6.

57. Lecler A, Raymond J, Rodriguez-Regent C, Al Shareef F, Trystram D, Godon-Hardy S, Ben Hassen W, Meder JF, Oppenheim C, Naggara ON. Intracranial aneurysms: recurrences more than 10 years after endovascular treatment-a prospective cohort study, systematic review, and meta-analysis. Radiology. 2015;277:173–80.

58. Klein GT, Lu Y, Wang MY. 3D printing and neurosurgery—ready for prime time? World Neurosurg. 2013;80:233–5.

59. Wurm G, Lehner M, Tomancok B, Kleiser R, Nussbaumer K. Cerebrovascular biomodeling for aneurysm surgery: simulation-based training by means of rapid prototyping technologies. Surg Innov. 2011;18:294–306.

60. Mashiko T, Otani K, Kawano R, Konno T, Kaneko N, Ito Y, Watanabe E. Development of three-dimensional hollow elastic model for cerebral aneurysm clipping simulation enabling rapid and low cost prototyping. World Neurosurg. 2015;83:351–61.

61. Rosseau G, Bailes J, Del Maestro R, Cabral A, Choudhury N, Comas O, Debergue P, De Luca G, Hovdebo J, Jiang D. The development of a virtual simulator for training neurosurgeons to perform and perfect endoscopic endonasal transsphenoidal surgery. Neurosurgery. 2013;73:S85–93.

62. Zammar SG, Hamade YJ, Aoun RJN, El Tecle NE, El Ahmadieh TY, Adelson PD, Kurpad SN, Harrop JS, Hodge H, Mishra RC. The cognitive and technical skills impact of the congress of neurological surgeons simulation curriculum on neurosurgical trainees at the 2013 Neurological Society of India meeting. World Neurosurg. 2015;83:419–23.

第 4 章　核对表

Charles J.Prestigiacomo

引言

2009 年,世界卫生组织(WHO)出版了一本重要的专著,描述了全世界外科手术和并发症的现状[1]。该报道包含了 56 个国家的国际数据,作者报告的全球手术率高得令人意外。他们估计,2004 年共进行了 1.87 亿~2.81 亿次手术(每 25 人一次手术),主要并发症发生率为 3%~22%,死亡率为 0.4%~0.8%,约为 100 万人死亡。当他们对分析结果进行分层时,世卫组织指出,在一些国家,大手术后的死亡率可能高达 5%~10%。最重要的是,数据指出本报告中大约一半的并发症是可以预防的。

随着全球人口老龄化、因为医疗机构增加和技术发展而不断增加的手术量,提高各种手术安全性的措施势在必行。为了确保手术的安全,已经采取了许多措施。尽管找到适合的专家、严格的培训和技术的发展似乎是提高安全性的自然且明显的措施,但历史证明,这只能产生部分作用。

在手术室这种复杂的背景中,需要在任何指定手术的标准化步骤、技术,与针对意外事件的个性化、经验化处理方法之间保持精准的平衡。当然,在意外或无法预测的事件中,人们非常担心所选择的行动方案是否"正确",即在将任何不良事件最小化的同时,将患者的良好预后最大化。无论是否意识到,在这段时间,每个外科医生都会检查一遍自己的那份独有的或者自己都没意识到的核对表。它可能是导师说过的话、可能是对住院医师时期类似事件的"回想"或者是对当时事件相关的最危险因素的综合判断。在所有情况下,外科医生将接着执行特定的"步骤"或"检查"来完成手术。换言之,核对表对医学领域来说从来都不是陌生的:它们只是没有被外在地认可、组织或研究。

自 2006 年首次正式引入医学界以来,核对表及其使用已经渗透到医学和外科学的许多领域。尽管从表面上看,核对表是非常有益的,但它并不是万能的。核对表的直接的好处已经被证明,然而使用核对表可能会获得更大的附加效果。为了弄清楚如何使用核对表、它的好处、它的局限性,最重要的是它不能替代什么,必须对核对表进行严格的调研。

历史

核对表在航空业早已作为安全措施具有重要地位。而核对表在医学中已存在多年,尽管不一定是我们现在所认识的形式。例如,Cushing 在 1894 年引入麻醉记录来评估和记录生命体征及其变化趋势,作为一个核对表,迄今为止它规范和组织了患者特定信息的收集,如心率、血压和呼吸频率[5]。护士在 20 世纪 60 年代接受了核对表的概念,并因此开始了一种将记录生命体征作为日常工作的方式。

2001 年，核对表在医学领域进入了新时代。首先，核对表把重点放在某一项特定的任务上；其次，它引起了外科医生的关注；最后，它被用作跟踪和评估护理质量是否可以提高的工具。Pronovost 等人创建了一个简单明了的，用于避免中心导管感染所需步骤的列表[6,7]。使得约翰霍普金斯医院的感染率显著下降，随后扩大到其他医院。在他们 2006 年的出版物中，作者报告通过在密歇根医院 ICU 使用这个简单、直接的核对表，让中心导管感染率下降了 66%[2]。尽管核对表是研究的重点，但很明显，开展研究的许多其他方面也是有益的。每个重症监护病房都选出了负责人来负责所在部分的研究。所有成员都被培训通过以基于证据的数据调整核对表的步骤。团队成员被赋予互相"检查"的权力，消除了一些等级限制，表现得更像是一个"团队"。

在那之后不久，许多表明核对表优点的研究得到发表[8,9]，用于门诊与住院部门不同流程和评估的核对表被创造出来并接受评估。尽管在所报道的结果中通常是有正面作用的，但似乎有些研究的效果并没有那么好[10]。因此，核对表往往在附有额外工具和更复杂环境下被评估。

核对表的形式

核对表的执行能为结果带来确切的积极改变，而被掩盖了光芒的则是其设计，因为一份核对表的设计可能对其最终的成功有很大的贡献。例如，航空核对表具有简单性，每一张核对表都可以放在一张小卡片上，而且字体大，方便使用。每个条目都仅由几个单词组成，可以包含行业术语。行业术语是核对表的一个重要特征，因为它迫使核对表的用户熟悉甚至了解主题，这是确保成功的一个重要方面。

Weiser 等人讨论了在医学领域设计和发布核对表的方法[11]。作者以航空业为例，指出清单的实施应分为五个步骤：内容与格式、时间安排、试用与反馈、测试与评估、局部修改。

在设计核对表时，我使用以下原则来帮助制作有用的核对表：核对表应该是"SIMPLE"（简单）（表 4.1）。

标准化

核对表的步骤应反映标准化步骤流程或步骤流程的标准化部分。因此，首先必须解决

表 4.1　核对表的"SIMPLE"形式

标准化（Standardized）	必须反映标准化步骤
即时沟通（Immediate communication）	必须易于理解并传达给所有团队成员
记忆要素（Memorized elements）	必须记住核对表的关键步骤，并且几乎是以"条件反射"的方式执行
实用性（Practical）	核对表包含的概念具有可实践性（例如完成止血的操作步骤）
逻辑性（Logical）	必须让步骤的逻辑顺序合理
便于执行（Easy to execute）	必须"流畅"

标准化水平是否存在的问题。

即时沟通

核对表必须简单、即时,以便与团队所有成员进行沟通。无论清单中的项目是被设计成执行的,还是仅仅检查一下就好,它都必须被记录下来以便易于理解。

记忆要素

每一个核对表都有一些几乎是条件反射性执行的要素。它们必须快速有效地执行,而不必浪费时间先去查看核对表。在紧急核对表的特殊情况下,有些要素必须以这种反射性的方式去记忆和执行(2 个或 3 个)。

实用性

尽管核对表可以用于高度复杂的工作,但它必须具有实用性。步骤、过程和目标需具有意义。

逻辑性

核对表必须包含一系列步骤。核对表中的步骤越合乎逻辑,执行起来就越容易。

便于执行

最后,将上述内容放在一起,核对表必须易于执行。一种实用、合乎逻辑标准化的、可交流的、可记忆的元素的融合,使得核对表"流畅"。

因此,医学核对表的设计应该符合这些标准,以便最大限度地提高成功的可能。然而,单凭这一点,并不能确保成功。核对表的成功还必须很好地融入天然已存的工作流程中。例如,在实施世卫组织的外科安全核对表时,要求护理和麻醉人员与外科团队会面并讨论患者的情况、手术步骤、潜在并发症(如气道意外和失血)和相应处理(图 4.1)。尽管直观且必要,但引入一个特定的时间,让团队的所有成员在同一个地方讨论患者病情,不是现有工作流程的必要部分。护士和上台人员将为手术准备房间,而住院医生和主治医生可能正在获取授权,麻醉师可能会查看相应表单——他们在手术室有着不同的职责。然而,一旦团队的每个成员都接受了保护患者潜在益处的培训,团队的每个成员都将修改他们的个人工作流程,将这一关键步骤纳入日常工作中。

一旦融入日常流程,鼓励小规模试点小组的每个成员在试验阶段提供反馈。这一重要步骤有几个目的:它快速地指出目前的核对表基于"SIMPLE"原则的局限性,并赋予团队成员所有权。它还允许观察者记录执行核对表所需的时间,当它在全球发布给整个团队时,这一点就变得很重要。

一旦完成,没有一个评估其有效性的机制就不能开始正式的测试阶段。显然,这一步需

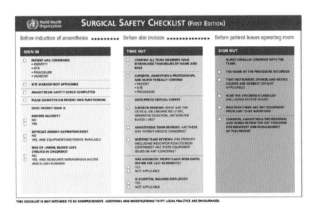

图 4.1　世界卫生组织外科手术安全核对表第一版

要了解哪些结果能够且应该被衡量,以反映核对表的真实效果。此外,这一阶段显然需要专门收集数据和确保流程合规的人员。

最后,核对表是可变的。尽管核对表的主体是相同的,但在每个背景中都应该有修改的余地。一般来说,这应该在使用核对表的初始版本一段时间之后才考虑更改。正是基于这一实施阶段的数据和反馈,人们才能重新评估和修改其形式和用途。

成功的核对表

可以推测,核对表并不能独立地取得成功。尽管成功的核对表有许多重要的组成部分,但最近公布的一些数据表明,核对表本身并不是成功的关键。有证据表明,实施核对表的环境与核对表本身的有用性同样重要。

为了使核对表取得成功,团队的所有成员都必须非常熟悉核对表的内容和术语。如前所述,在核对表中使用术语可以确保核对表的使用者对使用核对表过程中涉及的程序和问题更熟悉。不理解核对表中包含的术语会迫使团队的所有成员在这个问题上接受培训并熟悉该步骤,远远超出核对表的要求。

其次,核对表的使用需要培训。同样,这种培训对团队随后的凝聚力有好处。团队的每个成员都要认识、理解并认可所有成员在确保患者安全方面所做的贡献。此外,该小组的每个成员都接受了标准化的培训,以履行核对表之内的具体职能。就像军队中士兵以同样的方式训练一样,这同样确保了任何手术室的巡回护士都将以完全相同的方式履行她／他的职责。当需要执行紧急核对表时,这种可替换性是最重要的。

在使用正确的情况下,核对表会给团队时间进行核查。在处理不太熟悉的事件(如紧急情况)时,核对表可以快速地让每个团队成员重新熟悉紧急情况下需要做的事情。它将为所有成员提供质疑的时间和机会,如果事件需要,甚至可以讨论其他解决方案。

核对表可以作为与医疗团队的不同成员进行在职教育课程的起点。尽管它们无论何时都不应成为焦点,但核对表是对特定的医疗或外科问题下哪些是照护患者最重要的问题的小结和概括。

成功的核对表最重要的方面是沟通和团队合作。如果去分析上述情况,很明显,成功的共同点是持续、透明的沟通和团队合作。团队中的每个成员,尽管负责核对表的某一方面,但都了解所有其他方面,并对医疗团队的其他成员也非常关注。沟通是团队成员之间的一个持续纽带,它确保清单的所有方面都得到充分执行。实际上,如果这种沟通是以单向"自上而下"的形式生成的,则不会起作用,也不会成功。成功的沟通使信息和思想的自由交流不受等级制度的限制。同样,团队合作要求团队的领导者能够识别、承认和接受来自团队所有成员的信息、分析和解决方案。没有沟通,没有团队合作,就没有教育、培训、核查,甚至没有流畅的工作流程。如果没有沟通和团队合作,核对表就会失效。

哪些是核对表做不到的

了解核对表"做不到什么"和了解核对表"可以做什么"一样重要。核对表不是从头开始教学的工具,而是强调和增强团队中已有知识的工具。如果被用于知识的初始来源,则不会成功。换言之,一份核对表应解决小组已经熟悉和容易掌握的步骤和技术。

核对表不能单独用于引入新方式、技术或评估的方式。尽管在这些情况下可以起到帮助,但必须在所有概念被了解并且团队能胜任之后才引入核对表。例如,如果团队不知道为什么会发生并发症以及在这种情况下需要做什么,引入动静脉畸形栓塞和血管破裂的紧急处理核对表将毫无用处。

临床工作中很容易把核对表当作一个拐杖,特别是在紧急情况下,核对表被当作一种不用记住甚至不需要学习应该做什么的工具,正是这种态度将导致核对表的失败。核对表不能取代技能和经验:它是一个指南,以确保在事件最关键的时候,团队不会忘记他们原本知道如何执行的步骤。

核对表上没有答案,也不具备洞察力。当核对表适用于正确的情况时,它就会起作用。团队必须首先识别当时的情况,并对其使用适当的核对表,以取得成功。此外,必须认识到,使用医学核对表的环境与航空核对表的环境大不相同。如前所述,每一个特定型号的航空器都是原始模型的复制品,每一种制作工艺都是一样的。当出现故障(或紧急情况)时,产生的后果是可重复的,随后的管理方法也同样相同。在上述场景中,核对表很有效。此外,有些物理定律在紧急情况下起作用,这对飞行员非常重要,有助于在执行核对表上的一些重要的紧急功能(例如,在发动机故障期间,飞行员必须确定飞机的适当俯仰角,以最大限度地增加滑行距离,这对于该特定型号的每架飞机都是相同的)。但是对于人类疾病及其并发症并非如此,并发症只有某些方面在患者之间是一致的和可重复的(例如,动脉瘤的术中破裂,载瘤动脉内有血栓)。因此,核对表不是在所有情况下都有用。

核对表的一个常见缺陷是回归到简单的"勾选方框"[12]。在国家卫生局的一项研究中,作者报告说尽管临床中 97% 的时间使用了核对表,但只有 67% 的核对表是被完整地完成的 [13]。在 40% 的案例中,至少有一名团队成员缺席。同样,这个观察指出了团队所有成员之间沟通、包容和认同的重要性,并且应该在核对表引入实践之前就开始。

紧急核对表

核对表不仅用于帮助预防并发症或不良事件,他们也被用来处理不良事件。紧急核对表的基本概念与前面讨论的没什么不同。然而,需要重点关注的一个主要因素是:鉴于紧急情况很少发生,需要经常被讨论和排练。因此,核对表是其中一个焦点,团队可以在此基础上集合和审查任何特定紧急情况的步骤。这是现代海军通常在海上舰艇上执行的作业,也是商业航空公司飞行员在模拟器上执行的操作。在每一个实例中，尽管环境稍加修改或改变，但重点是"执行核对表"。 在这些案例中，这些人被要求立即执行记忆中最关键的操作，之后他们可以参考核对表以确保所有步骤都正确执行。紧急核对表需要更仔细的思考和计划，因为没有出错的余地，风险很高，执行时间却很短。

核对表能拯救医学吗？

核对表的出现伴随着一些有趣的现象。例如，尽管世卫组织的核对表取得了重大成功[9]，但有一些研究报告称，无法重复其他文献中报告的良好效果[10,14,15]。如前所述，核对表的成败与很多方面有关。这种分析本身已经成为一个研究领域，被称为实践科学。医学、教育和社会工作各个领域的实践科学家们的一个重要观察结果是，成功在一定程度上取决于参与其中的领导力、适应能力和使用者的认同[12]。

这些数据有力地表明，如果而且只有当核对表真正被接受并按预期执行时，核对表才对照护患者有好处。核对表本身并不能拯救医学，但核对表所蕴含更深层的东西可以帮助医学。随着医学的技术和复杂性以近乎指数级的速度继续增长，很明显，对患者的照护不再限制于单个医生。多学科照护，除包括许多医生外，还包括护理、社会工作、心理、物理、作业和言语治疗、营养和药物，要求有良好的沟通、投入和反馈。正确执行的核对表可作为外部证据，去见证像这样的沟通和患者照护的整合。不适当地或草率地执行，不仅将是无效的，而可能产生危害。

结　论

核对表已经成为确保患者照护安全和减少错误的极好的方式。在行政支持、分级实施和员工支持下，综合性使用核对表有助于确保成功。重要的是要认识到核对表并不是确保患者安全的万灵药。明智地使用核对表，能提高人们在照护患者这样复杂的背景中的行为能力并拯救生命。

（王林　译　孙鸿　审）

参考文献

1. WHO Organization Surgery Safety Committee. WHO guidelines for safe surgery 2009: safe surgery saves lives. Geneva: WHO Press; 2009.
2. Pronovost P, Needham D, Berenholtz S, et al. An intervention to decrease catheter-related bloodstream infections in the ICU. N Engl J Med. 2006;355:2725–32.
3. Meilinger PS. When the fortress went down. Air Force Mag. 2004;87:78–82.
4. Hersch M. Checklist: the secret life of Apollo's fourth crewmember. Sociol Rev. 2009;57:1.
5. Beecher HK. The first anesthesia records (Codman, Cushing). Surg Gynecol Obstet. 1940;71:689–93.
6. Gawande A. The checklist manifesto: how to get things right. New York: Metropolitan Books; 2009.
7. Berenholz SM, et al. Eliminating catheter-related bloodstream infections in the intensive care unit. Crit Care Med. 2004;32:2014–20.
8. Bergs J, Hellings J, Cleemput I, et al. Systematic review and meta-analysis of the effect of the World Health Organization surgical safety checklist on postoperative complications. Br J Surg.

2014;101:150–8.

9. Haynes AB, Weiser TG, Berry WR, et al. A surgical safety checklist to reduce morbidity and mortality in a global population. N Engl J Med. 2009;360:491–9.

10. Urbach DR, Govindarajan A, Saskin R, et al. Introduction of surgical safety checklists in Ontario, Canada. N Engl J Med. 2014;370:1029–38.

11. Weiser TG, Haynes AB, Lashoher A, et al. Perspectives in quality: designing the WHO surgical safety checklist. Int J Qual Health Care. 2010;22:365–70.

12. Anthes E. The trouble with checklists. Nature. 2015;523:516–8.

13. Mayer EK, Sevdalis N, Rout S, et al. Surgical checklist implementation project: the impact of variable WHO checklist compliance on risk-adjusted clinical outcomes after national implementation: a longitudinal study. Ann Surg. 2016;263:58–63.

14. Reames BN, Krell RW, Campbell DA, et al. A checklist-based intervention to improve surgical outcomes in Michigan: evaluation of the Keystone Surgery program. JAMA Surg. 2015;150:208–15.

15. Bion J, et al. Matching Michigan collaboration & writing committee. BMJ Qual Saf. 2013;22:110–23.

第 5 章　核对表的替代方案

Stephan A. Munich and Michael Chen

引言

　　核对表提供了一种条理清晰、明确的方案来监测任务的进展和完成情况。核对表在医疗系统中已广泛应用。《新英格兰医学杂志》在 2006 年发表的论文《减少 ICU 中导管相关性血液感染的干预措施》[1] 中表明 103 个重症监护病房内感染呈持续显著下降。这些结果被认为是对使用"简单核对表"效果的验证。一项关于安全检查单效果的系统性回顾得出以下结论 [2]：安全核对单主要通过加强对指南的遵守来有效改善患者安全。

　　在 2007 年和 2008 年，全球八家医院的手术人员采用了手术安全核对表。该结果发表在 2009 年《新英格兰医学杂志》上，证实通过使用核对表可降低死亡率和并发症。鉴于这八个医疗机构代表了处于各种社会经济条件下的外科手术团队，世界卫生组织建议所有医院都采用该种或类似的核对表。核对表被誉为一种简单、廉价的、可推广的、有效的救命手段。在神经介入治疗中，对于常规的"手术前核对"步骤以及并发症都有相应的检查表 [3,4]。

　　目前核对表的主要问题是过度简单化。许多支持使用核对表的研究只比较了实施前后的情况，而未进行前瞻性的随机双盲研究。因此，他们没考虑到由于其他因素（包括创建核对表、改进技术设备和增强沟通等的实际过程）可能导致阳性结果。许多报告的核对表实施的成功案例可能与核对表本身关系不大，而与制定核对表所需的努力有关。制作一份核对表需要对当前流程进行严格评估，并经过团队讨论加以改进，使之更高效，易于实施 [5]。

　　核对表是进一步提高患者安全的三大要素之一，核对表不仅对流程进行总结和简化，还包括对相关结果进行评估和反馈，并通过改善每个步骤都制定相应的标准。然而有学者担心一味关注核对表，可能导致忽略其他关键流程，而且核对表制度对一些需要同步化的进程可能有潜在的反作用。

　　神经介入治疗主要针对相对有限的脑血管病变进行诊治。然而，医疗过程本身会给患者带来巨大的潜在风险，包括众多经验性的手术技巧及不断进步的科学技术和方法。神经介入医师也是团队的一部分，经常与不同领域的专家紧密合作。因此，为了给患者提供更高的安全保障，我们需要一个更全面、更动态、更灵活的模式。

　　在本章中，我们回顾了神经介入治疗中核对表的替代方案。我们讨论了提高患者安全的其他策略，包括先进的安全文化、机组资源管理、精益管理理念和"维修人员（pit-crew）模型"。

先进的安全文化

　　Hudson 等 [6] 阐述了先进安全文化的关键特征，其中突出强调提高知情度、警惕性、相互信任及易于交换反馈意见的友好氛围。

知情:管理人员知晓团队中正在发生的事情,并且员工愿意报告自己的错误和临界事故。

警惕:团队及员工时刻留意意外情况,并保持高度警惕。

公正:团队通常采取"无责"文化,即使有部分行为是大家公认为完全不可接受且应受到惩罚的。

灵活:团队能反映需求的变化,并迅速适应环境的变化,提供快速与常规两种运行模式。

学习:团队需要改变,愿意学习,并且可以做需要做的事情来改进。

信息通畅至关重要,因为它可以建立信任并提高团队成员的随机应变和适应能力。不良病例及死亡讨论是一种提高患者安全的机制,该过程可以简单地列出核对表中已有的步骤并描述病情,且讨论会可以针锋相对地讨论导致失败的原因,从而对后续有所改进。关注潜在因素和系统误差有助于将注意力从"锋芒"转移,并有助于提高流程的效率。临界事故也值得讨论,因为它体现出团队的警惕性。理想情况下,这些会议和先进的安全文化应总体上建立在一个组织上,该组织具有共同的目标,即不懈地追求患者安全,并且可以超越出于个人自身利益的反省性竞争或防御性本能。

机组资源管理

机组资源管理(CRM)是一套培训程序,主要在人为错误可能造成灾难性后果的情况下使用。CRM 主要用于改善航空安全,强调优化人际沟通。联合委员会(Joint Commission)分析了 2 455 个定点事件,发现超过 70% 的原因是沟通失败[7]。通过这些培训技术,重点从完成核对表转移到了提高其动态性、团队依赖性,这种方法促进了信息流通和横向交流,而不是纵向层级交流。

20 世纪 90 年代末,美国卫生与公共服务部开始采用 CRM 为医疗保健团队提供培训。TeamSTEPPS(提高绩效和患者安全的团队工具策略)培训计划的重点是医疗团队内的合作以及通过磋商、汇报、交接和核对从而提高医护人员协助和沟通。该计划为每一位团队成员都提供机会,鼓励他们交流各自的关注点,就算该关注点较为冗余也是一种积极的信号。

使用 CRM 概念进行模拟培训是保证患者安全的一种实践体现。荷兰的一项试点研究发现[8],模拟培训可以改善医疗保健专业人员之间的沟通,并最终改善医疗质量。心肺复苏这一普遍技能就是通过结合课堂和基于模拟的方法来进行教学和强化。其核心理念包括下达命令时明确的反馈循环,并以清晰明确的方式解决团队成员的问题。基础血管造影技能有关的神经介入手术模拟培训已有相关的报道[9,10]。依照 CRM 原则针对神经科医生的脑卒中代码模拟系统也发表了,该系统旨在建立一个能对患者安全进行清晰交流的医疗团队[11]。

核对表具有高度特异性,其实用性是为特定情况设计的,并不适应于所有情景。一般情况下,通过模拟在 CRM 中学习的技能会随着时间的推移自然进化。人们认识到,我们每个人都有缺陷,都应该关注如何降低患者的医疗风险[12]。因此,重视模拟训练(尤其是锻炼横向交流能力)的过程可能是另一种有效的方法。

精益管理理念

精益管理理念体现了核对表所包含的更广泛的安全要素,强调更有效地利用资源来满足患者的需求。这种理念必须基于：从事工作的人应该是发现问题并设计解决方案的人[13]。因此，所有成员都更关注患者的安全性、治疗效果和恢复速度。当关注点和注意力从患者和程序上移开时（例如，当关注点固定在核对表上时），效率可能会受到影响。Gomez 等描述了他们在神经介入治疗中应用精益管理理念的经验[14]，主要聚焦于"通过不断消除浪费和差异为患者创造价值"。

尽管对他们经验的完整描述超出了本章的范围，但在其机构中实施精益方法论时，Gomez 等人描述了说教式教育和模拟练习。这些包括住院医师、上级医师、技术人员和医院管理者在内的工作人员被告知改进的顺序和截止日期。为了该原则能正常实施，管理者必须每天投入时间。这些原则的实施意味着管理者必须花时间让员工参与此过程，而不必均衡每日的正常工作任务。员工在正常工作时间之外安排加班时，有权利获得加班费。这才能体现投资者和管理者的诚意。但是，最关键的是，精益管理理念提供了一种稳定的格局和流程，使之能适应不断变化的神经介入治疗需求。

维修人员模型

Rai 等人描述的另一种提高神经介入效率的方法是"维修人员（pit-crew）模型"[15]。该模型是以 20 世纪 80 年代工业界开发的六西格玛（Six Sigma）工艺为基础，基于对团队成员的角色进行明确定义，得以"同步、平行地提供诊疗"。请读者参考原始文章，以获取有关"维修人员模型"的详细说明。此模型已尽力减少或消除了差异性。每个关键步骤都采用 DMAIC 分析进行"定义"、"衡量"、"分析"、"改善"和"对照"。

在将其应用于机械取栓术中，他们明确了间隔时间内治疗目标，为每个成员分配了确切的工作，在团队会议上讨论衡量了间隔时间，并提出了新的改进治疗方式并持续改良。

Rai 等人通过实施"维修人员模型"发现各种测量变量在时间上得到了改进。在正常工作时间内，以下间隔时间在统计学上有显著改善：从急诊室到 CT 室，从 CT 室到介入室，进入介入室到股动脉穿刺，从 CT 室到股动脉穿刺，从进急诊大门到股动脉穿刺。在下班时间和周末，除急诊室到 CT 室的时间外，其他所有参数均在统计学上有显著改善。

"维修人员模型"对于那些时间敏感的病例（如机械取栓）可能特别有价值，因为它通过明确的功能定义、平行诊疗以及差异性最小化，进而提高治疗的安全性。

结　论

最近人们热衷于使用核对表来提高医疗质量。然而和其他行业一样，卫生系统现在正在重新评估核对表的使用。通过优化系统流程来提高质量，管理者可能需要采取更有效的手段来保证医疗安全的可持续性及更强的适用性。

如本章所述，人力资源管理是航空业倡导的一种理念，其重点关注团队所有成员之间的横向开放式沟通、适应性与问责制。精益理念旨在消除浪费和差异，"维修人员模型"强调平行提供诊疗。每一种策略都以独特的方式为保障神经介入治疗中患者的安全做出了贡献。

（李毅锋　译　姜维喜　审）

参考文献

1. Pronovost P, Needham D, Berenholtz S, et al. An intervention to decrease catheter-related bloodstream infections in the ICU. N Engl J Med. 2006;355(26):2725–32.
2. Thomassen O, Storesund A, Softeland E, et al. The effects of safety checklists in medicine: a systematic review. Acta Anaesthesiol Scand. 2014;58(1):5–18.
3. Chen M. A checklist for cerebral aneurysm embolization complications. J Neurointerv Surg. 2013;5(1):20–7.
4. Fargen KM, Velat GJ, Lawson MF, et al. Enhanced staff communication and reduced near-miss errors with a neurointerventional procedural checklist. J Neurointerv Surg. 2013;5(5):497–500.
5. Anthes E. Hospital checklists are meant to save lives—so why do they often fail? Nature. 2015;523(7562):516–8.
6. Hudson P. Applying the lessons of high risk industries to health care. Qual Saf Health Care. 2003;12(Suppl 1):i7–12.
7. Health care at the crossroads. Strategies for improving the medical liability system and preventing patient injury. The Joint Commission. 2005. (White paper). http://www.jointcommission.org/assets/1/18/Medical_Liability.pdf.
8. Truijens SE, Banga FR, Fransen AF, et al. The effect of multiprofessional simulation-based obstetric team training on patient-reported quality of care: a pilot study. Simul Healthc. 2015;10(4):210–6.
9. Fargen KM, Siddiqui AH, Veznedaroglu E, et al. Simulator based angiography education in neurosurgery: results of a pilot educational program. J Neurointerv Surg. 2012;4(6):438–41.
10. Spiotta AM, Kellogg RT, Vargas J, et al. Diagnostic angiography skill acquisition with a secondary curve catheter: phase 2 of a curriculum-based endovascular simulation program. J Neurointerv Surg. 2015;7(10):777–80.
11. Wendell LC, et al. Abstract TP298: code stroke simulation training benefits junior neurology residents. Stroke. 2016;47(Suppl 1):ATP298.
12. Miguel K, et al. Team training: a safer future for neurointerventional practice. J Neurointerv Surg. 2011;3(3):285–7.
13. Boet S, Bould MD, Fung L, et al. Transfer of learning and patient outcome in simulated crisis resource management: a systematic review. Can J Anaesth. 2014;61(6):571–82.
14. Gomez MA II, Hirsch JA, Stingley P, et al. Applying the lean management philosophy to neurointerventional radiology. J Neurointerv Surg. 2010;2(1):83–6.
15. Rai AT, Smith MS, Boo S, et al. The 'pit-crew' model for improving door-to-needle times in endovascular stroke therapy: a Six-Sigma project. J Neurointerv Surg. 2016;8(5):447–52.

第 6 章　手术准备

Ahmad M. Thabet and I. Paul Singh

引言

虽然评估神经血管解剖或病变的非侵入性成像技术,比如计算机体层血管成像(computed tomographic angiography, CTA)和磁共振血管成像(magnetic resonance angiography, MRA)等,在近些年取得了显著进步,但是脑(脊髓)血管介入造影术仍然是评估神经血管的"金标准",因为介入血管造影可以获得最佳的成像效果,而且可以评估脑或脊髓的血流动力学。脑(脊髓)血管介入造影术适应证包括:血管狭窄或闭塞,脑动脉瘤,动静脉畸形,硬脑(脊)膜动静脉瘘,恶性肿瘤和其他多种血管异常疾病的诊断和治疗。在准备脑/脊髓血管造影术时,使用系统的、循证的方法可以帮助减少术中的不常见但潜在的风险。

术前准备

脑(脊髓)血管介入造影术术前准备的第一步是评估手术可能的获益和风险,并且评价潜在的禁忌证,如造影剂过敏、肾脏损伤和妊娠等。如果患者伴有严重的合并症,让患者的家庭医生协助评估患者是否适合血管介入造影是必不可少的。对于某些患者,还需要心脏科或者麻醉科医生进行评估,这可以带来更大的益处。至少,介入医生要了解患者的详细病史,进行仔细的体格检查,并认真阅读患者化验结果(尤其是肾功能和凝血参数)。按照程序,获取并仔细阅读已有的神经血管影像结果(例如 CTA 或 MRA),对了解患者个体化的神经血管解剖结构,预测可能的解剖变异,了解病变及制定手术方案非常有用。由于手术时间比较长,且通常患者仰卧位行清醒镇静,因此患者术前 8 小时禁饮食非常重要,可以减少手术过程中误吸的风险。建议手术过程中尽量避免不必要的深度镇静或全身麻醉,这样可以保持患者良好的状态以进行神经系统评估和言语交流,从而获得高质量的造影结果。

术前应征得患者或其代理人的知情同意,明确告知介入造影的适应证,可能的获益和潜在的风险,向患者或其代理人告知潜在的并发症,包括穿刺部位并发症(血肿形成,假性动脉瘤形成,腹膜后出血,血管痉挛或夹层形成,以及外周缺血等),神经系统并发症(短暂性缺血发作,缺血性和出血性脑卒中,脊髓梗死和出血等),以及其他并发症(镇静/麻醉或造影剂有关的并发症)。

为降低血管造影术风险,需谨慎使用造影剂的量,并且对急性/慢性肾脏疾病患者进行提前筛查,静脉内输注 N- 乙酰半胱氨酸等药物可能有助于降低造影剂肾病(contrast-induced nephropathy, CIN)的发生率,但目前对此并发症仍存在较大的争议。造影之前,还需要根据患者的体重计算可以注射的造影剂最大剂量(在肾功能正常时,通常可以注射患者体重五倍的量)。同样的,充分了解患者的过敏史,对碘剂过敏的患者,造影前可以预防性应用苯海拉明和类固醇等,可以减少严重过敏反应的发生率。一旦发生严重过敏反应,则应在血管造影室内立即给予用于治疗气道阻塞及过敏反应的设备和药物。对于 CIN,应在术前仔细回顾患者的肾功能检查结果。肾小球滤过率基线较低的老年患者 CIN 的发生率较高。对于高危患者,应使用最低剂量和低浓度的造影剂,术前给予良好的水化,预防性应用 N- 乙酰半胱氨酸或碳酸氢钠等,并避免使用肾毒性药物,这些措施可能会降低造影剂诱发的肾病的发病率[1]。

在造影手术开始前,应停下工作首先确认患者的身份,而且介入术应该在血管造影室内所有团队成员都在场的情况下进行。这样可以确保所有团队成员都可以参与检查表格中看似简单却易疏忽的措施(表 6.1)。

表 6.1　诊断性脑(脊髓)血管造影常规使用器材

备皮工具
氯己定消毒敷料
无菌大单
放射防护屏
肝素盐水袋(2 000～4 000U/L)(基于重量)
造影剂(高渗透压型和低渗透压型)(低渗透压造影剂用于高风险患者)
延长管
注射器(5、10、20 和 60ml)
留置针
肝素盐水盆
毛巾
纱布
透明贴膜(tegaderm)
皮肤标记笔
止血钳
剪刀
手术刀
穿刺针(18G,21G)
持针器
J 型导(0.035")
股动脉鞘(4F,5F)
导丝(0.035")
造影导管(4F,5F)(Terumo Glidecath,Cordis/Cook Vert 或 Davis,Simmons 2,Cobra 1/2)
导丝扭矩
单向阀和三通阀

血管造影介入单元

典型的血管造影介入单元包括一个手术室和一个控制室(图 6.1)。手术室的大小应足以容纳所有团队成员及设备,包括手术团队,麻醉团队,神经监测团队以及其他参与手术的团队。血管造影期间可能用到的设备和药物应在介入室中提前准备好,包括导管、导丝和其他相关药物器材等(表 6.2 和 6.3)。在造影介入室内,麻醉团队无论在常规或紧急情况下均能轻松获得所需的必要设备和药物是至关重要的。这要求手术开始之前与麻醉医师进行良好的沟通,以便麻醉医师了解潜在的并发症。术前应该准备快速降压或升压的药物以便术中随时可以应用。如果术中要对颈动脉球进行操作,往往需要用到抗胆碱能药物,例如格隆溴铵。手术过程中,还应准备肝素和硫酸鱼精蛋白,以防并发症的出现。除了患者手术床之外,还应该有一张用于摆放设备的桌子(图 6.2),以及第三张用于准备栓塞材料如 nBCA、Onyx 胶或颗粒等的桌子。对于脑(脊髓)血管造影术,双向平板数字减影血管造影系统要优于单平面系统。双向平板系统通过同时允许前后位和侧位成像,可以有效减少手术时间、照射剂量、造影剂使用量和手术并发症发生率等。三维成像可以帮助提供更全面和详细的神经血管解剖或病变图像。

在血管造影过程中,对患者进行细致的血流动力学和神经监测至关重要,因此介入室应具备这种监测仪器和人员。持续监测生命体征和血氧饱和度至关重要,另外,在介入治疗时,应考虑对动脉血压进行连续监测。在进行更复杂的手术时,例如球囊闭塞试验、复杂的血管畸形栓塞或肿瘤栓塞术等,应考虑对全身麻醉的患者进行全面的术中电生理监测。对于颅内出血伴有颅内压升高的病例,则应在手术过程中应尽可能地实时监测颅内压 [2, 3]。

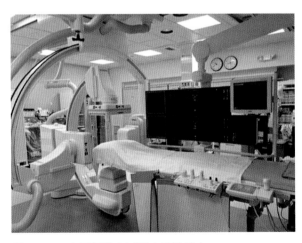

图 6.1 双向平板数字减影血管造影室

表 6.2 血管造影术中常用药物

药物	剂量
阿昔单抗	首先静脉推注 0.25mg/kg，然后静脉滴注 0.125 μg/(kg·min)
阿司匹林	口服 81 或 325mg/d，或灌肠 300mg/d
阿托品	静脉推注 0.5～1mg，必要时 5 分钟重复一次，最大总量 3mg
氯吡格雷	口服首次 600mg，之后 75mg/d
多巴酚丁胺	静脉滴注 0.5～1 μg/(kg·min)，然后静脉滴注 2～20 μg/(kg·min)
多巴胺	静脉滴注 5～15 μg/(kg·min)
肾上腺素	心脏骤停：静脉推注 0.5～5mg，必要时 5 分钟重复一次 低血压：静脉滴注 0.05～2 μg/(kg·min)
伊巴肽	静脉推注 180 μg/kg，然后静脉滴注 2 μg/(kg·min)， 必要时 10 分钟后再次静脉推注 180 μg/kg
芬太尼	静脉推注 25～50mg
氟马西尼	静脉推注 0.2mg，必要时 1 分钟重复一次，最大总量 1mg
呋塞米	静脉推注 0.5～1mg/kg 或 40mg，必要时可 1 小时重复一次
格隆溴铵	静脉推注 0.1mg，必要时可 2 分钟重复一次
肝素	静脉推注 50U/kg，激活全血凝固时间（ACT）目标值 200～300s
拉贝洛尔	静脉推注 20mg，然后每 10 分钟静脉注射 40～80mg，最大总量 300mg
利多卡因	皮下注射
甘露醇	静脉滴注 1～2g/kg，30～60 分钟内滴注完毕
咪达唑仑	静脉推注 0.5～1mg
纳洛酮	静脉推注 0.4～4mg，每 2 分钟可重复一次，最大总量 10mg
神经肌肉拮抗剂	
尼卡地平	静脉滴注 5mg/h；可每 15 分钟增加 2.5mg/h；最高可达 15mg/h
去甲肾上腺素	静脉滴注 8～12 μg/min，然后可改为 2～4 μg/min
昂丹司琼	麻醉前快速静脉推注 4mg 或 1mg，或者麻醉前 1 小时口服 16mg
去氧肾上腺素	静脉推注 100～180 μg，然后静脉滴注 40～60 μg/min
丙泊酚	静脉推注每 10 分钟 20～40mg，然后静脉滴注 0.05～0.2mg/(kg·min)
鱼精蛋白	每 100U 肝素 1～1.5mg，最多 50mg
硝普钠	静脉滴注 0.3 μg/(kg·min)，最大 10 μg/(kg·min)
替格瑞洛	首次口服 180mg，然后口服 90mg 或 60mg，每日两次
组织纤溶酶原激活剂（tPA）	静脉注射 0.9mg/kg，首先推注总剂量 10%，剩余剂量在随后 60 分钟持续静脉滴注，最大剂量 90mg
血管加压素	静脉滴注 0.01～0.04U/min

表 6.3　脑（脊髓）血管造影术前准备清单

适应证，禁忌证（造影剂过敏，肾脏损伤，妊娠），体检结果（必要时），病史，服用药物，体格检查，实验室检查（BUN/Cr，PT/PTT/INR，CBC），已有的影像学结果

禁饮食情况，知情同意书签署

其他团队，例如麻醉和神经监测团队（如果需要的话）

首选双屏系统

术前用药，术中用药准备

生命体征和血氧饱和度监测；动脉压和颅内压实时监测（必要时）

病人和设备无菌消毒；注射器和冲洗管路排空气体

依据患者体重计算所用肝素和造影剂用量（肾脏损伤患者使用低浓度造影剂）

辐射防护服和防护屏

使用最小辐射剂量：减小：剂量 / 脉冲，脉冲 / 秒，照射时间，照射次数，以及放大倍数；增加准直度；尽量使用正 / 侧位造影，预设位置，屏幕标记，之前图像作为路线图，儿童用低剂量方案

动脉穿刺：确认穿刺部位和动脉走行，使用 21 号穿刺针，必要时使用长导管鞘，连接冲洗管，必要时连接血压换能器，股动脉造影，必要时使用其他动脉穿刺

导管的选择：依据患者和具体操作个性化选择

血管的选择：血管较迂曲时，尽量使用导丝而不是反复造影选择血管；尽量使用选择导管，而不是频繁使用导丝交换

通过再次检查注射器和冲洗管路，双冲洗技术，弯月面对弯月面技术，以及尽可能持续冲洗来防止空气栓塞

预防，预判并时刻准备好处理相关并发症，例如导管堵塞，血管痉挛，夹层形成和血栓栓塞等

如果使用高压注射器，确保导管位置安全稳定，根据具体血管决定造影剂注射速率

穿刺点闭合：在有凝血障碍或使用大尺寸鞘管时，可考虑使用血管缝合装置

术后护理：至少水平仰卧 6 小时，经常检查穿刺部位，脉搏搏动，神经系统症状和体征；向患者及家属交代术后注意事项

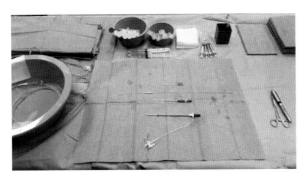

图 6.2　血管造影室手术台

放射防护

　　关于辐射剂量影响的多个流行病学研究证实，脑（脊髓）血管造影所用剂量越高，迟发性恶性肿瘤、白内障、动脉粥样硬化、认知或生长障碍的发生率则越高。坚持使用简单的安全防护装备即可实现辐射防护。介入室中的每个人都应练习如何进行辐射防护，以最大限度

地减少辐射暴露,包括神经介入医生,护理人员,技术员,麻醉医生和其他相关团队的成员。所有团队成员均应穿防辐射铅衣、甲状腺防护铅围领和铅眼镜。有条件的机构还可以使用含铅的帽子和衣袖。除个人防护设备外,介入手术室内还应使用辐射防护罩,每个人必须佩戴辐射剂量笔,以进行持续监测记录受辐射剂量。

重点关注累计透视剂量,并持续努力降低其剂量,可将患者的辐射量减少 38% ~ 50%,将血管造影室团队的辐射量减少 80%。计算累积辐射剂量时,透视参数(例如每脉冲剂量和每秒脉冲数)比透视时间更准确。减少这些参数,同时减少血管造影术的时长和次数,可以显著减少累积辐射剂量。虽然增加放大倍数可以减少辐射束的大小,但同时也增加了皮肤的剂量,所以建议尽量降低放大倍数。同时,准直可以减少辐射束的大小和对患者和血管造影室团队的散射效应。缩短放射线束穿过患者的距离也可以减少辐射剂量。因此,建议尽可能使用较短的投影,发射头和探测器头之间的距离较窄,此外,还建议使用直的前后 / 侧视图,而不是斜视图。其他可用于减少累积辐射剂量的技术还包括:使用预存储的常用头部位置,而不是重复设置;使用屏幕标记而不是连续的照射来变换位置;以及使用先前的造影图来生成路图,而不是重复多次做路图(当使用的软件允许时)。特殊人群,例如急症的孕妇和儿童,应制定单独的低剂量方案。对于儿童患者,使用低剂量方案可以使总的辐射剂量减少 50% 以上 [4-9]。

造影过程中注意事项

从动脉穿刺开始至结束闭合动脉穿刺点的整个脑(脊髓)血管造影过程中, 一些特别的技术性预防措施一定要认真执行,以保证手术的安全性并最大限度地降低并发症发生率。后文将讨论动脉穿刺和闭合穿刺点。

导管的选择

选择最合适的导管是脑(脊髓)血管造影中最重要的步骤之一,因为它是决定导管位置稳定性的主要因素,而导管位置稳定性又会影响手术时间、过程和结果。选择不理想的导管可能会导致并发症的发生,例如导管脱出、微导管(或其他装置)失踪、血管痉挛、动脉夹层形成或血栓栓塞等。选择导管和指引导管头端的形状、大小、长度和灵活性各不相同。应根据患者的个体化因素来选择合适的导管,例如患者的神经血管解剖结构(血管的粗细和长度)、血管健康状况(曲折性和动脉粥样硬化),以及介入的目标(导管的最终位置和所要使用的微导管(或其他装置)型号)。导管的内径不仅可容纳预期要用的微导管(或其他装置),而且还应允许在容纳微导管(或其他装置)时,仍然有足够空间可以经导管注射造影剂。通常情况下,导引导管近端较硬,远端易弯曲,远端内径 / 外径比较高(薄壁),这些特点使其更有利于固定位置,易于追踪并可以最大限度地减少并发症发生 [10]。

血管的选择

造影选择血管时,向前推进诊断导管必须在导丝引导下完成。通常情况下,导丝引导下,可以使诊断导管远离血管壁,并防止血管痉挛或夹层产生,特别是在血管迂曲或动脉粥样硬化严重的患者中,这种方式更安全。当血管壁比较光滑,血管走行较直,且粥样硬化极少时(往往都是年轻患者),可以在造影剂频繁造影而没有导丝导引情况下直接推进导管。在推进大号的导引导管时,应在较小的选择导管和导丝共同引导下推进,以避免导引导管头端和导丝之间出现较大的间隙。这样可以防止损伤血管壁和血栓栓塞事件发生。也可以使用选择导管进行血管选择,然后通过长的交换导丝与导引导管进行交换。这种方法一般仅用于解剖结构极富挑战性的血管,因为这种方法血栓栓塞风险较高。因此,在这些情况下,应考虑额外增加肝素,但要注意的是,术后动脉穿刺点血肿形成的风险会增加。最后,血管的选择应尽量局限于必须造影的血管,这是减少并发症发生的良好策略[11-13]。

血管并发症

　　导管相关并发症的发生多与导管位置有关,往往发生在造影之前或造影期间。主要并发症包括导管限制血流进入小血管中,增加灌注不足和血栓栓塞的风险。使用小号的导管、加快肝素盐水冲洗速度、静脉内注射肝素均可以有效预防这些并发症。血管痉挛也是与导管相关的常见并发症,也可以导致灌注不足或血栓栓塞。将导管头端回撤至稍近端的位置,或适当旋转导管,使其远离血管壁,或注射动脉扩张药物(例如钙通道阻滞剂或硝酸盐)等可以改善血管痉挛。血管夹层是与导管相关的更严重的一种并发症,也可导致灌注不足或血栓栓塞。是否处理血管夹层取决于远端血流是否受限。如果夹层没有限制远端血流,则应中止手术并开始使用抗血小板药物。有些医生建议在术中就开始应用抗血小板药物或肝素,并每隔几分钟重复进行一次血管造影,以确保夹层没有进展。如果夹层限制远端血流,可能需要进行球囊扩张或支架置入血管成形术,并同时静脉注射抗血小板药物。格外需要注意的是,在处理夹层时,要避免血管穿孔,导管进入假腔和血栓栓塞等不良事件发生[14]。

　　血栓栓塞并发症,例如空气栓塞,可以通过多种方法来预防:彻底检查注射器和冲洗管路是否有微小气泡,移除导丝后再次冲洗导管,将导管连接到注射器或冲洗管路上时使用弯月面对弯月面技术,尽可能保持肝素盐水持续冲洗导管。另一种血栓栓塞并发症是血管内粥样硬化斑块脱落导致的栓塞,可以通过仔细回顾之前的血管影像结果和当前血管造影检查来定位动脉粥样硬化斑块,并谨慎操作,避免触碰斑块来预防。在导管内或导丝上有可能会形成新的血栓,可以通过充分的冲洗(如前所述)和尽量缩短导丝使用时间来防止脱落。由于冲洗管路的肝素盐水中所含肝素仅够用于诊断或时间较短的治疗手术,因此当治疗时间较长,需要多重导管和栓塞材料时,需要额外经静脉途径注射大量肝素,同时监测激活全血凝固时间(activated clotting time, ACT),以最大限度地减少血栓栓塞。血栓栓塞并发症可以根据血栓负荷和位置的不同,通过化学性或机械性方法进行治疗。化学性治疗方法就是通过动脉内注射抗血小板药物(如阿昔单抗或依替巴肽),而考虑到血栓的新鲜度,还可以应用纤维蛋白溶解剂(例如 tPA)[15-17]。

血管造影过程

　　造影时可使用手动或自动高压注射器注入造影剂。手动注射时必须根据血管的大小和流速调整注射量,手动注射的优势在于造影医生可以根据具体情况及时调整注射压力和剂量。如果注射剂量不足的话,需要额外的造影剂和放射线重复造影。而注射造影剂过多则有可能会损伤血管,进入空气或造影剂回流至近端血管。自动高压注射器的优点是造影图像质量更高,对介入医生的辐射减少,造影剂用量降低,而且由于始终有肝素盐水冲洗,因此会降低空气栓塞的风险。使用自动高压注射器可能会因其较高的流速而损伤血管壁,引起血管痉挛或夹层发生。这些并发症的发生率可以通过导管头位置远离血管壁,逐步增大注射速率等措施最大限度地减少。一般情况下,造影剂注射流速每次可增加 0.2mL/s;股动脉,锁骨下动脉和颈总动脉(观察颅内血管)的目标流速为 10mL/s;椎动脉,颈总动脉(观察颈部血管)和颈内动脉目标流速为 6mL/s;颈外动脉目标流速为 4mL/s。无论手动还是自动注射造影剂都是有效的,但手术操作者一定时刻提高警惕,注意观察。

其他潜在并发症

除上述并发症外,麻醉相关并发症,造影剂相关并发症和术后神经系统并发症都有可能发生。本章暂不讨论与麻醉相关的并发症,但是如前所述,在介入手术之前与麻醉医师进行直接沟通可以有效降低手术总体风险。

造影剂相关并发症包括过敏反应和 CIN。过敏反应的范围可能从轻度反应到全身严重过敏反应。如前所述,术前详细了解患者过敏史至关重要,对于碘剂过敏的患者,应根据各自医疗机构经验及相关指南,考虑提前应用糖皮质激素或抗组胺药。即使采取了这些术前预防措施,过敏反应仍然可能发生。急性过敏反应一旦发生,必须在介入手术室内迅速给予静脉或肌肉内注射急救药物,例如肾上腺素、苯海拉明或类固醇等[18,19]。对于活动性 CIN,术后应积极进行水化,避免应用肾毒性药物,并且动态监测肾功能。严重情况下,可请肾病科协助治疗[20-24]。

神经系统并发症,例如短暂性脑缺血发作、缺血性或出血性脑卒中等,在诊断性病例中发生率不到 1%。老年患者、血管动脉粥样硬化严重者,或行复杂介入手术者,神经系统并发症发生率偏高。一项关于 2 924 名患者的研究发现,诊断性脑血管造影术中,神经系统并发症发生率为 0.34%,而没有患者出现永久性神经功能缺陷。另一项研究收集了 2 899 名患者发现,神经系统并发症发生率为 1.3%,永久性神经损伤发生率为 0.5%。还有一项关于 1 517 名患者的研究发现,神经系统并发症发生率为 2.6%,永久性神经损伤发生率为 0.3%。尽管神经系统并发症发生率较低,但依据本章前面列出的安全技术要点进行血管造影,可以有效防止血管损伤或血栓栓塞等并发症发生。仔细回顾血管造影结果,最大程度地减少镇静或麻醉,并在介入手术结束时详细检查患者,有助于及早地发现和处理手术并发症。缺血性并发症的治疗要根据诊断的时机和血管闭塞的位置。因此,需要在术中和术后进行系统性的神经系统检查,这样可以及早发现并发症,如一过性缺血发作、缺血性卒中或颅内出血。对于缺血并发症,治疗方法包括静脉或动脉内注射抗血小板药、纤溶剂,机械取栓,血管成形术等。出血并发症的治疗包括逆转肝素或抗血小板药,出血血管或病变暂时或永久性栓塞。这些具体方法将在后面的章节中详细讨论[25-31]。

结 论

介入脑(脊髓)血管造影术是帮助诊断和治疗广泛的脑(脊髓)血管疾病,例如急性缺血性脑卒中、脑动脉瘤、动静脉畸形、硬脑膜动静脉瘘、创伤、恶性肿瘤和其他神经血管疾病等的金标准。仔细进行术前准备,对神经血管解剖学和病理学知识全面掌握,精通介入手术各项技术,能及早预见和处理潜在的并发症以及细致的术后护理,都是达到良好结果并最大程度降低并发症发生率的关键步骤。血管造影团队的所有成员均应系统全面地准备手术环境，这样可以确保安全而成功地完成脑（脊髓）血管造影术。

（张平 译　王东海 审）

参考文献

1. Tank VH, et al. The endovascular suite. In: Prestigiacomo CJ, editor. Endovascular surgical neuroradiology/theory and clinical practice. New York: Thieme; 2015.
2. Cardella JF, et al. Optimal resources for the examination and endovascular treatment of the peripheral and visceral vascular systems. AHA Intercouncil Report on Peripheral and Visceral Angiographic and Interventional Laboratories. J Vasc Interv Radiol. 2003;14(9 Pt 2):S517–30.
3. Harrigan MR, Deveikis JP. Angiography suite. Handbook of cerebrovascular disease and neurointerventional technique. New York: Springer; 2009.
4. Bergeron P, et al. Radiation doses to patients in neurointerventional procedures. AJNR Am J Neuroradiol. 1994;15(10):1809–12.
5. Boone JM, Levin DC. Radiation exposure to angiographers under different fluoroscopic imaging conditions. Radiology. 1991;180(3):861–5.
6. Edwards M. Development of radiation protection standards. Radiographics. 1991;11(4):699–712.
7. Kuon E, Schmitt M, Dahm JB. Significant reduction of radiation exposure to operator and staff during cardiac interventions by analysis of radiation leakage and improved lead shielding. Am J Cardiol. 2002;89(1):44–9.
8. Norbash AM, Busick D, Marks MP. Techniques for reducing interventional neuroradiologic skin dose: tube position rotation and supplemental beam filtration. AJNR Am J Neuroradiol. 1996;17(1):41–9.
9. Morris P. Radiation risks and safety. Practical neuroangiography. Philadelphia, PA: Lippincott Williams & Wilkins; 2013.
10. Madigan J. Vascular access: Guide catheter selection, usage, and compatibility. In: Murphy K, Robertson F, editors. Interventional neuroradiology. Lee MJ, Watkinson AF, series editors. Techniques in IR series. New York: Springer;2014.
11. Ahn SH, Prince EA, Dubel GJ. Basic neuroangiography: review of technique and perioperative patient care. Semin Intervent Radiol. 2013;30(3):225–33.
12. American Society of Interventional and Therapeutic Neuroradiology. General considerations for endovascular surgical neuroradiologic procedures. AJNR Am J Neuroradiol. 2001;22(8 Suppl):S1–3.
13. Murphy K, Wyse G. Diagnostic cerebral angiography and groin access and closure. In: Murphy K, Robertson F, editors. Interventional neuroradiology. Lee MJ, Watkinson AF, series editors. Techniques in IR series. New York: Springer;2014.
14. Ferguson JJ, et al. The relation of clinical outcome to dissection and thrombus formation during coronary angioplasty. Heparin Registry Investigators. J Invasive Cardiol. 1995;7(1):2–10.
15. Chew DP, et al. Defining the optimal activated clotting time during percutaneous coronary intervention: aggregate results from 6 randomized, controlled trials. Circulation. 2001;103(7):961–6.
16. Cipolle RJ, et al. Heparin kinetics: variables related to disposition and dosage. Clin Pharmacol Ther. 1981;29(3):387–93.
17. Narins CR, et al. Relation between activated clotting time during angioplasty and abrupt closure. Circulation. 1996;93(4):667–71.
18. Delaney A, Carter A, Fisher M. The prevention of anaphylactoid reactions to iodinated radiological contrast media: a systematic review. BMC Med Imaging. 2006;6:2.
19. Lasser EC, et al. Pretreatment with corticosteroids to alleviate reactions to intravenous contrast material. N Engl J Med. 1987;317(14):845–9.
20. Greenberger P, et al. Administration of radiographic contrast media in high-risk patients. Investig Radiol. 1980;15(6 Suppl):S40–3.
21. Greenberger PA, et al. Emergency administration of radiocontrast media in high-risk patients. J Allergy Clin Immunol. 1986;77(4):630–4.
22. Maddox TG. Adverse reactions to contrast material: recognition, prevention, and treatment. Am Fam Physician. 2002;66(7):1229–34.
23. Morcos SK. Prevention of contrast media-induced nephrotoxicity after angiographic procedures. J Vasc Interv Radiol. 2005;16(1):13–23.
24. Schweiger MJ, et al. Prevention of contrast induced nephropathy: recommendations for

the high risk patient undergoing cardiovascular procedures. Catheter Cardiovasc Interv. 2007;69(1):135–40.

25. Heiserman JE, et al. Neurologic complications of cerebral angiography. AJNR Am J Neuroradiol. 1994;15(8):1401–7. Discussion 1408–11.

26. Leffers AM, Wagner A. Neurologic complications of cerebral angiography. A retrospective study of complication rate and patient risk factors. Acta Radiol. 2000;41(3):204–10.

27. Willinsky RA, et al. Neurologic complications of cerebral angiography: prospective analysis of 2,899 procedures and review of the literature. Radiology. 2003;227(2):522–8.

28. Earnest FT, et al. Complications of cerebral angiography: prospective assessment of risk. AJR Am J Roentgenol. 1984;142(2):247–53.

29. Dawkins AA, et al. Complications of cerebral angiography: a prospective analysis of 2,924 consecutive procedures. Neuroradiology. 2007;49(9):753–9.

30. Kaufmann TJ, et al. Complications of diagnostic cerebral angiography: evaluation of 19,826 consecutive patients. Radiology. 2007;243(3):812–9.

31. Pryor JC, et al. Complications of diagnostic cerebral angiography and tips on avoidance. Neuroimaging Clin N Am. 1996;6(3):751–8.

第二部分
外科手术

第7章 颈动脉内膜切除术

Christopher M. Loftus

颈动脉内膜切除术核对表（使用转流管）	
必备的设备、器械和药品	手术步骤
手术室技术人员 • 带软保护套的 Fogarty 阻断夹（用于阻断颈总动脉） • 两个牛头犬血管夹（用于阻断颈外动脉和颈内动脉） • 转流管（预先标记中心点） **护士** • 在术间准备两个指定的转流管（打开其中一个置于托盘内） **麻醉医生/神经监测人员** • 建立脑电图和体感诱发电位的神经活动基线 • 适当的麻醉以确保准确监测 • 准备神经科医生需要的其他监测设备 • 准备戊巴比妥/异丙酚 **神经外科医生** • 确认所有器械及其功能 • 和团队讨论颈动脉转流的标准	**识别和解剖** • 颈总、颈内和颈外动脉（轻柔） • 甲状腺上动脉 • 用缝线环绕控制上述动脉 **启动和从事** • 静脉推注肝素 5 000IU • Pott 结阻断甲状腺上动脉 • 通知麻醉医生和团队即将阻断颈动脉 • 阻断颈动脉（依次阻断颈内动脉、颈总动脉、颈外动脉） • 根据脑电图，体感诱发电位和血压判断是否需要使用颈动脉转流。如果有必要： • 提高血压 15%（病情允许） • 用 Pott 剪刀切开颈动脉 • 将转流管的远心端植入到颈内动脉，确认颈内动脉反流血 • 阻断转流管，松开颈总动脉阻断带的同时将转流管近心端植入到颈总动脉 • 使用 Rommel 固定 • 评估脑电图/体感诱发电位 • 继续进行动脉内膜切除术 **取出转流管** • 直接缝合颈动脉或颈动脉补片成形 • 缝合最后几针之前，在转流管中点的近心端和远心端分别阻断转流管 • 切断转流管，取出转流管颈总动脉端，确认血流，重新阻断 • 取出转流管颈内动脉端，确认反流血，重新阻断 • 完成颈动脉缝合或补片成形缝合

避免并发症流程图

并发症	原因	补救措施	预防措施
卒中	阻断颈动脉期间脑组织灌注不足	提升血压 植入转流管	准备转流管

续表

并发症	原因	补救措施	预防措施
卒中	术中栓子脱落	为时已晚,无补救措施	显露斑块远心端颈内动脉 提前静脉推注肝素 轻柔地解剖血管 在斑块远心端正常颈内动脉 内置入转流管
神经损伤	牵拉或切断	随时间恢复	不使用固定牵开器 保留所有神经 精通解剖
切口感染(罕见)	并存病 糖尿病	加强切口管理、外引流、抗菌治疗	无血手术 鞘内外引流 反复冲洗
心肌梗死	系统性血管病	在重症监护病房药物治疗 每天服用阿司匹林,包括手术当日	术前评估心脏 精湛的麻醉 有医生提倡局麻

引言

在经验丰富的外科医生、麻醉医生和神经危重症护理专家的帮助下,接受颈动脉内膜切除术(carotid endarterectomy,CEA)治疗的患者并发症率较低,常见的并发症往往是暂时性的[1-8]。尽管严重的并发症罕见,但是其临床病程可能会迅速演变。如不能立即认识到异常情况,并迅速采取措施加以扭转,病情可能会恶化。

手术概述

我们的 CEA 技术

为了成功实施 CEA,外科医生需要做很多技术选择,如:使用局麻还是全麻;术中神经保护药物;术中监测方法,基于监测是否行颈动脉转流;动脉内膜切除的类型:纵行还是外翻切开颈动脉;直接缝合颈动脉、使用显微镜缝合、使用颈动脉补片。

在我主刀和行颈动脉手术教学时,患者取仰卧位,根据术前影像学检查显示的颈内动脉(internal carotid artery,ICA)和颈外动脉(external carotid artery,ECA)位置关系(图 7.2),头不同程度旋转向对侧(图 7.1),并通过双肩胛下垫枕使颈部略微后伸。术中我会同时监测脑电图(electroencephalogram,EEG)和体感诱发电位(somatosensory evoked potential,SSEP),以评估脑缺血程度和是否需要植入转流管。沿胸锁乳突肌前缘纵行切开皮肤。锐性切开颈阔肌,使用钝头自动牵开器牵开,注意内侧牵开的位置表浅一些,以免损伤喉神经。[一旦进入颈阔肌深层,我们只用钝钩式(孤星)牵开器,以免损伤神经。]然后沿胸锁乳突肌前部间隙解剖进入。打开颈动脉鞘,识别颈内静脉和舌下神经颈袢,并将其分别向外侧和内侧移位。然后向内侧

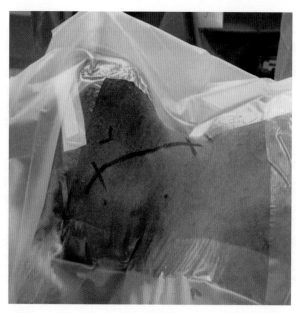

图7.1　右侧 CEA 标准纵行切口。标记沿胸锁乳突肌前缘走形切口线，标记下颌角作为解剖高度定位。将患者头部转向手术对侧，以便解剖显露 ICA

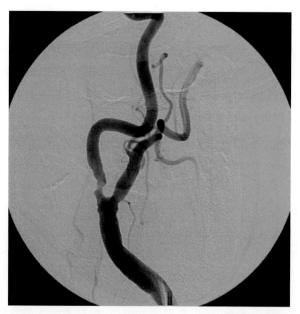

图7.2　前后位 DSA 影像显示 ICA 向内侧迂曲旋转，估计解剖显露 ICA 较难和需要植入转流管。术前确认和分析这个病例的颈动脉解剖特点至关重要

解剖显露面总静脉，并将其结扎切断，以便将颈内静脉向外侧移位。

　　外科医生应仔细解剖颈总动脉(common carotid artery, CCA)，同时避免损伤走行在颈动脉后方的迷走神经。然后向头侧解剖显露 ICA 起始部、ECA、甲状腺上动脉，偶尔也会发现一些异常的 ECA 分支。麻醉医生此时应注意刺激颈动脉球可能引起的反射性心动过缓和低血压，尽管随着经验的积累，我们几乎从未见过这种情况，基本上从不需要局

麻颈动脉球。继续向头侧解剖,确认舌下神经并小心地将其向内侧移位。显露斑块远心端 ICA 后,用 0 号丝线环绕 CCA、ICA 和 ECA,并使用橡胶 Rommel 血管吊带控制 CCA,以备转流时使用。用临时的 0 号丝线 Pott 结控制甲状腺上动脉。在刚刚显露 CCA,真正开始解剖动脉之前,给患者静脉注射肝素 5 000IU,这样在临时阻断颈动脉期间就不会发生血管内血栓形成。[我们不常规追加肝素,不常规检查激活凝血时间(activated clotting time, ACT)水平,也不用鱼精蛋白来中和肝素。]使用无创血管钳按顺序首先阻断 ICA,然后是 CCA,最后是 ECA。使用 Pott 结阻断甲状腺上动脉。注意首先阻断 ICA,在血管重建操作完成之前不能解除该阻断(除非需要植入转流管)。这个颈动脉阻断次序将最大限度地保护脑不受脱落的斑块和血栓栓子影响。使用 11 号刀片在 CCA 分叉下方切开颈动脉,然后使用 Pott 剪刀将切口延伸超过 ICA 斑块远心端(图 7.3)。使用 Penfield 4 剥离子将近心端斑块环形从动脉壁上剥离开,将近心端斑块横断切开。然后提起斑块,细心地从动脉壁上剥离斑块,在 ECA 的起始部,使用动脉壁翻转技术,锐性切断 ECA 斑块断端。随后使用相似的,但更加轻柔的羽毛分离技术剥离 ICA 斑块,防止形成 ICA 内膜瓣。

　　阻断颈动脉期间,如果负责监测的电生理医生认定 EEG 或 / 和 SSEP 明确改变,我将植入转流管。我们使用转流的阈值较低;监测出现任何变化,我们既毫不犹豫地立即转流。另外,根据我们的经验,使用补片缝合颈动脉使术后急性颈动脉闭塞率和术后长期颈动脉再狭窄率降低为 0。需要缝合颈动脉补片的两个缘,先使用 6-0 聚丙烯缝线从远心端向近心端连续缝合补片内侧缘,然后由远心端和近心端分别向中心点缝合补片外侧缘,反流血排除动脉腔内的空气和碎屑后,将两端的缝合线在补片外侧缘中心点打结。打完终末结后,我们开始解除颈动脉阻断,先松开 ECA,然后松开 CCA,等待 10 秒钟,最后解除 ICA 临时阻断。这种解除颈动脉临时阻断的次序和方法可以使任何残余的气栓和碎屑栓子无害地进入 ECA 循环,避免进入 ICA 循环引起缺血性脑卒中。

并发症的预防和管理

　　CEA 相关并发症包括:术区创伤相关并发症、全身性并发症和神经系统并发症。术区创伤相关并发症包括:声音嘶哑、神经损伤、血肿、动脉损伤和感染。全身性并发症主要是心脏并发症,如心肌梗死(myocardial infarction, MI)。神经系统并发症包括:短暂性脑缺血发作(transient ischemic attack, TIA)和卒中。

　　动脉渗漏或损伤是 CEA 的并发症之一,所幸极其罕见。(我们从未经历过急性动脉渗漏,也从来没有因为血肿和气道受压需要急诊探查 CEA 术区。我们认为这源于术中细致止血和细致缝合动脉等细节。)当出现急性动脉渗漏时,患者表现为颈部肿胀和气道受压,如呼吸困难和吞咽困难;也可能表现为脑缺血的症状。血肿扩大导致气管移位,使气管插管越来越困难,因此必须马上保护气道。确保气道后,唯一正确的选择是重新手术。极端的情况下,可以在床头打开切口,减轻血肿的压力(实际上,我从未做过)。如果可以及时打开切口,理论上外科医生可以找到并临时阻断动脉止血,争取到运送患者到手术室的时间。显然如果可能的话,任何人都希望避免这种抢救的情况。CEA 术后数天到数周可能发生延迟性动脉损伤,而患者症状进展的速度可能和动脉损伤不同步。缓慢形成皮下搏动性包块。需要影像学检查确诊,颈动脉超声或血管造影可以确认在颈动脉切开处的假性动脉瘤。由于假性动脉瘤的病因常与术后伤口感染相关,因此患者常出现发热和蜂窝织炎。德州心脏研究所的 4 991 例 CEA 研究发现 35% 的术后假性动脉瘤与葡萄球菌和链球菌伤口感染直接相关。在上述研究中,和伤口感染不直接相关的其他假性动脉瘤患者经历了较长的手术时间、术后高血压和败血症—这些因素常导致伤口感染[9]。鉴于其感染性病因,这些患者的治疗应该包括手术伤口的清创和任何潜在感染病灶的冲洗。应该检查动脉切开部位,如果可能的话应直接修复动脉;否则,可能需要其他血管治疗策略,如病变动脉的旁路手术。实际上目前,无论是否存在感染,如果临床表现继续改变,我们将首选血管内治疗策略,将其作为损伤动脉的低风险治疗选项。

据报道,CEA 术后脑缺血发生率为 5%,分为有症状和无症状脑缺血。术后患者如即刻出现神经系统症状则必须立即评估手术部位动脉影像。小发作(如 TIA)或大卒中(如偏瘫)可能反映了源于动脉切开术后的剥蚀血管或颈动脉完全闭塞的脑组织栓塞现象。如果术后出现非常罕见的神经功能改变,我们可用于立即评估动脉修补部位的最快方法通常是计算机体层血管成像(CTA)或者多普勒超声。大多数病例被证实如颈动脉修补处通畅,患者将自愈。因此,如果没有影像检查确诊,我们不能匆忙地赶回手术室,因为大部分问题将自行消失,而如此匆忙作出手术的决定几乎没有必要的。当然,如果颈动脉闭塞,最佳的选项是立刻探查并重建颈动脉。在我们的实践中,普通 Hemashield 补片移植技术的使用基本上已经避免了颈动脉急性闭塞。其他医生的研究也证实了以上观点。在 Sundt 等的病例中,移植补片的颈动脉闭塞率为 0.8%,直接缝合颈动脉闭塞率为 4%,使用颈动脉补片成形的患者预后更佳(图 7.3 和 7.4)。

CEA 术后严重的脑组织过度灌注发生率 <1%~3%。虽然确切病因尚不清楚,但脑组织慢性缺血可能会扰乱脑动脉正常的自动调整能力,使其无法调节脑血流。几项研究已经评估术后脑灌注,发现 CEA 术后几天脑血流量瞬时提升 20%~40%。血流调节异常导致过度灌注状态,脑血流量可能会增加超过基线水平 100%~200%。通常,CEA 术后 3~4 天开始出现这种病理性脑血流上升,有可能迁延至术后 1 个月。患有过度灌注综合征的患者可能出现头痛、同侧眼痛、面部疼痛、呕吐、紊乱、视觉障碍、局部运动性发作或局部神经功能缺损。如果可疑过度灌注综合征,应立即降低血压至正常范围,常用拉贝洛尔或可乐定。患

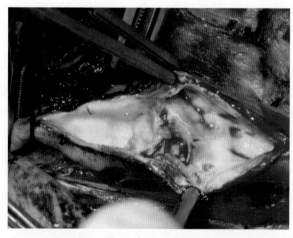

图 7.3　手术切开颈动脉分叉显示复杂的溃烂斑块和动脉硬化蹼,未引起颈动脉狭窄。尚未开始切除斑块

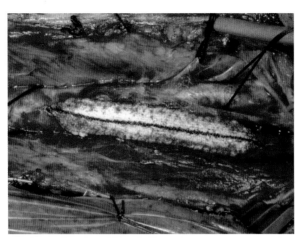

图 7.4　左侧颈动脉手术，使用 Hemashield 补片修补颈动脉成形，解除动脉临时阻断

者在术后至少 6 个月以内，必须严格以正常血压为目标，进行抗高血压治疗，直到脑血管自动调节能力恢复。推荐 CT 扫描作为首选的影像学检查，它可以确诊同侧半球瘀斑出血、同侧基底节出血和顶枕叶白质水肿，所有这些可能表明过度灌注综合征。

虽然急性出血性和缺血性并发症令人担忧，但看到的更常见的问题是短暂性脑神经损伤，这在 CEA 后发生的频率很低，但规律可预测[10]。在 NASCET 试验中，8.6% 的患者出现脑神经损伤。最近的研究显示发生率有所下降（约 5%）。大多数神经损伤是由于牵拉损伤舌下神经或面神经下颌缘支。即使在标准的解剖显露过程中，也存在损伤风险的神经包括：喉返神经、迷走神经、（偶尔）副神经和交感干颈神经节。

术前神经评估很重要，特别是计划在舌下神经或喉返神经麻痹对侧实施 CEA 的病例。我们曾见过由于对侧颈动脉手术、气管切开术和其他颈部手术的神经损伤后遗症。当出现对侧神经麻痹时，我们更倾向于采用血管内策略，以避免双侧喉部或舌下神经损伤的破坏性可能性。

CEA 解剖的长度和难度可以很好地预测术后脑神经麻痹的发生率[10]。手术持续时间超过 2 小时后，每增加 30 分钟手术时间，脑神经损伤的机会增加 50%。在我们的实践中，如前所述，我们已经放弃固定牵引器，使用鱼钩孤星牵开器，这样的转变把我们的神经损伤发生率显著地降低到几乎为 0。

可持续性和复发率

CEA 术后颈动脉再狭窄病因可能包括：血管内膜增生（术后 24 个月内再狭窄）和复发性动脉粥样硬化（24 个月之后）。颈动脉分叉的解剖结构导致伴随湍流的剪切应力，高压的动脉血流冲击造成颈动脉内皮损伤和反复的局灶性炎症级联反应，引起进行性动脉粥样硬化斑块沉积，导致颈动脉通畅性逐渐受损。CEA 术后这种剪切应力依然存在，使患者几年之后容易复发动脉粥样硬化。

CEA 术后颈动脉再狭窄的发生率很小，即便发生程度也很有限。大多数研究引用症状性再狭窄率约为 4%～5%。一项 CEA 术后无创随访研究显示 4.8% 的症状性颈动脉再狭窄率和 6.6% 的无症状性颈动脉再狭窄率。如前所述，使用普通补片移植技术的作者报告了再狭窄患者数量的减少(1% 症状性,两年随访症状性和无症状性再狭窄率总和为 4%～5%)。

手术技术不娴熟是颈动脉再狭窄的最主要危险因素。术后继续吸烟被认为是重要危险因素,然而没有研究证明高血压、糖尿病、家族史、服用阿司匹林、冠状动脉疾病和脂质是显著的危险因素。

尽管再次行 CEA 可以治疗颈动脉再狭窄,但是一般来说它应该被认为是高危手术,因为再次手术可能导致较多的脑神经损伤和局部并发症。有报道显示再次 CEA 患者卒中发生率增加。因此,与我们之前的教义相反,我们现在推荐 CAS 治疗症状性颈动脉再狭窄,每年影像检查随访无症状颈动脉再狭窄 [11, 12]。事实上,在我们近些年的实践中,随着普通补片移植技术的应用,我们几乎没见到再狭窄的病例,而且大部分我们随访的无症状颈动脉再狭窄或推荐 CAS 的症状性颈动脉再狭窄患者,已经被归类在别处进行 CEA 术后再狭窄的复杂治疗。

临床和影像学随访

应该如何长期随访 CEA 术后患者?考虑到多普勒超声的快速、便捷和无创特性,我们安排患者在 CEA 术后第二天检查超声证实颈动脉通畅性,并建立随访基线。我们终生随访我们手术的 CEA 患者,通常术后 3 个月复查多普勒超声,然后每年复查。一旦建立了较长时间的稳定监测,可以适当延长随访的间隔。当患者不适合再次干预时,可以终止随访。

并发症的总结

值得关注的潜在并发症:
- 卒中
- 神经损伤
- 动脉问题、渗漏、动脉瘤、伤口感染
- 内科问题,主要是 MI

1. 卒中:为什么患者会脑卒中?①脑组织血液供应不充分。补救措施涉及神经监测,我们的病例使用 EEG/SSEP。如果监测变化显示脑缺血,则植入转流管。CEA 并发症可能马上发生,也可能延迟出现。②斑块、凝血块或气泡栓子经过 ICA 进入大脑。预防方法包括:注重技术细节、使用足量肝素、少接触技术解剖、永不钳夹斑块或跨越斑块植入转流管。全程保护 ICA,直到颈动脉缝合完毕后再解除 ICA 临时阻断。如果其他时间解除 ICA 临时阻断,可能使栓子进入 ICA 和大脑。最后,必须学习并记住解除颈动脉临时阻断的次序,这样所有碎片将被冲入 ECA,而不是 ICA。③术后颈动脉闭塞。预防方法是注重技术细节和我们在实践中使用的普通补片移植技术。

2. 神经损伤:外科医生必须熟悉舌下神经、迷走神经,副神经、喉返神经、喉上神经和舌下神经颈袢的位置和功能。牵拉、横断和烧灼可能损伤神经。预防方法包括:首先是使用鱼钩牵开器而不是固定牵开器;其次,推荐我们的策略,即永不切断任何神经(如颈袢),选择在神经间隙和神经周围操作。

3. 动脉问题、血肿、渗漏、动脉瘤、伤口感染:幸运的是我几乎从未遇到过这些并发症。伤口感染几乎是不存在的,30 年间我只遇到过一例,经过清创和使用抗生素治愈。我们遇到过一例迟发(术后 4 年)无症状假性动脉瘤,我们使用支架治疗。我们采取一切预防措施防止渗漏,直到术区干爽才关闭伤口。我们在每一个患者的颈动脉鞘内放置一枚中等的外引流管。关于缝线,我们常规使用加强缝线来预防开线(我从未见),我们从不用镊子夹持聚丙烯缝线,夹持将削弱缝线。如果有人误夹缝线,我必然使用新缝线重新全层缝合。由于人工心脏瓣膜患者 CEA 术后需要继续使用肝素,如果发生术后术区血肿,必须马上确认缝线的完整性。我们过去通常检查血管造影,但现在我们检查 CTA 或磁共振血管成像(MRA)来获得这些数据。在我的职业生涯中,我从来没有因为伤口血肿重做颈动脉手术。这得益于一期手术时谨慎和细致的技术操作。

4. 内科问题,主要是 MI:这些问题的预防方案包括:恰当的术前全身检查、技术娴熟的麻醉医生、把术后患者安置在神经外科重症监护病房(NSICU)、围手术期每日服用阿司匹林。可以通过加强 ICU 的血压管理来避免重度颈动脉狭窄患者术后因脑血管自动调节能力不佳导致的脑出血。

结　论

CEA 并发症率必须极低才能使患者获益,尤其是对无症状患者。因此,当务之急是,除了选择合适的患者和恰当的医疗检查外,手术的每个步骤必须一丝不苟才能确保手术成功。预见和理解可能导致并发症的关键因素将有助于确保手术成功。

(佟志勇 译　王嵘 审)

参考文献

1. Brott TG, Halperin JL, Abbara S, et al. 2011 ASA/ACCF/AHA/AANN/AANS/ACR/ASNR/CNS/SAIP/SCAI/SIR/SNIS/SVM/SVS guideline on the management of patients with extra-cranial carotid and vertebral artery disease. Stroke. 2011;42:e464–540.
2. Loftus CM. Carotid endarterectomy: principles and technique. New York: Informa Healthcare; 2007.
3. Loftus CM, Kresowik TF, editors. Carotid artery surgery. New York: Thieme Medical; 2000.
4. Carotid surgery versus medical therapy in asymptomatic carotid stenosis. The CASANOVA Study Group. Stroke. 1991;22:1229–35.
5. Endarterectomy for asymptomatic carotid artery stenosis. Executive Committee for the Asymptomatic Carotid Atherosclerosis Study. JAMA. 1995;273:1421–8.
6. Results of a randomized controlled trial of carotid endarterectomy for asymptomatic carotid stenosis. Mayo Asymptomatic Carotid Endarterectomy Study Group. Mayo Clin Proc. 1992;67:513–8.
7. Hobson RW II, Weiss DG, Fields WS, Goldstone J, Moore WS, Towne JB, Wright CB. Efficacy of carotid endarterectomy for asymptomatic carotid stenosis. The Veterans Affairs Cooperative Study Group. N Engl J Med. 1993;328:221–7.
8. North American Symptomatic Carotid Endarterectomy Trial (NASCET) Collaborators. Beneficial effect of carotid endarterectomy in symptomatic patients with high-grade carotid stenosis. N Engl J Med. 1991;325:445–53.
9. Duncan JM, Reul GJ, Ott DA, Kincade RC, Davis JW. Outcomes and risk factors in 1,609 carotid endarterectomies. Tex Heart Inst J. 2008;35:104–10.
10. Sajid MS, Vijaynagar B, Singh P, Hamilton G. Literature review of cranial nerve injuries during carotid endarterectomy. Acta Chir Belg. 2007;107:25–8.
11. Brott TG, Hobson RW II, Howard G, et al. Stenting versus endarterectomy for treatment of carotid-artery stenosis. N Engl J Med. 2010;363:11–23.
12. Gurm HS, Yadav JS, Fayad P, Katzen BT, Mishkel GJ, Bajwa TK, Ansel G, Strickman NE, Wang H, Cohen SA, Massaro JM, Cutlip DE, Investigators S. Long-term results of carotid stenting versus endarterectomy in high-risk patients. N Engl J Med. 2008;358:1572–9.

第 8 章　前循环动脉瘤

Jason A. Ellis, Robert A. Solomon, and E. Sander Connolly Jr.

前循环动脉瘤核对表（第一部分：术中动脉瘤破裂的处理）	
必备的设备、器械和药品	**程序步骤**
手术室工作人员	识别与解剖
• 临时阻断动脉瘤夹	• 近端，远端，瘤颈，瘤顶
• 永久动脉瘤夹	启动并参与
• 显微剥离子	• 提醒整个团队
• 带吲哚菁绿血管造影功能的显微镜	• 采用吸引技巧以识别区域内的出血来源
• 脑室外引流管	• 用固定牵开器以解放双手
• 迷你多普勒流量探头	• 放置临时阻断动脉瘤夹
• 脑棉片	• 反复检查动脉瘤破裂部位
护理	• 麻醉：暴发抑制
• 甘露醇	• 麻醉：评估心血管功能的辅助用药（如腺苷）
• 高渗盐水	修复与重建
• 抗惊厥药品	• 如果解剖结构上有张力，则轻柔地解剖周围蛛网膜
• 直接血管舒张剂	释放空间
• 神经介入医师的呼机与电话号码	• 用动脉瘤夹重建血管或先夹闭破裂部位
麻醉医师/神经监测员	• 释放临时阻断动脉瘤夹
• 颅内压监护仪	• 找出其他出血
• 癫痫的暴发抑制	• 瘤颈部位破裂可能需要套环夹或棉片辅助夹闭
• 腺苷	• 如无法夹闭，需考虑孤立
• 准备心脏除颤仪	• 评估血管主干及分支的通畅性
神经介入医师	• 行吲哚菁绿血管造影
• 术前腹股沟区域准备	• 根据需要调整动脉瘤夹
• 可穿透射线的头架	• 评估急性血管痉挛
神经外科医师	• 评估是否需要使用直接血管舒张剂（如罂粟碱）
• 脑室穿刺外引流装置	根据需要
• 计划血管搭桥的方案	• 采用其他成像技术
• 神经介入医师和术中血管造影的员工 　呼机与电话号码	• 采用脑室外引流

前循环动脉瘤核对表(第二部分:脑水肿的处理)

设备需求	程序步骤
手术室工作人员	**识别并检查**
• 临时阻断动脉瘤夹	• 抬高床头或倒置头低脚高位
• 永久动脉瘤夹	• 适当过度换气(呼气末二氧化碳分压 25mmHg)
• 显微剥离子	• 避免高血压
• 带吲哚菁绿血管造影功能的显微镜	• 脑脊液的外引流
• 脑室外引流管	• 开放脑池释放脑脊液
• 迷你多普勒流量探头	• 评估是否需要去除额外骨瓣
• 脑棉片	**启动并参与**
护理	• 提醒整个团队
• 甘露醇	• 放置或解除临时阻断动脉瘤夹
• 高渗盐水	• 麻醉:暴发抑制
• 抗惊厥药品	• 麻醉:评估高渗性辅助用药
• 直接血管舒张剂	• 考虑亚低温
• 神经介入医师的呼机与电话号码	**修复**
麻醉医师 / 神经监测员	• 尽可能行终板造瘘
• 颅内压监护仪	• 考虑潘氏点行脑室穿刺和引流
• 癫痫的暴发抑制	• 确定是否仍有出血
• 腺苷	• 评估血管主干及分支的通畅性(可能是水肿的原因)
• 准备心脏除颤仪	• 根据需要调整动脉瘤夹
神经介入医师	• 评估急性血管痉挛
• 术前腹股沟区域准备	**根据需要执行**
• 可穿透射线的头架	• 脑室外引流
神经外科医师	• 去除额外的骨瓣
• 脑室穿刺外引流装置	• 脑脊液分流
• 计划血管搭桥的方案	
• 神经介入医师和术中血管造影的员工 　呼机与电话号码	

避免并发症流程图

并发症	原因	策略
牵拉损伤	使用固定大脑牵开器	计划适当大小的开颅骨窗,以恰当暴露颅骨底(如磨除蝶骨翼) 广泛解剖分离外侧裂 释放基底池脑脊液

续表

并发症	原因	策略
静脉性梗死	外侧裂静脉被损伤 / 牺牲	避免外侧裂大静脉的电凝与切断
动脉性梗死	穿支血管夹闭 长时间的临时阻断 相关责任动脉狭窄被夹闭	进行血管周围分离解剖并检查动脉瘤 再灌注前，避免超过 3 分钟的近端血管的临时阻断 确认夹闭后责任动脉管径合适，术中行血管造影检测血流
术中动脉瘤破裂	动脉瘤破口的血栓破坏动脉瘤颈撕裂	在解剖动脉瘤之前近端控制责任血管 尽可能释放邻近蛛网膜，避免牵拉导致动脉瘤破裂或颈部撕裂

引言

前循环的脑动脉瘤包括那些起源于颈内动脉（internal carotid artery, ICA）或其任何末端分支的动脉瘤。虽然血管内治疗动脉瘤的适应证不断扩大，但显微外科手术仍然是许多前循环动脉瘤患者的治疗首选。目前已确立显微外科手术夹闭在治疗前循环动脉瘤方面的稳定性，多功能性和有效性，并为其他新技术的评估提供了标准。在本章中，我们充分的对显微外科手术治疗前循环动脉瘤，以及如何避免常见误区的注意事项进行了全面回顾。除了回顾与前循环动脉瘤手术相关的一般术前和术中重要事项外，我们还讨论了具体每个位置动脉瘤的的注意事项。

历史背景

自从 1931 年 Norman Dott 对前循环的破裂动脉瘤进行首次直接治疗以来，动脉瘤的外科治疗一直在持续发展 [1, 2]。Dott 报道了一例左侧额骨骨瓣，从外侧额下入路达到同侧 ICA，向远处解剖到 ICA 分叉处，最后移向大脑中动脉（middle cerebral artery, MCA）近端，那里遇到了动脉瘤的顶部活动性出血。Dott 用肌肉包裹物填塞压迫破裂部位。Dott 的患者术后康复良好，恢复了全部神经功能，并在 11 年后因心脏病去世。这样的手术本身显然是非常出色的，同时考虑到 Dott 当年是在没有术前影像、没有手术显微镜，没有精细显微器械或现代监测和麻醉的情况下做到了这一点，因此更值得称赞。

动脉瘤外科手术的下一个重大进展是 Walter Dandy 在 1937 年首次完成了另一个前循环动脉瘤的结扎手术 [3]。Dandy 的患者由于后交通动脉瘤的压迫，而出现了完全性的第三脑神经（动眼神经）麻痹。Dandy 在这个开创性的个案报道中说明："将普通的银制夹子放在囊性动脉瘤的瘤颈上，并紧紧夹闭，该夹子齐平紧贴颈内动脉壁，将动脉瘤完全消灭。"患者在经历了术后 3 天的阵发性谵妄后逐渐好转。术前的动眼神经麻痹在术后 7 个月完全消失。

尽管通常 Dandy 被认为引领了现代脑动脉瘤手术时代，但却是 Yasargil 被称为"显微神经外科手术之父"，这证明了 Yasargil 不仅对脑血管外科手术，而且对整个神经外科手术做出了许多贡献。Yasargil 主张在动脉瘤手术中常规使用手术显微镜，他发明了现代动脉瘤夹，阐述了蛛网膜下腔的基底池解剖结构,推广脑血管搭桥技术,并对额颞 / 翼点入路的开颅手术进行完善,而这只是他的对脑血管外科所做贡献的一小部分。[4]

程序概述

设备

除了切开颅骨瓣并提供足够的颅底暴露所需的标准工具(可调式电动手术台,高速磨钻,各种咬骨钳等)之外,建议使用多种特定工具以保证有效和安全的显微外科手术夹闭前循环动脉瘤。

颅骨头架和牵开器

在脑动脉瘤手术之前,使用射线可透的三点颅骨固定头架进行头位固定。严格的头部稳定对于确保精细的显微外科手术(包括深部打磨骨性结构,分离蛛网膜和动脉瘤,缝合微血管和夹闭动脉瘤)的安全性和准确性至关重要。射线可透性的头架保证可实施书中脑血管造影,使其不因被不透射线的金属支架阻碍。(图 8.1)。我们通常采用橡皮筋将鱼钩拉钩固定在 Leyla 支撑架上,以便在术中牵开皮瓣和颞肌。这种牵拉不仅有助于减少组织遮挡手术视野,而且有助于肌肉和头皮的止血(图 8.2)。

牵开器系统,如 Greenberg 或者 Budde Halo 装置,应严格牢固地固定在颅骨头架上,以便必要时牵开脑组织,尤其是在弥漫性脑水肿且术中动脉瘤破裂导致更为广泛的蛛网膜下腔出血的情况下(表 8.1)。

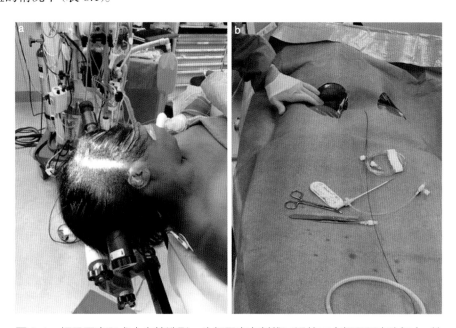

图 8.1　颅骨固定和术中血管造影。头部固定在射线可透的三点颅骨固定头架中,并向对侧旋转约 30°。剃除头发区域显示出从额部发际尖峰到前耳屏前的曲线切口设计(a)。准备好腹股沟区并铺巾,可以在术前或术中放置导引鞘,以准备进行导管血管造影(b)

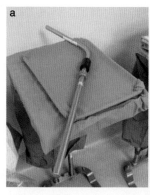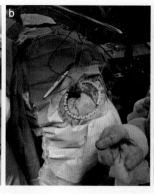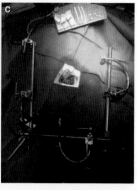

图 8.2　翼点入路手术的牵开器装置。Leyla 支撑架常用于前循环动脉瘤手术的手术装置中（a）。它有助于减少头皮和颞肌的遮挡，从而可以进入锁孔和整个额颞区（b）。应该组装类似 Greenberg 的大脑牵开器系统，以备必要时使用（c）

表 8.1　术中动脉瘤破裂的核对表

根据需要尝试用一根或多根吸引器来清除手术区域的出血
根据需要安置固定的大脑牵开器来解放双手，以进行其他显微外科手术操作
在术区的湿润脑棉片上吸引来保证术区表面的清洁
如出血难以控制，可考虑暂时停止强心药物
启动暴发抑制，如可行，则在动脉瘤供血动脉近端放置一个临时阻断夹
确定动脉瘤的破裂部位，并在该处放置吸引器，以阻止血液漫延
分离解剖动脉瘤颈部与瘤顶的蛛网膜及穿支血管
如果破口在基底部则需夹闭动脉瘤颈，或者，在直接夹闭瘤颈前，先试验性的临时夹闭破口处，有助于最终的明确夹闭。
如 Barrow 和 Spetzler 所述，动脉瘤颈的撕裂可能需要套环夹闭或用棉片包裹加固后夹闭的策略（Neurosurgery.2011 Jun; 68:294-9）
如棉片包裹加固后夹闭无效，可能需要从责任血管中孤立动脉瘤
如行动脉瘤孤立，需要考虑血管吻合的策略

显微镜

　　配备有脚踏控件或口控装置的手术显微镜，对于在不移动术者任何一只手的情况下进行聚焦、变焦和视野微调是至关重要的（图 8.3）。同时建议显微镜配备吲哚菁绿（ICG）荧光过滤器，以便可以行术中血管造影。荧光分子的替代或附加的过滤器，例如荧光素，也已在动脉瘤手术中使用[5]。

显微器械

　　细而尖头的双极电凝，蛛网膜刀，显微剪刀，各种成角度的显微解剖器以及带有泪滴形手指控件的可变吸力大小的吸引头(图8.4)是提高动脉瘤手术中显微外科手术探查的重要工具。显微血管吻合套件,至少包括精细珠宝镊,打结镊和显微剥离子,这是血管神经外科医生工具箱的基本重要组成部分。尽管大多数前循环动脉瘤手术中通常不需要血管吻合,但应始终准备好进行搭桥或缝合修复损伤血管 - 通常使用9-0的尼龙线丝缝合。另外,在获得血管造影图像前,我们常规地使用微型多普勒超声来确认放置动脉瘤夹后的血管通畅程度。

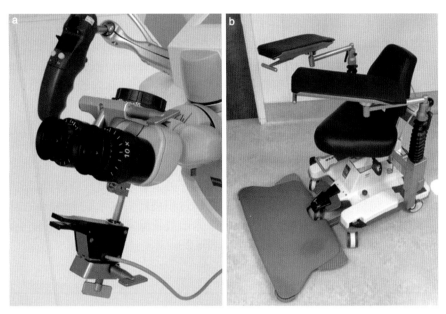

图8.3 手术显微镜和椅子。配有显微镜口控装置有助于术中不间断双手操作(a)。或者,用脚踏板控制可能更好。带扶手的舒适座椅,可以使精细显微外科手术的操作更为轻松(b)

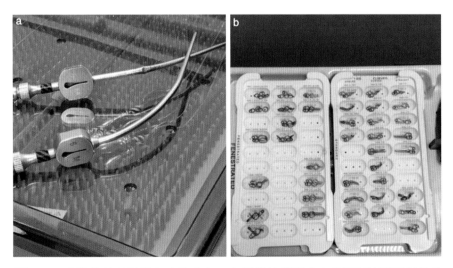

图8.4 显微外科吸引器和动脉瘤夹。在显微外科手术中使用泪滴型手指控件吸引器,可避免周围血管和脑组织结构受到抽吸伤害(a)。动脉瘤夹套件包括各种直的,成角的,弯曲的夹子和套环夹,这是脑血管外科医师工具箱的重要组成部分(b)

药物辅助

动脉瘤手术开始前,通常会在手术室中给患者一些药物治疗。切开头皮之前,应预防性给予能够覆盖皮肤菌群的抗生素,例如头孢唑林。

需谨慎使用左乙拉西坦或苯妥英钠预防性抗癫痫。采用 0.5 ~ 1g/kg 甘露醇,通过降低脑组织的水含量,从而使大脑松弛,并可能具有被认为有神经保护作用的微循环血液流变学效应。同样,地塞米松 10mg 的剂量在减少脑水肿及术后恶心呕吐症状中可能有作用。如有需要,可输注胰岛素将血糖保持在正常范围内。如需要,可以使用其他药物如腺苷来暂时阻止出血。还应使用局部血管扩张剂,包括尼卡地平和罂粟碱。动脉内脑血管扩张药,如维拉帕米,也可用于治疗严重的术中血管痉挛。如需要,可以使用其他药物,如腺苷,来暂时阻止出血,还应使用局部血管扩张剂,包括尼卡地平和罂粟碱。动脉内的脑血管舒张剂,如维拉帕米,也可用于术中严重血管痉挛的治疗。

脑松弛

前面已经提到了甘露醇和类固醇对大脑放松的好处。毋庸置疑,应遵循正确摆放病人体位的基本原则,包括使头部高于心脏水平,并通过积极转头尽量减少静脉流出阻塞。进一步脑松弛的其他策略包括:适度的过度通气、术前放置脑室外引流管或脊髓引流管、术中行脑室造瘘术,以及原位脑池脑脊液排空(表 8.2)。

表 8.2 术中脑水肿的核对表

抬高床头或使患者处于反向 Trendelenburg 卧位
适度的过度换气使呼气末二氧化碳分压为 25mmHg
避免过度紧张导致高血压
确保使用甘露醇,可考虑再次给予单剂量高渗性盐水
将脑脊液从基底池排出,如需要,可行终板造瘘
如果在术前放置了一个腰大池外引流管,则将其打开
启动暴发抑制,并确保患者进行合适的亚低温治疗
如需要,安置潘氏点穿刺脑室外引流

过度通气

目标呼气末二氧化碳浓度为 25 ~ 30mmHg 的中度短期过度通气会引起脑血管收缩,从而减少脑血流量和血容量。这一连锁反应又会降低颅内压,临床表现为更大程度的脑松弛。适度过度通气虽然有效,但应谨慎使用,以防止缺血性后遗症,尤其是在血管痉挛的情况下。因此,在实施过度通气时,应谨慎维持正常血压甚至中度高血压。

脑脊液引流

根据我们机构的流程,所有高级别蛛网膜下腔出血或有症状性脑积水的患者均应在手术前行脑室外引流（external ventricular drain，EVD）。对于没有症状性脑积水的低级别蛛网膜下腔出血患者，常在手术室中麻醉诱导后进行临时的腰椎穿刺引流。当使用纵裂入路时，由于进入脑池受限，也常常使用临时的腰椎穿刺引流。对于没有做 EVD 或腰椎穿刺引流的患者，如果需要在术中立即行 CSF 引流，可以在打开硬脑膜后通过潘氏点进行脑室造瘘。广泛打开侧裂和基底池（包括视交叉池、终板池和颈动脉池）可进一步降低颅内压。

侧裂解剖

　　侧裂解剖通常是进入大多数前循环动脉瘤的显微手术的第一步。足够宽大的分离将使额叶和颞叶变得不受束缚，并能无障碍地进入基底池（图 8.5）。当侧裂以这种方式解剖分离时，只需要很少的甚至不需要脑组织固定牵拉。侧裂解剖的深度、长度和方向部分取决于动脉瘤的位置，部分取决于外科医生的偏好。通常情况下，大脑中动脉瘤需要相对较深和偏外侧的侧裂解剖。相比之下，近端 ICA 和前交通动脉瘤则需要相对较浅和更偏内侧的侧裂解剖。

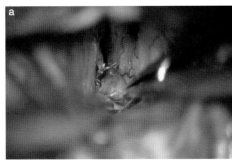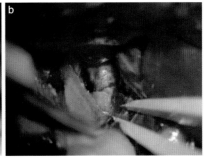

图 8.5　打开基底池。（a）解剖侧裂之后，向后靠近视交叉和终板游离蛛网膜。（b）开放视神经颈内动脉池，游离颈内动脉以提供近端控制

　　在发育上，大脑中动脉分支只供应额叶或只供应颞叶，并不穿过侧裂，但其静脉分支并不严格遵守这个规则。

　　因此，在进行侧裂解剖时，不需要分离动脉，而有时对于穿支静脉则需要进行分离。但是，在可行的情况下，应保留通往蝶窦的大引流静脉，以避免静脉充血引起相关并发症。静脉的走行往往与颞叶关系更紧密，因此在开始侧裂解剖时，偏向额侧常常更有利。强调使用精细的显微外科技术，严格避免进行软膜下剥离，以此确保获得最佳的结果。

脑组织保护

　　动脉瘤手术中的脑组织保护策略旨在减少局部或整体氧输送减少可能导致的缺血性神经损伤。这种状态可能继发于有意或无意减少的脑血流。有意的局部血流减少最常发生在临时夹闭期间。有意的整体血流减少可能是由于腺苷注射后引起的低血压或暂时性心脏骤停。无意的局部血流减少可能继发于脑组织的固定牵拉或血管痉挛。类似地，无意的全脑血流减少可能是由于弥漫性脑血管痉挛或低血压。包括进行轻度低温，诱发暴发抑制和维持轻度高血压在内的特定策略可能有助于减轻神经元氧输送减少引起的下游效应。

低温治疗

毫无疑问,深低温疗法具有神经保护作用,而轻度低温疗法的益处尚不确定。与诱导深低温有关的系统性并发症使这项技术成为动脉瘤手术的历史性研究兴趣点[6]。相反,大多数患者容易耐受轻度低温,似乎至少无害。考虑到温度降低引起脑代谢速率轻微降低的理论益处,我们常规地将核心温度定为约34～35℃,直到动脉瘤被处理为止。

暴发抑制

与低温对细胞能量消耗的影响类似,神经元暴发抑制可显著降低大脑的氧代谢率。尽管巴比妥类药物已不再常规用于该目的,但是一些术者在临时夹闭期间提倡使用异丙酚来诱导暴发抑制[7]。这通常与轻度诱发高血压相结合,以促进通过侧支途径的灌注。

神经监测

如果在手术期间需要真正的暴发抑制,则必须使用脑电图进行电生理监测,及最近使用的双谱指数进行监测。在预测术后缺血性损伤方面,对运动和体感诱发电位的额外监测具有实用性。但是,这些方式不是绝对敏感或特定的,因此可能会给人以错误的安全感。在长时间的临时夹闭期间尤其如此。另外,我们更喜欢将临时夹闭的时间调整为夹闭3分钟,再灌注5分钟这样的循环往复,这时不常规使用电生理监测。

开颅手术

绝大多数前循环动脉瘤可通过额颞/翼点开颅或额矢状旁开颅进行。在极少数情况下,如远端大脑中部动脉瘤(通常是真菌性M4动脉瘤)或必须进行去骨瓣减压术,可能使用其他开颅手术。很少需要对入路进行特殊修饰,包括眼眶扩展或眶颧入路。在其他情况,特别是在动脉瘤未破裂的情况下,也可以使用如"微型翼状"或眶上外侧入路等开颅方式。类似地,用于大脑前动脉瘤远端动脉瘤(distal anterior cerebral artery aneurysms,DACA)的纵裂入路的矢状窦旁开颅亦可作相应改变以适应每个独特病例的解剖结构。

翼点开颅

大多数神经外科医师都熟悉这种"主力"开颅入路的基础知识。但是,有些观点仍值得回顾[8]。首先,对于如何解剖颞肌以暴露该区域有几种选择。这包括:①将颞肌作为起自切口窗顶端至耳屏前的曲线皮瓣的一部分往前翻折,②在脂肪垫后进行肌肉切开将颞肌往后翻,③筋膜间或筋膜下解剖,将颞肌自眶外侧缘向后翻折,或④在眶外侧缘解剖及自颞上线至颧弓的肌腹切开后,将颞肌往后下方翻折。尽管上述对颞肌的各种处理方式都不可避免地导致一定程度的颞肌萎缩,我们倾向于采用向前翻折的肌皮瓣,这主要是基于该方式的操作简单性和良好的美容效果。

关于前循环动脉瘤手术翼点开颅的另一个重点是,应将蝶骨小翼和眶外侧顶平整地钻至眶上裂的深度。根据 Yasargil 的主张,去除后眼眶的顶盖是最理想的,但其实在大多数情况下并非必需这样。同样的,通常也不需要广泛去除颞骨前份及额骨前份高处。沿着蝶骨小翼深入磨除骨质直达前床突和视神经管顶部。有关前斜突切除术的适应证,将在特定动脉瘤的章节中进一步讨论。尽管目前普遍认为前床突切除可通过硬膜外进行,也可以通过硬膜下进行,但对于动脉瘤手术,我们赞成采用硬膜内的入路磨除前床突。前床突通过三个附着点与颅底相连,这三个附着点分别位于视神经管顶部、蝶骨小翼和与视柱相连的蝶骨体部。可以使用 2mm 金刚石磨头或带有骨骼附件的超声吸引器来去除这些连接,以释放前床突。

矢状窦旁开颅

矢状窦旁开颅可以根据大小及前后位置进行调整。这既取决于动脉瘤的特定解剖结构,又取决于引流至上矢状窦的静脉的位置。虽然绝对没有必要,但无框立体定位可以精确定位特定的骨瓣,因此在某些动脉瘤手术中有一定的实用性。与位于远端大脑前动脉动脉瘤相比,近端 A2 动脉瘤需要更靠前的骨瓣。在矢状窦旁开颅中,我们通常采用非优势半球的经纵裂入路。骨瓣的设计应使其横跨上矢状窦并偏向于右侧。术中患者颈部屈曲程度取决于动脉瘤的位置。体位方面,可以采用仰卧或侧卧位。尽管我们倾向于仰卧位,但是采用侧卧位并使入路侧朝下,借由重力作用,有助于打开半球通道。

特殊动脉瘤的注意事项

海绵窦及床突段动脉瘤

颈内动脉海绵窦段和床突段脉瘤通常不采取显微手术治疗。实际上,大多数此类动脉瘤即使变得很大也根本不需要任何治疗。这是由于它们破裂的概率极低,且位于硬膜外[9]。多数情况下,大的有症状的海绵窦段动脉瘤可通过分流有效治疗。一些大的床突段动脉瘤可能会通过远端硬脑膜环延伸至硬膜内,这将增加其引起蛛网膜下腔出血的可能性。当这样的动脉瘤未破裂时,通常有利于进行血管内治疗,包括单纯或球囊辅助的弹簧圈,支架辅助的弹簧圈或分流。在极少数床突段动脉瘤破裂引起蛛网膜下腔出血,且无法进行单纯或球囊辅助弹簧圈进行治疗的情况下,需要进行谨慎的夹闭。如果存在视神经受压而导致视觉障碍,则也推荐进行手术夹闭,因为可以同时完成动脉瘤穹顶的直接减压。

在手术治疗床突段动脉瘤的过程中,必须在切除前床突的同时,完全打开硬脑膜远端环以暴露动脉瘤瘤颈的远端和近端。另外,建议解剖同侧颈部的颈内动脉以获得近端控制,更安全地处理这些动脉瘤。

眼段动脉瘤

眼段动脉瘤包括三种不同的解剖类型,包括眼动脉动脉瘤、垂体上动脉动脉瘤和颈内动脉背侧动脉瘤。每种动脉瘤类型的具体注意事项都是唯一的,需要分别进行论述。

眼动脉动脉瘤发自于眼动脉的起始处或紧邻起始处的远端。动脉瘤常常指向上方或几乎垂直于颈内动脉。硬脑膜内检查是必要的,以确定是否需要切除床突来暴露该动脉瘤的近端瘤颈。在许多情况下,不需要切除前床突,这时瘤颈已经有了充足的暴露,或者仅需要释放视神经周围的镰状韧带即可。通常情况下,与眼动脉动脉瘤同时出现,并可用作临时夹闭的近端硬膜内颈内动脉很少。这种情况下,通过需要暴露颈部颈内动脉来获得最佳的近端控制。或者,可以利用腺苷暂时阻断血流,以促进动脉瘤软化和瘤颈夹闭。

垂体上动脉动脉瘤从硬脑膜环远端的 ICA 内表面突出。和其他的床突段动脉瘤类似,垂体上动脉动脉瘤的破裂风险较低,通常采取保守治疗并随访。如果选择手术夹闭,解剖时通常需要使用直角有孔的动脉瘤夹,使颈内动脉从孔中通过。有趣的是,从对侧入路暴露垂体上动脉动脉瘤可能能提供最直接的视角,并有助于更直接的夹闭。

颈内动脉背侧动脉瘤的起始与特定的动脉分支无关。囊状的动脉瘤通常可以用非常直接的方式直接夹闭。然而,颈内动脉背侧动脉瘤经常是血疱型的,并且没有明确的瘤颈。这些动脉瘤最适合用 Gore-Tex 包裹夹闭。在包裹部位出现的轻度不影响血流的颈内动脉狭窄是可以接受的,这表明夹子已将 Gore-Tex 充分缠绕在出血部位。

交通段动脉瘤

颈内动脉交通段动脉瘤包括后交通动脉和脉络膜前动脉动脉瘤。夹闭该段动脉瘤时值得注意的要点包括确保未影响丘脑穿通动脉前动脉,术前识别胚胎型大脑后动脉,并于术中夹闭时进行保护,最后,不遗余力地保护脉络膜前动脉的通畅性。

对于该区域的动脉瘤,特别是在没有蛛网膜下腔出血的情况下,可以采用额下入路,同时进行少量的侧裂分离,或者不做侧裂分离(图8.6)。更常建议的是打开裂隙的内侧,以提供更宽的通道并限制进行脑组织固定牵拉。即便不进行前床突切除,也很容易达到硬膜内近端颈内动脉的控制。

历史上,交通段动脉瘤曾被认为是最容易夹闭的动脉瘤,但如果考虑可行性,其实使用弹簧圈栓塞也很容易。因此,在当前的"血管内时代",那些最好通过手术治疗的交通段动脉瘤实际上比早些时候的动脉瘤更为复杂。

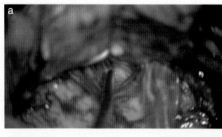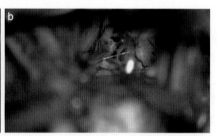

图8.6　眶上外侧入路。(a)在未打开侧裂的情况下,通过额下解剖就很容易看到同侧视神经。(b)通过开放终板,释放脑室系统的脑脊液,有助于该入路的开展

颈内动脉末端动脉瘤

处理颈内动脉分叉处动脉瘤时需要注意的重要原则与其他位置的动脉瘤相似:建立早期近端控制;充分解剖动脉瘤穹顶,解除周围蛛网膜粘连;避免穿支动脉损伤或阻塞。就早期近端控制而言,有时可以先打开颈动脉池,然后逐步向远侧朝向侧裂水平方向进行解剖,

直至分离暴露动脉瘤。或者可以像暴露大脑中动脉分叉动脉瘤那样，从侧裂外侧开始向内侧解剖。解剖过程中需要注意的重要穿支动脉包括 Heubner 回返动脉和脉络膜前动脉，这些动脉走行于术者视野盲区的动脉瘤内侧。另外，如果 M1 段的豆纹血管与动脉瘤有粘连，那么在夹闭之前应先对其进行解剖分离。

前交通动脉动脉瘤

前交通动脉动脉瘤通常比最初预想的要复杂。术中要努力识别与前交通复合体有关的所有进入和发出动脉，这点非常重要。这些血管包括双侧 A1、双侧 A2、双侧 Heubner 回返动脉，从交通动脉后上方发出的穿支动脉，以及前交通动脉本身。术者在术前应对该区域的所有解剖学变化有所了解，如交通动脉的非冠起源（non-coronal orientation of the communicator），存在开窗或附属交通支，或者由于残留有胼胝体中间动脉致出现三支 A2 血管。

大脑前动脉远端动脉瘤

大脑前动脉远端动脉瘤（distal anterior cerebral artery aneurysms, DACA）包括发生在前交通动脉远端的动脉瘤。DACA 通常指的是胼周动脉动脉瘤，好发于胼缘动脉的起始处。从解剖学上讲，这些动脉瘤通常发生在胼胝体膝部或紧邻膝部的远端。这些动脉瘤的入路最适宜采用经纵裂入路。有时，可以从外侧额下入路来处理更近端的 A2 动脉瘤，其方式与前交通动脉动脉瘤的入路相似。在处理这类动脉瘤的过程中，同样需要注意该区域动脉的解剖学变异，如不成对的 A2 或者附属 A2 动脉。

大脑中动脉动脉瘤

大脑中动脉动脉瘤（middle cerebral artery aneurysms, MCA）包括发生在 M1 段的动脉瘤，发生在 MCA 分叉处的动脉瘤，以及较不常见的出现在更远端分支上的动脉瘤。大脑中动脉 M1 段动脉瘤常见于豆纹动脉附近或颞前动脉起始处。豆纹动脉动脉瘤通常垂直于 M1 段血管，其穹顶掩埋在脑实质中，导致这类动脉瘤难以定位。MCA 分叉处动脉瘤是最常见的 MCA 动脉瘤类型。这类动脉瘤通常为宽颈，体积较大，解剖复杂，因此不利于进行血管内治疗。尽管已报道了一些简化治疗的策略，但目前更主张通过广泛而深入地分离侧裂来处理这些动脉瘤 [10]。与其他前循环部位的动脉瘤相比，MCA 远端动脉瘤并不常见，这类动脉瘤更多是真菌性动脉瘤。对于这样的真菌性动脉瘤，多数应首先给予试验性的抗生素治疗。如果保守治疗未能使动脉瘤消退，则应考虑直接夹闭或切除。

结　论

前循环的脑动脉瘤已通过外科手术安全有效地治疗了近一个世纪。前循环动脉瘤变化多样，须针对每个病例设计独特的手术方案。但无论怎样，遵守一些普遍的原则都尤为重要，包括足够的颅底暴露，充分的侧裂分离，逐渐打开蛛网膜池，确保近端动脉控制以及在夹闭之前将动脉瘤与周围结构彻底分离开。专注的术者，结合上目前不断提升的显微外科技术，能够持续推动脑血管手术的进步，使得越来越多的复杂动脉瘤得到持久确切的治疗。

（甘奇　胡鑫 译　焦力群 审）

参考文献

1. Todd NV, Howie JE, Miller JD. Norman Dott's contribution to aneurysm surgery. J Neurol Neurosurg Psychiatry. 1990;53(6):455–8.
2. Kretzer RM, Coon AL, Tamargo RJ. Walter E. Dandy's contributions to vascular neurosurgery. J Neurosurg. 2010;112(6):1182–91. https://doi.org/10.3171/2009.7.JNS09737.
3. Dandy WE. Intracranial aneurysm of the internal carotid artery: cured by operation. Ann Surg. 1938;107(5):654–9.
4. Tew JM Jr. M. Gazi Yasargil: neurosurgery's man of the century. Neurosurgery. 1999;45(5):1010–4.
5. Lane B, Bohnstedt BN, Cohen-Gadol AA. A prospective comparative study of microscope-integrated intraoperative fluorescein and indocyanine videoangiography for clip ligation of complex cerebral aneurysms. J Neurosurg. 2015;122(3):618–26. https://doi.org/10.3171/2014.10.JNS132766.
6. Mack WJ, Ducruet AF, Angevine PD, Komotar RJ, Shrebnick DB, Edwards NM, Smith CR, Heyer EJ, Monyero L, Connolly ES Jr, Solomon RA. Deep hypothermic circulatory arrest for complex cerebral aneurysms: lessons learned. Neurosurgery. 2007;60(5):815–827.; Discussion 815–27. https://doi.org/10.1227/01.NEU.0000255452.20602.C9.
7. Ravussin P, de Tribolet N. Total intravenous anesthesia with propofol for burst suppression in cerebral aneurysm surgery: preliminary report of 42 patients. Neurosurgery. 1993;32(2):236–40. Discussion 240.
8. Mocco J, Komotar RJ, Raper DM, Kellner CP, Connolly ES, Solomon RA. The modified pterional keyhole craniotomy for open cerebrovascular surgery: a new workhorse? J Neurol Surg A Cent Eur Neurosurg. 2013;74(6):400–4. https://doi.org/10.1055/s-0032-1333130.
9. Wiebers DO, Whisnant JP, Huston J III, Meissner I, Brown RD Jr, Piepgras DG, Forbes GS, Thielen K, Nichols D, O'Fallon WM, Peacock J, Jaeger L, Kassell NF, Kongable-Beckman GL, Torner JC. Unruptured intracranial aneurysms: natural history, clinical outcome, and risks of surgical and endovascular treatment. Lancet. 2003;362(9378):103–10.
10. Elsharkawy A, Niemela M, Lehecka M, Lehto H, Jahromi BR, Goehre F, Kivisaari R, Hernesniemi J. Focused opening of the sylvian fissure for microsurgical management of MCA aneurysms. Acta Neurochir. 2014;156(1):17–25. https://doi.org/10.1007/s00701-013-1894-7.

第 9 章　后循环动脉瘤

缩写词

BRAT	Barrow Ruptured Aneurysm Trial	巴洛破裂动脉瘤临床对照研究
CN	cranial nerve	脑神经
CSF	cerebro spinal fluid	脑脊液
EVD	external ventricular drain	脑室外引流
ICG	indocyanine green	吲哚菁绿
ICP	intracranial pressure	颅内压
OZ	orbito zygomatic	眶颧
PCA	posterior cerebral artery	大脑后动脉
PcoA	posterior communicating artery	后交通动脉
PICA	posterior inferior cerebellar artery	小脑后下动脉
SCA	superior cerebellar artery	小脑上动脉
VA	vertebral artery	椎动脉

后颅窝动脉瘤术中破裂的显微手术核对表

手术所需物品准备	程序步骤
手术室技师	识别及分离动脉瘤
•临时性动脉瘤夹	•血管近心端、远心端、动脉瘤颈及动脉瘤顶
•永久性动脉瘤夹	启动并应答
•显微剥离子	•告知整个团队
•显微镜，可行 ICG 血管造影	•行临时阻断
•EVD 引流管	•再次检查破裂部位
•多普勒血流显微探头	•麻醉：暴发抑制
•血管搭桥器械	•麻醉：评估使用心血管辅助药物（如腺苷）
护理	夹闭及重塑
•甘露醇	•夹闭动脉瘤
•高渗生理盐水	•解除临时阻断
•抗惊厥药	•辨别其他出血
•外用血管扩张剂	•评估载瘤血管及分支血管通畅性
•神经介入科及介入医师联络簿	•行 ICG 造影
麻醉 / 神经监测	•必要时调整动脉瘤夹
•ICP 监测	•评估血管痉挛
•暴发抑制	•评估使用外用血管扩张剂（如:罂粟碱）
•腺苷	其他处理（必要时）
•心脏除颤器就位	•其他额外影像学检查
神经介入医师	•脑室外引流
•术中造影的腹股沟穿刺准备	

续表

手术所需物品准备	程序步骤
• 可透射线的 Mayfield 头架 神经外科 　• 脑室外引流 　• 搭桥计划 　• 神经介入科及造影室传呼机 / 电话号码	

避免并发症流程图

并发症	原因	补救	避免的方法
术中破裂	动脉瘤顶薄弱，与周围结构的粘连	充分显露，临时阻断，分离，永久夹闭	分离过程中减少脑皮层牵拉，特别是存在蛛网膜下腔出血时
载瘤血管、分支血管及穿支血管闭塞	显露不充分	进一步分离并调整动脉瘤夹	充分显露动脉瘤四周 术中 ICG 造影
脑神经麻痹	过度操作		减少对 CN 干扰 CN 电生理监测
脑水肿	静脉回流受阻	CSF 释放，高渗性药物，抬高床头	注意患者体位摆放
	细胞毒性损伤	CSF 释放，高渗性药物，抬高床头	

引言

后颅窝动脉瘤患者的治疗和相关处理具有一定的复杂性。目前讨论这类患者术后并发症的相关文献不多[1]。颅内动脉瘤中，大约 10% ~ 15% 起源于后循环。常见发生部位是基底动脉分叉部、小脑上动脉（SCA）起始部和小脑后下动脉（PICA）起始部。病理特征的不同，决定了此类动脉瘤的术后并发症各具特点。很多避免后颅窝动脉瘤显微外科术后并发症的治疗原则，不仅与动脉瘤血管构筑有关，而且与所选择的手术入路有关。后颅窝动脉瘤的手术入路，就是采用一些经典的颅底外科入路，如眶颧（OZ）入路、颞下经岩骨入路、枕下入路、乙状窦后入路、远外侧入路和联合入路。在非血管性疾病中，与这些入路相关的并发症已有详细报道（如脑脊液漏、脑膜炎、伤口感染、脑神经麻痹、脑积水、血肿、小脑缄默症和死亡）。与幕上入路相比，后颅窝手术通常并发症和死亡率更高。因此，在处理后循环病变时必须尤为谨慎。

显微外科并发症

后循环动脉瘤显微外科治疗的相关并发症在外科文献中已有所报道。这些并发症既包括与其他部位动脉瘤手术相同的并发症，也包括许多复杂颅底入路相同的术后并发症（图 9.2 ~ 9.5）。动脉瘤夹闭手术并发症，除了一般颅脑外科手术相关的并发症，如脑脊液漏、感染等，还有一些特有性并发症，如动脉瘤破裂、载瘤血管或分支血管闭塞、穿支血管闭塞、神经麻痹、卒中和脑水肿。

一项对 221 例 VA 或 PICA 动脉瘤患者术中和术后并发症的研究结果显示,66 例患者出现并发症,其中 13 例预后差,10 例死亡[2]。术中及术后并发症包括:术中动脉瘤破裂(n=16)、穿支血管损伤(n=2)、动脉意外闭塞(n=10)、术中动脉性低血压(n=1)、术后血肿(n=10)、术后严重血管痉挛(n=8)、动脉瘤再出血(n=4)、败血症(n=13)、脑膜炎(n=8)、呼吸系统并发症(n=8)、出血倾向(n=1)、肺栓塞(n=2)和多种并发症共存(n=13)。

后颅窝显微手术并发症的相关报道很多[3-8]。在一组包括 VA 动脉瘤和 PICA 动脉瘤(椎 - 基底动脉瘤,n=1 767;VA+PICA 瘤,n=221)的椎 - 基底动脉瘤大宗病例研究中[3],28% 的患者术前即有脑神经功能障碍,47% 的患者术后即刻出现脑神经功能障碍,且 22% 的患者在术后随访中仍遗留有脑神经功能障碍。其中,外展神经(CN Ⅵ)麻痹最常见于破裂动脉瘤患者中(n=26,11%),但 75% 的患者能够完全康复[3]。

与 VA、PICA 和椎 - 基底动脉连接处动脉瘤相关的并发症主要为后组脑神经的损伤,最常见的是舌咽神经、迷走神经、脊髓副神经和舌下神经(CN Ⅸ ~ Ⅻ)。这些损伤可导致吞咽困难、构音困难、发声困难和气道梗阻。这种风险部分是由于 VA 和 PICA 解剖变异所致,而大多数损伤都是由于在跨越神经或其周围操作时,对神经过度牵拉造成的。Drake 等人在上述研究中发现[3],1 767 例 VA 或 PICA 动脉瘤患者中,20% 以上的患者术后即刻出现 CN Ⅸ 或 CN Ⅹ 功能障碍,65% 患者的功能障碍是一过性的,但 4 例患者并发严重的吞咽困难,需要行气管切开术。因此,大的 VA 和 PICA 动脉瘤往往预示着潜在的脑神经功能障碍风险,也意味着患者在治疗后需要更长的恢复时间。

在许多情况下,特殊的动脉瘤形态和血管构筑会影响手术决策。与其他类型的动脉瘤相比,大型和巨大的动脉瘤,尤其是 VA 动脉瘤,在动脉瘤夹闭部位出现载瘤血管闭塞的可能性更大[2]。有时,根据载瘤血管的解剖,夹闭牺牲载瘤动脉后患者可以很好地耐受。但在延髓穿支血管的血流受影响时,则可能是致命的,或者导致不良的结果。

虽然后循环的魅力术中破裂并不常见,报告的发生率为 5% ~ 10%[2],但这是最危险的手术并发症。Drake 等人[3] 报道的 1 767 例(221 例 VA+PICA)椎 - 基底动脉瘤中,术中破裂率为 7%。这 16 例术中破裂患者中,死亡 4 例,严重致残 1 例。鉴于此风险,可谨慎使用动脉瘤孤立术和血管重建术,并在手术计划中考虑潜在的动脉瘤破裂发生的可能性。

目前,经斜坡入路显露后颅窝动脉瘤已有报道,虽然这种入路可以提供更佳的视角,但它也可能导致脑脊液漏,甚至合并脑膜炎。在经斜坡入路的大量研究中,发生脑脊液漏、脑膜炎或两者都有的概率高达 50%[2,4-7]。尽管可以采取一些预防措施,如腰大池 - 腹腔分流、脑室外引流或术中使用纤维蛋白胶,但这种情况仍无法完全避免。

结果

总体结果

目前的数据表明,对于后颅窝动脉瘤,至少对于破裂的动脉瘤,采用血管内弹簧圈栓塞治疗的效果可能优于采用手术夹闭[5,8-11]。BRAT[12] 六年的数据结果似乎在一定程度上倾向于后循环动脉瘤采用栓塞治疗。

BRAT 中,通过比较出院时和随访 1 年、3 年和 6 年时的改良 Rankin 评分(>2),显示破裂 PICA 动脉瘤患者与非破裂相比具有较差的预后。在对 471 例动脉瘤破裂的患者进行随机对照分析中,238 例患者实行了手术夹闭,233 例行血管内栓塞治疗。结果表明,大多数通过外科手术治疗的 PICA 动脉瘤患者预后不佳(占 19 例患者中的 70.6%)。然而,在处理基底动脉上段的动脉瘤时,开颅手术往往能获得较良好的预后 [12]。

在其他大宗文献报道中 [3,4],多达三分之二的 VA 动脉瘤可通过动脉瘤颈夹闭的方法得到很好的治疗。从这一系列的结果可以推断出,只有少数大型囊状动脉瘤可能不适合夹闭,而应采用类似于梭形(夹层)动脉瘤的治疗方法进行处理,例如近端结扎、支架植入或弹簧圈栓塞。

Samson 等 [8] 回顾了 300 例基底动脉顶端动脉瘤手术疗效差的相关因素。这些因素包括:较差的临床分级(Hunt-Hess 分级Ⅳ或Ⅴ级)、年龄 > 65 岁、基底动脉较厚斑块、动脉瘤大小 >20mm 和出现脑干受压症状。

Spetzler [7] 和 Drake [3] 等人报告,通过显微外科手术治疗的椎基底动脉瘤患者,获得极佳预后的比率达 82%~87%,并发症发生率和死亡率仅为 2.4%~5.1%。以此来看,病例的选择在这些病变治疗方法的决策中起着重要的作用。

完全闭塞

与血管内治疗方法相比,显微外科夹闭术具有更高的完全闭塞率。无论是未破裂的后循环动脉瘤,还是合并有蛛网膜下腔出血者,显微外科手术都显示出更高的动脉瘤闭塞率 [1-3,12]。

再治疗

与血管内弹簧圈栓塞术相比,对显微外科夹闭的研究还显示出较低的复发率和较低的再治疗率。在两项系列研究中显示,显微外科夹闭后的再治疗率低至 6%,而血管内治疗后的再治疗率高达 16% [12,13]。

BRAT 随机队列研究的 6 年随访结果显示,破裂的后循环动脉瘤经血管内治疗的再治疗率高于显微外科夹闭术 [12]。同时,这一结论在 1 年、3 年和 6 年各时间段的总体结果均一致。在 BRAT 中,动脉瘤的显微外科手术夹闭效果非常可靠,具有极高的闭塞率和低复发率。这类后循环动脉瘤几乎不需要再治疗,此外,与前循环治疗结果具有相当的一致性。

手术概述

与血管内栓塞相比,通过开颅显微外科夹闭手术治疗后循环动脉瘤的可能性更高。这些部位的动脉瘤通常不宜进行血管内栓塞,因为它们可能存在瘤颈宽、形态不规则、难以保留分支血管、梭形动脉瘤等影响因素。总体而言,与其他部位动脉瘤患者相比,后循环动脉瘤患者具有更年轻、全身合并症更少、蛛网膜下腔出血时的 Hunt-Hess 分级更好等特点。

在确定 PICA 动脉瘤的最有效手术入路时,应考虑从动脉瘤基底部到枕骨大孔的距离,以及动脉瘤与中线的距离。对于高于枕骨大孔的 PICA 动脉瘤,可能不需要进行枕髁切除。基底动脉尖动脉瘤的手术入路部分取决于复合体的相对位置,即动脉瘤高于或低于后床突,

表 9.1　后循环动脉手术入路

血管辖区	路径	动脉瘤位置	入路
基底动脉尖	前上	基底动脉尖	OZ 入路、颞下入路
		PCA	OZ 入路、翼点入路
		SCA	OZ 入路
		基底动脉上部	OZ 入路
基底动脉主干	外侧	AICA	乙状窦后入路，经岩骨入路
		基底动脉中段	幕上下联合入路、扩大中颅窝入路、经鼻 - 斜坡入路
椎动脉主干	后下	椎动脉	枕下正中入路
		PICA	远外侧入路
		椎基底动脉联合部	扩大远外侧入路、联合入路

AICA，小脑前下动脉；OZ，眶颧；PCA，大脑后动脉；PICA，小脑后下动脉；SCA，小脑上动脉。

以决定是否磨除或采取自下而上的手术路径。对于 SCA 和大脑后动脉（PCA）动脉瘤，采取何种入路，最重要的是沿着 P1、P2 和 S1 段走行确定动脉瘤在载瘤动脉的近端或远端，即位于脚间窝、中脑脚池还是环池内。我们认为，大多数后循环动脉瘤仅需通过一些颅底入路就可得到有效处理（表 9.1，图 9.1）。但是，完全将预后结果归因于手术入路是欠妥的。显微外科大师们杰出的成就一次又一次地向我们揭示，手术入路的选择固然很重要，但绝不是避免手术并发症的唯一要素。

开颅术

　　动脉瘤显微外科手术夹闭的开颅手术步骤，与常规开颅术基本一致，良好而充分的手术显露尤为重要。以往的文献对各种方法都进行了详细的描述。在此，我们简要介绍后循环动脉瘤外科手术治疗的四种最常见手术入路（图 9.1 ~ 9.5）。

改良的眶颧开颅

　　患者取仰卧位，通常需放置胶垫于同侧肩膀下方，头部后仰，并向对侧肩膀旋转 20° ~ 30°，可透射线的 Mayfield 头架固定。然后，在耳屏前 1cm 处做一个弧形切口标记，向上前达中线，如有必要，直至对侧瞳孔线。切口从内侧到外侧，止于颞上线。此处之后，以浅表方式切开头皮，以保留颞浅动脉，以备可能用于血运重建。皮瓣翻向前方，并用拉钩固定。接下来，在眶缘后方切开颞肌筋膜，但注意不要切开颞肌。

　　颞肌筋膜沿着眶外侧缘以骨膜下方式向前翻折。然后，将颞肌从上至下钝性分离，向下翻折，并在颞上线上留下 5 ~ 7mm 宽的颞肌和颞筋膜。其中，注意避免过多使用单极电凝剥离颞肌。随后，在额骨 - 蝶骨交界处的关键孔处钻一骨孔。理想情况下，骨孔的上半部分暴露额部硬脑膜，而下半部分暴露眶内骨膜。第二个骨孔位于颞骨，并尽可能靠近颧骨。骨孔间铣刀铣开，进行额颞开颅。可使用 Penfield 剥离子或小型 Tessier 剥离子仔细分离骨膜，

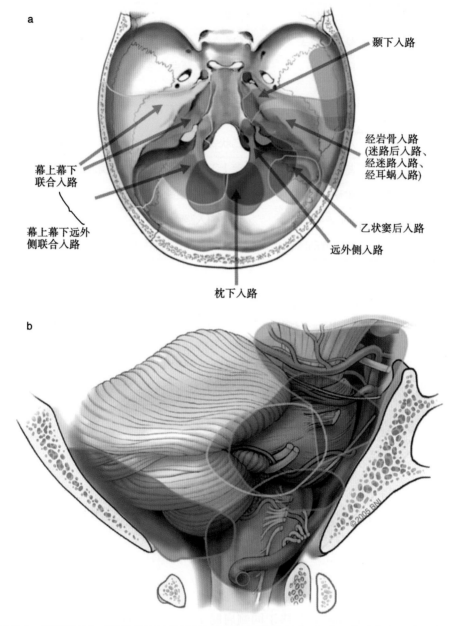

图 9.1   图示轴位（a）和矢状位（b）平面中接近后颅窝的角度；入路可大致分为后路、侧路以及幕上或幕下

从而游离眶周。并用线锯、铣刀或骨刀进行眶骨切开。切开时要特别注意保护额叶和眶内容物。眼眶需要整体切除。眼眶切除位于眶上孔 / 切记的内侧和额 - 颧缝的外侧，以骨槌和骨凿完成。用咬骨钳进一步取下眶骨直到眶上裂，以达到平坦的颅底视角。如果需要进行前床突切除，此时可以采用硬膜外方式进行。然后使用 C1 钻头钻出导向孔，并使用 4-0 尼龙缝线固定硬脑膜。硬脑膜切口方式是从额部到颞部的 C 形的半圆形。硬脑膜用缝线悬吊固定，使视路平坦。 硬膜外止血是至关重要的，在进行硬膜切开之前必须认真手术区域止血。

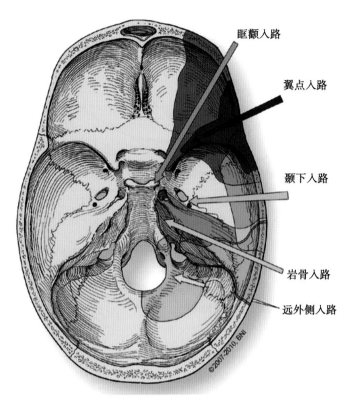

眶颧入路

翼点入路

颞下入路

岩骨入路

远外侧入路

图9.2　图示轴位平面中后颅窝的多个接近角度

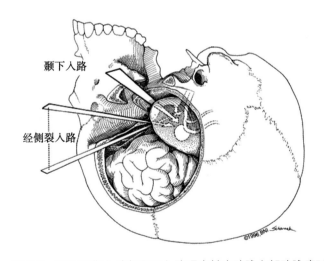

颞下入路

经侧裂入路

图9.3　图示眶颧入路与颞下入路观察基底动脉上部动脉瘤时
入路视角之间的主要差异。广泛暴露的开颅、中颅窝底的骨磨
除，以及颧弓离断为各种入路提供了优势

远外侧开颅

　　患者取四分之三俯卧位，或改良的公园躺椅位，动脉瘤的一侧朝上。下方手臂放在带
衬垫的悬带中，并在其腋下放置布巾卷。可透射线的 Mayfield 头架固定头部。头前屈并向

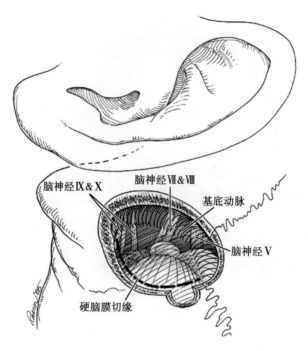

图 9.4　图示乙状窦后开颅，完全暴露乙状窦。将硬脑膜尽可能靠近静脉窦打开，即可将其牵开，并将静脉窦尽可能回拉，以最大程度利用切口显露。基底动脉（BA）位于该入路底部深处。脑神经Ⅴ，三叉神经；脑神经Ⅶ，面神经；脑神经Ⅷ，前庭 / 蜗神经；脑神经Ⅸ，舌咽神经；脑神经Ⅹ，迷走神经

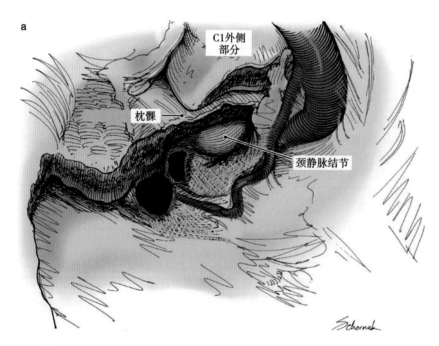

图 9.5　（a）广泛磨除枕骨稞可以于硬膜外充分暴露颈静脉结节。有时颈静脉结节会影响椎基底动脉联合部的显露，亦可能对分离动脉瘤颈前远端血管的临时阻断造成障碍。

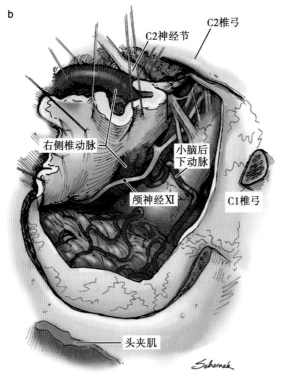

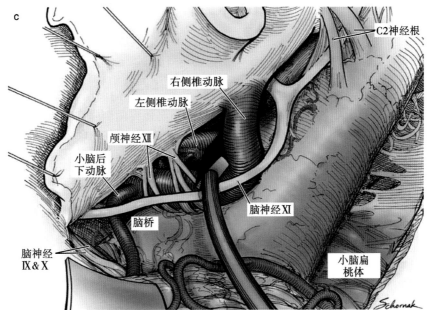

图 9.5(续) (b)打开硬膜后的显露情况。可以看到硬膜内的椎动脉,硬膜用缝线翻转固定于软组织。脑神经Ⅺ,副神经。(c)放大的图(b),显示小脑后下动脉(PICA)从椎动脉发出部位向外至小脑扁桃体部分,颈髓的前方、侧方,以及副神经发出至硬脑膜处均可显露。舌下神经(脑神经Ⅻ)呈多簇状。脑神经Ⅸ,舌咽神经;脑神经Ⅹ,迷走神经

动脉瘤相反方向旋转,使鼻子朝向地面,然后下垂,这样使同侧的乳突处于最高点。同侧肩膀向前旋转,以使其偏离手术操作区域,这点尤为重要。通常,在摆放体位之前安置神经电生理监测电极,以获得体感诱发电位和运动诱发电位的基值。同时,还可行脑神经肌电图监

测。首先,应用导航定位颅外椎动脉走行,并在后矢状线旁做切口标记。在切开头皮后,逐层钝性分离头颈部肌肉。尽可能使用导航用于识别椎动脉和 C1 的后弓。然后,沿 C1 的后弓,自内侧向外侧进行钝性解剖,注意操作中不要过多使用单极电凝。我们会在动脉沟中识别出椎动脉,然后循着椎动脉寻找到入颅的硬膜入口处。再将 C1 椎板于动脉沟内侧离断,并用咬骨钳咬除多余的 C1 椎板。然后进行外侧枕下开颅。通常用 4mm 金刚砂钻头进行硬膜外枕骨髁磨除,磨除同时进行大量冲洗,以保护椎动脉的硬膜外部分。髁导静脉出血时,可用骨蜡进行封闭。术中应磨除髁突的内三分之一,以消除髁突对手术视路的影响。接下来,将硬脑膜从开颅骨窗侧缘呈弧形打开,并向下延伸至 C1 水平以下,使硬脑膜内看不到骨隆起。最终,向侧方悬吊固定硬脑膜,以达到视野开阔的目的。

乙状窦后开颅

患者取仰卧位,可透射线的 Mayfield 头架固定头部,使头部偏向动脉瘤对侧。如果患者活动范围的限制妨碍了其他定位,可将肩部支撑物放置在同侧肩部下方。同时保持矢状中线与地面平行,然后颈部向下侧过伸使头顶部下垂,头前屈以展开枕颈角。建议使用导航,从而可以精确地设计横窦和乙状窦交界偏内侧的皮肤直切口。如果横窦和乙状窦交界处骨质坚硬时,则需要使用开颅钻。有时,可能需要将向下扩大骨窗。显微镜下切开硬脑膜,并调整显微镜,使硬脑膜切口恰好达到横窦 - 乙状窦交界处的边缘。然后迅速打开脑桥小脑池或枕骨大孔,快速释放脑脊液,从而减轻小脑张力。

枕下开颅

患者俯卧位,头部置于可透射线的 Mayfield 头架。头部向前曲屈,肩部贴上胶带(视情况而定)。根据动脉瘤的位置,在枕下中线处切开,分离棘突两侧肌肉,在充分显露情况下进行开颅术。标准骨窗应上缘达窦汇及横窦。剪开硬膜后先打开小脑延髓池,再开始进行显微外科解剖。

解剖分离

手术治疗后循环动脉瘤的解剖步骤略有不同,这取决于所选择的手术入路。作为一个总体的指导意见,建议按如下次序进行解剖:①近端血管,②远端血管,③动脉瘤颈部,④动脉瘤顶。由于后循环动脉瘤的手术入路多种多样,因此具体的显微解剖策略应依据不同的手术入路而施行。

改良的眶颧入路

首先,依常规进行外侧裂解剖。术中需注意保护蝶顶窦,如无必要,我们尽量避免引流静脉的损伤。建议使用动态牵拉,以代替持续性脑压板压迫。接下来,沿着颅底方向解剖切开蛛网膜。然后,锐性开放视神经 - 颈动脉池和动眼神经 - 颈动脉三角形。再继续剪开 Liliequist 膜,向下直至显露基底动脉。如果需要于硬膜内磨除前床突或后床突,可在此时进行。直接将床突表面硬脑膜切开,然后用显微剥离子剥离硬膜,显露床突。如果需要,可用 2mm 金刚砂头磨钻进行床突磨除。为了防止钻孔传热,磨除同时必须进行大量冲水。通过间歇性磨除床突,以达到不阻挡手术视野暴露为度。如果开放了前床突气房,可使用自体肌肉、脂肪或纤维蛋白胶填充。完成骨性工作后,应注意先解剖 SCA,以此预留无穿支血管的位置作临时阻断用,进而解剖显露基底动脉主干。根据动脉瘤的位置(基底动脉尖、S1、S2 近端、P1 或 P2)与穿支血管的关系,解剖次序应是,先同侧 SCA 和 PCA,其次对侧分支,然后动脉瘤颈部,最后解剖动脉瘤顶。解剖过程中,应仔细观察穿支情况,尤其是可能因被阻挡而忽视的对侧穿支。这点在解剖基底动脉顶端动脉瘤时尤其重要。如果需要血管重建,应确定并准备合适的供体血管吻合部位(表 9.2)。此外,在需要更充分暴露的情况下,可以在 PCoA 与 PCA 交界处的无穿支区离断后交通动脉(PCoA),这对于 PCoA 较短的病例尤其有效。然而,对于胚胎型 PCoA 或 PCoA 口径明显大于同侧 P1 段时,则不能离断。

远外侧 / 乙状窦后入路

PICA 动脉瘤的分离,可以从 VA 进入硬脑膜处开始,并沿 VA 进行探查,直至暴露动脉瘤。手术入路的选择,取决于动脉瘤位于舌下神经的上方还是下方。首先定位并切断齿状韧带。如果术中副神经的刺激导致了肌肉收缩,可能需要使用肌松剂。但需要注意的是,这可能会影响神经电生理的监测情况。在 VA 行近端控制后,通过辨认 PICA 的背侧环袢,逐步追踪至 PICA-VA 结合部。解剖过程通过沿椎动脉由近端向远端进行,以便行椎基底动脉远端控制。随后解剖动脉瘤颈,最后解剖动脉瘤顶。注意先解剖延髓侧,再解剖斜坡侧。

夹闭动脉瘤

基底动脉上 1/3 段

在使用临时夹之前,加深患者麻醉以处于药物暴发抑制状态。首先,在 BA 及 SCA 近端无穿支血管区放置临时阻断。随后,显微镜下逐渐显露动脉瘤颈和相关的穿支血管,并仔细检查动脉瘤颈周围是否有穿支血管。如果术中动脉瘤颈部周围视野满意,并确保能看到将要置入的动脉瘤夹尖端时,可尝试去除临时阻断。接下来即进行动脉瘤的永久夹闭。需要注意的是,在移除临时阻断夹之前,应仔细检查动脉瘤夹中是否有穿支血管。最后,我们进行显微镜下的吲哚菁绿血管造影,以评估载瘤血管、分支血管通常情况,以及动脉瘤的闭塞情况。特别注意的是,需要保证穿支血管拥有足够的血流。

基底动脉干,基底动脉下部,椎动脉分支

无论何时,我们都倾向于尽可能使用简单的方式进行夹闭。对于分叶状动脉瘤,我们可以把每个分叶都当成一个独立动脉瘤来进行夹闭,最后达到整个动脉瘤被完全消除的结果。对于 PICA 和 VA 动脉瘤,我们通常使用跨血管夹串联普通动脉瘤夹来重塑载瘤血管的技术。如有必要,我们可以使用各种的血管重建技术(表 9.2)来孤立动脉瘤。

表 9.2　后循环动脉瘤血管搭桥选择

血供范围	EC-IC 低流量	EC-IC 高流量	IC-IC 低流量	IC-IC 高流量
基底动脉尖	STA→SCA	ICA/ECA→SCA	PCA→SCA	VA→SCA(w/RAG)MCA→SCA(w/RAG)
	STA→PCA	ICA/ECA→PCA		VA→PCA(w/RAG)MCA→PCA(w/RAG)
基底动脉主干	OA→PICA	ICA/ECA→AICA	AICA→PICA	VA→AICA(w/RAG)
椎动脉主干	OA→PICA		PICA→PICA	VA→VA(w/RAG)
				VA→PICA(w/RAG)

AICA, 小脑前下动脉; EC, 颅外; ECA, 颈外动脉; IC, 颅内; ICA, 颈内动脉; MCA, 大脑中动脉; OA, 枕动脉; PCA, 大脑后动脉; PICA, 小脑后下动脉; RAG, 桡动脉移植; SCA, 小脑上动脉; STA, 颞浅动脉; VA, 椎动脉。

并发症避免及处理

后颅窝动脉瘤显微外科治疗中,最常见的并发症是动脉瘤破裂、血管闭塞、脑水肿和脑神经损伤。通过详细的术前计划,大多数并发症都可以得到避免或控制(见并发症避免流程图)。

动脉瘤术中破裂

后颅窝动脉瘤术中破裂的处理方法,与幕上动脉瘤手术的处理方法相似(见流程图)。冷静和审慎的处理至关重要。动脉瘤术中破裂发生率为 5%~10%。应该了解的是,随着手术经验的积累,动脉瘤术中破裂的比率并不会降低,只是破裂的时机会随着经验的增加而推迟。如果在动脉瘤颈或动脉瘤顶分离之前,动脉瘤发生破裂,首先获得载瘤动脉近端和远端控制是至关重要的。可以使用 Rhoton 6 号剥离子分离,以确保我们能够放置动脉瘤夹。通过持续吸引,行近端及远端阻断,使手术野就变得清晰,然后分离动脉瘤颈和瘤顶并放置永久性动脉瘤夹。如果仍有出血,先暂时夹闭动脉瘤,进一步解剖动脉瘤顶,仔细检查动脉瘤颈部周围是否有穿支血管。在明确穿支血管情况后,调整动脉瘤夹,以获得最佳阻断。根据破裂的部位,必要时用一小块棉球来进行加固。当出血很快时,可能需要另外一个吸引器或使用更大的吸引器,以保证术野清晰。这一过程中,我们需要保持血压正常,以便于脑皮层能够通过侧支循环获得足够的灌注。

载瘤动脉、分支动脉闭塞

动脉瘤夹闭后,如果发现载瘤动脉或分支血管闭塞,即刻行术中吲哚菁绿血管造影。一旦确认闭塞,必要时重新进行临时阻断,然后移除永久动脉瘤夹,进一步解剖分离,以获得更为充分的手术视野。如果在调整处理载瘤动脉闭塞中,即使实行临时阻断后仍有术野大量出血时,我们可以重复使用腺苷,获得短暂心跳停搏,以达到额外出血控制的目的。此外,通常可以使用血管扩张剂来治疗那些出现痉挛的血管。在永久性夹闭完成后,我们就可以解除血压控制。

术中脑水肿

小脑肿胀是后颅窝动脉瘤手术治疗中的一个重要问题。为了减少肿胀，可以使用一些辅助措施，如高渗盐水、甘露醇和过度通气。此外，可通过抬高床头以改善静脉回流的方法。当然，最直接的方法是脑脊液释放。在存在蛛网膜下腔出血的情况下，通常可放置一个脑室外引流管来释放脑脊液。对于未破裂的动脉瘤，我们主要依靠释放脑桥小脑角池和枕大池的脑脊液的方法。

脑神经损伤

动脉瘤手术的脑神经的损伤并发症中，以后组脑神经最为明显（CN Ⅸ～Ⅻ）。大多数损伤与解剖分离造成的神经过度牵拉有关。建议使用脑神经电生理监测来评估整个手术过程中的神经功能。保持最佳手术视角操作也是至关重要的，特别是对 PICA 动脉瘤，亦有助于避免神经损伤。其中，舌下神经是一个重要的解剖标志。为获得最佳的手术路径，通常需要根据动脉瘤的位置来确定是在其上间隙，还是下间隙来进行操作。

结　论

后循环病变的显微外科处理仍然是神经外科和动脉瘤处理的挑战及重要领域。后循环动脉瘤的复杂性，决定了其需要多途径的方法来持续和积极地治疗。在这些复杂病变的综合治疗方法中，有效避免和弥补目前的不足仍然是至关重要的。

致谢
感谢巴洛神经病学研究所 Neuroscience Publications 的工作人员。

（刘征 译　陈劲草 审）

参考文献

1. Dubey A, Sung WS, Shaya M, et al. Complications of posterior cranial fossa surgery—an institutional experience of 500 patients. Surg Neurol. 2009;72:369–75.
2. Hernesniemi J. Posterior fossa aneurysms. J Neurosurg. 2002;96:638–40.
3. Drake CG, Peerless SJ, Hernesniemi JA. Surgery of vertebrobasilar aneurysms: London, Ontario, experience on 1767 patients. Vienna: Springer; 1996.
4. Hernesniemi J, Vapalahti M, Niskanen M, et al. Management outcome for vertebrobasilar artery aneurysms by early surgery. Neurosurgery. 1992;31:857–861.; Discussion 861–852.
5. Peerless SJ, Hernesniemi JA, Gutman FB, et al. Early surgery for ruptured vertebrobasilar aneurysms. J Neurosurg. 1994;80:643–9.
6. Yasargil MG. A legacy of microneurosurgery: memoirs, lessons, and axioms. Neurosurgery. 1999;45:1025–92.
7. Spetzler RF, Hadley MN, Rigamonti D, et al. Aneurysms of the basilar artery treated with circulatory arrest, hypothermia, and barbiturate cerebral protection. J Neurosurg. 1988;68:868–79.
8. Samson D, Batjer HH, Kopitnik TA Jr. Current results of the surgical management of aneurysms of the basilar apex. Neurosurgery. 1999;44:697–702.; Discussion 702–694.
9. Rice BJ, Peerless SJ, Drake CG. Surgical treatment of unruptured aneurysms of the posterior circulation. J Neurosurg. 1990;73:165–73.
10. Wascher TM, Spetzler RF. Saccular aneurysms of the basilar bifurcation. In: Carter LP, Spetzler RF, editors. Neurovascular surgery. New York: McGraw-Hill; 1995. p. 729–52.

11. Salcman M, Rigamonti D, Numaguchi Y, et al. Aneurysms of the posterior inferior cerebellar artery-vertebral artery complex: variations on a theme. Neurosurgery. 1990;27:12–20.; Discussion 20–11.
12. Spetzler RF, McDougall CG, Zabramski JM, et al. The Barrow Ruptured Aneurysm Trial: 6-year results. J Neurosurg. 2015;123:609–17.
13. Wiebers DO, Whisnant JP, Huston J III, et al. Unruptured intracranial aneurysms: natural history, clinical outcome, and risks of surgical and endovascular treatment. Lancet. 2003;362:103–10.

第 10 章 颅前窝动静脉畸形

Srikanth R. Boddu, Thomas W. Link, Jared Knopman,and Philip E. Stieg

动静脉畸形术中出血性并发症管理核对表	
手术所需物品准备	程序步骤
外科准备 • 备用吸引器 • 双极电凝 • 显微血管夹,动脉瘤夹 • 冲洗器 • 凝血酶浸湿的棉片 • 止血材料(凝胶海绵、伏血凝等) • 显微镜 • 牵开器 • Rhoton 剥离器 • 如果需要,准备脑室外引流装置 • 如果需扩大骨窗减压,准备磨钻 麻醉准备 • 血压及 ICP 监测 • 呼气末 CO_2 分压监测及通过呼吸频率调整呼气末 CO_2 分压 • 输血 • 抢救车 药物准备 • 甘露醇 / 高渗盐水(23.4%) • 抗惊厥药物 • 降压药 / 升压药 • 肌松剂 神经介入医师准备 • 股动脉通路 • 导引导管或诊断用造影导管 • 导丝 • 微导管及微导丝 • 球囊导管 • NBCA 胶	明确辨识 • 可见的出血 • 血流动力学变化,ICP 变化 • 出血来源:动脉性出血,畸形血管团出血,静脉闭塞性出血 启动及应答 • 提醒整个手术团队,清晰沟通 • OR 支持技术,有效的护理及麻醉 • 使用降压药维持收缩压小于 100mmHg • 过度换气使呼气末 CO_2 分压 <30mmHg • 打开脑室引流 • ICP>20mmHg 时使用渗透性脱水剂 • 持续出血的情况下通过输血及升高血压维持脑灌注。 • 通知神经介入医生 • 准备抢救车 处理出血 • 利用冲洗器、吸引器、牵开器及体位获得最大可视性 • 使用滴水双极烧灼可见出血点 • 使用显微血管夹夹闭出血的小血管或使用动脉瘤夹夹闭较粗的供血动脉 • 寻找因为烧灼而回缩的细小血管的近端 • 针对畸形血管团或小的血管出血使用凝血酶棉片或其他止血材料 • 避免压迫动脉性出血,因为会造成视野外的血肿形成 • 静脉闭塞时,应迅速切除残余畸形血管团并电凝残留的供血动脉 必要情况下 • 行脑室外引流术 • 扩大骨窗以更充分的去骨瓣减压 • 血管内介入治疗(球囊闭塞,牺牲供血动脉,生物胶栓塞)

避免并发症流程图

并发症	原因	管理	预防措施
术中出血	1. 进入畸形团 2. 静脉损伤 3. AVM 残留 4. 牵拉损伤	1. 通过双极烧灼,使用血管夹,轻柔填塞或使用凝胶海绵止血 2. 重新评估动静脉畸形和正常脑组织之间的界面,扩大分离的范围 3. 预期会大量出血时,使用血液回收系统来自体输血 4. 辨识残留的 AVM 进行进一步切除	1. 明智的采用术前栓塞 2. 通过 DSA 或 CTA 定位残留畸形血管团,深部穿通支和静脉回流 3. 细致的解剖分离技术 4. 控制分离边缘处的深部供血动脉 5. 保留静脉直到主体血供被阻断 6. 关硬膜前逐渐将血压提升至高于术前血压 10~15mmHg 的水平,明确是否有 AVM 残留 7. 通过术中造影或超声检查明确全切 AVM
正常的灌注压突破／闭塞性充血	1. 因为临近 AVM 血管团附近的供血动脉长时间的存在与缺血相关的盗血现象,使其缺乏自主调节能力。	1. 通过苯巴比妥诱发 EEG 暴发抑制,进而提高脑灌注压 2. 使用硝普钠或尼卡地平降低血压(收缩压 80~90mmHg) 3. 在严密止血的前提下将出血的脑组织和 AVM 一并切除 4. 术后 24 小时使用药物降低 ICP	1. 分步行术前栓塞 2. 使用术中造影明确病灶全切
术后出血	1. AVM 残留 2. 正常灌注压突破	早期发现并行外科减压 ± 显微切除术	1. 关硬膜前逐渐将血压提升至高于术前血压 10~15mmHg 水平,明确是否有 AVM 残留 2. 通过术中造影或超声检查明确全切 AVM 3. 术后 24 小时使用药物降低 ICP

引言

脑动静脉畸形(arteriovenous malformations AVM)约占所有颅内病变的 1.5%~4%,发病率约为动脉瘤的十分之一 [1]。AVM 仅次于动脉瘤,是引起蛛网膜下腔出血的第二大病因,大约有 10% 的蛛网膜下腔出血由 AVM 引起 [1]。大部分的 AVM 都位于幕上,其中 65% 的分布于脑叶,15% 的位于深部 [2]。根据美国卒中协会统计,每 200~500 人中有 1 人患有 AVM,在生存期内约有 50% 的患者会发生出血,25% 的患者会有癫痫发作。另外约有 5%~15% 的患者因为高颅压会导致严重的头痛,有大概类似比例的患者会表现出神经功能障碍。

目前关于 AVM 的治疗主要有血管内栓塞、显微外科切除和立体定向放射外科等多种方式,这些治疗方式可单独进行或是作为多模态治疗方案中的一部分。通常,血管内栓塞被用作放射外科手术或显微外科手术的辅助手段,以消除出血的危险因素或消除 AVM 的特定部分,方便后续治疗。血管内栓塞在 Spetzler-Martin Ⅰ~Ⅱ级 AVM 中的作用尚存争议 [3],

通常情况下，此类病变采取显微外科切除。

概述

　　避免并发症的观念应贯穿于 AVM 治疗的整个术前，术中及术后过程。详细了解血管造影和功能解剖学特点、熟悉自然病史、多学科综合评估、多模态治疗方式、充分了解患者当前的功能状态和预期结果、明确的风险分层，充分有效的沟通是成功治疗 AVM 的关键。

术前评估

　　数字减影血管成像（digital subtraction angiography, DSA）由于其在评价 AVM 血管构筑特征、畸形血管团的性质（紧凑或弥散），畸形血管团相关的高流量瘘，预测出血的危险因素（如畸形血管团内血流相关性动脉瘤、静脉狭窄，单引流静脉，深静脉引流，脑深部定位）等方面无与伦比的空间和时间分辨率，使其成为脑动静脉畸形（AVM）的首选检查方法。多模态磁共振成像（magnetic resonance imaging, MRI）有助于精确定位 AVM 位置，评估毗邻的功能区以及周围脑组织诸如水肿、胶质增生及软化灶等病理改变。彻底了解病变特点对于选择合适的单 / 多模态治疗方式至关重要。功能磁共振成像越来越多地应用于 AVM 位于功能区的患者，其可更好界定语言，运动和认知功能区，有助于更好的外科手术方案规划和风险管控。临床工作中需注意鉴别诸如"增生性血管病"等类似于大型弥散性 AVM 的病变。

　　一个由脑血管显微外科医生、血管内治疗医生、介入性神经放射医生和放射外科医生组成的团队应该在评估每个 AVM 患者的个案的基础上，确定最佳的治疗方式或使用多模态的综合治疗方式，进而在风险最小化的前提下实现 AVM 完全闭塞的治疗目标。当确定血管内栓塞为治疗方式时，应对其作用作清楚的描述，即治疗性、辅助性或姑息性。

基于 AVM 自然病史的病例选择

　　避免并发症的第一步是"治疗风险的合理性"。如果在患者预期生存期内 AVM 破裂的累积风险远高于手术治疗的即刻风险，治疗就是合理的。做出这个决定时，必须对 AVM 自然史有全面的了解。几十年前人们就开始尝试对 AVM 自然病史进行清晰地描述，但是由于显著的生物异质性，使得无论是在实验设计还是最终结果上至今都存在巨大的质疑和争议。

破裂 AVM 的自然病史

　　出血是 AVM 最常见的临床表现，高达 53% 的 AVM 患者会发生脑出血。首次脑出血后 20 年的再出血风险，首年为 6%，其后每年约有 2% 的风险[4,5]。出血事件的平均间隔时间为 7.7 年[6]。虽然脑血管外科医生普遍认同的"有过破裂史的 AVM 具有更高的再破裂风险"观点被 Ondra[6] 以及多伦多研究[7] 所否定，但却得到了近期同样的研究对象及更长随访时间研究的支持[8,9]。Gross 等人对 1986 年到 2009 年之间发表的 9 项自然病史研究进行了荟萃分析，证实了 AVM 既往破裂出血是再次破裂出血一个重要危险因素，患者再出血的风险为 4.5%（3.7% ~ 5.5%），并且出血后首年的再出血概率为 6% ~ 15%[10]。

未破裂 AVM 的自然病史

未破裂 AVM 的年平均出血风险约为 2% ~ 4%[5,6]，一项荟萃分析报道其风险为 2.2% (1.7% ~ 2.7%)[10]。癫痫的年发病率为 1% ~ 4%。一项最长随访时间达到 23.7 年的研究报道 AVM 的年死亡率和破裂率分别为 1% 和 1.7%[6]。直到 AVM 出现症状才开始治疗有较大的风险，因为首次出血的死亡率和发病率达到了 17% 和 40%，而远期发病率和死亡率分别高达 35% 和 29%[11-13]。

ARUBA 研究[14] 是第一个比较保守治疗和外科干预治疗 Rankin 评分 <2 的未破裂 AVM 的研究。该研究报道手术干预组患者发生死亡及卒中等终点事件的概率为 30.7%，三倍于保守治疗组。因此得出结论：针对未破裂 AVM 的保守治疗效果要优于手术治疗。虽然该研究提供了重要的研究数据，但它却受到了大量针对其实验方案设计和结果可信度的批评。我们中心回顾性分析了 12 年间（2003—2015）接受治疗的未破 AVM 患者（n = 64），与 ARUBA 研究采用相同的终点事件，结果显示发生症状性脑卒中或死亡的比例为 7.8%，远低于 ARUBA 研究中干预组的并发症发生率（P = 0.004）。此外，7.8% 的治疗风险不仅同样低于 ARUBA 研究中保守治疗组 3 年内 10% 的死亡及卒中率，同样还带来了 97% 的治愈率。

出血风险

基于 AVM 自然病史的研究，我们对血管构筑学特点与出血表现的相关性进行了分类，见表 10.1。为了尽量减少预测长期出血风险的误差，Kondziolka 等人根据神经外科领域的现有统计资料提出了以下公式，用于根据概率乘法法则估算未接受治疗的 AVM 患者的终生出血风险[15]：

$$出血风险 = 1 - (年不出血概率)^{预期生存期}$$

该公式假设了人群及疾病自然史的同质性，提供了临床上快速计算预期生存期内出血风险的方法。

下面的公式进一步简化了计算 AVM 患者预期生存期内出血风险的计算[15,16]：

$$出血风险（\%）= 105 - 患者年龄$$

年轻的患者有更长的生存期，因此有更高的累积破裂风险。而针对老年未破 AVM 患者治疗决策，应基于风险因素进行患者的分层管理。

表 10.1　血管构筑学特点与 AVM 出血风险的相关性

明确的风险因素	尚有争议的风险因素	潜在风险因素	潜在的保护性因素
单一的深部引流静脉（2.4%） 单一的引流静脉 引流静脉狭窄 较高的供血动脉平均动脉压	既往出血史（3.2%） 畸形血管团内动脉瘤（1.8%） 较小的畸形血管团，<3cm（1%） 深部定位（2.4%） 静脉淤血	高血压 椎基底动脉供血 穿支供血 年龄增加 吸烟 怀孕	供血动脉狭窄 新生血管 引流静脉扩张

AVM 的治疗时机

破裂 AVM

对于破裂出血 AVM 的治疗时机需要慎重考虑。继发于 AVM 破裂的较大血肿或位于危险位置的血肿,由于其原发性或继发性占位效应(水肿)可能导致死亡或永久性的功能障碍。虽然小血肿和少部分的大血肿(通常位于脑叶)可以保守治疗,但会引起明显的意识障碍或脑疝征象的血肿应紧急处理。只有当 AVM 病灶很小且紧邻血肿时,才应考虑同期行 AVM 并血肿清除术。是否完全切除 AVM 应通过术中或术后的血管造影来定夺(图 10.1)。急性出血后过于激进的行 AVM 切除,可能会导致原本可逆转的神经功能障碍变为永久性功能障碍,因为在出血急性期,周围的脑组织更易受到损伤。Jafar 等人报道[17],出血急性期 AVM 手术后只有 50% 的患者没有明显的神经功能障碍。Heros 和 Samson[18] 报道,通过血肿清除降低颅内压(intracranial pressure, ICP)和延迟处理 AVM 病灶是治疗破裂 AVM 的首选方法。在一些颅内小血肿或神经功能障碍的病例中,可延迟几周后再治疗 AVM。延迟治疗破裂 AVM 可使脑水肿、血肿周围炎症、神经功能障碍、组织液化、血肿收缩等问题得到有效缓解,减轻占位效应,从而提高影像学评估质量及降低手术难度(图 10.2 和 10.3)。一旦颅内动力学恢复正常,适当的术前影像学评估、手术方案设计和治疗可以有序进行。初次出血后延迟 4 周治疗 AVM,患者再次出血的风险较低(<1%)[19],且在部分罕见的病例中可能导致 AVM 的自发血栓形成[20]。

未破裂 AVM

未破裂的 AVM 的治疗需将手术相关并发症及临床结果与疾病的自然病史进行仔细地对比评估。栓塞术前应详细的评估 AVM 的血管构筑(图 10.4 和 10.5),进而明确血流相关性或畸形血管团内动脉瘤(图 10.6)、静脉扩张、静脉狭窄、静脉高压和盗血现象等高危因素。

在无颅内出血或 AVM 增大的情况下,盗血现象是进行性神经功能障碍的明确病因。这些患者可以从积极的治疗中获益,特别是部分栓塞病灶。针对盗血现象没有采取积极的治疗可能会使原本可避免的神经功能障碍变得不可逆转。理论上讲 AVM 从正常脑组织盗取了大量血供,这是导致神经功能障碍的原因。部分栓塞是治疗这类病变的首选方式,可暂

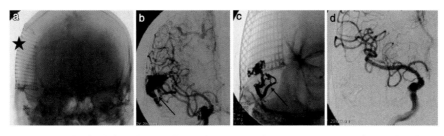

图 10.1 开颅血肿清除并去骨瓣减压术后 AVM 残留。一例 48 岁的中国患者反复头疼 13 年后因自发性右侧颞叶出血行开颅血肿清除去骨瓣减压术(a)。基于 CTA 的发现,进一步行造影显示右侧颞叶 AVM 位于术区域下方(b)。使用 Onyx 胶成功栓塞病变(c),术后无 AVM 残留(d)。这突出了血管造影在自发性脑出血患者的初步检查或随访中筛查血管异常的重要性

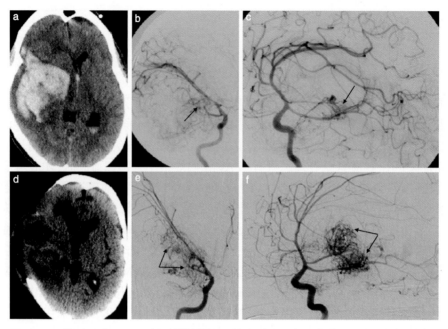

图 10.2　血肿吸收后 AVM 形态的变化。基底节区 AVM 破裂出血(a),首次造影(b 和 c)可见占位效应导致的血管扭曲及非常小的 AVM 畸形血管团。去骨瓣术后6 周 CT(d)可见血肿吸收及局部软化灶。此时 DSA 可见(e 和 f)随着占位效应的解除,畸形形态较前出现明显的变化,这种形态学因占位效应消失而出现的明显变化否定了急性期栓塞破裂 AVM 的合理性

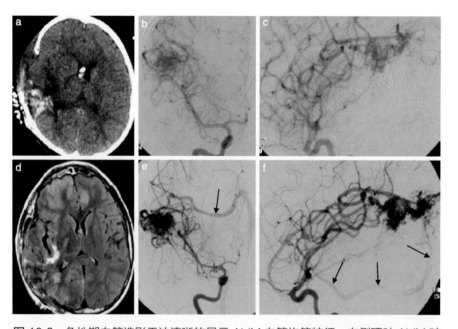

图 10.3　急性期血管造影无法清晰的显示 AVM 血管构筑特征。右侧顶叶 AVM 破裂出血行血肿清除去骨瓣减压术(a)。急性期造影(b 和 c)显示病灶欠清晰,引流静脉不可见。术后 4 周 MRI(d)显示脑水肿及占位效应部分消退。此时 DSA(e 和 f)清晰的显示 AVM 血管团和血管构筑特征。更好地了解引流静脉的位置可以最大限度地降低栓塞的风险,这再次印证了在急性期针对 AVM 原发病灶采取保守措施的合理性

时性改善盗血症状,并可能改善切除术后的灌注问题。

因供血动脉高流量、静脉回流受限、静脉动脉化、静脉狭窄或闭塞等原因导致的静脉高压、占位效应、局部缺血是未破裂脑动静脉畸形患者出现进展性神经症状和不可逆脑损伤的其他潜在原因。分次部分栓塞畸形是改善进展性神经功能障碍或出血相关危险因素的首选方法,并可将高危的 AVM 转变为更适于显微外科手术完全切除的病变。

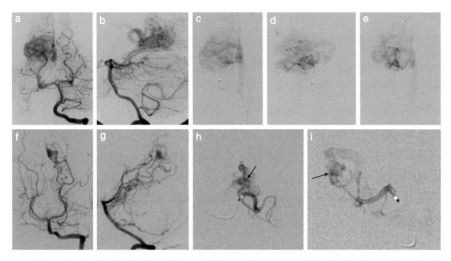

图 10.4　AVM 的血管构筑特点。两例未破裂的枕叶动静脉畸形的解剖结构对动静脉畸形治疗的利弊。第 1 个患者(a-e)显示右侧枕 AVM,畸形血管团弥散(a 和 b)。微导管超选造影再次显示弥散的血管团及其间掺杂的正常血管结构(c-e),这是术后神经功能障碍的高危因素。相反,第 2 个患者为左枕 AVM(f-i),其解剖特点为紧凑型的畸形血管团,有两条明确的供血动脉和引流静脉,是一个非常适合治疗的病例。第 1 个患者目前接受立体定向放射外科治疗

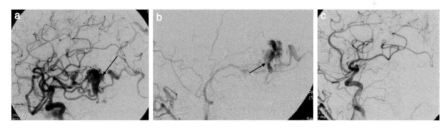

图 10.5　硬膜及软膜血管参与供血的颞叶 AVM。在进行栓塞之前,应充分评估 AVM 的血管结构特征。与传统的软膜血管参与 AVM 供血的观点相反,该患者硬膜及软膜的血管均参与供血(a)。颈外动脉(ECA)血管造影可以清晰地显示来自脑膜中动脉后支的血供(b)。通过硬膜和硬膜供血入路完成良好的术前 Onyx 栓塞(c)

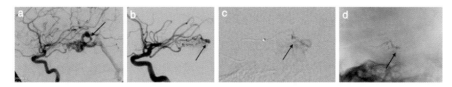

图 10.6　畸形血管团内动脉瘤 -AVM 出血的高危因素。合并动脉瘤及深静脉引流(Galen 静脉)的破裂丘脑 AVM(a 和 b)。动脉瘤是一个已知的出血的高危因素,微导管超选造影后(c)使用 Onyx 胶将动脉瘤栓塞(d)。进一步使用立体定向放射治疗深部功能区的 AVM

术前功能评估

作为避免并发症的一部分,对 AVM 患者进行精确的手术风险评估至关重要,这其中就包括对周围脑区的功能评估。在先天性的 AVM 患者中,脑功能区的位置可能通过大脑发育的可塑性而改变。术前功能评估可用于辨识功能区,某些时候功能区甚至会出现在意料之外的区域,而这有助于术者选择合适的 AVM 治疗方式。将功能区脑组织与动静脉畸形准确的区分可使放射外科手术或显微外科手术切除时的界面选择更加安全。脑组织生理功能的信息可从各种诊断性检查中获得以评估局部脑实质的功能和血流,如正电子发射体层成像(positron emission tomography, PET)、功能性磁共振成像(functional MRI, fMRI)、脑磁图描记术、灌注成像、有创性电刺激等。

AVM 类似疾病的鉴别诊断

增殖性脑血管病

增殖性脑血管病(cerebral proliferative angiopathy CPA),以往被称为"弥漫性病灶 AVM"或"完全半球巨大 AVM",约占所有 AVM 病例总数的 2% ~ 4%[21]。增殖性脑血管病可能会和真正意义上的动静脉畸形相混淆,而被认为是弥散型病灶。癫痫和致残性头痛是增殖性脑血管病变最常见的临床症状,其发生率明显高于 AVM 人群。进展性神经功能障碍和短暂性脑缺血发作也是可能发生的临床表现,而出血则极为罕见[22]。虽然出血是其罕见的临床表现,但是一旦发生出血,则再次出血的风险似乎比典型 AVM 更高[22]。

增殖性脑血管病最为典型的特征是混杂在异常血管之间为正常脑组织,血管周围的胶质增生非常轻微,在皮层下区域有新发的毛细血管生成。这意味着掺杂在 CPA "血管团"中的脑组织是功能性的,这与毛细血管扩张症中异常血管间的脑组织相似。在动态成像上早期引流静脉的缺如是区分增殖性脑血管病与典型 AVM 的关键。一个法国研究小组应用多因素分析血管构筑与出血风险的研究显示,动脉血管狭窄合并新生血管形成是降低出血风险的唯一因素。大脑增生性血管病中典型的动脉近端狭窄合并颅内新生血管形成解释了为何 CPA 的自然史中出血的风险显著的低于典型的 AVM。由于增殖性血管病的致病机制主要是由皮层缺血(灌注成像研究证实了这一点),因此有报道称通过间接血运重建即脑 - 硬脑膜 - 动脉血管融通术(EDAS)或钻孔手术可促进建立颈外动脉系统对脑组织的血供。

避免并发症及管理

脑动静脉畸形的外科手术治疗并发症是不可避免的。尽管目前报道的关于外科治疗 AVM 的并发症发生率和死亡率存在很大差异,但不可否认的是显微外科手术的完全闭塞率要优于栓塞术。关于 AVM 显微外科治疗的研究报道见表 10.2 :

表 10.2　已发表的显微外科系列的并发症和结果总结

研究及发表时间	病例数	年龄（平均值）	并发症发病率	完全闭塞率	SM 分级
Abad JM, 1983	70		11.0	81.4	
Jomin M, 1985	128		21.0	92.9	
Spetzler RF, 1986	100		4.0	100.0	I ~ V
Andrews BT, 1987	28	34	10.7	67.9	
Heros RC, 1990	153		8.4	100.0	I ~ V
Deruty R, 1993	64		18.8	93.7	I ~ V
Sisti MB, 1993	67		1.5	94.0	I ~ Ⅲ
Hamilton MG, 1994	120	36	8.3	100.0	I ~ V
O' Laorie SA, 1995	56	36	5.3	92.9	I ~ V
Tew JM, 1995	39	30	15.4	97.4	Ⅲ ~ V
Malik GM, 1996	156	33	14.7	95.8	
Schaller C, 1998	150	35	13.3		I ~ V
Pikus HJ, 1998	72		8.3	98.6	I ~ Ⅲ
Hassler W, 1998	191		11.0		I ~ V
Pik JHT, 2000	110	38	2.7	98.8	I ~ Ⅲ
Hartmann A, 2000	124	33	6.0		I , Ⅱ
Solomon RA, 2000	86		1.2	90.7	
Stapf C, 2002	240	34	1.7	93.8	
Morgan MK, 2004	220		1.4	98.6	I , Ⅱ
Lawton MT, 2005	224	38	7.1	98.0	I ~ V
Spears J, 2006	175	40	13.5		I ~ Ⅳ
Bradac O, 2013	74	40	1.4	97.3	I ~ Ⅳ
Theofanis T, 2014	264	38	7.8	100.0	I ~ V

术中出血：静脉损伤 / 牵拉损伤

　　由于 AVM 病变的特点，大部分的显微外科手术会面临术中出血的挑战，但通过详尽的手术计划及相应的手术技巧可以避免部分术中出血的问题。对于某些特定的病变可应用术前栓塞来减少术中出血的风险，并有助于手术全切。当术中 AVM 主引流静脉损伤时应尝试修复该静脉，特别是对缺乏其他引流静脉的病变。可能需要双极电凝、使用血管夹、轻柔压迫填塞，使用凝胶海绵或联合使用多种止血技术来维持静脉回流，直到阻断主体供血动脉的血流。在大量失血的情况下，使用自体血液回收系统是有帮助的。

　　通过显微镜下观察血管壁的厚度和搏动程度来区分动脉化的静脉与供血动脉，通常动脉的搏动程度更高。可用双极电凝或临时阻断夹暂时阻断血管以评估远端血管塌陷或颜色变化(动脉)与持续搏动(静脉)。结合实际手术操作,如临时阻断了静脉,则血管团搏动更强烈,反之阻断动脉后,畸形血管会因流量下降出现塌陷和颜色变深。

经纵裂入路时,为了减少对引流静脉的损伤应避免对脑组织的过度牵拉。损伤纵裂后部的引流静脉可能会造成静脉性梗死、偏瘫和顶叶综合征。过度牵拉 Labbe 静脉附近颞叶可导致静脉相关的脑组织损伤和严重的神经功能障碍。为了尽量减少静脉过度牵拉,在两个特定的脑区可切除部分脑组织以切除 AVM: ①部分切除胼胝体以切除深部的矢状面旁畸形和②切除部分颞下回以切除其深部 AVM[23]。在 AVM 切除过程中,降低血压控制术中出血的做法应慎重,由于正常的脑组织血管已经扩张以缓冲 AVM 的动静脉(AV)分流,而低血压可能会导致缺血事件的发生[24],因此,在控制出血时应谨慎考虑常规诱导的低血压。而在高流量、无法控制出血的极端情况下,方可将降低血压作为一种策略。

AVM 切除过程中出血

动脉出血时使用手动或自动牵开器获得充分视野后,使用双极精确电凝出血点或填塞止血通常可控制出血。随着继续向深部分离并切除 AVM,如果伴随着持续性出血可能表明未循边界切除,而是已经进入到畸形血管团中,此时需要术者重新评估畸形和正常脑组织之间的界面,适度扩大分离的范围,通常这样可以控制该类型的出血。控制分离边界处的深部穿支血供是 AVM 手术中最具挑战性的任务[24]。这些动脉极度扩张且管壁菲薄,针对这些血管使用双极电凝效果很差。这类血管的出血,填塞及压迫通常是无效的,并且可能会导致深部脑组织或脑室内血肿。因为此种血管破裂后会回缩至脑实质中并持续出血,因此细致地辨别寻找血管边缘是止血的关键。而循此血管继续找寻一段距离后,可能会发现更易被电凝烧灼的部分。

可采取一系列操作来控制这些血管的出血,如使用常规的迷你动脉瘤夹,特殊设计的显微血管夹,夹闭后使用双极对显露的血管沿切线方向进行电凝。Morgan 等人报道了 112 例 AVM 切除患者中有 24 例出现手术并发症,出血并发症占总并发症的 25%(5/24),包括 3 例术中致命出血、1 例致死性正常灌注压突破(NPPB)、1 例术中非致命出血。总的来说,80% 的出血并发症(4/5)是致命的[25]。

Yasargil 等报道接受 AVM 切除术的患者有 30%(124/414)需要输血。在这 124 名患者中,51% 的患者输血量不超过 500ml,31% 的患者输血量在 500~1 500ml 之间,19% 的患者输血量超过 1 500ml。6 例患者因失控的术中出血导致需要 >5 L 的输血量;其中 2 例死亡,4 例预后良好。

畸形残留

在 AVM 的切除过程中偶尔会存在子病灶与病变主体分离的情况。而残留的畸形可能是术中持续出血的原因。虽然术中即刻造影是检测畸形残留的最佳方法,当这种方式并不总是可行的。术中超声检查有助于发现 AVM 的残留[26]。通常子病灶会隐藏在病变主体周围的脑沟中,并由一到两根血管与主体相连。在术者感觉 AVM 已经完全切除后,检查术区时有时会发现一个隆起紧绷并且不规则的术区边缘,这通常代表畸形残留。常规将血压提升到高于术前血压 10～15mmHg,并在硬膜关闭前检查 15 分钟,也可以发现残留的 AVM,进而预防并发症及避免进一步的额外治疗。在我们中心,我们常规进行术中血管造影,以确保病灶完全切除,如果术中血管造影显示仍有动静脉分流的征象,我们会继续探查。

脑组织肿胀

神经外科手术过程中的脑肿胀绝不是 AVM 手术所特有的,病变的特殊病理生理学特点也给术者带来了额外的挑战。出现脑肿胀时首先应排除气管插管阻塞或呼吸机断开而导致的高碳酸血症。通过检查患者体位来排除静脉引流障碍。头部应高于心脏,注意不要过屈、过伸或过度旋转头部,以免造成颈静脉压迫,导致术中过多的出血、脑肿胀和损伤正常的脑实质。一旦上诉原因被排除,应立即除外 AVM 手术特有的并发症,包括隐匿性出血、脑室出血导致的梗阻性脑积水,以及自身调节功能障碍导致的脑水肿。

隐匿性出血

在伴有脑内血肿的破裂 AVM 患者中,部分 AVM 病灶可能术中未被显露,此部分病灶会在静脉引流受阻时发生出血,而这可能会导致无明显原因的术中脑肿胀。通常迅速扩大的血肿会破入前期切除的界面中,此时需要扩大包括血肿腔在内的切除范围,血肿清除后,必须继续向外围探查。这种出血的潜在后果包括局部压迫造成的脑组织损伤和在清除及控制出血过程中的血管损伤,此外血肿也有可能破入脑室系统而导致梗阻性脑积水。

梗阻性脑积水

许多 AVM 切除术术中需进入脑室,因此避免出血进入脑室而导致并发症是非常重要的。预防措施包括在切除过程中放置棉片以封堵脑室破口,并在关颅前对显露的脑室系统进行充分的冲洗以清除所有可见的血块。偶尔,脑室入血可能是隐匿性的,仅表现为广泛或局部脑肿胀,伴有心动过缓、突发性高血压或生命体征改变。没有充分显露 AVM 及周围结构而过早地进入脑室系统是此类出血的可能原因。当怀疑脑室出血时,必须立刻经室管膜打开脑室并清除血块。出血点必须严格显露并充分止血。

正常灌注压突破 / 静脉闭塞性充血

正常灌注压突破(normal perfusion pressure breakthrough, NPPB)是术中脑水肿的原因之一。这一概念最初由 Spetzler 和 Wilson 提出[27],之后受到了其他经验丰富的神经外科医生的质疑[28,29]。正常灌注压突破特征是急性大面积脑肿胀,环绕畸形周围的脑组织变得坚硬膨胀,并且脑组织边缘上形成有多个难以电凝控制的出血点。该理论认为,AVM 周围的脑组织因为长时间的盗血导致正常动脉的慢性扩张和自动调节功能的丧失。而当 AVM 切除后恢复正常灌注时,这些血管无法进行自动调节,从而使邻近的毛细血管扩张、迸裂形成脑水肿及出血。

术中正常灌注压突破通常发生在高流量分流离断后。治疗措施包括即刻行脑保护、通过苯巴比妥诱导脑电暴发抑制提高脑灌注压(CPP)(译者注:在维持全身平均动脉压的情况下)、硝普钠或尼卡地平降低全身动脉血压(收缩压 80 ~ 90mmHg)[28]。这些方法通常可以阻止脑水肿的进一步扩散,进而为关颅创造条件。出血脑组织应在绝对止血的条件下随着 AVM 一起切除,应通过术中血管造影证实畸形病灶完全切除。NPPB 的发生率在 1% ~ 2% 之间,不同的报道中其死亡率为 0 ~ 100%[30,31]。

术后 24 小时使用巴比妥类药物维持镇静状态,并使用药物降低 ICP。任何不明原因的病情变化时均需行头部 CT 检查。如果 CT 显示颅内情况无进一步恶化,接下来的 12 ~ 24 小时内在控制 ICP 及血压平稳的前提下停用降压药。随后 24 小时患者可以停用巴比妥类药物。

预防正常灌注压突破的发生在某种意义上讲是最好的治疗方法。高流量瘘型的血流很少直接进入邻近的脑组织是预测这种情况发生的影像学特点。通过分期治疗和 / 或使用血管内栓塞技术是较为有效的预防措施。从理论上讲,随着高流量分流的逐渐减少,这种治疗方式可以逐步的恢复血管的自动调节功能。

术后出血 / 脑水肿

"AVM 残留"是术后出血最常见的原因,而位于主体病灶旁脑沟内的子病灶则是导致畸形残留的最常见的原因之一。在尝试沿血管内栓塞材料的界面进行主体病灶切除时,通常会发现并切除残留的畸形。有报道称 AVM 切除后造影证实有畸形残留的病例约占 17%,这是导致 AVM 切除术后即刻及迟发型再出血的原因,约有 40% ~ 50% 畸形切除术后再次出血的患者需要再次行手术探查[31]。

正常灌注压突破是一种罕见的术后出血原因。梅奥医学中心报道了在其 295 例接受 AVM 切除术患的者中有 6.4% 的患者发生了"静脉闭塞性充血",这是一种偶见于高流量 AVM 切除术后,无其他原因可解释的脑出血或水肿现象[32]。这些患者的术后造影显示,AVM 供血动脉及其分支血流减慢,并且术区可见静脉回流受损。作者假设,因动脉系统中瘀滞的血流产生的低灌注使局部脑组织缺血,并导致出血和 / 或水肿,并且由于静脉回流受阻加剧了这一过程。这导致了一个充血,肿胀,进一步动脉瘀滞的恶性循环。

早期诊断,积极的药物和手术治疗处理 AVM 术后的出血并发症是至关重要的,这可以保证 AVM 治疗过程中最低的死亡率及致残率。

血栓形成

血栓于供血动脉主干内逆向形成是术后迟发型神经功能障碍的原因。高龄、AVM 体积大、血管扩张明显、供血动脉延长是出现此类并发症的潜在原因。

癫痫

文献回顾显示, 27%～38% 的 AVM 患者在治疗前有癫痫的症状, 而 4%～30% 的患者在治疗后仍有癫痫发作 [24,33]。大多数 AVM 相关的癫痫可通过抗癫痫药物得到有效控制, 而 AVM 位于致癫痫区域的患者应常规使用抗癫痫药进行预防性治疗。约 18% 的患者通过阻断或栓塞供血动脉后, 癫痫症状消失 [34]。完全切除 AVM 可使约 56% 的患者癫痫发作消失。AVM 切除术联合癫痫治疗术可以使高达 75% 的患者癫痫发作消失 [35,36]。

畸形残留／再生

血管造影证实的 AVM 全切后再生是有报道的。Yasargil 等人 [3] 报道了 5 例 AVM 全切患者, 在初次手术后 1～7 年再生并需再次手术治疗。其中 4 例患者在发现再生之前发生了再出血。Patterson 等人 [37] 和 Forster 等人 [38] 分别报道了一例 AVM 全切后迟发型再出血的病例。Lavine 等报道了两例滥用可卡因和脱氧麻黄碱的患者在畸形全切并恢复良好后的情况下出现再出血, 这两例患者的再生及再出血被认为是由于药物滥用而导致的。

总　结

合适的病例选择、并存疾病的评估、风险分层、结合自然病史做出治疗合理性的抉择以及治疗方案的决策分析对避免并发症都是至关重要的。每个患者均应进行个体化的评估, 并由包括神经外科、血管内治疗神经外科、放射外科和重症监护等专业的多学科综合治疗团队进行讨论。即使对于拥有丰富 AVM 治疗经验的脑血管病神经外科医生, 并发症亦是无法避免的。因此熟悉相关并发症, 保持高度警觉, 早期发现和及时有效的处理是显微神经外科治疗这一类疾病能取得良好预后至关重要的条件。

（方伟 译　屈延 审）

参考文献

1. Perret G, Nishioka H. Report on the cooperative study of intracranial aneurysms and subarachnoid hemorrhage. Section VI. Arteriovenous malformations. An analysis of 545 cases of cranio-cerebral arteriovenous malformations and fistulae reported to the cooperative study. J Neurosurg. 1966;25(4):467–90. https://doi.org/10.3171/jns.1966.25.4.0467.
2. Schlachter LB, Fleischer AS, Faria MA, Tindall GT. Multifocal intracranial arteriovenous malformations. Neurosurgery. 1980;7(5):440–4.
3. Yasargil M. Microneurosurgery IIIB: AVM of the brain. New York: Thieme; 1998.
4. Hofmeister C, Stapf C, Hartmann A, et al. Demographic, morphological, and clinical characteristics of 1289 patients with brain arteriovenous malformation. Stroke. 2000;31(6):1307–10.
5. Wilkins RH. Natural history of intracranial vascular malformations: a review. Neurosurgery. 1985;16(3):421–30.
6. Ondra SL, Troupp H, George ED, Schwab K. The natural history of symptomatic arteriovenous malformations of the brain: a 24-year follow-up assessment. J Neurosurg. 1990;73(3):387–91. https://doi.org/10.3171/jns.1990.73.3.0387.
7. Willinsky RA, Lasjaunias P, Terbrugge K, Burrows P. Multiple cerebral arteriovenous malformations (AVMs). Review of our experience from 203 patients with cerebral vascular lesions. Neuroradiology. 1990;32(3):207–10.
8. Hernesniemi JA, Dashti R, Juvela S, Väärt K, Niemelä M, Laakso A. Natural history of brain

arteriovenous malformations: a long-term follow-up study of risk of hemorrhage in 238 patients. Neurosurgery. 2008;63(5):823–829.; Discussion 829–831. https://doi.org/10.1227/01. NEU.0000330401.82582.5E.

9. da Costa L, Thines L, Dehdashti AR, et al. Management and clinical outcome of posterior fossa arteriovenous malformations: report on a single-centre 15-year experience. J Neurol Neurosurg Psychiatry. 2009;80(4):376–9. https://doi.org/10.1136/jnnp.2008.152710.

10. Gross BA, Du R. Natural history of cerebral arteriovenous malformations: a meta-analysis. J Neurosurg. 2013;118(2):437–43. https://doi.org/10.3171/2012.10.JNS121280.

11. Graf CJ, Perret GE, Torner JC. Bleeding from cerebral arteriovenous malformations as part of their natural history. J Neurosurg. 1983;58(3):331–7. https://doi.org/10.3171/jns.1983.58.3.0331.

12. Brown RD, Wiebers DO, Forbes G, et al. The natural history of unruptured intracranial arteriovenous malformations. J Neurosurg. 1988;68(3):352–7. https://doi.org/10.3171/jns.1988.68.3.0352.

13. Crawford PM, West CR, Chadwick DW, Shaw MD. Arteriovenous malformations of the brain: natural history in unoperated patients. J Neurol Neurosurg Psychiatry. 1986;49(1):1–10.

14. Mohr JP, Parides MK, Stapf C, et al. Medical management with or without interventional therapy for unruptured brain arteriovenous malformations (ARUBA): a multicentre, non-blinded, randomised trial. Lancet. 2014;383(9917):614–21. https://doi.org/10.1016/S0140-6736(13)62302-8.

15. Kondziolka D, McLaughlin MR, Kestle JR. Simple risk predictions for arteriovenous malformation hemorrhage. Neurosurgery. 1995;37(5):851–5.

16. Brown RD. Simple risk predictions for arteriovenous malformation hemorrhage. Neurosurgery. 2000;46(4):1024.

17. Jafar JJ, Rezai AR. Acute surgical management of intracranial arteriovenous malformations. Neurosurgery. 1994;34(1):8–12. Discussion 12–13.

18. Heros RC, Korosue K, Diebold PM. Surgical excision of cerebral arteriovenous malformations: late results. Neurosurgery. 1990;26(4):570–7. Discussion 577–8.

19. Beecher JS, Vance A, Lyon KA, et al. 359 Delayed treatment of ruptured arteriovenous malformations: is it ok to wait? Neurosurgery. 2016;63(Suppl 1):206. https://doi.org/10.1227/01. neu.0000489848.55193.2e.

20. Goyal N, Hoit D, Elijovich L. Spontaneous thrombosis of a ruptured brain arteriovenous malformation: the argument for early conservative management. Interv Neurol. 2015;3(3–4):122–8. https://doi.org/10.1159/000381035.

21. Wallace RC, Bourekas EC. Brain arteriovenous malformations. Neuroimaging Clin N Am. 1998;8(2):383–99.

22. Lasjaunias PL, Landrieu P, Rodesch G, et al. Cerebral proliferative angiopathy clinical and angiographic description of an entity different from cerebral AVMs. Stroke. 2008;39(3):878–85. https://doi.org/10.1161/STROKEAHA.107.493080.

23. Heros RC. Brain resection for exposure of deep extracerebral and paraventricular lesions. Surg Neurol. 1990;34(3):188–95.

24. Lavine S, Giannotta S. Surgical complications. In: Stieg P, Batjer HH, Samson DS, editors. Intracranial arteriovenous malformations. New York: Informa Healthcare; 2007.

25. Morgan MK, Rochford AM, Tsahtsarlis A, Little N, Faulder KC. Surgical risks associated with the management of grade I and II brain arteriovenous malformations. Neurosurgery. 2004;54(4):832–7. Discussion 837–839.

26. Martin N, Doberstein C, Bentson J, Vinuela F, Dion J, Becker D. Intraoperative angiography in cerebrovascular surgery. Clin Neurosurg. 1991;37:312–31.

27. Spetzler RF, Wilson CB, Weinstein P, Mehdorn M, Townsend J, Telles D. Normal perfusion pressure breakthrough theory. Clin Neurosurg. 1978;25:651–72.

28. Day AL, Friedman WA, Sypert GW, Mickle JP. Successful treatment of the normal perfusion pressure breakthrough syndrome. Neurosurgery. 1982;11(5):625–30.

29. Wilson CB, Hieshima G. Occlusive hyperemia: a new way to think about an old problem. J Neurosurg. 1993;78(2):165–6. https://doi.org/10.3171/jns.1993.78.2.0165.

30. Heros RC, Korosue K. Deep parenchymous lesions. In: Apuzzo M, editor. Brain surgery. Complication avoidance and management. New York: Churchill Livingstone; 1990.

31. Drake CG. Cerebral arteriovenous malformations: considerations for and experience with surgical treatment in 166 cases. Clin Neurosurg. 1979;26:145–208.

32. al-Rodhan NR, Sundt TM, Piepgras DG, Nichols DA, Rüfenacht D, Stevens LN. Occlusive hyperemia: a theory for the hemodynamic complications following resection of intracerebral arteriovenous malformations. J Neurosurg. 1993;78(2):167–75. https://doi.org/10.3171/jns.1993.78.2.0167.

33. Weinand M. In: Carter L, Spetzler RF, Hamilton MG, editors. Arteriovenous malformations and epilepsy. New York: McGraw-Hill; 1995.

34. Luessenhop AJ, Presper JH. Surgical embolization of cerebral arteriovenous malformations through internal carotid and vertebral arteries. Long-term results. J Neurosurg. 1975;42(4):443–

51. https://doi.org/10.3171/jns.1975.42.4.0443.

35. Nornes H, Lundar T, Wikeby P. Cerebral arteriovenous malformations; results of microsurgical management. Acta Neurochir. 1979;50(3–4):243–57.

36. Adelt D, Zeumer H, Wolters J. Surgical treatment of cerebral arteriovenous malformations. Follow-up study of 43 cases. Acta Neurochir. 1985;76(1–2):45–9.

37. Mckissock W, Paterson JH. A clinical survey of intracranial angiomas with special reference to their mode of progression and surgical treatment: a report of 110 cases. Brain J Neurol. 1956;79(2):233–66.

38. Forster DM, Steiner L, Håkanson S. Arteriovenous malformations of the brain. A long-term clinical study. J Neurosurg. 1972;37(5):562–70. https://doi.org/10.3171/jns.1972.37.5.0562.

第11章　颅后窝动静脉畸形

后颅窝动静脉畸形手术核对表	
手术所需物品准备	手术步骤
手术器械 麻醉准备 　•动脉导管 　•甘露醇 　•ICG（必要时） 　•输血（必要时） 放射准备 　•C臂机 　•术中血管造影 神经外科准备 　•显微镜 　•神经导航装置 　•显微解剖器械 　•自动滴水双极电凝镊 　•动脉瘤夹（临时阻断夹和永久动脉瘤夹）	术前准备工作 　•从术前MRI和DSA判断入路角度 头位及体位 　•根据病灶摆放头位及体位：如果是位于小脑蚓部或小脑半球使用俯卧位，如果以脑桥小脑角为入路使用公园长椅位。 　•必要时使用术中导航 AVM切除 　•扩大骨窗至枕骨大孔，打开枕大池，释放小脑压力 　•解剖蛛网膜暴露皮质表面的所有供血动脉和引流静脉 　•通过分离AVM巢与周围正常脑组织，环绕式分离AVM 　•电凝供血动脉的同时保留主要引流静脉到最后 　•阻断所有供血动脉后再彻底阻断引流静脉 　•术中血管造影确认AVM是否完全切除 　•止血

避免并发症流程图

并发症	原因	补救措施	避免方法
术后出血	AVM残留	二次手术或补救性介入治疗	术中DSA确认AVM完全闭塞
	术中止血不充分	重返手术或补救性介入治疗	术中仔细止血
	正常灌注压突破	重返手术或补救性介入治疗	术前血流动力学评估 如出血风险高，考虑术前采取分期栓塞
梗死	术中阻断邻近动脉	无	详细了解血管构筑以区分非供血动脉

引言

后颅窝动静脉畸形（posterior fossa arteriovenous malformations,pAVM）或幕下AVM发病率仅占所有AVM的7%～15%[1-3]。这些AVM病程中具有更高的出血风险，且因接近脑干和脑神经等重要功能结构而易导致更多的手术并发症。

后颅窝AVM主要包括小脑AVM和脑干AVM,也有一部分学者将脑桥小脑角（cerebellopontine angle, CPA)AVM纳入其中[4]。 尽管解剖上同属于后颅窝AVM,但小脑

表 11.1 后颅窝动静脉畸形的分类

分类名称	部位	供血动脉	脑神经
中脑	中脑	SCA	IV 和 V
脑桥	脑桥	SCA/AICA/PICA	VI，VII，VIII
延髓	延髓	PICA	IX，X，XI，XII
枕下	小脑枕下部表面	PICA	IX，X，XI，XII
岩部	小脑岩骨部表面	AICA	VII VIII
幕下	小脑天幕下表面	SCA	IV 和 V
蚓部	小脑蚓部	SCA/PICA	–
扁桃体部	小脑扁桃体部	PICA	–

SCA，小脑上动脉；AICA，小脑前下动脉；PICA，小脑后下动脉。

AVM 和脑干 AVM 的术前评估方案、治疗策略、手术入路、术后护理和相关并发症均存在差异，因此需要分开单独讨论。一般来说，小脑半球浅表部位的 AVM 具有较低的风险，可以较安全地进行手术切除；相反，小脑半球深部的 AVM 及脑干 AVM 术后并发症发生风险明显较高，更倾向采用放射外科手术或介入栓塞治疗[2]。

在脑干和小脑两大分类的基础上，pAVM 可以根据病灶的特定位置进一步分类。在 Almeida 等人的一篇综述文章中，作者将 pAVM 分为八个不同的组，阐明了每个亚组与受影响的脑神经之间的解剖关系。分类方案见表 11.1[2]。

临床表现

出血是 pAVM 患者最常见的临床表现。许多研究显示，与所有类型 AVM 患者 20%～50% 的总出血风险相比[5]，pAVM 患者的出血风险高达 63.9%～92%[1, 6, 7]。由于 pAVM 患者的其他症状，如癫痫发作较少见，因此一些研究将 pAVM 患者的高出血风险归因于抽样偏差[2, 6, 7]。不管 pAVM 的病因学为何，我们都要高度关注 pAVM 的高出血风险。因为后颅窝血肿能扩大的范围较局限，靠近重要的解剖结构，而且血肿压迫产生的梗阻性脑积水可导致神经系统损害迅速加重，需要立即进行神经外科干预。急性后颅窝出血引起的占位效应导致的脑疝和脑干压迫比幕上出血更常见，并且可能是灾难性的（图 11.1）。此外，幕下血肿直接压迫第四脑室常合并梗阻性脑积水，如并发脑室内出血（intraventricular hemorrhage, IVH）可引起中脑导水管或第四脑室铸型。由于幕下颅内压显著升高，后循环血管受压，也可导致脑梗死。

pAVM 与幕上 AVM 相比，癫痫通常是后者最常见的表现，其次是出血，而 pAVM 患者很少出现癫痫；相反，在所有未破裂的 pAVM 患者中，约 28% 出现进行性神经功能障碍[7]。pAVM 患者出血脑神经麻痹的原因可能是病灶的占位效应，或是由于高流量 AVM 的盗血现象引起的缺血发作。受影响的脑神经与 AVM 的位置密切相关，如表 11.1 所示。也可能出现其他不典型的症状，如头痛、平衡障碍、虚弱等，这些表现相对少见。

出血自然史及危险因素

几项针对 pAVM 出血自然史的研究显示，其每年的出血率为 4.7%～11.6%[2, 6-8]，明

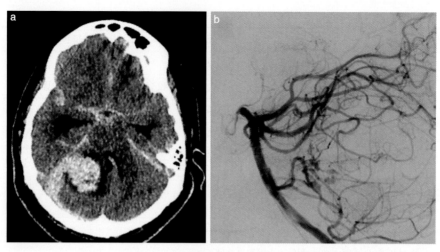

图 11.1 （a）56 岁女性的轴位 CT，表现为大半球脑出血合并脑室内出血和蛛网膜下腔出血，周围水肿导致第四脑室左移位和幕上脑积水伴颞角扩张。（b）随后的 DSA 显示一个由小脑前下动脉供血的小（1.5cm）AVM 病灶

显高于一般人群中 AVM 出血的风险（每年 2%～4%），这表明 pAVM 的确比幕上 AVM 更容易破裂出血。虽然其机制尚不清楚，但有人提出，pAVM 患者深静脉引流和静脉流出道迂曲的发生率更高可能导致其破裂的风险增加。与其他部位的 AVM 相似，其出血风险可因患者临床特点和血管构筑特征不同而发生显著改变。这些因素包括既往的破裂史、颅内或巢前动脉瘤的压力、静脉狭窄或扩张以及病灶位置深度 [6]。了解这些因素的影响对于评估 pAVM 的总体出血风险至关重要，并可能在治疗的决策过程中发挥关键作用。

处理策略和预后概述

治疗的主要目的是消除出血的风险，同时保持患者的功能状态。由于 AVM 的异质性，应由多学科团队来制定治疗策略，并鼓励对每个患者采用个体化的疗法。对于破裂出血的患者或认为有高出血风险的患者，必须进行积极的治疗。多模态的治疗方法可以包括单一行血管内栓塞或放射手术，也可以同时采用多种疗法。当 AVM 位于脑重要结构、Spetzler-Martin 评分高以及患者功能状态不佳时，提示治疗预后差。如果患者出血风险较低，可以考虑采取保守治疗以避免对患者造成医源性伤害。相反，对于高危患者，如果治疗收益大于风险，则需要以放射外科手术作为首选方式进行积极的治疗。几项研究发现对术前功能状态良好的 pAVM 患者治疗效果令人满意，即使在手术风险较高的老年患者中也获得了良好的疗效 [1, 9]。应该强调的是，如果没有绝对手术禁忌证，应合理降低 pAVM 患者开始治疗的门槛，因为这类患者出血的后果可能是灾难性的。

巢前动脉瘤的存在使治疗过程复杂化，应谨慎评估 AVM 和动脉瘤的相对破裂风险，以确定分阶段治疗的顺序。文献表明，巢前动脉瘤既有自身出血的风险，又增加了 AVM 出血的风险。因此，对于血管造影证实同时具有 AVM 和巢前动脉瘤的蛛网膜下腔出血（subarachnoidhemorrhage, SAH）患者，应怀疑动脉瘤出血。此外，即使出现孤立性脑出血（ICH），在断定主要出血来源是 AVM 之前，也应考虑来自巢前动脉瘤的出血可能。

准确识别出血来源对于选择最佳治疗方案至关重要。如果 AVM 的出血风险比巢前动脉瘤高,则应采取 AVM 优先策略,并且经常有报道称与流量相关的动脉瘤在 AVM 闭塞后会自发闭塞。相反,如果动脉瘤破裂风险较高,则应首先对其进行治疗。由于血管治疗可在一次治疗过程中同时进行 AVM 术前栓塞和动脉瘤闭塞,因此经常被采用。值得注意的是,一些文献明确指出,小脑后下动脉(PICA)供血的 AVM 的动脉瘤出血发生率更高[10]。在这些情况下,需在对 AVM 进行治疗之前确保动脉瘤的安全。

治疗结果受多种因素影响,例如治疗方式,pAVM 的位置以及病变的 Spetzler-Martin 分级。对于小脑 AVM,手术治疗可达到 92% ~ 100% 的闭塞率,并有 75% ~ 80% 的良好预后。对于脑干 AVM,外科手术系列报道的闭塞率为 70% ~ 80%,致残率为 22% ~ 25%,而放射外科系列报告的三年闭塞率为 43.8% ~ 73%,其中 73.3% ~ 95% 的患者的临床状况有所改善或保持不变[11, 12]。对于 Spetzler-Ponce B 级或 C 级(Spetzler Martin 3 ~ 5 级)的 pAVM,手术闭塞率低至 52%。根据报告总体治疗后死亡率约为 7.7%,而致残率为 16.3%[7,13]。

治疗概述

pAVM 的显微外科切除术

术前评估

显微外科手术切除是 pAVM 最常用的治疗方法。术前评估包括磁共振成像(MRI)和数字减影血管造影(DSA)。其中,DSA 被认为是诊断和评价 AVM 血管构筑的“金标准”。超选择性 DSA 通常是在评估过程中进行的,以提供病灶的动脉像视图,定位和呈现供血动脉和引流静脉,并识别颅内动脉瘤。这些信息对于制定动静脉畸形手术策略和确定术前是否需要栓塞至关重要。因为 pAVM 可能同时由颈外血管供血,偶尔还需要行颈外动脉造影。除了 DSA 之外,CT 血管成像(CTA)和磁共振血管成像(MRA)是次要选择,并且很可能在 DSA 之前就已经进行了。三维锥形束 CT(3D-CBCT)是一种能同时进行动、静脉期成像的 CT 薄层增强扫描,是 DSA 的良好辅助手段,有助于放射外科治疗计划的制定。脑磁共振成像对于定位、确定病灶与脑室和软脑膜表面的关系是必不可少的,对于发现伴发的无症状脑出血具有高度的敏感性和特异性,而伴发出血是进行治疗的决定性因素。MRI 检查结合 DSA,优点是能够评估病灶与重要功能结构之间的解剖关系。

术中辅助手段

术中辅助手段包括监测脑干躯体感觉诱发电位(somatosensory-evokedpotentials,SSEP)和脑干听觉诱发电位(brainstem auditory-evoked potentials, BAEP)。肌电图(electromyography, EMG)和直接刺激可用于确定手术操作的安全范围。神经导航在手术的早期阶段,如开颅时确定静脉窦的位置,可能是有帮助的;pAVM 由于有足够的解剖标记和脑脊液释放引起的脑转移,术中神经导航作用较小,但可用于确定小脑深部病灶的边界。强烈建议在术中或术后行 DSA 检查,以确定显微外科手术是否完全切除 AVM。

显微外科技术

开颅手术治疗 pAVM 有助于充分暴露病灶,增加导航在手术路径的工作距离。手术入路的选择取决于病灶的位置。对于包括蚓部或扁桃体小脑在内的中线和旁中线病变,通常采用从枕骨到 C1 的后正中入路。对于后外侧病变,如小脑半球或脑桥外侧 AVM,可通过扩大乙状窦后入路进行手术。乙状窦后入路伴 / 不伴远侧拓展,可用于 CPA AVM 或脊髓 AVM,小脑上入路可用于邻近小脑幕的浅层 AVM 和中脑后部 AVM。所有经后入路手术,均应特别注意横窦和乙状窦的位置,以避免意外损伤。建议术中都打开枕骨大孔,以便于打开枕大池蛛网膜,以松弛小脑。

病灶切除应遵循其他部位 AVM 切除的相同一般原则。充分的暴露,细致的显微解剖,严密的止血,螺旋式渐进,以及在病灶切除前重点保护主要静脉引流,这对于全切病灶同时尽量减少术中并发症至关重要。如有可能,应避免固定牵拉脑组织,以防止脑神经大范围的牵拉。在切除过程中,预先用明胶海绵填塞大的硬膜下间隙,以防止血液扩散到后颅窝和颈椎硬膜下间隙,从而降低继发性脑积水的风险。术中仔细鉴别供血动脉和引流静脉是避免静脉引流过早中断的第一步,也是关键的一步。手术入路常见表浅、动脉化的扩张静脉,应小心地将其与蛛网膜分离,并轻轻地从术区中心移开。对可疑的、可能给病灶供血的动脉,可以用小的临时夹,有助于识别供血动脉和防止血管损伤。一旦确定,应该锐性分离供血动脉,并以电凝确实闭塞血管。值得注意的是,由于供血动脉穿支缺乏平滑肌层,电凝止血,往往并非最佳选择,可以应用永久性动脉瘤夹,确保完全夹闭。尽管如此,由于幕下脑组织对血肿的代偿空间非常有限,pAVM 切除术中,必须要彻底止血。结合使用双极电凝、填塞压迫和动脉瘤夹,可以达到满意的止血效果。病灶与脑组织的分离应遵循螺旋式渐进的原则。病灶边缘可通过区分正常实质和胶质组织或以前出血的含铁血黄素沉积来确定。确认阻断所有供血动脉,然后断开所有主要引流静脉,最后安全地切除病灶。

pAVM 的放射外科治疗

放射外科是 pAVM 除外科手术之外的首选治疗方法。经放射外科治疗 5 年后,pAVM 的总体闭塞率达到 75% ~ 80%。然而,考虑到在开始治疗到血管闭塞的间隔期,出血风险将持续存在(1% ~ 3.6%)[8,14],如果外科手术风险可接受,放射治疗仍是次要选择。在放射治疗前,首先要将高分辨率轴位 MRI 和 Dyna-CT 注册到治疗计划系统,以勾勒治疗靶点。治疗边界应仔细制定并确认,避免照射重要结构。最佳治疗计划的制定涉及神经外科和放射肿瘤学的多学科努力。pAVM 的治疗通常通过使用伽马刀或射波刀(CyberKnife)进行立体定向放射治疗,单次治疗的中位剂量约为 18 ~ 21Gy。由于多项研究表明对已栓塞患者进行放射外科手术,AVM 的闭塞率降低,因此用于 AVM 的放射外科手术前栓塞术的实用性存在争议。

pAVM 的血管内栓塞

血管内栓塞术通常被认为是外科手术和放射外科治疗的非确定性辅助疗法。血管内栓塞主要用于消除高流量供血动脉或位于深部的 AVM,以避免术中灾难性的出血。此外,对于伴有巢前动脉瘤的 AVM,在进行外科手术之前,可在栓塞过程中同时治疗动脉瘤和 AVM。栓塞剂包括 N- 丁基氰基丙烯酸酯(NBCA)和乙烯 - 乙烯醇共聚物(Onyx)。在极少数情况下,可以使用弹簧圈来减慢动脉内流量。迄今为止,由于闭塞率低、再出血和 AVM 再通等高风险,pAVM 的栓塞治疗仍存在争议。因此,介入栓塞的目的应与预防出血和保持功能状态的主要治疗目标保持一致,不建议积极追求用栓塞消除具有良好外科手术或放射外科手术指征的所有畸形团。

并发症的预防

出血是最可怕的术后并发症。后颅窝进行性出血可迅速超过后颅窝容纳能力,并可因快速的脑干压迫和灾难性的脑疝而导致临床预后不良。由于第四脑室或导水管铸型及阻塞,脑积水也可能与 IVH 并发。在外科手术患者中,出血的原因很可能是病变残留,但也可能是由于术中止血不充分或大 AVM 切除后"正常灌注压力突破"(NPPB)引起的出血。因此,预防术后出血需要解决所有潜在的出血机制。残留 AVM 可能是由于 AVM 切除不完全所致,也可能是由于术中判断无法是否安全切除的部分 AVM 残留所致。在这两种情况下,术前通过 DSA 检查对 AVM 血管结构以及与周围关键结构的关系进行彻底的评估,为手术做好准备,可显著降低不完全切除的可能性。术中 DSA 可明确 AVM 有无完全切除,是术中检测残余 AVM 的最佳方式。如果由于患者的体位而无法进行术中血管造影,则术后立即进行血管造影是很重要,若发现 AVM 残留,可以返回手术室切除残留病变。对于其他原因的出血,应进行严格的止血,对于大型 AVM,应考虑分期切除或术前栓塞以防止 NPPB 性出血。切除后关颅前,应短暂地中度提高血压以验证止血效果。建议术后严格控制血压,以防止术腔出血。

术后缺血性事件也可能是由于术中过路动脉的损伤引起的。因此,在术中识别这些动脉并避免医源性损伤是至关重要的。根据抗血管痉挛治疗方案,对破裂 AVM 患者进行积极的抗血管痉挛干预,可以预防血管痉挛引起的局部缺血。应避免长时间的固定牵拉,以降低脑神经损伤的风险。

并发症处理

引起神经功能恶化或有此风险的术后大出血,需要迅速清除血肿,并可能需要行枕下颅骨去除减压术。如果怀疑出血源为残留的 AVM,则在血肿清除期间可以尝试将其切除。仔细检查术腔的出血源和积极止血对于避免再次出血至关重要。如果合并有 IVH 并怀疑并发脑积水,则侧脑室穿刺外引流手术的指征应放宽。对于进一步切除残留 AVM 存在高风险的情况,应考虑进行术后放射外科手术以彻底清除。

结　论

后颅窝 AVM 仅占 AVM 人群的一小部分,并且由于其靠近关键的脑结构、较深的位置以及可能具有进展性的临床过程而难以管理。另外,由于后颅窝的空间有限,因此与幕上 AVM 出血相比,pAVM 的出血并发症一般更难以耐受。因此,为成功处理 pAVM,需要了解疾病的自然病史,全面评估 pAVM 的血管构筑以及与后颅窝关键解剖结构的关系,仔细评估每种治疗方式相关的风险和收益。治疗策略应由包括神经外科医生、神经血管介入外科医生和放射肿瘤学家在内的多学科团队共同制定。患者管的纵向理可能需要物理治疗师和神经科医生共同参与。对于风险在可接受范围的患者,手术切除是此类的患者的最佳治疗方式,并且可以通过精细的手术技术、充分地止血和术中 DSA 来确保 AVM 完全闭塞,从而避免术后出血。术前栓塞在某些情况下可用于减少动脉供血血管的数量和病变大小,以优化手术效果。立体定向放射外科手术也可以对非手术切除患者达到令人满意的闭塞率。最后,部分 pAVM 患者可能无需干预即可更好地生活。在开展治疗计划之前,应预测各种治疗方法相关的潜在并发症,以便尽一切努力避免此类并发症。

(林福鑫 译 郭东生 审)

参考文献

1. Yang W, Wang JY, Caplan JM, et al. Predictors of functional outcome following treatment of posterior fossa arteriovenous malformations. J Clin Neurosci. 2015;22(2):357–62. https://doi.org/10.1016/j.jocn.2014.08.007.

2. Almeida JP, Medina R, Tamargo RJ. Management of posterior fossa arteriovenous malformations. Surg Neurol Int. 2015;6:31. https://doi.org/10.4103/2152-7806.152140.

3. da Costa L, Thines L, Dehdashti AR, et al. Management and clinical outcome of posterior fossa arteriovenous malformations: report on a single-centre 15-year experience. J Neurol Neurosurg Psychiatry. 2009;80(4):376–9. https://doi.org/10.1136/jnnp.2008.152710.

4. Drake CG, Friedman AH, Peerless SJ. Posterior fossa arteriovenous malformations. J Neurosurg. 1986;64(1):1–10. https://doi.org/10.3171/jns.1986.64.1.0001.

5. Brown RD, Wiebers DO, Forbes G, et al. The natural history of unruptured intracranial arteriovenous malformations. J Neurosurg. 1988;68(3):352–7. https://doi.org/10.3171/jns.1988.68.3.0352.

6. Arnaout OM, Gross BA, Eddleman CS, Bendok BR, Getch CC, Batjer HH. Posterior fossa arteriovenous malformations. Neurosurg Focus. 2009;26(5):E12. https://doi.org/10.3171/2009.2.FOCUS0914.

7. Batjer H, Samson D. Arteriovenous malformations of the posterior fossa. Clinical presentation, diagnostic evaluation, and surgical treatment. J Neurosurg. 1986;64(6):849–56. https://doi.org/10.3171/jns.1986.64.6.0849.

8. Bowden G, Kano H, Tonetti D, Niranjan A, Flickinger J, Lunsford LD. Stereotactic radiosurgery for arteriovenous malformations of the cerebellum. J Neurosurg. 2014;120(3):583–90. https://doi.org/10.3171/2013.9.JNS131022.

9. Yang W, Porras JL, Hung AL, et al. Risk of hemorrhage in patients over age 60 with arteriovenous malformations (AVMs). J Clin Neurosci. 2016. https://doi.org/10.1016/j.jocn.2016.05.010.

10. Kaptain GJ, Lanzino G, Do HM, Kassell NF. Posterior inferior cerebellar artery aneurysms associated with posterior fossa arteriovenous malformation: report of five cases and literature review. Surg Neurol. 1999;51(2):146–52.

11. Kurita H, Kawamoto S, Sasaki T, et al. Results of radiosurgery for brain stem arteriovenous malformations. J Neurol Neurosurg Psychiatry. 2000;68(5):563–70. https://doi.org/10.1136/jnnp.68.5.563.

12. Yang W, Porras JL, Garzon-Muvdi T, et al. Management outcome of brainstem arteriovenous malformations (AVMs): the role of radiosurgery. World Neurosurg. 2016;94:64–72. https://doi.org/10.1016/j.wneu.2016.06.082.

13. Han SJ, Englot DJ, Kim H, Lawton MT. Brainstem arteriovenous malformations: anatomical subtypes, assessment of "occlusion in situ" technique, and microsurgical results. J Neurosurg. 2015;122(1):107–17. https://doi.org/10.3171/2014.8.JNS1483.

14. Yang W, Hung AL, Caplan JM, et al. Delayed hemorrhage after treatment of brain arteriovenous malformations (AVMs). World Neurosurg. 2016;87:98–109. https://doi.org/10.1016/j.wneu.2015.11.057.

第 12 章　海绵状血管畸形

Cameron M. McDougall, Babu G. Welch, and H. Hunt Batjer

海绵状血管畸形手术核对表

设备需求	程序步骤
外科准备 • 最好具备神经导航功能的手术显微镜 • 带直视和倾斜视角的神经内镜 • 带灯双极钳 ± 带灯牵开器 • 长器械(吸引器,显微双极,显微剪刀) • 超声(用于脊柱病变) • 双极和单极刺激器 **麻醉准备** • 甘露醇 • 动脉导管 • 与神经生理学的相关合作 • 气管插管 • 监测 $EtCO_2$ • 给予围手术期抗生素 • 预防性升温 • 压力点适当敷料包扎 • 中心静脉 / 经胸心脏超声(坐位) **神经生理学** **神经介入医师** • 短潜伏期躯体感觉诱发电位(SSEP) • 运动诱发电位(MEP) • 脑干听觉诱发电位(BAER) • 脑神经监测 • 必要时行脑皮层电图(ECoG)监测 **神经外科医生** • 无框立体定向导航	**开颅手术** • 基于手术入路充分暴露 • 细致的止血 • 在打开硬膜切前进行立体定位检查 • 脑脊液引流、减低颅内压 **分离蛛网膜下腔** • 仔细分离蛛网膜,最大限度地暴露脊髓 / 室管膜表面以进入靶区 • 必要时移动神经血管结构;注意静脉瘤 • 神经生理电刺激刺激以识别结构 • 仔细检查是否有任何软膜变色 / 异常 • 通过神经导航确认入点 **病变切除** • 锐性解剖软膜 / 假包膜 • 通过轻柔地拉伸组织纤维扩大海绵状血管畸形(CM)的暴露 • 不要切除脑干和深部病变中的假包膜 • 脑干和深部病变深谨慎使用双极 • 轻柔的填塞和冲洗以控制出血 • 锐性分离 / 吸除病变 • 使用内镜检查病变腔

避免并发症流程图

并发症	原因	补救	策略
新的神经功能缺损	手术通道的选择	–	• 仔细分析图像 • 使用功能磁共振成像 • 使用手术辅助手段 (导航,神经监测,刺激映射定位)

续表

并发症	原因	补救	策略
新的神经功能缺损	手术技巧不足	–	• 拉伸组织纤维 • 尽量减少双极使用 • 温和的填压止血
不完整切除	手术技巧不足	如果有症状考虑重新手术	• 内镜 • 带灯器械
持续性癫痫	未选择切除恰当的病变	考虑再次手术	• 考虑在术前选择性进行有创性监测
	切除不足	如果可能,考虑再次手术	• 利用 ECoG • 考虑皮层 / 皮层下或清醒下刺激映射定位
静脉梗死	合并的 DVA 闭塞	–	• 选择合适的手术通道 • 保护合并的 DVA
术后误吸	术后新发或恶化的吞咽困难	根据需要插管 / 气管切开 • 抗生素类 • 如有必要使用 PEG	• 术后常规吞咽检查 • 考虑术前使用 PEG / 气管切开
术后血肿	DVA 损伤,腔内止血不完善	评估二次手术利弊	• 细致止血 • 考虑使用止血纤维

DVA,发育性静脉畸形;PEG,经皮内镜胃造口。

引言

　　海绵状血管畸形(cavernous malformations, CM)是一种相对常见的血管病变,大约每 200 人中就有 1 人患病[1]。尽管长期以来人们一直认为 CM 是一种病理实体肿物[2],但其血管造影的隐匿性却使它们难以在术前做出准确诊断。然而磁共振成像(magnetic resonance imaging, MRI)使我们对 CM 有了更加深入的了解,MRI 也成为了 CM 的常规影像学诊断依据[1,3]。

并发症统计

　　与 CM 治疗相关的并发症仅取决于两个可预测的因素:病变位置和病变表现形式。位置较深或难以到达的病变与较高的并发症发生率相关,而对于表浅的病变我们则力求完全切除并只出现轻微并发症。

　　与其他血管畸形病变相似,出血表现的 CM 常有较高的手术切除机会。换句话说,这种表现可能会对手术切除的决定产生积极影响。MRI 出现后,幕上 CM 的手术风险在 3% ~ 4%[4,5]。

　　由于表浅病变的切除一般并发症发生率较低,所以最近大量的神经外科文献都在关注着脑干位置的病变,以及在我们通常所说的"高级中枢"中进行手术操作可能产生的并发症。在 Abla 等的脑干海绵状血管畸形报告中,术后新发或恶化的永久性术后神经功能障碍发生率为 36%,术后并发症发生率为 28.5%,包括 3 例最终死亡。而 Garcia 等人报道,术后新发的永久性神经功能缺损为 9.6%,并发症发生率为 28%,1 例死亡。

结果

对于深部和脑干 CM,手术并发症(特别是永久性的神经功能缺陷)往往与临床结果密切相关。这同病变与相邻组织之间的关系以及脑干损伤的严重性有关。Hauck 等通过手术治疗一系列脑干海绵状血管畸形发现,手术结果与患者术前功能状态[8]密切相关。此外,大多数研究发现较好的预后与患者年龄之间存在显著的相关性[7,9]。这可能与较年轻患者的神经功能可塑性较强有关,也可能与高龄患者合并症增多有关。

复杂 CM 手术后神经功能恶化率相对较高。然而,在仔细筛选患者后,与出现严重后果的自然病史相比较,外科手术治疗仍然是更好的选择。因此,虽然新发的神经功能缺陷可能是一个难以接受的结果,但它实际上不一定会出现这种不良结局。

病例回顾

具有挑战性的 CM 的切除手术是一项复杂的工作。在这里,我们将介绍四个在本机构接收治疗的案例。

病例 1(图 12.1)

一名 25 岁女性,有两次出血史。术前出现左侧上睑下垂及左侧Ⅵ、Ⅶ脑神经麻痹,改善缓慢。她的左侧面部和右半身体感觉功能减退,四肢肌力正常。

除此之外,她还做了与右上肢运动协调障碍相关的检查。放射学检查结果提示与脑桥后第四脑室的 CM 相关。

拟行后正中枕下入路病变切除术,采用无框立体定向定位,患者俯卧位。通过经髓帆第

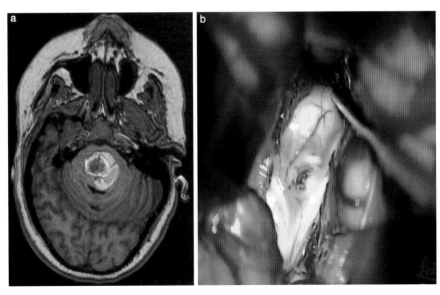

图 12.1 (病例 1)图像依次为:(a)术前 MRI;(b)术中显微图;

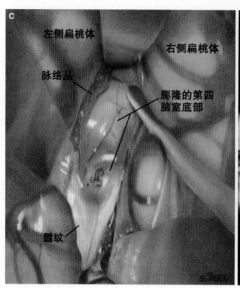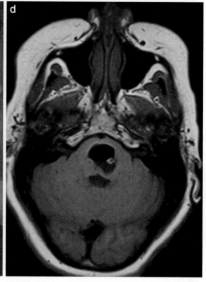

图 12.1(续)（c）手术操作视角;（d）术后MRI

四脑室入路进行蛛网膜下腔剥离。神经监测包括躯体感觉诱发电位（somatosensory evoked potentials, SSEP）、运动诱发电位（motor evoked potentials, MEP）和双侧第Ⅶ脑神经监测。

分离小脑扁桃体,确定第四脑室底。

使用面部神经刺激器寻找面神经丘。通过较短的脑室导管置入立体定位探头,在脑室底确定CM最表浅的位置。然后将导管轻轻插入病变中心,取出探头,从导管自动流出的液体提示有慢性出血。然后拔除导管,用双极的尖端轻轻扩张入口。然后通过这个开口,用锐性分离结合吸引来清除血肿腔。

患者术后神经功能与术前相比无明显改变,在后续的康复治疗中较前得以改善。

术后三个月,患者可完全独立生活,并返回其工作岗位。其左侧第Ⅵ脑神经功能完全恢复,运动时面部只有轻微的不对称,静止时则看起来无明显异常。患者自我感觉其左脸和右半侧身体感觉有了明显的改善,且右上肢的共济失调也有了明显的改善。

病例2（图 12.2）

一名25岁女性患者,醒后头痛,并伴有视力下降。经查体发现其左侧偏盲,无运动或感觉障碍。这一症状与左侧几乎完全侵犯视神经的CM相关。

患者取仰卧位,头部向左旋转,行改良的眶颧入路开颅,切除上外侧眶壁。

在高倍显微镜下锐性打开侧裂。确定视神经,锐性分离蛛网膜下腔以扩大视神经间隙。释放脑脊液,降低颅压。接下来,先切除海绵状血管畸形的外部,再沿通路向内部探查切除。仔细检查腔壁有无残留病变,保留包膜,避免对左视神经的不必要操作。

患者在术后第6天出院,恢复良好,并能进行全职工作。其左侧偏盲明显改善,但在2年的随访中未能完全恢复。

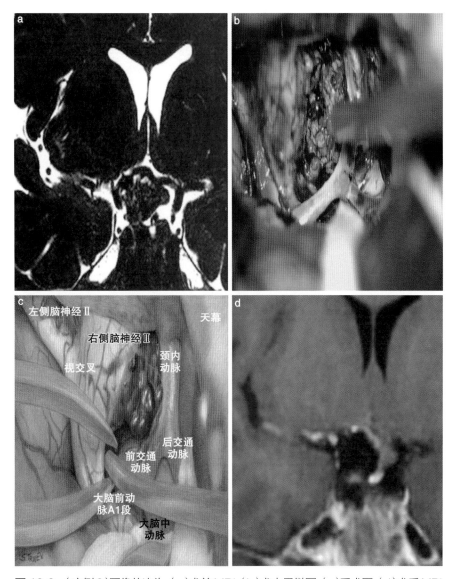

图 12.2 （病例 2）图像依次为：（a）术前 MRI；（b）术中显微图；（c）手术图；（d）术后 MRI

病例 3（图 12.3）

一名 26 岁男性患者最初表现为枕部突发头痛，伴恶心、呕吐，并伴有左侧面部和手臂无力。在接下来的几个月里，发作了两次，最后转到了我们脑血管病中心。收治当时，他唯一的症状就是左脚麻木。

查体见其左侧肢体反射亢进。磁共振检查提示外生性脑桥海绵状血管畸形。

在侧位无框架立体定向辅助下，拟行枕下远外侧入路切除病变。神经监测包括 SSEP、MEP 及双侧第Ⅶ和Ⅷ脑神经监测。

右远外侧大骨瓣开颅，磨除枕髁，不需要游离牵拉同侧椎动脉。

扩大骨窗至乙状窦后部。弧形剪开硬脑膜并向两侧分离，以实现最大的侧向暴露。切开小脑脑桥的蛛网膜，通过引流脑脊液松解小脑。蛛网膜打开后继续向内侧操作，以游离三叉神经和 SCA 动脉。

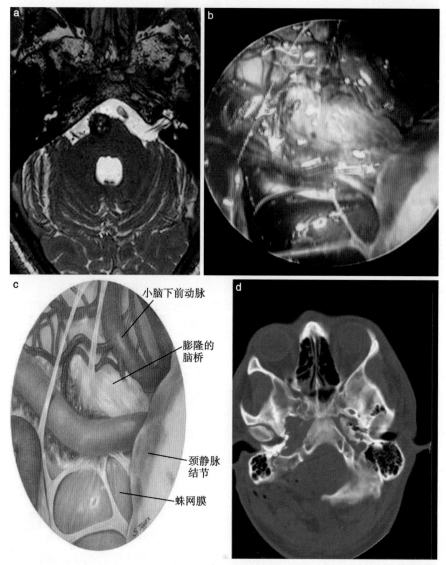

图 12.3　（病例 3）图像依次为：(a)轴向 MRI 显示左脑桥有较大的外生性病变；(b)术中
内镜检查脑桥表面，CM 可视为脑桥变色肿胀；(c)术中图；(d)术后 CT

　　手术过程中最大限度地防止了静脉损伤。脑桥表面可见黄褐色突起状的 CM。烧灼包
膜后进入，在病变内部以低功率双极电凝配合吸除内容物。术中保留了完整的包膜，用 30°
内镜检查病变腔以确认完全切除。

　　患者术后出现了左侧肢体轻度无力，但之后有所改善。术后其吞咽功能出现障碍，并需
要胃管造瘘。最终患者出院回家，并在术后 1 个月时取出胃管。5 年的随访中，该患者神经
系统表现正常，已经回归了全职工作。

病例 4（图 12.4）

　　一位 51 岁的女性患者，最初表现为严重的头痛。在接下来的 4 年里，她出现了 3 次急

性视力下降,并伴有视物模糊、右侧肢体感觉和运动障碍。患者在陈述病情时已无法走动,认知能力也有所下降。影像学显示轻度脑积水,丘脑后部有一巨大 CM。在导航下,行幕下小脑上入路。

　　先行右额脑室外引流,当抬高患者头部时,小心控制血压。右侧颈内静脉置入多普勒监测潜在的空气栓塞。神经监测包括 SSEP 和 MEP。

　　沿枕外突隆向下延伸至 C2 的中线切口,以自动牵开器固定,暴露枕下和枕后颅骨。沿横窦上方开颅,略偏左侧进入。暴露枕下部分时结扎枕窦。剪开硬脑膜并向横窦翻起。截断两支小脑上的小静脉,松解小脑半球并使其沿重力回缩。分离深部蛛网膜下腔后,使用导航确认左侧的丘脑髓核。其侧面有一变色区域。用电灼剪开。以吸引器配合双极电凝吸除止血。随后,使用 30° 神经内镜全面检查腔壁是否有残留的海绵状组织。冲洗空腔,用止血纤维轻轻填塞病变腔壁及静脉渗出。

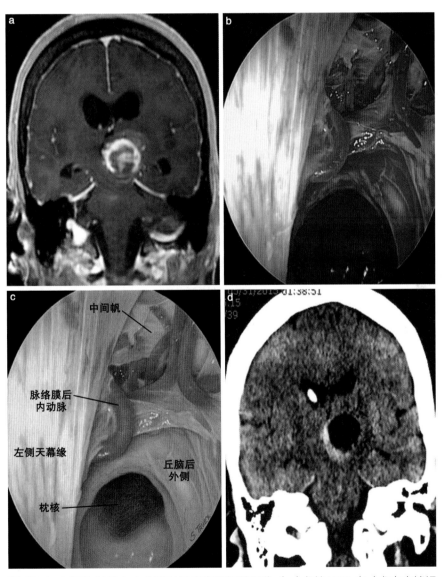

图 12.4　(病例 4)从左上方顺时针方向拍摄的图像:(a)术前 MRI,(b)术中内镜视图,(c)内镜视图以及(d)术后冠状 CT

气管插管在 24 小时后除拔。患者术后右侧肢体运动障碍加重,但随后恢复到了术前左侧肢体的水平。术后两周,患者转入外院康复中心。

避免并发症

一般注意事项

影像学

在治疗 CM 患者时,避免并发症和降低风险的最大因素在于患者的选择。大多数(70% ~ 80%)CM 是无症状的,因此在此类患者中手术治疗及其伴随的风险并没有体现。手术治疗应根据患者的表现、出血频率、遗留功能缺损和病变部位等因素进行个体化制定。为尽可能达到患者的预期生活质量,应充分利用能掌握的信息制定治疗计划。一般情况下,如果没有上述事件或者病变并非到达脑或室管膜表面,应谨慎或不进行手术。手术讨论应该考虑患者术后可能出现一过性恶化的情况。对于脑干病变,必须事先讨论需要临时营养或呼吸机支持的可能。

任何 CM 的手术入路都必须根据病变情况进行调整,使之经过最少的功能区组织。深部和脑干病变需要更谨慎和详细的计划,术前应仔细考虑永久性神经系统损伤可能性。手术入路可根据患者已有的功能障碍和可承受得的功能障碍进行调整。此时,可考虑采用直线连接病灶中心和离病灶最近的软膜或室管膜表面的两点法 [6]。外科医生认为这种方法较为便利,还能确保病变充分暴露(见下面的讨论)。

充分降低大脑的张力对于 CM 的手术是必不可少的,方法包括术中控制 $PaCO_2$ 和使用甘露醇。术前应与神经麻醉科医生充分讨论术前、术中各项准备,比如肌松剂(如罗库溴铵)和较高剂量吸入麻醉药(如七氟醚)的使用可能干扰手术过程中的神经监测。

立体定向导航对所有皮层下、深部和脑干病变都是必要的。大多数现代显微镜均有此配置:以显微镜焦点作为导航探针。该技术深部和脑干病变非常有帮助,因为与周围结构相比,蛛网膜游离和脑脊液引流过程中预期的"影像漂移"更少。神经电生理监测作为一种有效的辅助手段可以提高高风险手术的安全性。脑干听觉诱发电、特定的脑(或脊髓)神经监测、躯体感觉诱发电位和运动诱发电位,以及皮层和深部白质刺激和定位,都可以根据病变的位置和所选择的具体方法进行调整。应在患者体位摆好前进行无创监测技术的基线监测。

狭窄手术通道末端的病变对显微镜下的操作是一个挑战,尤其是在检查是否切除病变腔壁时。带光源的显微器械(吸引器和双极)可帮助照亮深部腔隙。在这种情况下,内镜也可用于增强照明和扩大视野。多个可选角度可以帮助术者查看周围遮挡的角落,以评估 CM 切除的完整性。

术中超声作为颅脑手术的辅助手段可实时鉴别皮层下病变。当移位已经影响到导航系统的准确性时,这种辅助方法是非常有用的。由于这是一项较陈旧的技术,许多超声探头都很笨重,而且图像的获取和解释高度依赖于人工,应在术中咨询放射科医生。对于经后路定位脊髓病变,因为病变并不直接明显地呈现在软膜表面,我们发现超声在切开硬脊膜和定位病变时非常有用。

具体注意事项

脑叶海绵状血管畸形

有症状的脑叶 CM 通常可安全切除,但是必须明确手术目标,尤其是在处理皮层内或功能区附近的病变时,要降低出血风险,必须彻底切除病灶。而与 CM 相关癫痫的手术治疗也可能需要切除周围的大脑。这时应该评估可能增加癫痫发作概率的因素,尤其是在一些复杂的病例中,我们应该最大可能地控制癫痫发作,将神经系统缺陷的发生率降至最低。一些研究报道了切除周围的胶质细胞增生和血凝蛋白边缘后对癫痫控制有较好结果[10,11],而另一些作者却未能发现这种关系[12,13]。当控制癫痫发作是外科手术的主要目标时,我们通常会采取病灶外切除,包括切除周围神经胶质细胞和含铁血黄素染色的组织,但这都取决于周围大脑的功能。手术辅助技术可包括:皮层脑电图、感觉功能、运动功能、清醒语言和深部白质纤维束监测。

Englot 等人从他们治疗的 1 226 例患者的回顾中发现,与手术后癫痫发作独立相关因素是:癫痫发作持续时间少于 1 年、病变全切除、病变较小(<1.5cm)、孤立性 CM、无泛化病灶的局限癫痫发作[14]。因此,对于癫痫大发作患者和多发病变的患者来说,手术很难会控制癫痫发作。在这项荟萃分析中,有 75% 的患者在显微手术切除病变后减少了癫痫发作。

对于多发 CM(家族性疾病)的患者,必须正确切除导致癫痫的 CM。癫痫发作症状学,脑电图,长程视频脑电图和神经心理学测试结果的一致性可以帮助明确癫痫发作部位。

在那些检查结果不一致的患者中,术后控制癫痫发作的概率则大大降低。在不确定情况下,应考虑进行有创性监测,以进一步确定癫痫病灶。考虑到手术时机对完全控制癫痫很重要,因此应尽早确定药物治疗是否无效,而不是为严格明确癫痫类型而无谓浪费时间。

对于颞叶内侧 CM 的患者和伴有颞内侧硬化的患者中,除切除 CM 外,还应考虑切除颞叶内侧结构(杏仁核和海马体)。如在优势半球侧,还需要考虑海马的功能状态[15]。

对于非功能区的幕上病变,胶质包膜可以用作解剖平面以完整切除 CM。通常,低功率双极电灼可使病变缩小,从而有利于切除。对于语言区域的 CM 切除,功能 MRI 可以帮助计划针对病变的手术切除术方法。我们强烈推荐语言投射区域的术中唤醒开颅术,以帮助指导 CM 切除(图 12.5)。

深部和脑干海绵状血管畸形

对术者来讲,基底神经节,丘脑和脑干的海绵状血管畸形常常是一项巨大的挑战。由于这些区域手术风险高,并发症可能性大,因此严格的患者选择至关重要。相对于幕上病变,对于这些深部 CM 唯一的手术目标是彻底切除病变,以防止将来发生出血,而即使目前没有癫痫发作,其长期存在的神经功能缺损的恢复可能性也非常低。

深部脑干 CM 的切除从定位开始。在神经外科中,脑干 CM 定位不准确将导致灾难性的结果,所以对图像获取及合并至关重要。与幕上病变不同,这类 CM 的切除不能包括病变周围的胶质包膜和含铁血黄素染色组织。谨慎使用双极烧灼,且仅可在包膜内使用。在切除深部或脑干 CM 时,应用轻柔填塞方式处理出血。

即使不是全部,大多数深层和脑干 CM 也具有相关的 DVA。有意或无意中损伤相关的

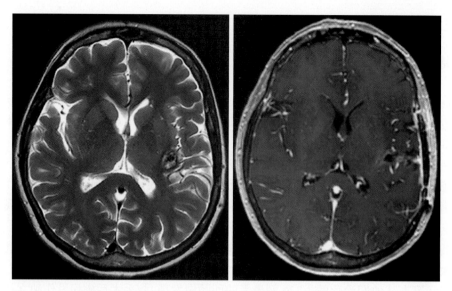

图 12.5 一名 37 岁女性患者,癫痫控制不佳,术前(左)和术后(右)MRI。他们进行了清醒状态的开颅手术,描记语言责任区域,切除左岛状海绵状血管畸形。患者术后没有语言障碍,癫痫发作得到很好地控制

DVA 会增加静脉梗死风险,并增加手术并发症。

术后管理

对于病史较长的脑干 CM 患者,若存在呼吸和吞咽困难风险,或已经有呼吸和吞咽困难,最好在重症监护病房保留插管 24~48 小时。成功拔管后,在进食水前应进行系统的吞咽测试。

术后适当控制血压,避免术腔出血。我们更倾向于通过联合使用短效镇静剂(右美托咪定或丙泊酚)、非镇静止痛药(如芬太尼)和短效血管扩张药物(尼卡地平、维拉帕米)使收缩压保持在 150mmHg 以下。

所有患者均应在围手术期和术后不久进行激素治疗,以减少水肿和(理论上)保护神经组织。

在临床实践中,影像学复查不尽相同。术后即刻或者术中 MRI 检查,可提醒外科医生腔内残留的 CM[16]。但很多医生并未如此进行影像学复查,而是根据临床病情变化决定如何复查。我们常规术后 3 个月进行影像学复查,并进行早期的密切随访。

特别注意事项

脊髓 CM 是罕见的病变,通常与脑干的病变归为一类。由于病例很少,脊髓 CM 的自然病程尚不明确,但它们经常出现感觉和 / 或运动障碍。

高达 34% 的脊髓 CM 患者伴有疼痛。任何有脊椎病变的患者都应进行颅 MRI 检查,以排除脑部病变,其发生率可达 40%[17]。

尽管我们仍希望脊髓病变位于表面,但是否位于脊髓表面对于脊髓病变手术切除影响

不大。对于脊髓深部病变的标准方法是：如果病变不在脊髓表面，则通过后中线入路切开脊髓。前路入路也已有相关描述，必要时可以使用[18]。

用 SSEP 和 MEP 进行神经生理监测至关重要，一旦监测信号消失应立即停止操作。信号恢复后，可以在其他位置重新开始切除。与脑干病变相似，不宜切除周围铁血黄素染色的组织和包膜。

文献中切除脊髓损伤后的结果来自小型单中心研究。切除后的改善率各不相同。Ardeshiri 等报道，在随访中有 20% 的患者得到了改善，而 80% 的患者在切除后症状没有恶化[19]。Zhang 等研究发现接受手术治疗的患者有 3.4% 术后症状恶化，而保守治疗队列研究中，有 14.8% 的患者随着时间推移而恶化[20]。

立体定向放射外科

这种治疗方式仍然存在争议。目前立体定向放射外科（stereotactic radiosurgery, SRS）的效用不明确，因此仅应用于外科手术无法接近的侵袭性 CM。因为 SRS 不会导致 CM 消失，所以大多数研究都试图证明 SRS 可降低 CM 出血率[21]。在一 103 例有症状 CM 的患者队列研究中，Lunsford 等人报告其并发症率为 14%。SRS 治疗后前 2 年的出血率为每年 10.8%，然后降至 1.1%[22]。鉴于已知的出血模式的时间集群，SRS 相对于 CM 自然史的具体益处仍然不确定，而继发于辐射的不良事件则是明确的。

激光烧蚀治疗

近来，基于激光烧蚀技术在其他疾病治疗过程中的成功使用，目前神经外科已经提出了 MR 热成像引导下立体定向激光消融（stereotactic laser ablation, SLA）技术来治疗 CM。迄今为止，仅发表了有限的小样本研究和个案报告[23,24]。微创立体定向引导下使用该技术治疗 CM 的想法很有吸引力，尤其是对于深部病变。但目前尚无足够的经验推荐 SLA 用于临床试验之外的癫痫或神经系统症状的治疗。

并发症处理

从之前的讨论中我们可以清楚地看到，避免 CM 切除后出现最常见（和最严重）并发症的最佳方法是充足的术前准备。

新发神经系统障碍

控制并发症的关键在于预防。降低术后新发功能障碍的相关因素如下：患者选择、病变选择、手术入路选择和手术时机。此外，应最大限度地减少对病变相邻组织的损伤。功能成像、精确的整合神经导航和神经电生理监测都有助于减少意外损伤重要结构。

手术的关键操作还包括在病变腔内合理使用双极电凝。处理出血灶时应耐心冲洗、轻柔填塞止血材料。但是脑干或深部 CM，术中应避免切除包膜。

不完全切除

有时,基于对风险、收益或神经监护变化的判断,术中有意遗留了部分 CM。因为疏忽导致的残余 CM 并不常见,但是由于术野空间狭小、术野照明不充分以及脆弱的功能组织等情况,导致不能很好查看切除病变是否完整。因而再次强调术前讨论,尤其是手术入路的制定是必不可少的。

术中可视化辅助技术有一定的帮助,包括含光源器械的使用,如带光源双极和 / 或吸引器。一些术者利用术中(或术后即刻)MRI 帮助观察是否有残留的海绵状血管畸形。由于良好的照明效果和对直视死角的可视性,我们推荐使用内镜。

术后血肿

CM 手术后残腔内出血并不罕见,因为术者希望尽量避免对深部脑组织和脑干等解剖部位进行过度操作和双极烧灼。在绝大多数情况下,可以对神经重症监护病房的患者进行密切的影像学及临床症状监测。有时,由于血肿过大可能产生占位压迫效应和临床变化。但是在一些不典型病例中,其新发的(通常是暂时的)神经功能障碍也许是 CM 切除导致的。因此,确定再次手术清除血肿和减压时机也是个难题,但积极清除血肿也许是最佳选择。总之,如果对是否清除血肿犹豫不定,我们建议尽快手术清除!

因此避免术后血肿需要耐心,特别长时间手术的后期阶段。建议术者轻柔填塞、仔细放置速即纱等止血材料,神经内镜的辅助也有利于观察直视的盲区。

持续性癫痫

手术切除 CM 后,癫痫症状可能无法根治甚至加重。目前关于何种程度的癫痫发作可归为并发症尚有争议。但是,癫痫症状不仅是重要的手术指征,治愈癫痫也是患者的重要期望。这种并发症,通常只会在术后的临床随访期的中期发现。避免这种结果在很大程度上取决于术前检查。而在具有多个病变的患者中,患者和病变的选择可能仍具有较大困难(请参见前文有关癫痫发作检查的讨论)。

当然,我们建议尽可能切除包膜和含铁血黄素染色组织。尽管缺乏证据,但是更广泛的手术切除将为改善癫痫发作提供更大的机会,但代价是神经功能缺损的增加。为此,沿皮层和皮层下纤维束切除可以保留重要的皮层区和皮层下结构。另外,对应重要功能区邻近病灶的手术,可在清醒开颅同时,使用脑皮层电图(electrocorticography, ECoG)监测以准确切除致痫病灶。

术中切除时出血过多

在对深部和脑干病变进行手术时,有时会证明这种方法、蛛网膜下腔解剖和 CM 本身的切除比预期的要困难。当发生过量出血时,外科医生应怀疑是否侵犯了 CM 以外的血管结构(发育性静脉畸形,附近动脉 / 静脉)。虽然在脑血管神经外科手术中总是有坚持的余地,但知道何时后退也同样重要。当此类出血影响术野并限制切除范围时,应果断考虑中止手术。病变与周围组织的粘连和出血,通常可在一段时间后随着病情变化得到解决。

静脉梗死

海绵状血管畸形切除术后静脉梗死可能有灾难性的后果。如上所述,发育性静脉畸形(developmental venous anomalies, DVA)经常与 CM 并发,这种方式可以在没有足够的静脉侧支通路的情况下维持正常脑组织区域的静脉回流。保留相关的 DVA 是预防静脉梗死最直接的手段,从手术计划到切除病变本身的每一步都应考虑到这一点。

术后误吸

对于后颅窝病变,应高度怀疑吞咽困难的可能。在我们机构中,所有后颅窝患者在进食水之前,由言语病理医师进行正式检查,作为其术后日常护理的一部分。术前有相关功能障碍的患者,应考虑预先进行气管切开术和 / 或胃造瘘术,同样也适用于需要俯卧位手术的患者。

结　论

从偶然发现的良性神经影像学表现到威胁患者生命质量的结果,这种疾病值得思考。同样的,CM 切除手术从非功能区域的常规开颅手术,扩展至涵盖神经外科、麻醉及神经电生理的复杂模式。虽然任何外科手术都无法完全避免并发症的发生,但是我们可以将其最小化并进行恰当处理。通过仔细的患者筛选、周密的术前计划、细致的术中操作、适当使用手术辅助设备以及精湛的手术技巧,常可以避免 CM 相关的绝大多数并发症。

(何世豪　鲁峻麟 译　张东 审)

参考文献

1. Robinson JR, Awad IA, Little JR. Natural history of the cavernous angioma. J Neurosurg. 1991;75:709–14.
2. McCormick WF. The pathology of vascular ("arteriovenous") malformations. J Neurosurg. 1966;24:807–16.
3. Rigamonti D, Drayer BP, Johnson PC, Hadley MN, Zabramski J, Spetzler RF. The MRI appearance of cavernous malformations (angiomas). J Neurosurg. 1987;67:518–24.
4. McCormick PC, Michelson WJ. Management of intracranial cavernous and venous malformations. In: Neurosurgical topics: intracranial vascular malformations. Park Ridge: AANS; 1990. p. 197–218.
5. Rigamonti DHF, Huhn S. Angiographically occult vascular malformations. In: Carter LPSR, Hamilton MG, editors. Neurovascular surgery. New York: McGraw-Hill; 1995. p. 521–40.
6. Abla AA, Lekovic GP, Turner JD, de Oliveira JG, Porter R, Spetzler RF. Advances in the treatment and outcome of brainstem cavernous malformation surgery: a single-center case series of 300 surgically treated patients. Neurosurgery. 2011;68:403–14. Discussion 414–405.
7. Garcia RM, Ivan ME, Lawton MT. Brainstem cavernous malformations: surgical results in 104 patients and a proposed grading system to predict neurological outcomes. Neurosurgery. 2015;76:265–77. Discussion 277–268.
8. Hauck EF, Barnett SL, White JA, Samson D. Symptomatic brainstem cavernomas. Neurosurgery. 2009;64:61–70. Discussion 70–61.

9. Pandey P, Westbroek EM, Gooderham PA, Steinberg GK. Cavernous malformation of brainstem, thalamus, and basal ganglia: a series of 176 patients. Neurosurgery. 2013;72:573–89. Discussion 588–579.

10. Piepgras DG, Sundt TM Jr, Ragoowansi AT, Stevens L. Seizure outcome in patients with surgically treated cerebral arteriovenous malformations. J Neurosurg. 1993;78:5–11.

11. Stavrou I, Baumgartner C, Frischer JM, Trattnig S, Knosp E. Long-term seizure control after resection of supratentorial cavernomas: a retrospective single-center study in 53 patients. Neurosurgery. 2008;63:888–96. Discussion 897.

12. Cappabianca P, Alfieri A, Maiuri F, Mariniello G, Cirillo S, de Divitiis E. Supratentorial cavernous malformations and epilepsy: seizure outcome after lesionectomy on a series of 35 patients. Clin Neurol Neurosurg. 1997;99:179–83.

13. Zevgaridis D, van Velthoven V, Ebeling U, Reulen HJ. Seizure control following surgery in supratentorial cavernous malformations: a retrospective study in 77 patients. Acta Neurochir. 1996;138:672–7.

14. Englot DJ, Han SJ, Lawton MT, Chang EF. Predictors of seizure freedom in the surgical treatment of supratentorial cavernous malformations. J Neurosurg. 2011;115:1169–74.

15. Rosenow F, Alonso-Vanegas MA, Baumgartner C, Blumcke I, Carreno M, Gizewski ER, et al. Cavernoma-related epilepsy: review and recommendations for management—report of the surgical task force of the ILAE commission on therapeutic strategies. Epilepsia. 2013;54:2025–35.

16. Sun GC, Chen XL, Yu XG, Liu G, Xu BN. Paraventricular or centrum ovale cavernous hemangioma involving the pyramidal tract in children: intraoperative MRI and functional neuronavigation-guided resection. Childs Nerv Syst. 2015;31:1097–102.

17. Zabramski J, Feiz-Erfan I. Natural history of cavernous malformations. In: Winn H, editor. Youmans neurological surgery, vol. 4. 6th ed. Philadelphia: Elsevier; 2011. p. 4118–22.

18. Weil AG, Bhatia S. Resection of a ventral intramedullary cervical spinal cord cavernous malformation through an anterior approach. Neurosurg Focus. 2014;37(Suppl 2):Video 18.

19. Ardeshiri A, Ozkan N, Chen B, Stein KP, Miller D, Hutter BO, et al. A retrospective and consecutive analysis of the epidemiology and management of spinal cavernomas over the last 20 years in a single center. Neurosurg Rev. 2016;39:269–76. Discussion 276.

20. Zhang L, Yang W, Jia W, Kong D, Yang J, Wang G, et al. Comparison of outcome between surgical and conservative management of symptomatic spinal cord cavernous malformations. Neurosurgery. 2016;78:552–61.

21. Gross BA, Du R. Cerebral cavernous malformations: natural history and clinical management. Expert Rev Neurother. 2015;15:771–7.

22. Lunsford LD, Khan AA, Niranjan A, Kano H, Flickinger JC, Kondziolka D. Stereotactic radiosurgery for symptomatic solitary cerebral cavernous malformations considered high risk for resection. J Neurosurg. 2010;113:23–9.

23. McCracken DJ, Willie JT, Fernald B, Saindane AM, Drane DL, Barrow DL, et al. Magnetic resonance thermometry-guided stereotactic laser ablation of cavernous malformations in drug-resistant epilepsy: imaging and clinical results. Oper Neurosurg (Hagerstown). 2016;12:39–48.

24. Pruitt R, Gamble A, Black K, Schulder M, Mehta AD. Complication avoidance in laser interstitial thermal therapy: lessons learned. J Neurosurg. 2017;126(4):1238–45.

第13章 直接血管搭桥手术：原则、分类、并发症及其避免措施

Brian P. Walcott and Michael T. Lawton

直接血管搭桥手术核对表	
设备准备	程序步骤
神经生理 • 运动诱发电位 • 体感觉诱发电位 • 脑电图监测巴比妥诱导下的暴发抑制 **护理** • 确认患者的依从性药物（如阿司匹林） • 若拟用桡动脉作为植体，需预先进行动脉超声扫描或进行艾伦试验 • 回顾血清化学指标与血细胞计数 • 检查吻合器械、缝合材料、显微吸引器与罂粟碱是否准备完善。 **麻醉** • 全身麻醉；常规术前药物清点 • 避免低血压，尤其在麻醉诱导时 • 根据指示在临时阻断期间，升血压以增加侧支循环 • 全静脉麻醉，便于神经功能监测 **神经外科医生** • 回顾术前血管造影以制定吻合术式与应急方案 • 选择兼具视频血管造影手术显微镜	**供体血管准备** • 获取和准备供体血管（如颞浅动脉、桡动脉等） • 开颅并分离蛛网膜下腔，暴露吻合部位近心端 **吻合** • 临时阻断受体血管 • 切开动脉并用肝素化生理盐水冲洗管腔 • Prolene 缝合线连续缝合 • 解除临时阻断使血运再灌注 **管理** • 微多普勒监测供、受体血管血运情况 • 视频血管造影 • 术后行数字减影血管造影 • 终生服用阿司匹林

避免并发症流程图

并发症	原因	补救措施	策略
	吻合口狭窄	如术中发现，立即打开吻合口；如果灌注显像提示缺血风险，需再次手术	吻合端使用"鱼嘴"状开口；严密缝合，不断检查缝合口；使用阿司匹林预防迟发性闭塞
血管闭塞	血栓	如术中发现，立即打开吻合口；如果灌注显像提示有缺血风险，需再次手术	阿司匹林治疗

续表

并发症	原因	补救措施	策略
围术期缺血	低血压导致脑灌注减少	对症支持治疗	与麻醉医师沟通,避免在诱导和手术过程中出现低血压
	吻合时临时闭塞	对症支持治疗	限制缝合时间;暴发抑制;升高血压

引言

通过直接血管搭桥术(即两段血管腔间的吻合)建立脑血运重建是治疗诸多颅内病变的重要手段。尽管它在治疗症状性颅内动脉粥样硬化上的作用存在争议 [1],但在使用该技术以避免复杂脑动脉瘤或烟雾病等发生缺血的作用毋庸置疑 [2-7]。血管搭桥术式种类繁多,临床上最常见的是颞浅动脉-大脑中动脉搭桥术(superficial temporal artery-to-middle cerebral artery bypass),其他还有颅外-颅内血管植入搭桥术(extracranial-to-intracranial bypass with interposition graft)、动脉瘤切除伴责任血管再植术(aneurysm excision with parent vessel reimplantation)、非内植血管的颅内-颅内血管搭桥术(intracranial-to-intracranial bypass without interposition graft)、半球间的颅内-颅内血管搭桥术(left-to-right hemisphere intracranial-to-intracranial bypass)、动脉瘤切除伴切口吻合术(aneurysm excision with primary reanastomosis)、颅内-颅内血管植入搭桥术(intracranial-to-intracranial bypass with interposition graft)等 [8,9]。具体手术方式应依据患者的解剖和病理情况严谨地制定,并尽可能地采取简单的颅内-颅内术式方案。另外,即使术中技术操作上进展顺利,但仍需避免可能出现的围手术期缺血和吻合血管闭塞等相关并发症。

术前评估

术前影像学检查的目的是最终明确最佳治疗计划、应急方案、侧支循环(如果有)、旁路受体和供体血管的大小和位置。数字减影血管造影术(digital subtraction angiography)是最为理想的检查方式。当制定烟雾病的血运重建术方案时,可通过向颈外动脉注射照影剂获取颞浅动脉(最常见的供体血管)的管径和质量的详细信息。对于需要牺牲血管的其他疾病,可以使用单光子发射计算机体层成像(single-photon emission computed tomography ,SPECT)成像进行球囊阻塞试验(balloon test occlusion,BOT),以提高"阴性"结果的敏感性和特异性 [10,11]。当球囊阻塞试验结果正常时,可以考虑牺牲血管,但必须权衡试验结果为假阴性与血管搭桥手术的风险。当存在疑虑时,最好采用搭桥手术,因为相比寄希望于有充足的侧支循环,血管搭桥则更可预测(图 13.1)。

由于患者个体间存在常见的解剖差异(蝶骨嵴、裸露的颈动脉岩骨段、硬膜外起源的小脑后下动脉等),术前行 CT 血管造影检查对于明晰颅底与动脉干间的关系很有帮助。如果行血流置换(高流量)吻合术,可行多普勒超声桡动脉成像以确定桡动脉的大小和掌弓的通畅程度。当拟取桡动脉作为供体血管时,若艾伦试验(Allen's test)未通过则不可手术 [12,13],若双侧桡动脉均不合适,可以考虑以大隐静脉或尸体血管作为替代。

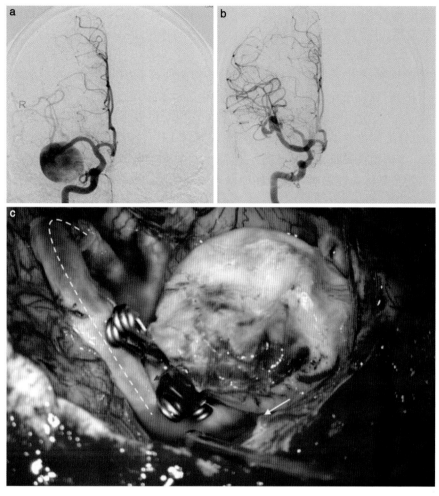

图 13.1　颅内 - 颅内搭桥联合巨大的大脑中动脉瘤夹闭术。70 岁男性患者伴巨大大脑中动脉瘤，瘤腔有复发性血栓形成合并轻微缺血症状。（a）术前血管造影见巨大的大脑中动脉动脉瘤，瘤体基底部沿大脑中动脉主干向外延伸。由于该动脉瘤无法直接安全地夹闭，因此采取血管搭桥术孤立瘤体。（b）通过大隐静脉（虚线）将供体 A1（端 - 侧吻合）与大脑中动脉（middle cerebral artery, MCA）M2 段额部分支（侧 - 侧吻合，红色箭头）和 M2 MCA 颞部分支（端 - 侧吻合，白色箭头）连接。（c）术后血管造影显示，血流顺利通过搭桥血管和 MCA 分支，提示该动脉瘤得到了治愈

　　移体管腔闭塞和围术期缺血是血运重建术的两大主要并发症，因此患者术前或术后都应服用抗血小板聚集药物，其中阿司匹林最为常用。由于在一般人群中阿司匹林和氯吡格雷的耐药性相对较常见 [14,15]，多样的耐药性检测可能有助于这些患者的个体化治疗 [16,17]。

手术流程和并发症的预防

血流置换（"高流量搭桥"，如颈外动脉 - 大脑中动脉搭桥术）

　　当计划中的手术涉及先前开放的颈动脉突然闭塞时，通常需要高流量搭桥以维持下游血管的血流需求。该类型的血运重建涉及从颈外动脉（或颈总动脉）到近端颅内循环的血

管移植。术中患者全麻下取仰卧位,头部旋转至标准翼点入路体位,以便于侧裂的解剖与蛛网膜下腔的显露,并暴露大脑中动脉近心端、大脑前动脉和颈内动脉。同时将手臂与身体成90°角置于手术台一侧,便于桡动脉的获取。

采取常规开颅,术中若需兼顾肿瘤部分的特殊需要可以扩大骨窗。充分的侧裂解剖和蛛网膜下腔显露,有助于牵分颞、额叶,有利于打开手术路径,扩大工作角度至近端吻合部位。在开颅过程中,应保留颞浅动脉的顶支,意外情况时可以将其作为替代。

接下来,分离同侧颈动脉分叉。笔者常采用水平切口,因其沿颈部皮肤纹路走形,可达到美容效果。将胸锁乳突肌和颈静脉向外侧牵开,可见颈动脉位于动脉鞘内,在颈总和颈内、外动脉分叉处多见标志性的血管袢。仔细检查颈外动脉,确保其吻合段处无动脉粥样硬化形成。

接着,在助手协作下获取桡动脉。通过超声标记出桡动脉的体表投影,根据投影从手腕向鹰嘴内侧做线状切口至肘关节。用剪刀锐性分离动脉,分离过程中用迷你钛夹夹闭动脉的肌间小穿支以避免发生管腔渗漏。以临时动脉瘤夹阻断两端血管,完整地游离截断全尺寸的桡动脉(腕至肘部),然后妥善结扎、电凝动脉残端。用墨水标记远、近端后,将桡动脉置于肝素化生理盐水中冲洗管腔内血液等内容物。对于肝素的运用,由于血液肝素化伴有较高的出血性风险,因此不应全身性肝素化。若移体远端出现闭塞,可向管腔手动加压注射肝素化生理盐水使血管扩张成形。这样既最大程度降低了植体痉挛的风险,也便于检查有无渗漏,如出现渗漏,可用 10-0 尼龙线进行缝合。然后在显微镜下清除植体断端附着的结缔组织以利于吻合。在移体远端以 60°做一鱼嘴形切口,接着沿近端方向连续剪开几毫米的切口。这种菱形的切口形状可确保缝合过后吻合口处直径不低于移体的平均直径。

确定了拟实施吻合的大脑中动脉或颈内动脉近端后,以临时阻断夹阻断血运。阻断期间,个体对血管闭塞导致缺血性卒中发生的耐受时间是高度不同的。尽管这种个体间差异因素尚不清楚,但似乎取决于一些特殊因素,如其他血管区域的侧支循环等。密切监测患者的躯体感觉诱发电位(somatosensory-evoked potentials,SEP)和运动诱发电位(motor-evoked potentials,MEP)可检测早期缺血性改变。暂时升高血压是常规而有效的促进侧支循环、增加血流量的措施[18]。尽可能降低脑代谢需求是延长脑缺血耐受期的替代策略。有研究探究了轻度低温对降低脑代谢需求的效果[19],尽管该疗法对脑动脉瘤破裂的手术患者而言并无益处。然而对于择期手术的患者,或者更具体地说,对脑动脉暂时闭塞的患者,它的潜在益处尚未得到很好的研究。另一种常用于降低脑代谢技术是麻醉诱导下脑电图(electroencephalographic,EEG)的暴发抑制(burst suppression)。暴发抑制是一种脑高压活动与等电静止交替发生的脑电图模式,是大脑"失活"的特征。在深度全身麻醉下可观察到暴发抑制,其机制认为与大脑代谢率降低以及 ATP 门控钾离子通道的稳定特性有关[20]。在临床实践中,麻醉医师可以根据脑电图连续监测的实时反馈来控制麻醉剂的输注速度,从而达到深度 100% 的暴发抑制。这项延长缺血窗技术的神经保护作用仍在研究中。接下来,将桡动脉移植到颅内吻合口用尼龙线(通常 9-0 或 10-0)进行缝合。首先固定吻合口头尾两端,然后将从腔外至腔内向下依次进针,进行连续缝合,完成所有缝合后用镊子小心地收紧缝线。当然,该过程也可以采取间断缝合的方式。最后松开临时阻断夹,即完成搭桥远端吻合部分。

借助血管钳将开颅切口向下穿通一隧道,并保护桡动脉将其安全送入颈部手术区域。

在颈外动脉吻合部位进行确认、标记，然后用动脉瘤夹临时阻断。切开颈外动脉，可以引入主动脉打孔，形成更大的开口。然后用 8-0 尼龙缝线通过连续缝合技术将桡动脉近端缝合到该部位。松开临时阻断夹后，吻合口通常会有一定出血，这可以用纤维素（Ethicon）或类似的可吸收止血材料控制，但注意避免使用含有凝血酶添加剂的泡沫型止血剂。接下来仔细检查血管，借助微型多普勒加以及视频血管造影（吲哚菁绿或荧光素钠）以确保其通畅。一旦效果理想，即可放置永久性动脉瘤夹阻断近端颈内动脉。另外，也可通过介入方式进行近端阻断，通过数字减影血管造影以确认搭桥血管通畅与否。术后第一天需要在重症监护病房连续监测血压，以确保血压和血容量正常。一旦患者醒后能够口服药物，应立即给予阿司匹林，并终身服用。基于冠状动脉搭桥术的经验，笔者认为阿司匹林可降低血栓栓塞的短期发生率，并提高了植体血管的长期通畅率 [21-23]。

血流量增加（颞浅动脉 - 大脑中动脉搭桥术）

在一些特定情况下如烟雾病，增加血流量能恢复病灶区域的血流并缓解血流动力学的不足。在这个过程中，供体血管是移位的颞浅动脉，供血源位于原位而非血管植入。术中患者于全麻下，头部平行于地面。通过超声扫描标记颞浅动脉走行，在显微镜下沿着动脉体表投影从颧骨正上方做切口到颞上线正上方。用剪刀剪开皮下组织，暴露颞浅动脉。可将动脉的额支分离出几厘米，并保留作为应急时的植体。用橡胶吊索覆盖顶骨分支并将其牵拉到一边，为开颅手术做准备。将暴露的颞肌切为四个象限，并各以一个鱼钩状牵引器牵开。接着，于侧裂上方行开颅手术，期间注意保护颞浅动脉，放射状剪开硬膜，剥离蛛网膜下腔，暴露大脑中动脉 M3 和 M4 段。理想的受体血管最好是大口径、无动脉粥样硬化，且其走行于侧裂，直接通向大脑中动脉近端。对于受体血管的选择上，血管腔口径更大的受体血管更易于承受来自颞浅动脉的血流，而位置更靠近近心端的受体血管在临时阻断时存在缺血的风险，因此需在距离与口径上寻找一个合理的平衡点。（图 13.2）。

接下来，用动脉瘤夹暂时阻断游离的颞浅动脉远端，并予以结扎。肝素化生理盐水冲洗管腔，仔细剔除血管吻合端附近的结缔组织，并将吻合口剪成鱼嘴状（见前述）。此后，动脉瘤夹暂时夹闭受体部位，用斜角针头切开动脉。用微剪沿着 MCA 长轴延长切口使之长度上与颞浅动脉吻合口直径相匹配。然后用 10-0 尼龙线将吻合口头、尾两端缝合固定于受体部位，并连续缝合完成吻合。手术的其他方面，如神经电生理检测、吻合效果的检查和围术期的管理，同高流量搭桥一致。

并发症管理

直接血管搭桥术的一个主要并发症是血栓引起植体血管的阻塞，这种情况可以在手术时、术后即刻或在某些延迟的时间段内发现。在吻合后和关颅前仔细检查移植血管可以在缺血前发现这种并发症。如果视频血管造影术和微多普勒检测到血管阻塞或血流不足，应立即再阻断受体血管、打开缝合线重新探查移植血管。取出血栓，并用肝素化生理盐水冲洗管腔后重新进行吻合手术，注意避免吻合口狭窄。如果在术后通过血管造影发现移植血管阻塞，可以进一步通过灌注成像确定移植区域的血流量、血容量和移植时间是否存在不匹配。如果无症状，或没有显著的不匹配，那么并发症可按预期处理。如果存在缺血半暗带，

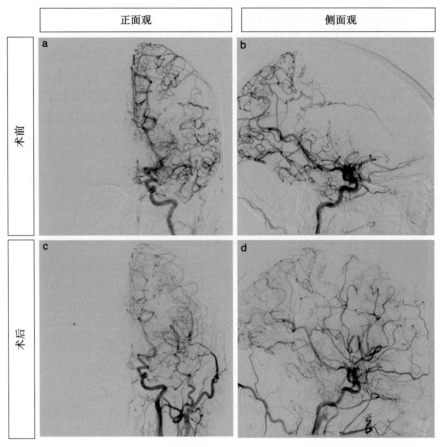

图 13.2　颞浅 - 大脑中动脉搭桥术治疗烟雾病。30 岁女性诊断烟雾病伴出血。（a 和 b）恢复一段时间后，术前数字减影血管造影显示在颈动脉远端接近闭塞，左侧的前循环中有少量血流通过。（c 和 d）颞浅 - 大脑中动脉搭桥术后见大脑中动脉区域深部血管重建

则应立即按上述方法重新探查吻合血管。延迟（数月至数年）出现血管阻塞很少发生，当出现症状或有显著危险区域存在时，可以考虑在特殊情况下再次进行血运重建。

结　论

在直接血管搭桥术中，需要避免的并发症主要是围手术期缺血和植体血管闭塞。严格的疾病筛选、细致的显微操作、抗血小板药物的使用和术中神经保护策略是成功的关键。

（肖安琪　译　刘翼　审）

参考文献

1. Powers WJ, Clarke WR, Grubb RL, et al. Extracranial-intracranial bypass surgery for stroke prevention in hemodynamic cerebral ischemia: the carotid occlusion surgery study randomized trial. JAMA. 2011;306(18):1983–92.
2. Sanai N, Zador Z, Lawton MT. Bypass surgery for complex brain aneurysms: an assessment of intracranial-intracranial bypass. Neurosurgery. 2009;65(4):670–83.

3. Mesiwala AH, Sviri G, Fatemi N, Britz GW, Newell DW. Long-term outcome of superficial temporal artery–middle cerebral artery bypass for patients with moyamoya disease in the US. Neurosurg Focus. 2008;24(2):E15.

4. Guzman R, Lee M, Achrol A, et al. Clinical outcome after 450 revascularization procedures for moyamoya disease: clinical article. J Neurosurg. 2009;111(5):927–35.

5. Kalani MYS, Zabramski JM, Nakaji P, Spetzler RF. Bypass and flow reduction for complex basilar and vertebrobasilar junction aneurysms. Neurosurgery. 2013;72(5):763–76.

6. Abla AA, McDougall CM, Breshears JD, Lawton MT. Intracranial-to-intracranial bypass for posterior inferior cerebellar artery aneurysms: options, technical challenges, and results in 35 patients. J Neurosurg. 2016;124(5):1275–86.

7. Rutledge WC, Choudhri O, Walcott BP, et al. Indirect and direct revascularization of ACTA2 cerebral arteriopathy: feasibility of the superficial temporal artery to anterior cerebral artery bypass with posterior auricular artery interposition graft: case report. J Neurosurg Pediatr. 2016;18(3):339–43.

8. Pisapia JM, Walcott BP, Nahed BV, Kahle KT, Ogilvy CS. Cerebral revascularization for the treatment of complex intracranial aneurysms of the posterior circulation: microsurgical anatomy, techniques and outcomes. J Neurointerv Surg. 2011;3(3):249–54.

9. Lawton MT, Walcott BP, Stapleton CJ. Middle cerebral artery-to-A1 anterior cerebral artery intracranial-intracranial bypass for ruptured dissecting pseudoaneurysm: 3-dimensional operative video. Oper Neurosurg. 2016;12(1):91–2.

10. Abud DG, Spelle L, Piotin M, Mounayer C, Vanzin JR, Moret J. Venous phase timing during balloon test occlusion as a criterion for permanent internal carotid artery sacrifice. Am J Neuroradiol. 2005;26(10):2602–9.

11. Sugawara Y, Kikuchi T, Ueda T, et al. Usefulness of brain SPECT to evaluate brain tolerance and hemodynamic changes during temporary balloon occlusion test and after permanent carotid occlusion. J Nucl Med. 2002;43(12):1616–23.

12. Jarvis MA, Jarvis CL, Jones PR, Spyt TJ. Reliability of Allen's test in selection of patients for radial artery harvest. Ann Thorac Surg. 2000;70(4):1362–5.

13. Starnes SL, Wolk SW, Lampman RM, et al. Noninvasive evaluation of hand circulation before radial artery harvest for coronary artery bypass grafting. J Thorac Cardiovasc Surg. 1999;117(2):261–6.

14. Krasopoulos G, Brister SJ, Beattie WS, Buchanan MR. Aspirin "resistance" and risk of cardiovascular morbidity: systematic review and meta-analysis. BMJ. 2008;336(7637):195–8.

15. Matetzky S, Shenkman B, Guetta V, et al. Clopidogrel resistance is associated with increased risk of recurrent atherothrombotic events in patients with acute myocardial infarction. Circulation. 2004;109(25):3171–5.

16. Price MJ, Endemann S, Gollapudi RR, et al. Prognostic significance of post-clopidogrel platelet reactivity assessed by a point-of-care assay on thrombotic events after drug-eluting stent implantation. Eur Heart J. 2008;29(8):992–1000.

17. Roberts JD, Wells GA, Le May MR, et al. Point-of-care genetic testing for personalisation of antiplatelet treatment (RAPID GENE): a prospective, randomised, proof-of-concept trial. Lancet. 2012;379(9827):1705–11.

18. Shuaib A, Butcher K, Mohammad AA, Saqqur M, Liebeskind DS. Collateral blood vessels in acute ischaemic stroke: a potential therapeutic target. Lancet Neurol. 2011;10(10):909–21.

19. Todd MM, Hindman BJ, Clarke WR, Torner JC. Mild intraoperative hypothermia during surgery for intracranial aneurysm. N Engl J Med. 2005;352(2):135–45.

20. Ching S, Purdon PL, Vijayan S, Kopell NJ, Brown EN. A neurophysiological–metabolic model for burst suppression. Proc Natl Acad Sci U S A. 2012;109(8):3095–100.

21. Gavaghan TP, Gebski V, Baron D. Immediate postoperative aspirin improves vein graft patency early and late after coronary artery bypass graft surgery. A placebo-controlled, randomized study. Circulation. 1991;83(5):1526–33.

22. Chesebro JH, Fuster V, Elveback LR, et al. Effect of dipyridamole and aspirin on late vein-graft patency after coronary bypass operations. N Engl J Med. 1984;310(4):209–14.

23. Van der Meer J, Hillege H, van Gilst W, et al. Prevention of one-year vein-graft occlusion after aortocoronary-bypass surgery: a comparison of low-dose aspirin, low-dose aspirin plus dipyridamole, and oral anticoagulants. Lancet. 1993;342(8866):257–64.

第 14 章　间接搭桥手术

Christopher Kellner and Joshua Bederson

间接搭桥手术核对表
并发症:颞浅动脉(STA)损伤

器械准备	手术步骤

刷手护士准备
• 10 号手术刀片
• 罂粟碱凝胶泡沫
• 凝血酶凝胶泡沫
• 小型和大型 Weitlanar 牵开器
• 5mm 的磨钻和带脚踏的 B_1 开颅器械钻孔
• 海狸手术刀
• 显微外科器械
• 6-0 聚丙烯缝合线
• 4-0 尼龙缝合线
护理
• 多普勒超声
• 低功率双极烧灼
• 单极烧灼术
• 显微镜外罩
• 抗惊厥药
• 员工呼机号码
  – 神经外科医生
  – 麻醉主治医生
麻醉
• 在手术室内进行诱导、插管和拔管
• 进入手术室前预先设定严格的血压和 PCO_2 目标范围
• 注射器中配置血管加压素,随时准备注射
• 准备好喉镜以备气道困难
	STA 损伤鉴定
	• 认识到已经发生的动脉损伤
	• 确定动脉损伤发生的位置
	挽救 STA
	• 将冷盐水、凝血酶凝胶泡沫和温和的非闭塞性压力压迫受伤节段。
	• 仅在出血区域使用低功率双极进行电凝
	转换为脑 - 肌肉 - 血管融合术
	• 一旦决定放弃 EDAS,充分烧灼动脉以防止术后出血。
	• 重新计划开颅术,以分离颞肌。这个开颅手术通常比 EDAS 开颅手术大
	转换为多点钻孔
	• 一旦决定放弃 EDAS,充分烧灼动脉以防止术后出血
	• 尽可能延长切口,以允许钻 3~5 个单独的孔
	• 使用打孔器或高速毛磨钻打孔
	• 广泛开放硬脑膜,双极电凝硬脑膜背面,防止硬脑膜重新闭合上
	• 止血并关闭切口

避免并发症流程图

并发症	原因	补救措施	策略
颞浅动脉损伤	解剖过程中血管损伤	非闭塞压迫 15 分钟;应用冷盐水冲洗;用低功率双极轻度电灼;转化为脑 - 肌肉 - 血管融合术;转化成多点钻孔术	用多普勒定位 STA 路径;用钝性解剖和 10 号手术刀而不是烧灼

续表

并发症	原因	补救措施	策略
	切口同时注射肾上腺素和利多卡因	等待肾上腺素作用过去；用局部罂粟碱逆转	本次手术不要同时使用利多卡因和肾上腺素
术中低血压	复杂的原因	如果在诱导过程中低血压明显，在开始手术之前，可能需要在浅麻醉的情况下进行检查	在进入手术室前与麻醉团队强调明确的血压目标
术中高碳酸血症	困难气道，低通气	减轻镇静以行检查，完善 CT，并在出现新的问题时延迟手术	强调在进入手术室前持续氧气吸入的重要性

引言

烟雾病（moyamoya disease，MMD）是一种以单侧或双侧大血管狭窄或闭塞伴微血管增生为特征的进行性脑血管病。亚洲人群的发病率最高，日本的发病率为每 10 万人中 3.2 ~ 10.5 例[1]。这种疾病可能是先天性的，在儿童或成人中有表现，也可能是作为原发性血管阻塞的继发反应而获得的烟雾综合征[2]。治疗方法包括颞浅动脉（superficial temporal artery，STA）与大脑中动脉（middle cerebral artery，MCA）直接或间接搭桥。直接搭桥在某些患者群体中有一些优势，一些中心对有足够大小供受血管直接吻合的患者有开展。手术的主要好处是它能立即增加缺血皮质的血流量。直接搭桥术的缺点包括因吻合口高灌注而导致的脑出血和脑梗死。

间接搭桥是一种利用缺血皮层诱导血管生成的手术方法。手术有多种形式，具体取决于哪些组织直接放置于大脑皮层表面。这些手术包括脑 - 硬膜 - 动脉血管融合术（encephalo-duro-arterio-synangiosis，EDAS）、脑 - 肌肉 - 血管融合术（encephalo-myo-synangiosis，EMS）和脑 - 硬膜 - 动脉 - 肌血管融合术（encephalo-duro-arterio-myo-synangiosis，EDAS）。这些手术也能与 STA-MCA 搭桥联合进行。

在成人 MMD 患者中，没有随机试验评估直接与联合或间接搭桥技术。所有单中心和多中心研究显示，搭桥手术的并发症发生率在 1.2% 至 15.6% 之间[3,4]。最近的一项大系列荟萃分析显示，接受直接搭桥的患者出现症状性中风、永久性神经功能缺损和死亡的平均并发症率为 8.3%，接受间接搭桥的患者为 6.7%[5]。本荟萃分析报告的不良结局包括缺血性卒中、短暂性神经功能缺损、脑出血、硬膜下出血和手术部位感染。本章将讨论避免和管理成人 MMD 间接搭桥术中可能出现的并发症的术中处理策略。

手术概述

进入手术室前，外科医生应该与麻醉小组讨论血压目标和 PCO_2 目标。在诱导和插管期间，应在诱导前行动脉置管以控制血压。如有需要，使用加压素，以便加快诱导速度。气管插管是在手术室里用纤支镜进行的，如果患者有中到高风险的气道，就要做好准备。插管后患者仰卧位，手术侧肩部下方垫高，头部往对侧旋转 90°，小心不要压迫颈部血管。头部放置在头圈上或固定在梅菲尔德头部固定器中。理想体位是，手术操作的头部区域与地面平行。

一部分 MMD 患者颅内可能已经有来自颈外动脉循环代偿的血供。如果有脑膜中动脉或其他颈外动脉血管供应大脑皮层,则该区域的硬脑膜不能切开,以免造成硬脑膜开口局部脑组织缺血。这是术前血管造影中需要注意的一个重要特征,可能会影响手术决策。大脑皮层的 MMA 供应使翼点的硬脑膜开口复杂化,从而使直接搭桥的风险更高。对于间接搭桥术,大脑皮层的侧支 ECA 供血可能决定了开颅手术和硬膜开放的位置,以避免损伤代偿供应脑组织的硬膜血管。在诊断性脑血管造影的所有 ECA 图像上寻找皮质血供丰富区域。

使用多普勒探头和标记笔,根据感兴趣的皮质区域,将颞浅动脉的走行从颧骨到尽可能远或尽可能必要的一个点标记出来(图 14.1a, b)。通常标记后支和前支,使用的分支取决于每个分支的相对大小和感兴趣的缺血区域。最常用的是前支。利多卡因和肾上腺素不能避免 STA 痉挛,反而使其在解剖分离过程中更难识别。

皮肤切口是用手术刀沿着动脉进行的,通常是用 10 号手术刀片。软组织的解剖采用钝性解剖,以避免意外撕裂或烧灼。如果可能的话,在手术的初始阶段使用凝血酶和明胶海绵轻压止血,直到动脉被明确识别,以避免血管损伤。使用 Metzenbaum 剪刀、多普勒探头反复确认动脉并轻柔进行钝性解剖,以确定动脉的整个走行路径。

动脉本身不与周围组织分离。需在动脉两侧分离出约 5mm 宽的盔状带(图 14.2a)。一旦确定 STA 的全长,可使用双极烧灼和 Metzenbaum 剪刀的刃口广泛地用于阻止盔状带中的小血管出血。分离过程中必须注意识别高度扭曲的节段,这些节段外侧可能打折,在盔状带解剖过程中可能受到损伤。再次,在整个过程中重复使用多普勒检查血管是解决动脉识别不清的关键。随着盔状带节段从周围组织中脱离,防止扭转或牵拉 STA 就越来越重要。

当盔状带 STA 节段与周围组织分离时,可以使用湿棉条或血管牵引带轻轻地向前或向后牵拉盔状带 STA 节段,让其不受阻碍地进入下面的筋膜、肌肉和颅骨(图 14.2b)。随着动脉和盔状带-STA 段的轻轻牵拉开,用手术刀切开颞肌筋膜。根据外科医生的喜好,用单极烧灼或手术刀切开肌肉。Weitlanar 牵开器可以用来牵拉颞肌。如果盔状带游离范围足够广,可以随着肌肉一起被牵拉,但更多的情况下,Weitlanar 牵开器必须插入盔状带-STA 节段周围。肌肉边缘的前部和后部的骨膜也需要刮除切开。

高速磨钻钻孔的理想选择,以最大限度的控制钻孔,并减少卡住盔状带-STA 段的机会(图 14.2c)。钻孔的直径应为 1～1.5cm,最好是卵圆形状,长轴沿着上下方向。在卵圆形骨

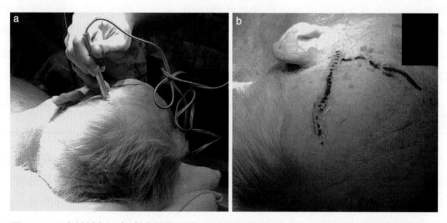

图 14.1　术前计划。(a)多普勒探头用于定位颞浅动脉;(b)尽可能远地清楚地标记前、后支

瓣开颅术中,一个钻孔位于下方,另一个则位于上方,以允许动脉进出颅内。钻孔时应充分打水,以防止动脉附近区域受热。助手同时保护盔状带 STA 节段不受磨钻的牵拉的影响和持续打水。钻孔以后,踩脚踏板进行开颅术。骨瓣应轻轻地从硬脑膜表面取出,不触及盔状带 -STA 节段。

用明胶海绵和棉酚类药物止血。磨平下端孔的下缘和上端孔的上缘,使其形成一个逐渐平滑的动脉着床区。将骨瓣内侧面磨薄形成一条带状凹槽,该凹槽只保留外层板,中间将容纳 STA- 盔状带段走行。

然后在骨瓣中间以垂直切口切开硬脑膜,在上下两端分为一个三角星形(奔驰标志),使植入 STA 血管后上下两端硬脑膜仍然开放(图 14.2d)。此时,可将显微镜焦距调整到蛛网膜层,并将 STA 盔状带缝合到蛛网膜上。蛛网膜下腔可分别用海狸刀和显微剪刀穿孔和切开。这一层最好在脑沟和邻近静脉处切开,因为这样能够保证在切口下方有明显的无血管间隙。

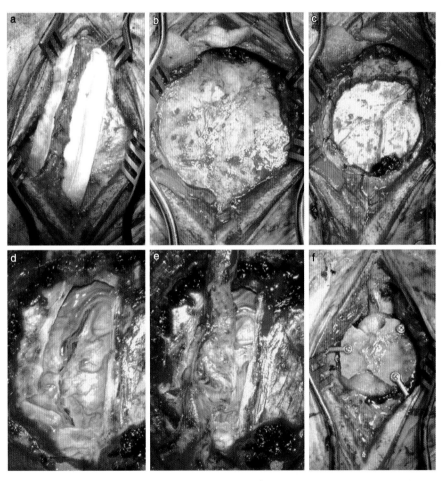

图 14.2　术中技术。(a)小心地分离出一段较长 STA 和相关的盔状带,除非绝对必要应避免烧灼;(b)保护 STA 并将其牵拉值切口的一侧以暴露颅骨;(c)进行开颅手术时要小心,以保护血管和相关的棉片不被钻头缠住;(d)从上到下线性打开硬脑膜,在硬脑膜上下两端切一个 V 形,然后打开蛛网膜;(e)从牵开器上松开 STA- 盔状带段,将其放在大脑表面,并考虑将其缝合到蛛网膜;(f)用钻头刮去骨瓣的底部,并在骨瓣的上下两侧做楔形切口,使血管畅通无阻

于是盔状带 -STA 段就被放置到脑组织皮层表面。使用显微外科器械和 6-0 聚丙烯缝合线将盔状带缝合到蛛网膜的多个部位(图 14.2e)。这是在可控环境下进行住院显微外科培训的绝佳机会。缝合线的数量因外科医生而异,但一般为 4 到 12 针。

在盔状带 -STA 段缝合到位后,用多普勒超声确定血流,然后用 4-0 尼龙线或丝线纵行缝合硬脑膜关闭硬脑膜。此时可用罂粟碱浸泡 STA。将骨瓣轻轻放回,小心检查动脉的入口或出口处是否受压。如果动脉受压,骨瓣的钻孔部位可能需要扩大,以给动脉更多的空间(图 14.2f)。骨瓣应在前后缘上固定到位。固定骨瓣的材料不应覆盖钻孔位置。骨瓣恢复原位后,应再次使用多普勒来确认 STA 近端到远端的血流。

肌肉筋膜和皮肤用缝线缝合。在缝合时要特别小心,避免缝合针扎到 STA。接受 EDAS 的患者通常长期服用阿司匹林,因此在闭合期间止血可能相对困难,此时应该耐心、低功率和精准地用双极烧灼。术后应使用条带状敷料包裹伤口,而不是头套,因为头套可能压迫血管。在拔管过程中,必须特别注意避免血压过高。拔管前应在手术结束时明确讨论血压参数。

并发症的避免

虽然有明确的步骤,间接搭桥可能仍然存在压力,因为整个手术的切割,烧灼和钻孔过程中,要保护动脉和周围的组织。在这种情况下,最重要的规则是"不要使 STA 松垂"。以下是一份不伤害 STA 的注意事项:

1. 用多普勒超声清楚地标记 STA 预切口的路径。
2. 不要使用利多卡因和肾上腺素。
3. 切开至皮下脂肪,但不超过最初的切口。
4. 轻柔的钝性解剖,尽量不使用锐利分离。
5. 如果需要烧灼止血或结扎分支动脉,应在较低功率下使用双极烧灼。
6. 在解剖过程中反复使用超声多普勒,以清楚地了解动脉的位置。
7. 一旦盔状带被分离开,动脉就极有可能扭曲或拉伤。
8. 开颅术中避免过分牵拉盔状带 -STA 节段。
9. 铣开骨头,为盔状带 STA 段提供附着点。
10. 在手术结束时使用罂粟碱,可以"复活"STA,避免因反复操作后出现血管痉挛。
11. 骨瓣固定到位后,用多普勒超声检查 STA,以检测动脉是否受压。

第二常见的术中并发症是术中低血压。对付这个问题最有效的防护措施是与麻醉团队进行彻底的沟通,以体现在预定范围内维持血压的重要性。以下是避免术中低血压的措施清单:

1. 与麻醉团队就最高最低血压目标进行早期公开沟通
2. 预诱导时动脉管路的放置
3. 预备升压药以减少低血压持续的时间

术中高碳酸血症也可能是手术过程中的一个问题。再次强调,与麻醉团队就将 PCO_2 维持在预先指定的范围内的重要性进行预先的开放式沟通是至关重要的。对于中、重度困难气道的患者,重要的是在手术室备有纤支镜,并报这个在喉镜下不能插管的情况下易于获得。

1. 与麻醉团队就 PCO_2 目标进行早期、公开的沟通
2. 困难气道患者立即使用纤支镜

并发症管理

颞浅动脉损伤

STA 可发生不同程度的损伤。如果动脉受损,有可能通过一些简单的操作使其恢复活力。如果动脉发生痉挛且难以发现具体部位,可在该区域应用罂粟碱,2 分钟后重新多普勒检测。如果动脉被锋利的器械划伤,部分撕裂或有分支撕裂,用冷盐水冲洗,用凝血酶涂抹明胶海绵,并轻轻施加非闭塞性压力 15 分钟。由于患者可能服用阿司匹林,因此凝血会延迟,但只要缺损较小,最后总会凝血。如果缺损太大,加压无法发挥作用,尝试用低功率双极烧灼,且尽可能仅烧灼血管的缺损部。

如果动脉损伤到无法挽救,决定放弃使用动脉并继续手术,则应明确结扎,以防止术后出血。目前,有两种挽救行动都是合理的选择,仍然可以使患者受益。这些包括脑 - 肌肉 - 血管融合术(EMS)和简单的多点钻孔。

在 EMS 中,骨瓣比 EDAS 大。切口可能需要扩大,以便暴露更大的骨瓣。锐性切断并牵拉肌肉。避免烧灼肌肉。骨瓣在颞额部尽可能大,并在下方钻一个大孔。肌肉应该从远端和侧面分离,但需保持其下端与根部的连接,以尽可能保留小血管。由于这一节段肌肉将留在颅内,因此其止血至关重要且具有挑战性:即不能烧灼又要有效止血。如上所述硬脑膜下端楔形切开。在显微镜下,如上所述用海狸叶刀片和显微剪刀切开蛛网膜。然后将肌肉放置在脑皮质上,用 4-0 尼龙或丝线缝合到位。然后如上所述,缝合硬脑膜,骨瓣固定到位,缝合筋膜,缝合皮肤。

第二种挽救方法是多点钻孔,这种方法显示随着时间的推移,特别是在儿童 MMD 病例中,可有效形成新的颅外到颅内新生血管。当决定不再使用 STA 时,应彻底结扎血管。然后在额颞区作 3 ~ 5 个钻孔。可以在原始切口下放置一个或两个。可能有 2 ~ 3 个钻孔需要单独做短切口后钻孔。这些钻孔的直径应为 1.5cm。打开硬脑膜后,翻折回来,并烧灼,以保持皮质暴露。最后常规操作,覆盖好钻孔后缝合筋膜和皮肤。

术中低血压

如果在插管过程中出现明显低血压,一种方法是在患者插管的情况下进行唤醒检查,以确认患者尚未遭受不可逆转的缺血。

术中高碳酸血症

患者在插管过程中最容易发生高碳酸血症。如果插管过程中出现问题,导致患者的血氧饱和度降至 85% ~ 90% 以下,外科医生有必要减轻麻醉,以进行检查,评估患者是否缺血。如果患者遇到新的神经功能损伤,有必要延迟手术并完善头部 CT。

结 论

尽管间接搭桥手术比直接搭桥手术简单,但在术中也有隐患,只要仔细准备,就可以避免这些隐患。术中必须遵守的基本原则包括避免低血压、高碳酸血症和在整个手术过程中精心保护颞浅动脉。

（郭睿 译 贺民 审）

参考文献

1. Kuriyama S, Kusaka Y, Fujimura M, Wakai K, Tamakoshi A, Hashimoto S, et al. Prevalence and clinicoepidemiological features of moyamoya disease in Japan: findings from a nationwide epidemiological survey. Stroke. 2008;39(1):42–7.
2. Chiu D, Shedden P, Bratina P, Grotta JC. Clinical features of moyamoya disease in the United States. Stroke. 1998;29(7):1347–51.
3. Jeon JP, Kim JE, Cho W-S, Bang JS, Son Y-J, Oh CW. Meta-analysis of the surgical outcomes of symptomatic moyamoya disease in adults. J Neurosurg. 2017;5:1–7.
4. Sun H, Wilson C, Ozpinar A, Safavi-Abbasi S, Zhao Y, Nakaji P, et al. Perioperative complications and long-term outcomes after bypasses in adults with moyamoya disease: a systematic review and meta-analysis. World Neurosurg. 2016;92:179–88.
5. Kim H, Jang D-K, Han Y-M, Sung JH, Park I-S, Lee K-S, et al. Direct bypass versus indirect bypass in adult moyamoya angiopathy with symptoms or hemodynamic instability: a meta-analysis of comparative studies. World Neurosurg. 2016;94:273–84.

第 15 章　脊髓血管畸形的手术治疗

Nina Z. Moore, Mark Bain, and Peter A. Rasmussen

脊髓血管畸形手术核对表	
必备的设备、器械和药品	操作步骤
术中肌电图（EMG）和体感诱发电位（SEEP）神经监测 • EMG 和 SEEP 导联 • 神经监测换能器 • 神经监测电脑 • 神经监测技师 • 受过 EMG 和 SEEP 训练的神经科医师 神经外科麻醉 • 全身麻醉 • 可与神经监测共用的麻醉药物 • 动脉导管 • 调节平均动脉压以确保对脊髓的灌注，并在对动静脉畸形进行操作时调节 • 在切除术后对平均动脉压和收缩压进行管理以避免灌注损伤 神经血管造影团队／放射科技师 • 准备好在切除术后，患者仍处于麻醉状态时行血管造影，以判断切除是否完全 • 通常在缝合切口后于导管室进行造影以获得最佳成像效果 护理 • 相关电话 　– 神经监测 　– 麻醉医师 脊柱融合设备 • 取决于动静脉畸形的位置和入路，应准备好脊柱相关器械 • 手术显微镜 • 适用的显微手术器械 • 准备好用于动静脉畸形和动脉瘤的暂时性和永久性的血管夹 • 长显微双极电凝	并发症：使用临时血管夹时肌电图或体感诱发电位信号缺失 • 通过 EMG/SEEP 技师持续地进行动态 EEG/SEEP 监测和在切除动脉及之后的静脉前临时夹闭血管来识别信号的改变 • 遇到问题时让技师或手术室护士联系神经监测人员 • 确定麻醉没有改变 • 移除临时血管夹并确定功能是否恢复 • 在手术开始时予 10mg 地塞米松以减轻水肿 • 吲哚菁绿荧光造影可用于动静脉畸形的血流评估，明确血管构筑

避免并发症流程图

并发症	原因	处理方法	策略
脊髓功能丧失	切除了脊髓组织的供血动脉	术中和术后管理好平均动脉压	从造影开始谨慎地做好计划,术中使用吲哚菁绿,在 SEEP/EMG 监测下临时夹闭,神经麻醉监测/护理
	手术操作导致的脊髓水肿	术前和术后使用地塞米松	谨慎地规划好脊柱入路来减少对脊髓的干扰(充分暴露)
	电热对脊髓造成损伤	地塞米松减轻水肿;加巴喷丁和/或普瑞巴林止痛;对症治疗,康复治疗,脊髓复健	在切除过程中小心使用双极电凝和剪刀
	将引流静脉切除		考虑使用不同的微导管
术中出血	切除动脉前先切除了引流静脉	清除血肿,切除其他的供血动脉	使用吲哚菁绿来确定供血动脉的切除,在烧灼/切除前临时夹闭引流静脉
脑脊液漏	硬脊膜缝合不全	细致缝合,注意针头直径不应大于缝线	水密缝合,使用医师惯用的封闭材料(即自体组织、浸血的明胶海绵、肌肉等)

引言

　　未破裂的脊髓血管畸形的病程大多会缓慢进展,由于静脉压增高导致脊髓病、无力、麻木和膀胱直肠功能障碍逐渐加重[1]。这个缓慢进展的过程在确诊前可潜伏数年[1]。当出现进展性的静脉高压导致坏死性脊髓炎时,则称为 "Foix-Alajouanine 综合征。" Foix-Alajouanine 综合征最早是在法国的两位年轻男性随访中发现,他们表现为进行性的神经功能下降直至瘫痪,最终因瘫痪导致的并发症而去世,在尸检中发现他们的髓鞘有着坏死性的病理改变,之后被认为是由一种动静脉畸形所导致的。而在此之前,往往被当做是静脉血栓所致[2]。

　　大的动静脉畸形所导致的脊髓压迫症最初可表现如同椎管狭窄。在一些病例中,患者有脑和脊髓蛛网膜下腔出血的表现,并且在检查时脑血管造影无异常变。在对脑进行磁共振成像后,证实了在颈和胸段脊髓中椎管内血流低于预期;随后脊髓血管造影证实了存在脊髓动静脉畸形。如果这些患者陈述他们在开始出血时会突然感到剧烈的背痛,这种情况则被称为 "刀刺样疼痛",最初由 Michon 在 1928 年描述[3]。

脊髓血管畸形的分类

　　如 Perry Black 在文章中所说,动静脉畸形的分型方法已经有了很多次的迭代。从 1958 年 Virchow 开始,1916 年 Elsberg,1928 年 Cushing 和 Bailey,1936 年 Bergstrand、Olivecronna 和 Tonnis,1944 年 Wyburn-Mason,他们都提出了各自的分型方法[4]。而更多的现代的分型方法都包含了以下但也并没有局限于以下几种分型方法:如 1995 年硬脑膜动静脉瘘的 Borden 分型[5],Anson 和 Spetzler 在 1992 年的分型[6],还有改良后的用于血管畸形的 Spetzler 分型系统[7]。

表 15.1　改良 Spetzler 分型

改良 Spetzler 分型	
肿瘤	血管母细胞瘤，海绵状血管畸形
动脉瘤	
脊髓动静脉畸形	
硬膜动静脉瘘	硬膜内
	腹侧
	背侧
	硬膜外
动静脉畸形	硬膜内 - 外
	硬膜内
	髓内
	髓内 - 外
	脊髓圆锥

表 15.2　Borden 分型

Borden 硬脑膜 / 硬脊膜动静脉瘘分型		亚分型
Ⅰ 型	直接向静脉窦或脑膜静脉引流	A: 单个瘘
Ⅱ 型	向静脉窦或硬膜静脉引流 + 向蛛网膜下腔的静脉回流	B: 多个瘘
Ⅲ 型	不向静脉窦或硬膜静脉引流 + 向蛛网膜下腔的静脉回流	

在本章节中，我们将简述 Spetzler 和 Borden 的分型系统。

改良的 Spetzler 分型系统将脊髓血管的病理分为肿瘤、动脉瘤和动静脉病变。肿瘤包括血管母细胞瘤和海绵状血管畸形。脊髓动静脉病变包括动静脉瘘和动静脉畸形，而动静脉瘘又可分为硬膜内和硬膜外的动静脉瘘，硬膜内的可分为腹侧和背侧。动静脉畸形可分为硬膜外 - 硬膜内和硬膜内畸形。硬膜内病变可分为髓内、髓内 - 髓外和脊髓圆锥处三种（表 15.1）。

Borden 分型系统（表 15.2）同时定义了硬脑膜和硬脊膜动静脉瘘畸形，并将其分为三种分型。Ⅰ 型包括了直接向静脉窦或硬膜静脉引流的动静脉瘘畸形。Ⅱ 型引流至静脉窦或硬膜静脉，且有向蛛网膜下腔的静脉回流。Ⅲ 型向蛛网膜下腔回流且没有向静脉窦或硬膜静脉引流。硬膜动脉是主要的血供来源，同时还有两种亚分型，亚分型 A 为单个瘘，亚分型 B 则为多个瘘。Ⅱ 型和Ⅲ 型因为有回流显像，因此出血概率更高，并且有更高的早期在出血风险 [5]。

流程总览

磁共振成像

磁共振成像（magnetic resonance imaging, MRI）是在患者表现出脊髓相关的症状时的一项重要的筛查手段。若出现脊髓信号改变、脊髓水肿、流空效应等现象则可帮助医生为患者的症状找出潜在的血管疾病上的原因。搏动伪影有时会使异常的血管变得难以分辨。

　　我们最近借助使用 TWIST 序列的高分辨率磁共振血管成像（MRA）来观察特定的可疑脊髓平面，是我们能够缩小脊髓血管造影的目标范围来减少辐射和造影剂的使用（图 15.1）。

脊髓血管造影

　　选择性脊髓血管造影是脊髓血管畸形成像的"金标准"（图 15.2），由 Di Chiro 在 1965 年提出。术者在主动脉发出的每一个节段动脉造影，观察早期引流或血管畸形病灶[8]。三维成像造影已被认为是能够获得更详细的血管畸形特征的一种方法[9]。判读脊髓血管造影必须相当仔细，除节段动脉外，完整的造影还应包括髂动脉、骶正中和骶外侧动脉以及上肋间动脉。

术中工具和技术

　　具有荧光成像能力的手术显微镜已成为外科切除术的标配[10]。

神经监测

　　脊髓血管畸形的神经监测是一种很实用的工具，尤其适用于切除髓内病变[11]。若临时夹闭供血动脉则可发现体感诱发电位（somatosensory-evoked potentials，SSEP）快速改变。

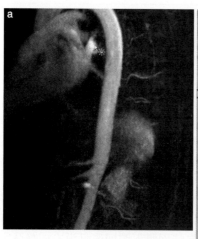
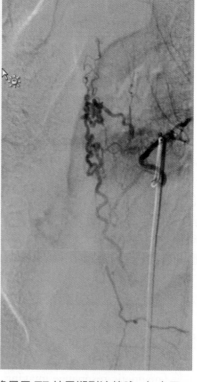

图 15.1 （a）磁共振 TWIST 序列成像显示 T7 处早期引流静脉。（b）同一 I 型硬脊膜动静脉瘘患者左侧 T7 根动脉正位脊髓血管造影

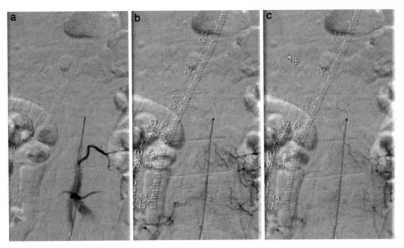

图 15.2　Ⅰ型硬脊膜动静脉瘘患者脊髓血管造影。(a-c)图示早显的脊髓引流静脉

应同时监测运动诱发电位(motor-evoked potentials, MEP)和体感诱发电位来避免假阴性[12]。

麻醉

由于吸入麻醉药会抑制诱发电位[13]，为了配合神经监测，通常使用丙泊酚和芬太尼复合的全静脉麻醉(total intravenous anesthesia, TIVA)来维持诱发电位。瑞芬太尼在动物模型中对 MEP 的抑制较小，但在人类中，发现芬太尼对 MEP 和 SSEP 信号抑制的反应呈剂量相关[14]。除了瑞芬太尼和异丙酚，右美托咪定似乎也不会影响 MEP 或 SSEP 信号[15]。

神经导航

脊髓血管畸形切除术一般不需要使用神经导航。然而仍应相当小心地通过血管造影确定血管畸形的平面。在正位像最下方的肋骨对应的是 T12，再从侧位像来确定 L5 的位置，这些定位方法都可以帮助确定脊髓的平面。如果在 L5/S1 之间有移行椎体，则应在手术室进行定位之前确定好脊髓平面来减少在错误的平面进行手术的风险。

吲哚菁绿荧光造影

在脑血管神经外科[16]，特别是在脊髓血管畸形手术[17]中，融合到手术显微镜中的吲哚菁绿荧光技术在观察供血和引流血管时非常实用。于血管畸形切除术开始时使用吲哚菁绿，供血动脉和早期引流静脉就会相继显现，接着正常的引流静脉也会出现。这就给予了术者实时的信息，以便于规划从何处开始处理供血血管。这项技术能够帮助识别正常引流静脉和主要供血动脉，可能有助于保留脊髓功能，而在使用这项技术之前辨识脊髓血管畸形的解剖要比现在困难得多[18]。在一部分病例中，一些在 MRI 下和临床上出现改变的需要手术探查的区域，可以通过吲哚菁绿来发现一些血管造影下隐藏着的瘘口[19]。

术中血管造影

尽管在俯卧位也是可以做术中血管造影的,但是在笔者中心,我们通常选择在吲哚菁绿显影证实切除了动静脉畸形或者动静脉瘘后将患者送到导管室后再行造影。一般先将伤口缝合再转运,并且也应先对脊柱进行必要的融合。

术中多普勒

术中超声和彩色多普勒在切除术中可用于定位髓内血管[10]。超声的优点在于即使术野发生改变超声依然能够提供实时反馈和血管的空间定位,而不需要借助于造影剂或者荧光染料。

手术入路

手术的初始入路将根据脊髓动静脉瘘或动静脉畸形的位置来决定。对于颈椎齿状韧带腹侧的病变,可以选择前入路,包含椎体切除术、术后椎体移植和融合[20]。 在颈椎、胸椎或上腰椎处,入路可能需要侧方的暴露。在胸椎处需要切除关节突和肋骨时应抬高肌瓣来减少脊髓回缩。脊柱结构切除后通常需要术后融合。在移除骨骼前,应先谨慎地行局部 X 线检查,以判断脊髓血管造影的平面,同时还能确定手术中的适合的平面。

为使视野更加清晰,在打开硬膜前应仔细止血。在某些情况下,打开硬膜脑脊液流出后会导致硬膜外静脉出血。使用含凝血酶的明胶海绵、棉片、止血粉或使用 4.0 尼龙编织线悬吊硬膜能够帮助止血。在需要翻转脊髓,可能需要切除齿状韧带使脊髓能够轻微旋转。蛛网膜缝线或银架可以用来帮助抬起脊髓。

一旦动静脉瘘或动静脉畸形的解剖位置暴露出来,就可以使用吲哚菁绿荧光染料来确定主要的供血动脉和早期引流静脉(图 15.3)。此时,应仔细分离蛛网膜以对供血动脉进行非常精确的烧灼。

硬脊膜动静脉瘘

在硬脊膜动静脉瘘中,应充分游离动脉化的引流静脉,以便后续进行烧灼和切断。 通常能在椎弓根下方的椎间孔可以找到动脉化的根静脉。若不确定血管的作用,可以用临时动脉夹夹闭血管,观察引流静脉是否会变回正常静脉的颜色,也可以再次使用吲哚菁绿荧光造影来判断。

动静脉畸形

硬膜外 - 硬膜内

硬膜外 - 硬膜内的动静脉畸形切除术,特别是幼稚型,可能为一项巨大的挑战。为了减少术中出血的风险,术前有必要行选择性供血动脉栓塞术[21]。

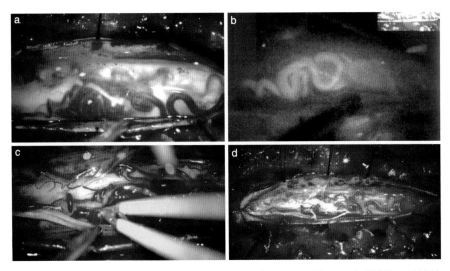

图15.3　经胸椎侧方入路切除髓内部分病变。(a)手术显微镜下硬脊膜缝线和清洁的动静脉畸形术野。(b)吲哚菁绿荧光造影显示动静脉畸形供血血管的早显。(c)使用双极电凝和吸引器逐步电凝供血动脉。(d)切除术后完整保留未受累的脊髓血管

髓内

当患者的病灶(丛型)小而致密时,更易成功切除髓内病变。有着多病灶或者弥漫性病灶的患者诊疗更为困难,术后也有更大的概率出现神经功能减退[22]。在胸椎和腰椎中,冗余的动脉循环较少,因此切除髓内动静脉畸形病灶的风险也更大[23]。此外,如果损伤神经的风险过大,也可以选择不完全切除。但目前对于残留动静脉畸形长期随访的研究数量相当有限。手术时机的选择上,最好能是让患者从出血状态"冷却"下来,但仍要尽早手术,以免患者因手术而失去最近获得的神经功能进展。

圆锥动静脉畸形

目前已有多个通过术前栓塞和显微外科切除来治疗脊髓圆锥动静脉畸形的报道发表[24]。

术后恢复

硬脊膜动静脉瘘

手术切除已经被认为是治疗动静脉瘘的最好的方法,与血管内栓塞相比,手术切除的效果更为持久[25, 26]。Chibarro 等人对 30 位手术切除动静脉瘘的患者进行了回顾性研究,发现 83% 的患者临床情况有所改善并且没有复发[26]。在 Steinmetz 等人的研究中,对所有患者进行了评估。在接受了手术的患者中,98% 的患者在初次治疗后瘘口即完全闭塞,而在栓塞治疗的患者中则只有 46%。89% 的患者手术后神经功能有所改善或没有变化[25]。有的中心报道动静脉瘘栓塞术有着更高的闭塞率,并推荐对动静脉瘘进行手术或血管内栓塞治疗,脊髓功能都可获得显著的改善[27]。在另一项研究中,Rosenblum 等人发现 88% 的硬脊膜动静脉瘘患者术后预后良好,而髓内动静脉畸形术后的患者中只有 49%

预后良好[28]。

脊髓动静脉畸形预后

解剖构筑、患者选择和治疗都对结果有影响。Yasargil 在 41 例术后三年的手术切除髓内动静脉畸形的患者中发现有大约 48% 的患者有所改善,32% 的患者没有变化,20% 的患者则发生恶化[29]。在一项平均随访时间为 70 个月,对 16 名接受了脊髓圆锥动静脉畸形切除术伴或不伴栓塞的患者的研究中发现,43% 的患者神经功能有所改善,43% 的患者没有变化,14% 的患者则病情发生恶化。在这些患者中,3 位发生复发,其中两位病情恶化。75% 的最初无法行走的患者恢复了步行能力,而那些本来能行走的患者除畸形复发,其余者之后并没有丧失行走的能力[24]。

并发症的防治

脊髓血管畸形手术的并发症包括感觉丧失、尿或便失禁、损伤平面以下的运动障碍等脊髓功能的丧失,功能丧失平面的脊髓由损伤平面处的血管供血。此外,术中血管畸形破裂可能会导致出血和椎管内血肿。因血管畸形的入路需要而切除重要脊柱结构的患者可能发生脊柱不稳。

避免损伤功能

术前应与患者详细讨论手术风险。对于已经因病变导致脊髓水肿或出血致脊髓功能显著损害的患者,应与其讨论防止脊髓功能进一步缺失以及在成功地完整切除血管畸形后如何配合复建有可能使功能永久恢复。对于病变处于相对静止期的患者,应仔细权衡和讨论功能提前丧失的可能性,以防止之后不良事件的发生。

医生应非常仔细地使用合适、详细的脊髓血管造影影像来规划病变的入路。应使用神经导航、吲哚菁绿、临时阻断来判断术中可疑的血管是否为正常脊髓的供血血管,是否参与脊髓血管畸形的早期引流。在血管畸形非常复杂的情况下,医生需要权衡牺牲动脉的风险和收益。神经监测医生与麻醉医生之间应保持良好沟通,以保证对神经监测结果仔细判读。因动脉监测对脊髓灌注的管理至关重要,在术前、术中和术后都应与麻醉团队探讨平均动脉压和收缩压的目标值。

避免术中出血

在多种情况下可发生术中出血。打开硬膜时动作过大可能导致动静脉畸形破裂。在这种情况下,医生必须做好迅速止血的准备,同时与麻醉团队沟通失血和血压问题,有序地在不损伤神经功能的前提下控制出血。可以使用临时性阻断夹、双极电凝和暂时性填塞来止血。过早闭塞引流静脉也可导致内出血。对于髓内的动静脉畸形,医生必须注意脊髓的膨大,因为出血可能发生在脊髓内并被包裹。 为了保证神经组织的完整性,应小心进行清除血肿和止血。 当所有供血动脉都已切断后,在处理引流静脉前暂时将其夹闭是测试切除效果的一种方法。术后应行血管造影以确定动静脉畸形切除完全,防止残余病变再出血。此外,在围术期应注意监测血压,以防止脊髓内出现灌注相关的出血或缺血。

避免脑脊液漏和感染

对于任何脊髓手术,都有脑脊液漏的风险。应仔细缝合硬膜,通常是采用连续缝合。缝线应与缝合针的直径相匹配。如果缝线选择不当,较大的缝合针可能会导致在针孔周围出现渗漏。此外,也可以使用密封剂、浸血的明胶海绵、肌肉组织等来补强缝合处。应小心避免过度使用密封剂和补片,也应避免不充分止血,以防止对脊髓造成压迫。关闭硬膜后充分地冲洗、仔细地缝合、术后全身血糖的管理、围术期抗生素的使用都可以促进伤口愈合,防止脑脊液漏和感染。此外,一些外科医生考虑在围术期放置脑脊液引流装置(即蛛网膜下腔引流)来促进伤口愈合,并嘱患者平卧一段时间(通常是 24～48 小时)以防止硬膜缝合处压力增高。

避免脊柱不稳

无论是由血管神经外科医生单独进行手术,还是与另一名脊柱专业的医生合作手术,都必须注意要精准地暴露血管畸形病变区域,同时在必要时做好脊柱固定预案。在需要的情况下,应提前准备好相关器械。

结　论

脊髓血管畸形的外科治疗需要仔细地做好治疗计划,详细的影像学资料,以及文中提到的工具,来提高手术的成功率。鉴于脊柱脊髓的血供相当脆弱,必须如实告知患者可能发生的情况,将患者的期望控制在恰当的范围内。术后应进行影像学检查和密切的随访来观察复发或残余情况,因为复发和切除不完全都可能导致持续性的神经功能下降。

(马永杰 译　杨斌 审)

参考文献

1. Hurst RW, Bagley LJ, Marcotte P, Schut L, Flamm ES. Spinal cord arteriovenous fistulas involving the conus medullaris: presentation, management, and embryologic considerations. Surg Neurol. 1999;52(1):95–9.
2. Heros RC. Foix-Alajouanine syndrome: what is it? J Neurosurg. 2009;111(5):900–1.
3. Michon P. Le coup de poignard rachidien. Symptôme initial de certaines hémorragies sous-arachnoïdiennes. Essai sur les hémorragies méningées spinales. Presse Med. 1928;36:964–6.
4. Black P. Spinal vascular malformations: an historical perspective. Neurosurg Focus. 2006;21(6):E11.
5. Borden JA, Wu JK, Shucart WA. A proposed classification for spinal and cranial dural arteriovenous fistulous malformations and implications for treatment. J Neurosurg. 1995;82(2):166–79.
6. Anson JA, Spetzler RF. Interventional neuroradiology for spinal pathology. Clin Neurosurg. 1992;39:388–417.
7. Spetzler RF, Detwiler PW, Riina HA, Porter RW. Modified classification of spinal cord vascular lesions. J Neurosurg. 2002;96(2 Suppl):145–56.

8. Doppman J, Di Chiro G. Subtraction-angiography of spinal cord vascular malformations. Report of a case. J Neurosurg. 1965;23(4):440–3.

9. Prestigiacomo CJ, Niimi Y, Setton A, Berenstein A. Three-dimensional rotational spinal angiography in the evaluation and treatment of vascular malformations. AJNR Am J Neuroradiol. 2003;24(7):1429–35.

10. Baskan O, Durdag E, Geyik S, Elmaci I. Spinal arteriovenous malformation: use of intraoperative color Doppler ultrasonography guidance for surgical resection. Case report. Med Ultrason. 2014;16(4):386–8.

11. Owen MP, Brown RH, Spetzler RF, Nash CL Jr, Brodkey JS, Nulsen FE. Excision of intramedullary arteriovenous malformation using intraoperative spinal cord monitoring. Surg Neurol. 1979;12(4):271–6.

12. Kalkman J, Drummond JC, U HS. Severe sensory deficits with preserved motor function after removal of a spinal arteriovenous malformation: correlation with simultaneously recorded somatosensory and motor evoked potentials. Anesth Analg. 1994;78(1):165–8.

13. McPherson RW, Mahla M, Johnson R, Traystman RJ. Effects of enflurane, isoflurane, and nitrous oxide on somatosensory evoked potentials during fentanyl anesthesia. Anesthesiology. 1985;62(5):626–33.

14. Asouhidou I, Katsaridis V, Vaidis G, Ioannou P, Givissis P, Christodoulou A, et al. Somatosensory evoked potentials suppression due to remifentanil during spinal operations; a prospective clinical study. Scoliosis. 2010;5:8. https://doi.org/10.1186/1748-7161-5-8.

15. Li Y, Meng L, Peng Y, Qiao H, Guo L, Han R, et al. Effects of dexmedetomidine on motor- and somatosensory-evoked potentials in patients with thoracic spinal cord tumor: a randomized controlled trial. BMC Anesthesiol. 2016;16(1):51. https://doi.org/10.1186/s12871-016-0217-y.

16. Raabe A, Beck J, Gerlach R, Zimmermann M, Seifert V. Near-infrared indocyanine green video angiography: a new method for intraoperative assessment of vascular flow. Neurosurgery. 2003;52(1):132–9. Discussion 139.

17. Hanel RA, Nakaji P, Spetzler RF. Use of microscope-integrated near-infrared indocyanine green videoangiography in the surgical treatment of spinal dural arteriovenous fistulae. Neurosurgery. 2010;66(5):978–84. Discussion 984–5.

18. Wang G, Ma G, Ma J, Hao S, Li D, Han L, et al. Surgical treatment of spinal vascular malformations performed using intraoperative indocyanine green videoangiography. J Clin Neurosci. 2013;20(6):831–6.

19. Killory BD, Nakaji P, Maughan PH, Wait SD, Spetzler RF. Evaluation of angiographically occult spinal dural arteriovenous fistulae with surgical microscope-integrated intraoperative near-infrared indocyanine green angiography: report of 3 cases. Neurosurgery. 2011;68(3):781–7. Discussion 787.

20. MacFarlane MR, Burn PJ, Evison J. Excision of high and mid cervical spinal cord arteriovenous malformations by anterior operation. J Clin Neurosci. 2005;12(1):71–9.

21. Spetzler RF, Zabramski JM, Flom RA. Management of juvenile spinal AVM's by embolization and operative excision. Case report. J Neurosurg. 1989;70(4):628–32.

22. Ohata K, Takami T, El-Naggar A, Morino M, Nishio A, Inoue Y, et al. Posterior approach for cervical intramedullary arteriovenous malformation with diffuse-type nidus. Report of three cases. J Neurosurg. 1999;91(1 Suppl):105–11.

23. Dumont AS, Oldfield EH. Chapter 397. Spinal vascular malformations. In: Winn HR, editor. Youmans neurological surgery. 6th ed. Amsterdam: Elsevier; 2011. p. 4167–202.

24. Wilson DA, Abla AA, Uschold TD, McDougall CG, Albuquerque FC, Spetzler RF. Multimodality treatment of conus medullaris arteriovenous malformations: 2 decades of experience with combined endovascular and microsurgical treatments. Neurosurgery. 2012;71(1):100–8.

25. Steinmetz MP, Chow MM, Krishnaney AA, Andrews-Hinders D, Benzel EC, Masaryk TJ, et al. Outcome after the treatment of spinal dural arteriovenous fistulae: a contemporary single-institution series and meta-analysis. Neurosurgery. 2004;55(1):77–87. Discussion 87–8.

26. Chibbaro S, Gory B, Marsella M, Tigan L, Herbrecht A, Orabi M, et al. Surgical management of spinal dural arteriovenous fistulas. J Clin Neurosci. 2015;22(1):180–3.

27. Zogopoulos P, Nakamura H, Ozaki T, Asai K, Ima H, Kidani T, et al. Endovascular and surgical treatment of spinal dural arteriovenous fistulas: assessment of post-treatment clinical outcome. Neurol Med Chir (Tokyo). 2016;56(1):27–32.

28. Rosenblum B, Oldfield EH, Doppman JL, Di Chiro G. Spinal arteriovenous malformations: a comparison of dural arteriovenous fistulas and intradural AVM's in 81 patients. J Neurosurg. 1987;67(6):795–802.

29. Yasargil MG, Symon L, Teddy PJ. Arteriovenous malformations of the spinal cord. Adv Tech Stand Neurosurg. 1984;11:61–102.

第三部分
介 入 手 术

第 16 章　穿刺和缝合

Ahmad M. Thabet and I. Paul Singh

动脉穿刺术的穿刺和缝合核对表

必备的设备、器械和药品	操作步骤
神经电生理监测 • 无 护理 • 确认患者用药清单(例如抗血小板 / 抗凝药) • 评估并记录远端脉搏 • 如果计划进行桡动脉穿刺,术前行动脉超声 / 艾伦试验 • 确认血液生化检查和血细胞计 麻醉 • 用 2% 利多卡因进行局部麻醉,可加入碳酸氢盐减轻疼痛 • 穿刺期间应镇痛 / 镇静 • 静脉输入降压药使收缩压 <185mmHg (减少穿刺过程中发生夹层的风险) 神经介入医生 • 穿此前确认解剖体表标志 • 准确地使用术前透视检查 / 超声检查 以确认定位	穿刺 • 标记解剖 / 透视 / 超声标志 • 18G/21G 穿刺针穿刺,然后根据需要进行扩张 • 使用 Seldinger 技术推送适当尺寸的鞘管 • 连接肝素盐水冲洗管线 • 穿刺后进行透视 / 血管造影评估穿刺情况 缝合 • 根据用药史,鞘管型号和肝素使用情况调整,人工压迫时间 >5 分钟 • 如果进行抗凝治疗,确认激活凝血时间(ACT)是否正常 • 缝合装置(如果需要) 管理 • 动脉穿刺部位术后评估 • 远端脉搏,毛细血管充盈,生命体征和神经功能检查,q15min×1h,q30min×2h,q60min×4h • 监测潜在的腹膜后出血:评估腰痛,血尿和尿量 • 门诊宣教,说明动脉穿刺部位的护理和日常活动

避免并发症流程图

并发症	原因	处理措施	策略
血管痉挛	过度操作导丝; 在小动脉中使用大鞘管	动脉内钙通道阻滞剂 / 血管扩张药; 给予时间等待	在透视下小心操作导丝; 使用必要的最小鞘管
血肿	血管初次缝合不良; 介入术后持续抗凝	延长人工压迫时间;固定的长期压迫设备	延长压迫时间; 良好的缝合装置使用技巧; 根据 ACT 充分评估压迫时间
腹膜后出血	腹股沟韧带上方穿刺且缝合不充分	保持警惕,急诊腹部 / 盆腔CT; 如可能需要修复,急诊手术会诊	避免在腹股沟韧带上方进行动脉穿刺; 穿刺前使用超声 / 透视检查; 缝合前使用透视评估的穿刺部位

续表

并发症	原因	处理措施	策略
假性动脉瘤	在穿刺或缝合过程中器械使动脉壁分离	人工压迫； 凝血酶直接注射； 支架栓塞治疗； 手术修复	熟练的动脉穿刺和缝合技巧
肢体缺血	动脉穿刺部位夹层或血栓形成	手术修复； 肝素	避免在股总动脉分叉以下进行穿刺； 避免在小动脉中使用缝合装置； 对连续穿刺部位、远端脉搏、毛细血管充盈时间进行评估
动脉夹层	动脉穿刺困难或导丝推送困难； 创伤性鞘管置入； 缝合装置放置时造成损伤	抗血小板药物与肝素； 支架置入 / 搭桥 手术重建	穿刺前使用超声 / 透视检查； 熟练的动脉穿刺和缝合技巧

引言

在进行血管内手术时,通常是针对手术的关键部分来避免并发症,在这些关键部分中,发生灾难性后果的风险最高,例如,在破裂动脉瘤中填塞成篮弹簧圈或将液体栓塞剂输送至可能靠近语言中枢的 AVM 时。对于介入医生和患者而言,动脉瘤被完美的填塞通常是患者和医生都追寻的满意治疗效果,但如果在血管内手术开始或结束时出现穿刺点并发症,这种成功的价值就被削弱。介入医生术前详细准备可以避免一些严重的并发症,例如截肢,甚至可以避免一些计划外的抢救程序或治疗并发症的手术。本章将讨论如何避免在动脉穿刺术部位穿刺和缝合时出现并发症,以及当并发症出现时的处理。

流程概述

动脉穿刺术:穿刺

几个动脉穿刺部位可用于神经血管内手术,包括股总动脉,桡动脉,肱动脉甚至颈动脉。右股总动脉通常是首选的穿刺部位,与其他穿刺点相比,股动脉的定位和直接穿刺都更容易,用手压迫股骨头也更容易闭合穿刺点。与其他外周穿刺点(例如桡动脉)相比,该部位还可以承受更大直径的动脉鞘。如果难以确定临床标志,可用 X 线透视在股骨头水平(腹股沟韧带以下和股总动脉分叉处上方)以确定穿刺部位,或用超声定位股总动脉都可能会有所帮助。如果有凝血功能障碍,应该用 21 号针头(微型穿刺套件)进行单壁穿刺,或使用 18 号针头进行穿刺。搏动性血液流动及导丝在主动脉内的左侧投影可以确认动脉与静脉通道的情况(图 16.1)。如果动脉迂曲,建议使用长鞘或 10cm 的鞘管。肝素生理盐水冲洗的管线应该与鞘管连接,以防止在鞘管内或周围形成血栓。鞘管的大小应根据血管内手术的目标进行调整。大多数诊断性造影可以通过使用 5F 鞘管和 5F 导管来完成(图 16.2)。因为血管直径相比,动脉穿刺术更小,儿科患者通常使用 4F 鞘管。介入手术通常需要较大的通道,鞘管型号从 5F 到 10F 不等。如果需要进行动脉转流,也可以将一条管线连接到鞘管上进行持续的血压监测,这也需要稍大些的鞘管(比导管大 1F)。

　　如果无法进行股动脉穿刺或胸主动脉迂曲 / 病变,可使用桡动脉,肱动脉,腋动脉和颈总动脉等其他入路。这些替代部位在术后早期活动方面具有优势,但也因难以进入对侧颈动脉和椎动脉,因此血管痉挛或闭塞(桡动脉入路)风险较高的缺点 [1-3](图 16.3)。

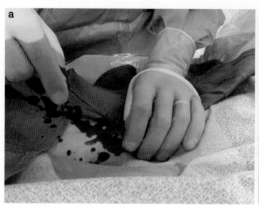
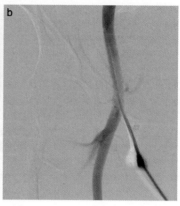

图 16.1 (a)股总动脉穿刺术: 在腹股沟韧带下方 2 横指处触摸股动脉搏动。穿刺针与皮肤成 45 度角,置于两个手指之间,沿动脉的走形刺入。看到搏动性血流后,将 J 形导丝置入。(b)右股总血管造影显示穿刺点在动脉分叉上方和腹股沟韧带下方,无并发症

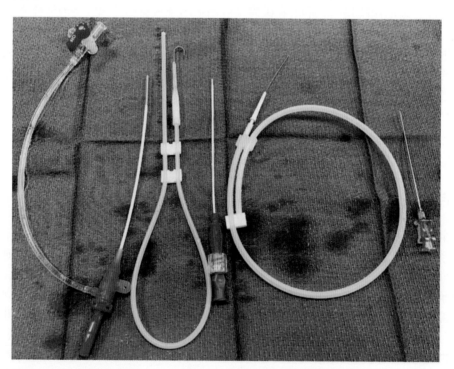

图 16.2　5F 动脉穿刺套件。从左至右: 5F 导入鞘管, J 型导丝, 微鞘管, 21G 微导丝, 21G 穿刺针

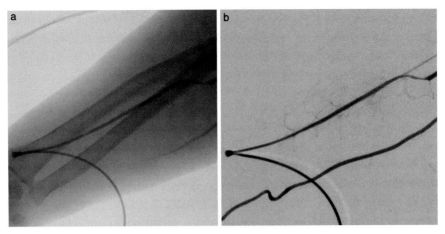

图16.3 （a）桡动脉置鞘，未减影。（b）减影后显示鞘管远端发生血管痉挛

动脉穿刺术：缝合

　　动脉穿刺部位的缝合可以通过人工压迫，使用外用压迫器或置入动脉穿刺缝合装置来实现。在大多数诊断性造影中，患者不需要强化抗血小板治疗或抗凝治疗，也不需要肝素化，人工压迫穿刺点是一种标准技术。使用 5F 鞘管的动脉穿刺术应手动加压 15～20 分钟使穿刺点闭合，为确保止血，之后患者须保持仰卧位至少 5 小时。使用膝盖固定器可以帮助确保患者在这段时间内不弯曲腿部。对于进行较大的动脉穿刺术或服用抗血小板药或抗凝药的患者，如果选择人工压迫作为缝合技术，则需要更长的压迫时间。 FemoStop™（压迫球）或 CompressAR™（压迫夹）之类的非侵入性外用压迫器也可以实现止血，并节省手术医生的时间（减少手部抽筋），但关于这些支持外用压迫器优于人工压迫的数据仍有争议。对于较大的动脉穿刺术或存在凝血障碍的患者，人工压迫需要更长的时间来止血，在这种情况下，侵入性穿刺点缝合装置，例如 Angio-Seal™（胶原蛋白塞，图 16.4），StarClose™（闭合夹装置）和 ProGlide™（缝合装置）通常能更有效地止血。使用动脉穿刺缝合装置后，患者可以早期活动，但是在胶原蛋白塞完全溶解之前的 90 天内，不应在同一穿刺部位再次进行穿刺。研究表明，使用动脉穿刺缝合装置与人工压迫相比，并发症的发生率相似 [4-13]。

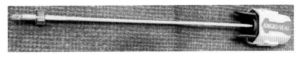

图16.4 带有胶原蛋白塞的 6F Angio-Seal™ 闭合装置™

并发症的避免和处理

　　那些看似动脉穿刺和缝合都很简单，仍可能出现并发症。介入医生必须警惕可能发生的动脉穿刺术并发症，例如血肿形成，假性动脉瘤，腹膜后出血，动静脉瘘，血管痉挛，动脉夹层或肢体缺血。这些并发症的发生率低于 2%[14]。安全进行动脉穿刺术可以减少这些并发症的发生率，例如在必要时使用 21G 穿刺针，进行单次单壁动脉穿刺，将鞘管连接至冲洗管线，进行验证性血管造影 / 透视检查等方法。必要时选择其他部位进行穿刺，并在术后对穿

刺部位小心护理。对于即刻出现的相关并发症,例如血管痉挛或动脉夹层,可通过进行血管造影或透视检查来评估(图 16.4)。该动脉穿刺术后的影响还可帮助决定是否使用上文提及的闭合技术。

血管痉挛

血管痉挛是一种常见的并发症,在没有动脉粥样硬化的小血管中更为普遍。平滑肌占比较高的动脉(例如桡动脉)更容易发生痉挛。过度操作导丝、鞘管推送困难、鞘管碰撞或刺激穿刺血管壁都有可能引起穿刺部位血管痉挛。正确的导丝放置和动脉穿刺术后血管造影有助于预防和监测血管痉挛。当观察到血管痉挛,应谨慎地将鞘管略微后退至远离动脉壁的位置,并重新评估血管内的血流。明显的持续性血管痉挛需要给予血管扩张药,例如维拉帕米或硝酸甘油,直到痉挛消退为止。血管扩张剂的用量取决于血管痉挛的程度,但本文作者通常使用 2.5 ~ 10mg 维拉帕米和 / 或 50 ~ 200mg 硝酸甘油。在桡动脉穿刺术中,血管痉挛的发生率较高,因此,在插入鞘管期间,应预防性地给予维拉帕米和 / 或硝酸甘油作为动脉内"鸡尾酒"。

血肿

压迫持续时间不足,血小板无法形成白色血栓或封堵装置故障所致的缝合不全都可能引起血肿。血肿可急性发生,也可以术后延迟出现。针对出血因素和抗血小板 / 抗凝剂使用情况的详细病史可以帮助介入医生计划适当的人工压迫时间。对连续穿刺部位或远端进行脉搏检查(第一个小时每 15 分钟一次,第二个小时每 30 分钟一次)可以帮助发现早期血肿。对患者和主管护士进行术后即刻活动程度和卧床休息方面的宣教也可以帮助避免延迟性出血。动脉穿刺术出血性并发症主要通过延长人工压迫时间来解决,但在一些大血肿出现时,血管损伤可能需要紧急的血管外科手术治疗。

腹膜后出血

因为腹膜后出血可能危及生命,应始终对其保持警惕。腹部、侧腹部和背部的放射痛,尿量减少或出现新发血尿,都应引起重视。心动过速和低血压一般不会立刻出现,因为在血流动力学变化之前,腹膜后间隙可积聚数升血液。必要时,应紧急行腹部和盆腔 CTA 以及普外科会诊,以决定是否需要进行手术修复。

假性动脉瘤

穿刺部位假性动脉瘤的发生率约为 0.1%。使用缝合装置会使发生率有所增加,但是良好的缝合技术可以降低血管损伤的风险。2cm 以下的小假性动脉瘤可通过手动加压或直接注射凝血酶成功治疗,但较大的病灶可能需要手术 / 血管内治疗。假性动脉瘤可演变为动静脉瘘,介入医生必须对此保持警惕。

动脉夹层

动脉穿刺术后动脉夹层的发生率约为 0.3%。它可能导致血流受限,导致肢体缺血,假性动脉瘤形成,血肿或腹膜后出血。我们提倡尽可能使用单壁穿刺,并在适当的情况下使用微穿刺套件。动脉穿刺术后血管造影或多普勒超声检查有助于诊断。治疗措施包括抗血小板药物治疗、血管内支架甚至开放性血管修复手术[15]。

肢体缺血

四肢都具有良好的侧支循环,但是如果穿刺部位远端血管的总血流量显著减少,仍有可能导致肢体缺血。临床上,它可以变现为远端毛细血管充盈时间减少,远端肢体脉搏减弱或四肢发冷。必须对的保全肢体保持警惕,必要时建议血管外科紧急会诊。良好的穿刺技术可以避免肢体缺血和动脉夹层,同时应该限制在小血管中使用缝合装置。

结　论

由于动脉穿刺术是所有血管内案例的常规操作,因此动脉的穿刺和缝合作为并发症避免的潜在部分常常被忽视。在进行动脉穿刺术之前,熟练掌握解剖,超声和透视下解剖标志,以及成功穿刺后的造影确认可以帮助减轻这些并发症。围手术期和术后的细心护理对于预防、早期发现和管理外周并发症都至关重要。对于本章讨论的并发症,经常评估穿刺部位和远端脉搏不可获取。应用标准化流程对不良事件进行严格的监测,同时应该向患者提供有关穿刺部位护理、活动程度和随访计划的出院宣教,以确保动脉穿刺术后不会出现延迟性的并发症。

（倪伟　译　顾宇翔　审）

参考文献

1. Lee DH, et al. Routine transradial access for conventional cerebral angiography: a single operator's experience of its feasibility and safety. Br J Radiol. 2004;77(922):831–8.
2. Levy EI, et al. Transradial cerebral angiography: an alternative route. Neurosurgery. 2002;51(2):335–40. Discussion 340–2.
3. Nohara AM, Kallmes DF. Transradial cerebral angiography: technique and outcomes. AJNR Am J Neuroradiol. 2003;24(6):1247–50.
4. Amin FR, et al. Femoral haemostasis after transcatheter therapeutic intervention: a prospective randomised study of the angio-seal device vs. the femostop device. Int J Cardiol. 2000;76(2–3):235–40.
5. Biancari F, et al. Meta-analysis of randomized trials on the efficacy of vascular closure devices after diagnostic angiography and angioplasty. Am Heart J. 2010;159(4):518–31.
6. Cremonesi A, et al. Femoral arterial hemostasis using the angio-seal feminine system after coronary and vascular percutaneous angioplasty and stenting. J Invasive Cardiol. 1998;10(8):464–9.
7. Das R, et al. Arterial closure devices versus manual compression for femoral haemostasis in interventional radiological procedures: a systematic review and meta-analysis. Cardiovasc Intervent Radiol. 2011;34(4):723–38.
8. Kapadia SR, et al. The 6Fr Angio-Seal arterial closure device: results from a multimember prospective registry. Am J Cardiol. 2001;87(6):789–91, A8.
9. Kussmaul WG III, et al. Rapid arterial hemostasis and decreased access site complications

after cardiac catheterization and angioplasty: results of a randomized trial of a novel hemo-static device. J Am Coll Cardiol. 1995;25(7):1685–92.

10. Nikolsky E, et al. Vascular complications associated with arteriotomy closure devices in patients undergoing percutaneous coronary procedures: a meta-analysis. J Am Coll Cardiol. 2004;44(6):1200–9.

11. Pollard SD, et al. Position and Mobilisation Post-Angiography Study (PAMPAS): a comparison of 4.5 hours and 2.5 hours bed rest. Heart. 2003;89(4):447–8.

12. Schickel SI, et al. Achieving femoral artery hemostasis after cardiac catheterization: a comparison of methods. Am J Crit Care. 1999;8(6):406–9.

13. Wu PJ, et al. Access site complications following transfemoral coronary procedures: comparison between traditional compression and angioseal vascular closure devices for haemostasis. BMC Cardiovasc Disord. 2015;15:34.

14. Cox N, Resnic FS, Popma JJ, et al. Managing the femoral artery in coronary angiography. Heart Lung Circ. 2008;17(Suppl.4):S65–9.

15. Deshaies EM, Eddleman CS, et al. Handbook of neuroendovascular surgery: Chapter 10. Endovascular complications.

第 17 章 医源性大血管损伤

Jay Ashok Vachhani, Adam Stephen Arthur, and Daniel Alan Hoit

医源性大血管闭塞核对表

主动脉闭塞

- 极少见的血管造影并发症(在冠状动脉造影期间发生率为 0.06%)

- 心脏病学文献建议密切监测并尽早进行外科咨询

脑血管造影中损伤

- 夹层的真实发生率未知,但据文献报道发生在脑血管造影的为 0.1%~0.6%

- 最佳管理尚有争议,尚不清楚。早期肝素抗凝治疗以及最终转向阿司匹林,氯吡格雷和/或华法林的过渡已显示出良好的疗效

- 阿司匹林和氯吡格雷出血性并发症的风险较低,华法林缺血性并发症的风险较低

- 尽管采取最强的医疗管理,但通常仍需给临床上显著狭窄的患者保留支架

脊柱手术中损伤

- 是通常在上颈椎的固定融合术中发生罕见的损伤

- 最佳管理取决于损伤程度和侧支血供。选项包括使用血液稀释剂进行医疗管理、进行主要血管修复、牺牲血管或支架置入

中心静脉导管置入术中损伤

- 估计约占颈内静脉中央静脉导管置入术的 0.5%~11.4%

- 实践指南建议使用实时超声,以达到更高的首次尝试置入的成功率,减少进入时间,提高总体成功插管率,降低动脉穿刺率

辐射诱导损伤

- 建议使用抗血小板药物进行医疗管理

- 脑血运重建术可考虑用在最大程度地进行医疗管理无效的患者中

- 由于手术风险高,建议对有症状的辐射诱发的颈动脉狭窄采用颈动脉支架置入术

脑外科手术中损伤

- 即便可以通过缝合一期修复损伤,也应通过连续无创影像技术对患者进行监测,以观察是否存在血栓或假性动脉瘤的形成

- 如果无法进行初步修复,可选的治疗方案包括采用或不采用旁路的血管牺牲或采用支架或弹簧圈的血管内修复

整脊损伤

- 由于报告不足和缺乏大宗研究,整脊损伤对脊椎动脉和颈动脉的真实发生率存在显著的争议

- 估计的因整脊手法导致的有症状的椎动脉夹层的发生率范围为每 228 000~2 000 000 次整脊手法中发生 1 次

避免并发症流程图

并发症	原因	补救	策略
主动脉夹层	曲折的解剖 放置导管过程中降主动脉看不清 血容量过高	保守处理 早期手术咨询 潜在肝素化	初始导管插入期间行透视检查
颈动脉/椎动脉夹层	曲折的解剖结构导致不能将操纵从1∶1从导丝传导至导管 放置导管的血管的看不清 血容量过高	抗板药物,如阿司匹林、氯吡格雷、双嘧达莫或替格瑞洛,与抗凝药对比 如果狭窄>70%/侧支循环差,则进行支架置入	评估基于导管的血管造影与无创成像的需求 大量使用路图 连续/频繁的肝素生理盐水冲洗 谨慎的导丝操作 推进导管后降低血容量
脊柱手术中的夹层/卒中	经关节/椎弓根螺钉固定 长时间的牵拉	取决于损伤程度 神经监测及影像学下的保守管理 抗血小板药物 主要血管修复 血管牺牲 支架	颈部CT血管造影下的动脉结构可视化 小心放置牵开器 限制牵拉时间/强度 术中监测
开路手术中的夹层	经蝶手术中动脉结构的可视化不佳 潜在的曲折/血管钙化	使用棉条/明胶海绵(cottonoids/Gelfoam)进行初步治疗 神经监测及影像学下的保守管理 修复主要血管 牺牲血管 放置支架/搭桥	头部CT血管造影下的3D可视化动脉结构 加强术中监测
中心静脉导管置入术中穿孔/夹层	缺乏成像指导 动脉结构覆盖于静脉之上	徒手按压 手术修复 血管内治疗 支架/球囊压塞	在所有的中心置入术中遵循指南应用术中实时超声
辐射诱导损伤	受影响区域的辐射剂量>50Gy	抗血小板药物 放置支架/搭桥 手术重建	限制总照射剂量/照射野

引言

医源性大血管损伤是罕见的,且通常是良性的,可以是脑血管造影以及各种手术及非手术操作的灾难性并发症。虽然不可能完全避免这种并发症,可以通过适当的患者选择、精心准备和正确的识别及处理,将其发生的风险和对患者的潜在危害降至最低。本章将简要地回顾医源性大血管损伤的原因和治疗方法。

过程回顾

一名57岁的男性临床表现为右侧颈部疼痛、面部疼痛和牙关紧闭。无明显既往史。就诊前2周,他接受了牙科手术,术中口咽部局部麻醉针断裂且未尝试取回。计算机断层扫描(computed tomography,CT;图17.1)显示一2cm×1mm的异物,其外形与针头碎片一致,并穿透右颈内动脉,而近端和远端均位于颈内动脉管腔外部。

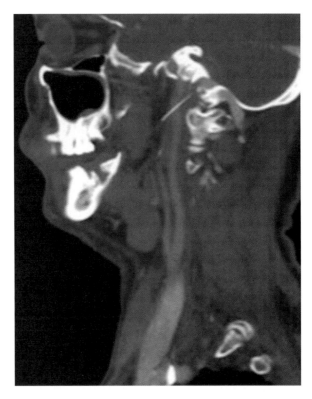

图 17.1　CT 扫描显示邻近右侧颈内动脉的针的碎片延伸到颈静脉孔

最初,他通过血管外科和耳鼻喉科进行了经口探查手术。该手术因无法找到到针头而中止。第二个计算机体层血管成像(CTA)显示,由于手术操作,针头已进一步迁移到颈静脉孔中(图 17.2)。现在,针的近端完全位于颈内动脉颈管腔内,可尝试进行血管内取回。

在全身麻醉下,一条 8F FlowGate(Stryker Neurovascular,Fremont,CA)球囊导管通过 9F

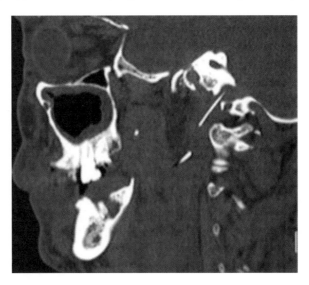

图 17.2　探查手术后的 CT 扫描显示金属碎片进入了颈静脉孔

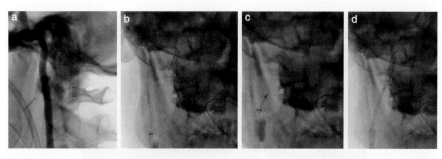

图 17.3 （a-d）使用鹅颈微型圈套器（GooseNeck Microsnare）和 FlowGate 球囊
导管进行血管内针的取回

的短股鞘被放在右颈内动脉中（图 17.3）。一个 4mm 鹅颈微型圈套器（GooseNeck Microsnare,
ev3 Endovascular Inc., Plymouth, MN）被用于在动脉腔内捕获针的近端部分。近端血流的阻
滞是通过将导管球囊充气实现的。在颈动脉内向近端缓慢拉动针头，直到针头变为纵向。
但是在此方向上，近端针头嵌入动脉内膜。我们无法将其拉回导管。随后我们使用了第二
个圈套器来捕获针的远端。这样就可以使用两个圈套器操作针头，并且将针头向前推进到

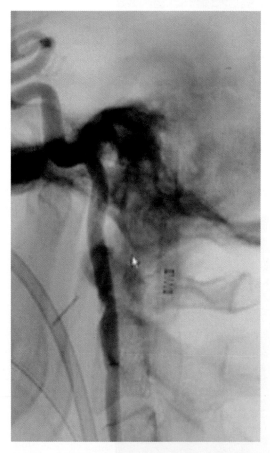

图 17.4　成功取回断针后的右侧颈内动脉远端 1
级动脉夹层

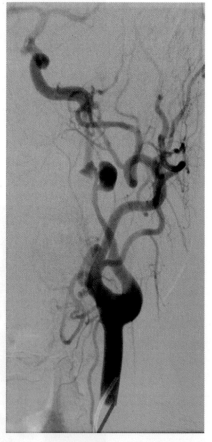

图 17.5　左颈内动脉的 3 级夹层引起
95% 狭窄。患者出现急性发作的失语
和右上肢无力，并有慢性颈部脊柱按摩
治疗（捏脊）史

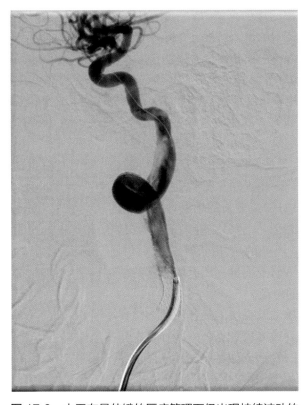

图 17.6　由于在最佳饿的医疗管理下仍出现持续波动的症状,因此用左颈内动脉支架进行了治疗。放置支架后患者持续无症状,美国国立卫生研究院卒中量表(National Institutes of Health Stroke Scale)评分为 0 分,改良 Rankin 量表(modified Rankin Scale)评分为 0 分

颈部—岩部连接处,将后端从内膜中游离出来,这样就可将针头拉入导管。将 FlowGate 球囊放气,两个圈套器和导管腔中的针和导管一同取出。血管造影显示存在一个逆向的非限流等级 1 级颈内动脉夹层,无造影剂渗出(图 17.4 ~ 17.6)。

医源性主动脉夹层

医源性主动脉夹层在神经介入文献中未被很好地描述。尽管该并发症极为罕见,但大多数已发表的文献资料来自心脏病学介入的病例研究和病例系列。在他们的多中心回顾性研究中,Nunez-Gil 发现心脏导管介入术中主动脉夹层的发生率为 0.06%。在所有被统计的 74 例夹层患者中,保守治疗 36 例,血管成形术和支架置入术 35 例,心外手术 3 例。 2 名患者死于心源性休克,其余没有任何由夹层导致的并发症。作者主张采用进行密切监测和早期外科咨询下的保守治疗方法[1]。

脑血管造影中损伤

尽管脑血管造影中发生动脉夹层的风险较低,但确实可能发生。在获得知情同意之前,要考虑的最重要因素是进行检查的实用性和操作风险。已经发现年龄增加和合并症与脑血管造影并发症的发生率的增加有关[2]。尽管导管引导的血管造影是"金标准",但计算机断层扫描和磁共振成像技术的最新进展已令脑血管造影的必要性降低。临床医生必须首先询问是否可以通过非侵入性手段获得所必需的信息。导管引导下的颈部和脑部血管造影被认为有0.1%~0.6%的动脉夹层发生风险[3-5]。但是,由于许多梗死事件可能是表现为静息的,故血管损伤的真实发生率可能更高。Bendszus及其同事对脑血管造影前后患者的磁共振成像进行了一项前瞻性研究。入组所有患者均无神经系统疾病,但91名患者中有23名在弥散加权成像中存在高信号的病变,该表现与栓塞性梗死相符[6]。

谨慎操作导丝,大量使用路图以及连续或频繁地用肝素化生理盐水冲洗导管被认为可以降低并发症的风险。一些研究发现神经并发症在已有心血管疾病、年龄大于55岁和透视成像操作时间超过10分钟或更长的患者中更加常见[7]。有些人发现经验丰富的血管造影医师的并发症发生率较低[8],而另一些人则没有找到经验丰富的血管造影医师与经验不足者之间的显著差异[9]。不幸的是,由于研究为回顾性这一局限且并发症发生率低,因此患者和手术风险因素似乎因研究而异。所有的患者的获得知情同意时,都必须对脑血管造影的风险和益处进行透彻的讨论。

医源性颈动脉或椎动脉夹层的最佳治疗方法尚不明确。没有随机对照试验,所有治疗指南均基于小病例系列或专家意见。一些作者主张在急性期进行肝素化,然后再使用阿司匹林、氯吡格雷或华法林,而支架留置适用于管腔狭窄超过70%且颅内交叉循环不良的患者[5]。Groves等人对他们的医源性夹层患者中29%采取了不做治疗,35%的单用阿司匹林,25%的联用阿司匹林和氯吡格雷,8.8%的采用抗凝,以及1名(1.5%)患者采用支架置入。大多数未做治疗的患者是由于近期出现颅内出血而未采取抗凝抗血小板治疗[4]。两组中超过90%的患者中均表现出良好的神经系统预后[4,5]。创伤的早期监测和预防性治疗对于限制动脉夹层的神经系统发病率都很重要。

对于医源性颈动脉或椎动脉夹层的最佳医疗管理存在重大争议。卒中颈动脉夹层研究(Cervical Artery Dissection in Stroke Study)虽然并不是专门设计用于评估医源性动脉夹层,但为一项旨在确定抗凝或抗血小板药物在治疗颅外颈动脉或椎动脉夹层方面是否优越的随机对照临床试验。总共250例患者在出现症状的7天内随机接受抗凝治疗(肝素序贯以华法林,或华法林单用)或抗血小板药物(阿司匹林、双嘧达莫或氯吡格雷单独或联合使用),疗程3个月。总体而言,卒中仅发生于4名患者(2%),抗血小板组3名,抗凝组1名。尽管两组之间的卒中发生率无统计学显著差异,但在抗凝治疗组中发生卒中的1名患者因椎动脉夹层并伴有颅内段扩张而发生了蛛网膜下腔出血。抗血小板组没有患者出现出血性卒中,抗凝组没有患者出现缺血性卒中[10]。

脊柱手术中损伤

由于颈动脉和椎动脉解剖位置邻近,这些血管的医源性损伤是一种罕见的但有据可查的颈椎手术并发症[11-17]。导致夹层的最常见情况是在上颈椎器械矫正过程中椎动脉损伤,但已证明通过前入路或后入路进行颈椎减压会使颈动脉和椎动脉处于危险之中[18]。尽管确切的发病率尚不清楚,但一些报告中记录的寰枢椎经关节螺钉固定中夹层发生率高达8.6%[19]。在对C2椎弓根螺钉与经关节螺钉进行比较的文献的荟萃分析中,Eliott及其同事发现对不同螺钉椎动脉损伤发生率为：经关节螺钉为 0.72%（26/3 627）而 C2 椎弓根螺钉为 0.34%（10/2 939）[20]。在 Wright 和 Lauryssen 对美国神经外科医师协会 / 神经外科医师代表大会脊柱及周围神经疾病部门（American Association of Neurological Surgeons/Congress of Neurological Surgeons Section on Disorders of the Spine and Peripheral Nerves）的 847 名活跃成员进行的调查中，据报告椎动脉损伤的风险为每位患者 4.1% 或每个螺丝插入 2.2%[21]。

　　脊柱减压过程中对颈内动脉和颈总动脉的伤害要比对椎动脉的伤害少。最近的研究表明，影响学研究提示颈内动脉与 C1 前弓之间的平均距离为 3.7mm[22]。尽管极为罕见，但已有颈椎后路 C1 螺钉固定对颈内动脉造成伤害的记录[23,24]。尽管没有在颈椎前路减压手术中使用牵开器叶片造成动脉夹层的记录，但长期颈总动脉牵拉而造成血栓形成的缺血性卒中已有文献记载。为了防止这种毁灭性的并发症，作者们建议在整个手术过程中小心放置牵开器并适当维持脑灌注压力[25]。

　　脊柱外科手术中的颈动脉和椎动脉损伤的最佳管理尚存争议，这取决于损伤的程度和侧枝血供。候选方案包括使用血液稀释剂进行内科治疗、主要血管修复、血管牺牲（血管内或外科手段）和支架置入。

中心静脉导管置入术中损伤

　　约 0.5%～11.4% 的经颈内静脉中央静脉置管术中意外穿刺到颈总动脉。在大多数情况下，徒手压迫穿刺部位后可保证患者无症状。更严重的并发症如卒中、咽后血肿和动静脉瘘等亦有发生的报道，但发生率未知[14]。椎动脉的意外穿刺也有报道，但比颈动脉的意外穿刺要低很多。在 45 例有症状的中心静脉导管置入术后椎动脉损伤的患者中，大多数发生在 V1 段，其次是 V2 段。操作后立即出现症状的患者表现为急性缺血性梗死，而症状延迟出现的患者通常为动静脉瘘和 / 或假性动脉瘤[15]。

　　中央静脉导管相关的颈动脉和椎动脉损伤的最佳管理仍不清楚。大多数证据聚焦于使用超声来减少中央静脉导管置入术中的血管损伤风险[26]。目前由美国麻醉师学会中央静脉通路工作组（American Society of Anesthesiologists Task Force on Central Venous Access）发布的实践指南从综合了多项随机对照临床试验的荟萃分析中提出 A1 类证据：使用实时超声可获得更高的首次插入尝试的成功率、缩短的穿刺时间、更高的总体成功置管率及降低的动脉穿刺发生率[27]。

辐射诱导损伤

　　辐射诱发的血管病变可影响儿童和成人的颅内颅外动脉。在颅内，当儿童小于 7 岁且总辐射剂量大于 50Gy 时，患儿患大型或中型血管闭塞的风险最高，并可能有烟雾病发生。另一方面，成年人则通常会出现主要血管的狭窄或闭塞，而不会出现烟雾病。在颅外，辐射会引起内膜损伤及外膜周围纤维化，从而导致动脉壁增厚和狭窄。多普勒超声是最常见的筛查检查，但常规血管造影被认为是诊断的"金标准"。放射治疗后大于 50% 的颈动脉狭窄发生率为 11.7%～78.9%。颈动脉自发性破裂是一种罕见但可致命的放射性诱导损伤的并发症，需要急诊血管内介入栓塞[14]。相比之下，有文献记录了放疗引起的椎动脉损伤，但很少见。锁骨下动脉狭窄是因乳腺癌或肺癌接受过放射治疗的患者中更常见的表现。患者会常常出现椎基底动脉供血不足或上肢缺血[15]。

颅内辐射诱导损伤的治疗重点在于使用抗血小板药物的药物治疗,而脑血运重建则给药物治疗失败的患者作为备选。因为对辐射诱导狭窄的自然史了解有限,颅外辐射诱导的动脉损伤的治疗更加困难。由于手术风险高,建议将颈动脉支架置入术用于有症状的辐射诱发的颈动脉狭窄[14]。椎动脉支架置入术因其疗效不确切而争议更大[28]。有研究讨论通过血管转位和人工血管植入术进行手术重建,但是最佳的治疗方案仍不确定[15]。

脑外科手术中损伤

在颅底手术中,颈内动脉的意外伤害可能难以处理。尽管损伤可能可以通过一期缝合修复,但在这类情况下仍需行连续无创影像监测以观察血栓或假性动脉瘤的形成。在无法进行一期修复的病例中,可能需要牺牲那些有旁路或者无旁路的血管。经蝶手术时必须特别注意海绵窦颈内动脉的曲折性。仔细检查术前影像可预防这一并发症。一旦遭遇出血,应首先用类棉或明胶海绵包裹处理。如果无法进行一期修复,则首选采用支架置入或弹簧圈卷曲的血管内修复手段[14]。

整脊损伤

脊椎和颈动脉的整脊治疗损伤的发生率存在很大的争议。由于报道不足且缺乏大宗研究,有关整脊操作造成的椎动脉和颈动脉损伤的发生率尚无定论。颈内动脉夹层与捏脊操作之间尚无明确的因果关系[29]。椎动脉损伤与整脊手法之间的关系稍强,但仍尚不明确。估计的因整脊手法导致的有症状的椎动脉夹层的发生率范围为每228 000~2 000 000次整脊手法发生1次[15]。在捏脊按摩师与医师之间协调一致的研究完成前,应警告患者整脊疗法对颈动脉和椎动脉可能造成血管损伤。

结　论

医疗领域的内科及外科技术进步已经带来了越来越多的发生医源性人体血管损伤的可能,这些本无意造成的后果。值得庆幸的是,这些伤害大多数都是良性的,不太可能造成重大伤害。除了在这些并发症发生时能够识别并治疗之外,医师必须对所有的内科、外科治疗的风险和获益有透彻的讨论,以保证患者是在充分告知后才做出的治疗决定。

(姜晨旦　郑峻 译　马潞 审)

参考文献

1. Nunez-Gil IJ, Bautista D, Cerrato E, Salinas P, Varbella F, Omede P, Ugo F, Ielasi A, Giammaria M, Moreno R, Pérez-Vizcayno MJ, Escaned J, De Agustin JA, Feltes G, Macaya C, Fernandez-Ortiz A. Incidence, management, and immediate- and long-term outcomes after iatrogenic aortic dissection during diagnostic or interventional coronary procedures. Circulation. 2015;131(24):2114–9. https://doi.org/10.1161/circulationaha.115.015334.

2. Choudhri O, Schoen M, Mantha A, Feroze A, Ali R, Lawton MT, Do HM. Increased risk for complications following diagnostic cerebral angiography in older patients: trends from the nationwide inpatient sample (1999–2009). J Clin Neurosci. 2016;32:109–14. https://doi.org/10.1016/j.jocn.2016.04.007.

3. Cloft HJ, Jensen ME, Kallmes DF, Dion JE. Arterial dissections complicating cerebral angiography and cerebrovascular interventions. AJNR Am J Neuroradiol. 2000;21(3):541–5.

4. Groves AP, Kansagra AP, Cross DT III, Moran CJ, Derdeyn CP. Acute management and outcomes of iatrogenic dissections during cerebral angiography. J Neurointerv Surg. 2017;9(5):499–501. https://doi.org/10.1136/neurintsurg-2016-012285.

5. Paramasivam S, Leesch W, Fifi J, Ortiz R, Niimi Y, Berenstein A. Iatrogenic dissection during neurointerventional procedures: a retrospective analysis. J Neurointerv Surg. 2012;4(5):331–5. https://doi.org/10.1136/neurintsurg-2011-010103.

6. Bendszus M, Koltzenburg M, Burger R, Warmuth-Metz M, Hofmann E, Solymosi L. Silent embolism in diagnostic cerebral angiography and neurointerventional procedures: a prospective study. Lancet. 1999;354(9190):1594–7. https://doi.org/10.1016/s0140-6736(99)07083-x.

7. Willinsky RA, Taylor SM, TerBrugge K, Farb RI, Tomlinson G, Montanera W. Neurologic complications of cerebral angiography: prospective analysis of 2,899 procedures and review of the literature. Radiology. 2003;227(2):522–8. https://doi.org/10.1148/radiol.2272012071.

8. Davies KN, Humphrey PR. Complications of cerebral angiography in patients with symptomatic carotid territory ischaemia screened by carotid ultrasound. J Neurol Neurosurg Psychiatry. 1993;56(9):967–72.

9. Heiserman JE, Dean BL, Hodak JA, Flom RA, Bird CR, Drayer BP, Fram EK. Neurologic complications of cerebral angiography. AJNR Am J Neuroradiol. 1994;15(8):1401–7. Discussion 1408–1411.

10. Markus HS, Hayter E, Levi C, Feldman A, Venables G, Norris J. Antiplatelet treatment compared with anticoagulation treatment for cervical artery dissection (CADISS): a randomised trial. Lancet Neurol. 2015;14(4):361–7. https://doi.org/10.1016/s1474-4422(15)70018-9.

11. Burke JP, Gerszten PC, Welch WC. Iatrogenic vertebral artery injury during anterior cervical spine surgery. Spine J. 2005;5(5):508–514.; Discussion 514. https://doi.org/10.1016/j.spinee.2004.11.015.

12. Choi JW, Lee JK, Moon KS, Kim YS, Kwak HJ, Joo SP, Kim JH, Kim SH. Endovascular embolization of iatrogenic vertebral artery injury during anterior cervical spine surgery: report of two cases and review of the literature. Spine (Phila Pa 1976). 2006;31(23):E891–4. https://doi.org/10.1097/01.brs.0000244614.84685.c2.

13. Daentzer D, Deinsberger W, Boker DK. Vertebral artery complications in anterior approaches to the cervical spine: report of two cases and review of literature. Surg Neurol. 2003;59(4):300–9. Discussion 309.

14. Inamasu J, Guiot BH. Iatrogenic carotid artery injury in neurosurgery. Neurosurg Rev. 2005;28(4):239–247.; Discussion 248. https://doi.org/10.1007/s10143-005-0412-7.

15. Inamasu J, Guiot BH. Iatrogenic vertebral artery injury. Acta Neurol Scand. 2005;112(6):349–57. https://doi.org/10.1111/j.1600-0404.2005.00497.x.

16. Obermuller T, Wostrack M, Shiban E, Pape H, Harmening K, Friedrich B, Prothmann S, Meyer B, Ringel F. Vertebral artery injury during foraminal decompression in "low-risk" cervical spine surgery: incidence and management. Acta Neurochir. 2015;157(11):1941–5. https://doi.org/10.1007/s00701-015-2594-2.

17. Yu NH, Jahng TA, Kim CH, Chung CK. Life-threatening late hemorrhage due to superior thyroid artery dissection after anterior cervical discectomy and fusion. Spine (Phila Pa 1976). 2010;35(15):E739–42. https://doi.org/10.1097/BRS.0b013e3181cf46b4.

18. Molinari RW, Chimenti PC, Molinari R Jr, Gruhn W. Vertebral artery injury during routine posterior cervical exposure: case reports and review of literature. Global Spine J. 2015;5(6):528–32. https://doi.org/10.1055/s-0035-1566225.

19. Madawi AA, Casey AT, Solanki GA, Tuite G, Veres R, Crockard HA. Radiological and anatomical evaluation of the atlantoaxial transarticular screw fixation technique. J Neurosurg. 1997;86(6):961–8. https://doi.org/10.3171/jns.1997.86.6.0961.

20. Elliott RE, Tanweer O, Boah A, Morsi A, Ma T, Frempong-Boadu A, Smith ML. Comparison of screw malposition and vertebral artery injury of C2 pedicle and transarticular screws: meta-analysis and review of the literature. J Spinal Disord Tech. 2014;27(6):305–15. https://doi.org/10.1097/BSD.0b013e31825d5daa.

21. Wright NM, Lauryssen C. Vertebral artery injury in C1-2 transarticular screw fixation: results of a survey of the AANS/CNS section on disorders of the spine and peripheral nerves. American Association of Neurological Surgeons/Congress of Neurological Surgeons. J Neurosurg. 1998;88(4):634–40. https://doi.org/10.3171/jns.1998.88.4.0634.

22. Estillore RP, Buchowski JM, Minh do V, Park KW, Chang BS, Lee CK, Riew KD, Yeom JS. Risk

of internal carotid artery injury during C1 screw placement: analysis of 160 computed tomography angiograms. Spine J. 2011;11(4):316–23. https://doi.org/10.1016/j.spinee.2011.03.009.

23. Bogaerde MV, Viaene P, Thijs V. Iatrogenic perforation of the internal carotid artery by a transarticular screw: an unusual case of repetitive ischemic stroke. Clin Neurol Neurosurg. 2007;109(5):466–9. https://doi.org/10.1016/j.clineuro.2007.02.008.

24. Currier BL, Todd LT, Maus TP, Fisher DR, Yaszemski MJ. Anatomic relationship of the internal carotid artery to the C1 vertebra: a case report of cervical reconstruction for chordoma and pilot study to assess the risk of screw fixation of the atlas. Spine (Phila Pa 1976). 2003;28(22):E461–7. https://doi.org/10.1097/01.brs.0000092385.19307.9e.

25. Yeh YC, Sun WZ, Lin CP, Hui CK, Huang IR, Lee TS. Prolonged retraction on the normal common carotid artery induced lethal stroke after cervical spine surgery. Spine (Phila Pa 1976). 2004;29(19):E431–4.

26. Gann M Jr, Sardi A. Improved results using ultrasound guidance for central venous access. Am Surg. 2003;69(12):1104–7.

27. Rupp SM, Apfelbaum JL, Blitt C, Caplan RA, Connis RT, Domino KB, Fleisher LA, Grant S, Mark JB, Morray JP, Nickinovich DG, Tung A. Practice guidelines for central venous access: a report by the American Society of Anesthesiologists Task Force on Central Venous Access. Anesthesiology. 2012;116(3):539–73. https://doi.org/10.1097/ALN.0b013e31823c9569.

28. Compter A, van der Worp HB, Schonewille WJ, Vos JA, Boiten J, Nederkoorn PJ, Uyttenboogaart M, Lo RT, Algra A, Kappelle LJ. Stenting versus medical treatment in patients with symptomatic vertebral artery stenosis: a randomised open-label phase 2 trial. Lancet Neurol. 2015;14(6):606–14. https://doi.org/10.1016/s1474-4422(15)00017-4.

29. Haneline MT, Croft AC, Frishberg BM. Association of internal carotid artery dissection and chiropractic manipulation. Neurologist. 2003;9(1):35–44. https://doi.org/10.1097/01.nrl.0000038583.58012.10.

第18章 大血管支架置入

John F. Morrison, Hakeem J. Shakir, Jason M. Davies, and Elad Ⅰ. Levy

缩略语

CAS	carotid artery stenting	颈动脉支架置入术
CCA	common carotid artery	颈总动脉
CEA	carotid endarterectomy	颈动脉内膜切除术
CTA	computed tomographic angiogram or angiography	计算机体层血管成像
DSA	digital subtraction angiography	数字减影血管造影
ECA	external carotid artery	颈外动脉
F	French [scale]	鞘管的单位
ICA	internal carotid artery	颈内动脉
IVUS	intravascular ultrasound	血管内超声
NIHSS	National Institutes of Health Stroke Scale	美国国立卫生研究院卒中量表

大血管支架置入核对表	
必备的设备、器械和药品	**操作步骤**
放射技师 • 球囊（直径 4mm、6mm） • 额外的旋转止血适配器和管道 • 旋转断层重建技术 Dyna-CT 程序	核实 • 确认血管是否闭塞，导丝能否通过病变部位 • 验证支架能否推送 • 设备有无故障 • 验证是否血管夹层
护理 • 肝素 • 鱼精蛋白 • 维拉帕米 / 尼卡地平 • 额外的肝素化盐水袋用于冲洗 • 员工传呼机号码本 　－ 神经外科 　－ 主治麻醉医师	开始与参与过程 • 确定是否需要替代入路 • 麻醉：维持生命体征 • 麻醉：其他协助 • 呼叫护士和技术人员以寻求更多帮助 • 技术人员根据要求打开支架，导丝
麻醉师 • 用于平均动脉压的压力监测设备 • 异丙酚 • 气管插管（如果高于最小肺泡麻醉浓度）	修复 • 狭窄段行血管成形术 • 钙通道阻滞剂以防血管痉挛 • 跨过夹层处展开支架 • 根据需要进行其他成像检查

续表

必备的设备、器械和药品	操作步骤
神经介入 • 球囊的选择 • 多种支架的选择 • 远端保护装置 • 近端保护装置	

避免并发症流程图

并发症	原因	治疗	预防措施
栓子	抗凝不充分	再次给予肝素	处理病灶前检查激活的凝血时间为基线的 2~3 倍
	抗血小板药物给予不足	静脉输注 GP Ⅱ b/ Ⅲ a 抑制剂 再次推注抗血小板药物 药物治疗	术前阿司匹林和波立维效果测定,必要时重新给药
	斑块微栓塞	密切观察	远端保护装置
	夹层	延长肝素使用时间 抗血小板治疗	选择亲水性导丝 微导管精确导入
股动脉血肿	腹股沟闭合失败	加压	闭合装置,扩张穿刺入口,长时间压迫,闭合前检查激活凝血时间(ACT)
出血	血管穿孔	球囊闭塞,支架置入,考虑肝素逆转	小心操作导丝或导管

引言

　　构成脑血管循环的大血管包括椎动脉和颈动脉,以及它们的上级血管,锁骨下动脉和无名动脉。这些部位发生病变且需要治疗的疾病有:动脉粥样硬化、自发性夹层、放射损伤、外伤或其他医源性损伤(手术或者血管介入引起)。

　　在深入研究大血管支架置入术之前,介入医师应认识到,尽管数字减影血管造影(DSA)作为诊断的"金标准",但治疗这些血管疾病的并非没有风险。因此,在对大血管进行任何支架置入之前,对血管结构和变异的解剖学知识至关重要。设计手术方案前必须考虑避免并发症发生可能,因为通过介入进入血管的操作过程中,任何时间发生的血管穿孔,医源性卒中和夹层都可能导致不良后果。据报道,诊断性 DSA 导致的颅外动脉夹层发生率为0.07% ~ 0.3%,其中椎动脉的发生率高于颈动脉 [1,2]。夹层发生最常见的原因是内膜下注射了造影剂。大多数血管造影导致的夹层通常无临床症状,经过 48 小时的抗凝治疗过程中能够自行消失。夹层进一步的治疗方法是延长抗血小板治疗时间,或者在某些情况下行支架置入。

　　事实证明,用于动脉粥样硬化疾病的颈动脉支架置入术(CAS)具有与颈动脉内膜切除术(CEA)相同的长期致残率和死亡率。 据报道,就围手术期卒中发生脑栓塞的发生概率来说,行 CAS 高于行 CEA[3-6]。 CAS 的相关手术危险因素包括:颈动脉迂曲程度,导管导丝到达远端难度,同心钙化,假性闭塞,NIHSS 评分 >10 分,股动脉穿刺困难,以及合并肾脏疾病。

相比之下,一项 87 例头臂动脉血管成形术和支架置入手术疗效的研究分析其术后并发症,肱动脉血肿发生率 3.4%,需要手术治疗的动静脉瘘、肱动脉假性动脉瘤及股动脉血肿发生率各为 1.1%,肱动脉和左乳内动脉栓塞发生率为 1.1%,充血性心力衰竭为 1.1%,肾功能衰竭为 1.1%,支架覆盖左椎动脉开口为 2.3%,颈总动脉(CCA)夹层 3.4%,脑卒中 2.3%[7]。

同时,还有一项关于 110 例锁骨下动脉血管成形术和支架置入术的研究,其中 8 例由于动脉粥样硬化导致手术失败[8]。在该研究中,7 例患者出现并发症,3 例为腹股沟血肿,2 例为周围动脉栓塞,还有 2 例为短暂性黑矇。

另一个中心报道了 48 例因锁骨下和无名动脉闭塞性病变行支架置入术[9],共出现了四种并发症:2 例穿刺部位血肿,1 例远端手部缺血和 1 例脑缺血事件。

接受外科肿瘤切除和颈部放射治疗的头颈癌患者,有发生辐射后颈动脉爆裂综合征的风险[10,11]。这类患者,可根据出血风险(可能出血、即将出血或活动性出血)或影像学上血管不规则程度(1 :无改变;2 :局部不规则;3 :假性动脉瘤;4 :活动性外渗)对颈动脉病理进行分类[10,12]。为了防止这类患者发生出血或对活动性出血进行止血,必须通过支架置入或栓塞重建血管。进行支架置入和栓塞的患者都成功止住了活动性出血。据报道,支架置入和栓塞手术的急性梗死并发症发生率分别为 11.1% 和 10.5%[10]。

创伤因素对于大血管支架置入手术是一项巨大挑战,既要快速使血管完整,又要降低假性动脉瘤进展的可能。一篇针对 1995 年至 2007 年报道的因大血管损伤进行血管内支架置入进行修复综述文献中总结分析中,包括 179 例颈动脉,13 例椎动脉,7 例无名动脉,以及 91 例锁骨下动脉[13]。其中 137 例颈动脉钝性损伤是最常见的损伤原因,其次是穿透性损伤 39 例和医源性损伤 7 例。由于其他损伤(颅脑外伤,脊髓损伤或躯干损伤)或患者中毒,钝性损伤通常很容易被忽视。目前可以通过一种分级量表来对钝性创伤进行分类:Ⅰ级,管腔不规则或血管夹层累及程度 <25%,狭窄程度 <50%;Ⅱ级,管腔不规则或夹层致狭窄程度 >50%;Ⅲ级,假性动脉瘤;Ⅳ级,血管闭塞;Ⅴ级,血液外渗[14]。对于Ⅰ级损伤患者进行以抗凝治疗为基本治疗,对Ⅱ级和Ⅴ级患者进行支架置入手术以及对Ⅲ级患者进行支架加弹簧圈栓塞[13,15,16]。

椎动脉损伤的患者最常见症状为耳鸣和疼痛,治疗方式包括保守治疗和抗凝治疗,或通过介入闭塞血管。 夹层虽然不常见,通常累及基底动脉,常常需要通过支架置入或牺牲血管进行治疗。

锁骨下动脉和无名动脉损伤虽然会出现临床症状,但其不会进展,上肢无脉是最常见的临床表现。同样,使用抗血小板药或抗凝剂进行保守治疗。然而,对血管损伤患者中是否需要治疗损伤部位存在争论。往往越年轻的患者越容易失去随访。 因此,在需要更长抗凝时间的裸金属支架和能更快速促进内皮化的覆膜支架之间进行选择是因人而异的。

手术概述

在整个治疗过程的各个阶段,大血管支架置入术都充满潜在的危险。 术前仔细研究无创血管成像（CTA / MRA）对于手术成功是至关重要的。了解主动脉弓的类型、位置、血管病变和不规则程度有助于介入手术的进行，避免并发症的发生。

首先，建立血管通道是血管内支架成型 / 置入术的第一步。在我们的医院，大多数介入手术是在清醒镇静麻醉状态下进行。此阶段，超过 90% 的时间在进行股动脉穿刺。然而，对于股动脉通路不畅或主动脉弓解剖结构不利于通过的患者，可能必须通过较小直径的桡动脉或肱动脉作为入路。此外，在心脏疾病相关文献中，这些入路方法已显示出穿刺点发生出血和严重并发症的风险较低[17,18]。另外，上肢入路也可直接进入锁骨下动脉和无名动脉病变位置，并可能降低感染的风险[19]。在本章中，我们将这些方法称为逆行入路。

通过手术切开或者穿刺扩张方式获得血管通路。后一种方式在手术结束后更有利于封鞘器的使用。不管何种方式，均需要缝合封闭或充分的压迫止血。在将鞘管（6 ~ 9F）导入穿刺点后，需要进行血管造影以获得动脉的位置和穿刺部位是否存在夹层。静脉给予总计 70U/kg 的肝素以进行全身性肝素化。

然后，将导丝推进到主动脉弓，造影导管跟进。我们使用 0.035 英寸（约 0.9mm）的亲水导丝，使造影导管跨过动脉弓。诊断性血管造影图片更好地展示血管位置以及病变血管。利用血管造影的三维重建技术能更好地理解血管解剖，例如分支动脉、真性管腔和血管假腔。将无创成像的重建结果与这些数字减影血管造影（DSA）提供的生理状态下实时成像进行比较，并将任何可能血管变异情况都考虑在内。

对于头臂干（无名动脉）、颈总动脉或左锁骨下动脉的病变，通常考虑逆行入路。通过外科手术暴露颈总动脉或肱动脉，对动脉进行显微穿刺（图 18.1），再将微导管逆行进入主动脉弓。

血管狭窄段通常在支架展开前通过球囊血管成形术进行预扩。这有助于防止支架置入后血管狭窄或球囊与支架过早分离。支架置入材料通常使用自膨式球扩支架，或者通过自发展开 / 自发扩张的支架。

颈动脉支架置入术有多种方法。为了降低血栓栓塞并发症的风险，可使用多个远端栓子过滤器。另外，近端保护装置，例如 Mo.Ma 近端保护装置（Medtronic），可以防止血栓栓塞并发症发生。栓塞保护装置的选择主要取决于术者的偏好，手术操作者对

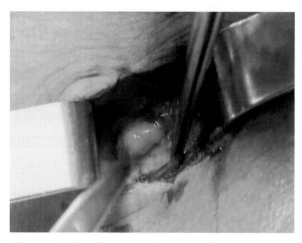

图 18.1 术中照片。颈总动脉逆行入路的外科手术切口

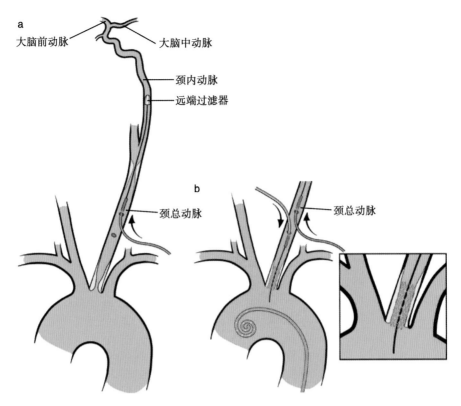

图 18.2　颈动脉支架置入示意图。（a）从手术切除部位放置远端保护装置。（b）带有远端颈动脉保护装置的逆行支架置入

该装置熟悉度以及颈内动脉的狭窄程度。我们进行远端保护，并尽一切努力确保将过滤时间最小化（总计 <5 分钟），并避免穿过病变区域（图 18.2）。对于伴有活动斑块的症状性颈动脉狭窄，使用 Mo.Ma 装置可用于防止前向血流，本质上与"介入法"行颈动脉内膜切除术一样。　Mo.Ma 保护装置上的球囊阻断颈外动脉，然后阻断颈内动脉，从而可以完全阻断前向血流。此外，如果担心血栓或活动斑块，我们使用 Wallstent 支架（BostonScientific），因为它是闭环系统，与开环支架设计相比，它更容易捕获血栓或活动斑块，支架置入中磨碎的柔软物质。对于大多数拥有径直的主动脉弓解剖结构的无症状患者，我们通常使用像 Envoy XB（Codman）这样的 6F 导管。如果预计支架难以通过导管，在复杂的主动脉弓结构上通行困难或者需要更多支撑时，可以使用 Cook Shuttle（Cook Medical）。

　　导引导管进入颈总动脉后，我们将重点放在如何使远端栓塞保护滤器穿过病变部位。市场上有几种过滤器可供选择，我们首选是 NAV6（Abbott）过滤器和 EZ Filter（BostonScientific）过滤器。一旦过滤器展开，通常位于颈内动脉 C1 段前面，就要密切注意颈内动脉远端的过滤时间。　释放支架前还是释放支架后打开过滤装置由外科医生决定的。支架的选择取决于血管狭窄程度、狭窄段长度、斑块的性质以及血管的直径大小。

　　支架类型选择及其在我们实践中的使用情况如下：iCast 球囊扩张式覆膜支架（Atrium Medical）用于锁骨下动脉支架置入术（图 18.3 和 18.4），Xact 支架（Abbott）用于颈动脉支架置入术（CAS），Express Stent 或 REBEL 裸金属支架（Boston Scientific）用于椎动脉起始段支架置入术（图 18.5），Xact 支架、Precise 支架（Cordis）或 Wallstent 支架用于颈总动脉或颈动脉分叉处支架置入（图 18.6）。每个支架都有特定的优点和缺点，不同的适应证应选取不同类

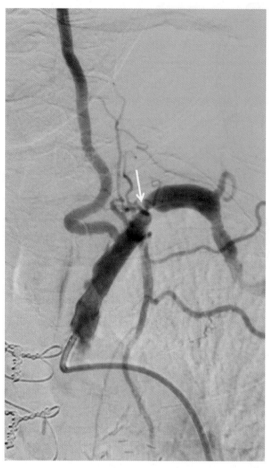

图 18.3　DSA 图像。左锁骨下动脉前后位图像显
示位于椎动脉远端的锁骨下动脉严重狭窄（箭头）

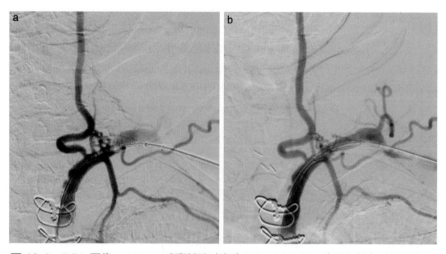

图 18.4　DSA 图像。Atrium 球囊扩张支架（Atrium Medical）置入前（a）和置入后
（b）。注意，支架置入应从椎动脉起始段的远端开始，以避免发生并发症

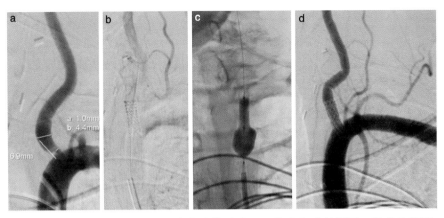

图 18.5　DSA 图像（从左到右）：（a）椎动脉开口狭窄和术前测量。（b）REBEL 支架（Boston Scientific）置入。（c）近端支架 Flash Ostial 双腔球囊（Ostial Corporation）扩张加近端支架成形。（d）支架置入后血管重塑

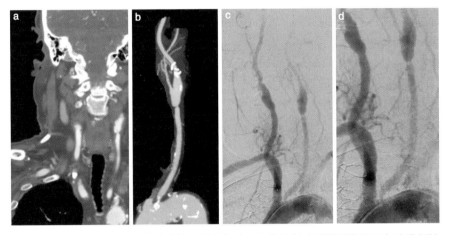

图 18.6　从左到右：左颈总动脉的冠状位（a）和矢状位（b）重建图像显示在动脉起始处和分叉处的狭窄程度一致。外科手术切开后，置入支架前（c）后（d）血管造影图像，使用 Wallstent 支架（Boston Scientific）和 iCAST 覆膜支架（Atrium Medical）

型的支架。病变离血管起始段越近，我们越可能使用球囊扩张式支架，而对于越靠近远端的病变，我们常常使用自膨式支架。

如果一个支架不能覆盖整个病变长度，如果存在连续狭窄，或者在放置支架后进行血管内超声（IVUS）发现存在明显的腔内血栓，则需要额外放置支架。如果近端支架悬伸到载瘤血管中，我们将用 Flash Ostial 双球囊血管成形术（Ostial Corp）使支架展开[20,21]。血管造影上显示成功的标志在于看到狭窄段的血流快速通过且没有血栓，内漏或夹层等情况的发生。

血管病变治疗前后的压力测定可以表明治疗是否取得成功。支架前后压力梯度的值 <5mmHg 则认为在病理生理上是成功的。

支架置入后，我们通常进行 IVUS 检查。与二维的 DSA 图像不同，IVUS 可以对血管解剖结构进行动脉内成像。可以将 IVUS 结果与 CTA 显示的管腔直径相比较，能立即确定动脉壁的病理情况。事实证明，这种方法尤其适合于斑块内血栓和管腔内血栓，需要通过多孔支架进行磨碎，然后抽吸去除或者需要放置第二个支架使之固定在血管壁上的情况。

预防并发症

与大血管支架置入相关的并发症并不常见。最常见的并发症包括穿刺部位血肿,外周血管远端栓塞,中枢神经系统栓塞,血管内膜夹层和支架内血栓形成[22]。

经皮穿刺血管缝合装置大大减少了手术所需的时间以及相应部位血管周围血肿发生的风险。这些装置通常将血管壁缝合封闭或在穿刺部位上方放置止血密封剂。我们利用Angio-Seal血管密封装置(St. Jude Medical)将密封材料输送到血管外部位。如果在输送封闭材料后发现出血,立即手动按压止血。手术后患者平躺,下肢制动6小时。如果在手术开始时是行皮肤切开,血管上方的皮下组织扩开可以使血液从皮肤切口流出,而不是让其聚集在皮下组织。

外周远端血管栓塞或中枢神经系统远端动脉的栓塞可引起严重临床症状甚至死亡。术前根据病变情况仔细选择使用开环或闭环支架,最大限度地降低围手术期栓塞并发症发生的风险。同样,支架内血栓形成可能发生栓子脱落或导致远端血管缺血性损伤。为了最大限度降低栓塞风险,我们通过检查阿司匹林疗效(检测血小板功能)和波立维(Bristol-Myers Squibb / Sanofi Pharmaceuticals)疗效(CYP2C19基因检测)来确保术前抗血小板治疗的有效性。此外,对于所有介入操作,我们将静脉注射肝素,使凝血酶原活化时间维持在基线水平的2~3倍。最后,对于颈动脉疾病,我们利用上述的栓塞保护技术,在支架展开后使用过滤器或者利用颈内动脉球囊闭塞,抽吸血管内碎片(血栓或颗粒物)[5]。最近,如果血管病变良好,我们也使用Mo.Ma近端保护装置对近端和远端进行保护,完全阻断血流。如何使用Mo.Ma装置呢?首先导丝中间装有很硬的丝芯,将丝芯导入颈外动脉,然后推送Mo.Ma装置。球囊扩张将颈外动脉闭塞,然后充盈球囊将颈总动脉近端来阻断血流。之后将微导丝和支架输送系统穿过病变血管的狭窄段,并行血管成形术和支架置入。移除输送系统,并抽吸颈内动脉内的栓塞碎屑。远端球囊、近端球囊依次释放,恢复血流。

并发症处理

穿刺部位血肿

穿刺部位血肿可能是由于封闭穿刺部位时止血不充分所致。对血管穿刺部位手动施加额外压力确保止血是其处理方法。止血后在腿上放置一个10磅(约4.5kg)的沙袋可以防止进一步肿胀。在接下来的24小时内,我们还会经常对远端血管搏动情况进行检查。穿刺部位血肿通常是自限性的,但如果血肿不断扩大则需要进行手术探查和修复。据报道,肱动脉穿刺部位的出血发生率高于股动脉穿刺部位,因此需要进行手术修复[7]。与股动脉入路相比,桡动脉入路发生该并发症的风险更低[17]。

顺行通路不畅

在将导丝和微导管推进到主动脉弓之后,超选进入病变血管时,可能会遇到导丝无法穿过病变部位的情况。如果在尝试几次后仍无法推进导丝,则可能需要逆行入路。对于颈动脉疾病,手术暴露颈动脉远端病变部位可使导丝逆行通过。对于锁骨下动脉或无名动脉血管疾病,可选择同侧肱动脉入路。从逆行入路到达病变位置的距离较标准股动脉入路的距离更近,从而减少导丝穿过严重狭窄病变部位时的弓背样抬高的情况。

血管夹层

在手术过程中观察到的或在手术后影像学检查中发现的血管夹层通常行保守治疗。手术后持续抗凝 24 ~ 48 小时,并使用抗血小板药防止栓子脱落导致的无症状病灶。对于有症状或出现迟发性症状的病变,可增加抗血小板药物剂量或添加其他抗血小板药物或抗凝药物,防止症状进一步进展。同样,在跨过夹层部位放置支架可防止进一步的栓塞事件。据报道,"无接触"技术或避免导丝与病变部位接触可降低栓塞并发症的风险[23]。对于锁骨下动脉完全闭塞或者支架无法穿过该动脉,可能需要通过外科手术进行锁骨下动脉 - 颈动脉搭桥[24]。

栓塞事件

在血管内支架置入过程中通常未发现远端血管栓塞。在围手术期的开始阶段,外周血管缺血表现包括皮肤苍白、四肢寒冷。如果近端的较大血管缺血,则脉搏消失。颅内动脉发生栓塞可能不容易察觉或者表现为某些神经系统症状,例如暂时性黑矇、视力下降、视野缺损、感觉迟钝或运动无力。必须对周围血管进行超声或 CTA 诊断检查。对脑血管进行 CTA 或磁共振弥散加权成像或液体衰减反转恢复序列是必要的。持续使用抗凝药和抗血小板药物可防止栓塞病灶进一步扩散。对于小血管栓塞,可静脉内或动脉内给予组织纤溶酶原激活剂,对于大血管闭塞,可行取栓术实现血流再灌注。

支架内血栓形成

手术后支架内血栓形成可能是发生栓塞或缺血性灌注损伤的原因。可通过双重抗血小板药物治疗进行预防。如果临床上发现血栓形成,则可通过 CTA 或者最好通过 DSA 获得影像学诊断。后者为进行机械性取栓,血运重建提供了可能。也可能通过外科手术的方法,如血栓切开取出术或动脉内膜切除术进行治疗。一旦确诊,及时通过上述方法进行治疗,可最大限度地减少后遗症。

结 论

大血管支架置入术的应用范围越来越广泛。严谨的手术操作和预防性护理,可降低并发症的风险。

(陈汉敏 译　郭东生 审)

参考文献

1. Inamasu J, Guiot BH. Iatrogenic carotid artery injury in neurosurgery. Neurosurg Rev. 2005;28(4):239–47. Discussion 248.

2. Inamasu J, Guiot BH. Iatrogenic vertebral artery injury. Acta Neurol Scand. 2005;112(6): 349–57.

3. Brott TG, Hobson RW II, Howard G, Roubin GS, Clark WM, Brooks W, Mackey A, Hill MD, Leimgruber PP, Sheffet AJ, Howard VJ, Moore WS, Voeks JH, Hopkins LN, Cutlip DE, Cohen DJ, Popma JJ, Ferguson RD, Cohen SN, Blackshear JL, Silver FL, Mohr JP, Lal BK, Meschia JF, CREST Investigators. Stenting versus endarterectomy for treatment of carotid-artery stenosis. N Engl J Med. 2010;363(1):11–23.

4. Faggioli G, Ferri M, Rapezzi C, Tonon C, Manzoli L, Stella A. Atherosclerotic aortic lesions increase the risk of cerebral embolism during carotid stenting in patients with complex aortic arch anatomy. J Vasc Surg. 2009;49(1):80–5.

5. Fanous AA, Natarajan SK, Jowdy PK, Dumont TM, Mokin M, Yu J, Goldstein A, Wach MM, Budny JL, Hopkins LN, Snyder KV, Siddiqui AH, Levy EI. High-risk factors in symptomatic patients undergoing carotid artery stenting with distal protection: Buffalo Risk Assessment Scale (BRASS). Neurosurgery. 2015;77(4):531–42. Discussion 542–533.

6. Mantese VA, Timaran CH, Chiu D, Begg RJ, Brott TG, CREST Investigators. The carotid revascularization endarterectomy versus stenting trial (CREST): stenting versus carotid endarterectomy for carotid disease. Stroke. 2010;41(10 Suppl):S31–4.

7. Sullivan TM, Gray BH, Bacharach JM, Perl J II, Childs MB, Modzelewski L, Beven EG. Angioplasty and primary stenting of the subclavian, innominate, and common carotid arteries in 83 patients. J Vasc Surg. 1998;28(6):1059–65.

8. De Vries JP, Jager LC, Van den Berg JC, Overtoom TT, Ackerstaff RG, Van de Pavoordt ED, Moll FL. Durability of percutaneous transluminal angioplasty for obstructive lesions of proximal subclavian artery: long-term results. J Vasc Surg. 2005;41(1):19–23.

9. Brountzos EN, Petersen B, Binkert C, Panagiotou I, Kaufman JA. Primary stenting of subclavian and innominate artery occlusive disease: a single center's experience. Cardiovasc Intervent Radiol. 2004;27(6):616–23.

10. Chang FC, Luo CB, Lirng JF, Lin CJ, Lee HJ, Wu CC, Hung SC, Guo WY. Endovascular management of post-irradiated carotid blowout syndrome. PLoS One. 2015;10(10):e0139821.

11. Cohen J, Rad I. Contemporary management of carotid blowout. Curr Opin Otolaryngol Head Neck Surg. 2004;12(2):110–5.

12. Chang FC, Lirng JF, Luo CB, Guo WY, Teng MM, Tai SK, Chang CY. Carotid blowout syndrome in patients with head-and-neck cancers: reconstructive management by self-expandable stent-grafts. AJNR Am J Neuroradiol. 2007;28(1):181–8.

13. Hershberger RC, Aulivola B, Murphy M, Luchette FA. Endovascular grafts for treatment of traumatic injury to the aortic arch and great vessels. J Trauma. 2009;67(3):660–71.

14. Biffl WL, Moore EE, Offner PJ, Brega KE, Franciose RJ, Burch JM. Blunt carotid arterial injuries: implications of a new grading scale. J Trauma. 1999;47(5):845–53.

15. Duane TM, Parker F, Stokes GK, Parent FN, Britt LD. Endovascular carotid stenting after trauma. J Trauma. 2002;52(1):149–53.

16. Maras D, Lioupis C, Magoufis G, Tsamopoulos N, Moulakakis K, Andrikopoulos V. Covered stent-graft treatment of traumatic internal carotid artery pseudoaneurysms: a review. Cardiovasc Intervent Radiol. 2006;29(6):958–68.

17. Jolly SS, Niemela K, Xavier D, Widimsky P, Budaj A, Valentin V, Lewis BS, Avezum A, Steg PG, Rao SV, Cairns J, Chrolavicius S, Yusuf S, Mehta SR. Design and rationale of the radial versus femoral access for coronary intervention (RIVAL) trial: a randomized comparison of radial versus femoral access for coronary angiography or intervention in patients with acute coronary syndromes. Am Heart J. 2011;161(2):254–60. e251–254.

18. Mendiz OA, Fava C, Lev G, Caponi G, Valdivieso L. Transradial versus transfemoral carotid artery stenting: a 16-year single-center experience. J Interv Cardiol. 2016;29(6):588–93.

19. O'Horo JC, Maki DG, Krupp AE, Safdar N. Arterial catheters as a source of bloodstream infection: a systematic review and meta-analysis. Crit Care Med. 2014;42(6):1334–9.

20. Dumont TM, Kan P, Snyder KV, Hopkins LN, Levy EI, Siddiqui AH. Stenting of the vertebral artery origin with ostium dilation: technical note. J Neurointerv Surg. 2013;5(5):e36.

21. Rangel-Castilla L, Gandhi S, Munich SA, Cress MC, Sonig A, Krishna C, Hopkins LN, Snyder KV, Levy EI, Siddiqui AH. Experience with vertebral artery origin stenting and ostium dilatation: results of treatment and clinical outcomes. J Neurointerv Surg. 2016;8(5):476–80.

22. Kadkhodayan Y, Derdeyn CP, Cross DT III, Moran CJ. Procedure complications of carotid

angioplasty and stent placement without cerebral protection devices. Neurosurg Focus. 2005;18(1):e1.

23. Tang X, Long WA, Hu C, Tang F, Wang Q, Li L. The modified 'no touch' technique in the antegrade endovascular approach for left common carotid artery ostial stenosis stenting. J Neurointerv Surg. 2017;9(2):137–41.

24. Salman R, Hornsby J, Wright LJ, Elsaid T, Timmons G, Mudawi A, Bhattacharya V. Treatment of subclavian artery stenosis: a case series. Int J Surg Case Rep. 2016;19(Jan):69–74.

第 19 章　脑动脉瘤栓塞术的并发症

Waleed Brinjikji and Giuseppe Lanzino

动脉瘤栓塞手术核对表	
必备的设备、器械和药品	程序步骤
神经生理学	栓塞前准备
• ICP 监测，EVD	• 评估近端血管曲度
• 未破裂动脉瘤考虑监测 SSEP 和 MEP	• 栓塞前三维成像测量弹簧圈尺寸
护理	• 重新评估辅助设备的必要性，例如支架 / 球囊
• 确认患者用药清单（例如抗血小板 / 抗凝剂）	• 未破裂动脉瘤的肝素化治疗。权衡破裂动脉瘤肝素化的风险 - 效益。
• 评估并记录远端脉搏	• 可能需要在支架植入术前预先使用抗血小板药物
• 回顾血化学和血常规	栓塞
• ACT 基线	• 选择合适尺寸的弹簧圈（避免过小或过大）
麻醉	• 重新设置路图，以确保准确放置弹簧圈并避免脱落
• 全身麻醉	• 监测微导管系统中张力 / 负荷的增加
• 监测 EVD	• 定期复查 ACT 并根据需要重新使用肝素
• 准备静脉输注抗高血压药物	栓塞后
• 准备静脉输注肝素制剂	• 随访血管造影确保动脉瘤颈部或远端血管无血栓形成
• 准备硫酸鱼精蛋白用于紧急逆转肝素	• 如使用抗凝剂复查 ACT 确认其正常
神经介入医师	• 如果 ACT 升高，建议使用闭合装置
• 回顾 CT 血管造影以选择导管、弹簧圈尺寸和可能的辅助工具	管理
• 明智地使用穿刺前透视 / 超声定位	• 动脉切开部位的术后评估
	• 先 q15min × 1h，q30min × 2h，之后 qh × 4h 监测远端脉搏、毛细血管灌注和重要生命体征
	• 以检查局部一样的频率，检查载瘤动脉血栓形成情况
	• SAH/ICP 管理

ACT，激活凝血时间；EVD，脑室外引流；ICP，颅内压；SAH，蛛网膜下腔出血。

避免并发症流程图

并发症	原因	补救措施	策略
术中穿孔	动脉曲度 系统张力/负荷过大	不要取出微导管:穿过破裂点放置弹簧圈并完成动脉瘤栓塞 气囊充气(如果位于主血管中) 放置 EVD/打开 EVD 拮抗肝素/抗血小板药 迅速降低 SBP ICP 管理	栓塞前微导管内张力不要过高 使用中/远中间导管 经常重新设置路图
血栓栓塞	大动脉瘤已经有血栓形成 蛛网膜下腔出血的内源性高凝状态 使用易形成血栓装置,如支架、球囊 弹簧圈脱垂进入主血管	使用 GP Ⅱ b/ Ⅲ a 抑制剂(经动脉或静脉)而不是纤溶药物 通过支架置取栓,不过缺乏证据	如果可能要进行辅助栓塞治疗则在栓塞前使用抗血小板药物 栓塞前肝素化 连续冲洗微导管 选择适当尺寸的弹簧圈以避免脱落
弹簧圈脱垂	动脉瘤形态不好 动脉瘤过度填塞	支架/球囊辅助将弹簧圈推回动脉瘤或将弹簧圈支撑在载瘤血管壁上 使用 GP Ⅱ b/ Ⅲ a 抑制剂(经动脉或静脉)而不是纤溶药物	使用适合动脉瘤大小的三维成形弹簧圈 必要时使用辅助装置,如球囊/支架 栓塞过程中经常重新做路图
弹簧圈移位	弹簧圈过早解脱或断裂 弹簧圈脱垂,有没有适当固定	使用支架回收弹簧圈 长期抗血小板治疗	使用适合动脉瘤大小的三维框架弹簧圈 必要时使用辅助装置,如球囊/支架
造影剂脑病	过度的造影剂通过受损的血脑屏障外渗 同一动脉的多次血管造影	静脉补液 等待时间 在造影剂吸收过程中可能需要抗癫痫药物	限制整体造影剂的使用量 避免术后过多使用三维血管造影

EVD,脑室外引流;SBP,收缩压。

引言

　　血管内治疗颅内动脉瘤已经成为一种安全有效的治疗方法,但并非没有并发症。一般来说,与颅内动脉瘤血管内治疗相关的并发症发生率在 1%~5% 不等,这取决于动脉瘤的特征(即大小、位置、形态和破裂与否)和所使用的技术(即单纯栓塞、支架辅助栓塞、血流导向装置等)。随着颅内动脉瘤血管内治疗新技术和新适应证的出现,并发症的类型和频率也发生了变化。例如,改进的微导管技术和更柔软的弹簧圈的出现与颅内微小动脉瘤治疗的并发症率降低有关[1]。

　　重要的是,血管神经外科医生应了解颅内动脉瘤血管内治疗期间或治疗后即刻发生的各种并发症,包括其原因、避免并发症的技术,以及一旦发生并发症如何处理。在这一章中,我们将讨论与颅内动脉瘤血管内治疗期间或术后即刻发生并发症的处理。

术中穿孔

发病率、愈后和危险因素

根据不同的报道,颅内动脉瘤血管内治疗术中穿孔发生率高达 5%[1]。术中穿孔的危险因素包括小动脉瘤、破裂动脉瘤、位于前交通附件和后循环的动脉瘤,以及动脉瘤有子囊或瘤突[2]。动脉曲度是另一个潜在的因素,因为栓塞过程中对微导管的控制减少。先前的研究表明,术中穿孔与永久性残疾或死亡的高发生率(约 30% ~ 40%)相关;然而,最近的一系列研究表明,穿孔相关的致残率和死亡率约为 10% 或更低[2,3]。

术中穿孔可由微导管、弹簧圈或微导丝引起。一般来说,与微导管或弹簧圈穿孔相关的预后明显比微导丝穿孔差,这也可以合理解释,因为典型微导管或弹簧圈的直径在 0.5 ~ 1.0 mm。此外,弹簧圈能二次成圈,其大小可从 2mm 到 20mm 不等,这可能导致在动脉瘤顶形成一个大得多的洞。对术中穿孔结果的研究发现,绝大多数与术中穿孔相关的致残率和死亡率发生在微导管穿孔或弹簧圈穿孔之后,而导丝穿孔后很少出现不良的神经结局[3-6]。

并发症处理

一般来说,术中穿孔是可以避免的并发症。微导丝和微导管穿孔通常可以通过认真观察系统内存在的张力和密切监测接近动脉瘤时导丝和导管的位置来预防。特别重要的是,当一个人拉出微导丝时,要密切观察微导管,以确保它不会前进。微导管穿孔也可以发生在栓塞阶段,因为一旦弹簧圈开始释放到动脉瘤内,微导管通常很难被看到。因此,能够重置路图图像的功能特别有用,因为操作者能够更好地观察到微导管和弹簧圈。避免把动脉瘤填塞得太密或者强行填塞弹簧圈,可以避免弹簧圈穿孔。新式的中间导管的使用,可以安全地将微导管导航到动脉瘤近端,提高了微导管的稳定性,这也可能减少并发症的发生。

处理术中穿孔的关键是及时发现穿孔。术中穿孔较普遍和持续性的生理特征是伴随动脉瘤破裂导致的颅内压升高,动脉压同时升高。在血管造影上,当导丝等器械在路图上出现在动脉瘤的范围之外时,应该怀疑穿孔。然后可以通过导入导管来确认穿孔。对于在栓塞前放置脑室外引流(external ventricular drainage, EVD)的破裂动脉瘤患者,EVD 收集的脑脊液颜色改变和引流量的增加也是发生穿孔的迹象[7]。DynaCT 可用于术中评估出血量及其相关影响。

一旦发现穿孔,就需要同时进行一些干预,包括药物干预和手术干预。从操作步骤的角度来看,术者需要决定是撤回侵入器械还是将其留在原位。因为微导丝穿孔通常很小,就算有出血也非常少,慢慢地拔出微导丝并继续栓塞动脉瘤是合理的(图 19.1)。在微导管穿孔的情况下,立即拔出微导管会使情况更糟。在这种情况下,最好引入第二个微导管,并在原微导管在位的情况下开始栓塞动脉瘤,一旦动脉瘤变得安全后,缓慢地取出侵入的微导管[3,7,8]。另一种常见的方法是在动脉瘤颈或更靠近动脉的地方放置一个球囊以促进止血[2,3,7]。一些研究者主张在动脉瘤囊内使用 NBCA 胶和弹簧圈来封闭动脉瘤上的孔[9,10]。

除了封堵动脉瘤外,还应制定计划及时处理穿孔引起的颅内压升高。最好的情况是,

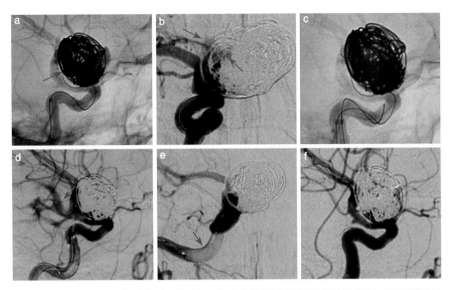

图 19.1　导丝穿孔。（a）在试图复栓一个残余的颈动脉眼段大动脉瘤时，发现微导丝超出了血管壁的范围。（b）血管造影显示穿孔处有活跃的造影剂外渗，患者的生命体征稳定。（c）导丝留在原地，第二个微导管和球囊被引入完成栓塞。（d）然后取出导丝，再次发现有活动性外渗。（e）然后，球囊在岩骨段充气几分钟。（f）最后的血管造影显示没有额外的造影剂外渗

EVD 已经放置好并且可正常引流。然而，当未放置 EVD（例如，未破裂的动脉瘤）或 EVD 无法引流，对于严重外渗导致颅内压升高的患者，应在导管室中紧急放置 EVD[2,3,7]。在一项对术中破裂进行的系统回顾研究中，作者发现延迟放置 EVD 是与术中穿孔导致不良预后相关的主要因素之一 [3]。

　　从药理学上讲，如果已经注射了肝素，首先应该进行的干预是立即逆转肝素化。一般来说，每 100U 肝素给 1mg 鱼精蛋白，最多 50mg。如果患者在术前服用阿司匹林和氯吡格雷，则可以使用血小板和去氨加压素。应该把收缩压控制在 160mmHg 以下。同时可使用甘露醇和过度通气降低颅内压 [7]。

术中血栓栓塞并发症

发病率、愈后和危险因素

　　颅内动脉瘤血管内治疗期间的围手术期血栓栓塞并发症可发生在 15% 的患者中 [7,11,12]。一般来说，这些栓塞是无症状的，或导致短暂性脑缺血发作或轻微中风，患者往往会完全康复。在最近发表的一篇系统性回顾和荟萃分析中，血管内治疗时接受栓塞并发症治疗的患者中，在接受 GP Ⅱ b/ Ⅲ a 抑制剂治疗的患者中只有 11% 因中风或出血而出现围手术期并发症或死亡，再通率远远超过 70%[12]。

　　一些因素，包括技术性的和非技术性的，都会使患者容易发生血栓栓塞并发症。就动脉瘤特征而言，大动脉瘤或巨大动脉瘤、部分血栓形成的动脉瘤和宽颈动脉瘤是血管治疗时发生栓塞事件的潜在危险因素 [7,11–13]。此外，破裂动脉瘤的血管内治疗比未破裂动脉瘤有更高的血栓栓塞发生率。这可能是因为动脉瘤性蛛网膜下腔出血导致的炎症状态和高

凝状态,以及许多手术人员在破裂动脉瘤的急性期血管内治疗过程中根本不使用肝素而导致。

关于技术风险因素,使用支架或球囊等辅助器械被认为与较高的血栓栓塞发生率相关。一般来说,越多的异物进入脑血管系统,发生血栓栓塞并发症的可能性就越高[7,11-13]。弹簧圈脱垂进入载瘤动脉管腔也是一个危险因素,这是因为铂的促凝血特性。

并发症处理

血管神经外科医生可以控制几个术前和术中因素,以降低围手术期血栓形成的风险。首先,如果患者可能需要或受益于支架辅助栓塞,那么在栓塞前患者就应该服用阿司匹林和氯吡格雷。在一些治疗尝试中,所有患者在治疗前都会服用阿司匹林和氯吡格雷,未破裂动脉瘤择期栓塞的术前准备中预先使用单抗或双抗治疗已经被证明可以降低围手术期血栓栓塞的发生率[14]。在未破裂动脉瘤的栓塞治疗中,通常建议在手术过程中肝素化以保持活化凝血时间在 250~300s。关于破裂动脉瘤的治疗,目前有多种术中肝素化的策略。在一些治疗中,大多数破裂的动脉瘤患者在手术一开始,尚未放置任何弹簧圈之前都肝素化。在其他治疗中,治疗者在等到弹簧圈就位后再使用肝素,而在许多治疗中,根本不使用肝素。目前还没有研究去比较破裂动脉瘤治疗中采用的各种肝素化策略。

有助于避免术中血栓栓塞并发症的技术包括减少血管痉挛、使用持续冲洗和避免弹簧圈相关并发症,如弹簧圈脱垂进入载瘤动脉。使用大口径中间导管再加上由导管引起的血管痉挛,很容易导致载瘤血管内血液淤滞,这是血栓栓塞并发症的已知危险因素。因为铂有促凝血性,应避免由于紧密栓塞而导致最后一部分弹簧圈探入载瘤动脉腔内。

因为患者在动脉瘤栓塞术中通常处于全麻状态,在监测血栓事件时,操作者通常只能依靠血管造影图像识别。在血管造影上,动脉瘤颈周围的局灶性充盈缺损和远端栓子形成在栓塞事件中最常见。应特别注意动脉瘤颈,特别是脱垂的弹簧圈。血栓栓塞并发症通常在最终的对照血管造影中被发现,在较小的大脑后动脉(posterior cerebral artery, PCA)、大脑中动脉(middle cerebral artery, MCA)和大脑前动脉(anterior cerebral artery, ACA)分支血管中存在充盈缺陷。因此,术者不仅要关注动脉瘤在最终造影上的表现,而且也需要关注远端血管。对比治疗前的脑血管造影,有助于发现治疗过程中栓子引起的充盈缺损。要像对待中风患者一样去观察血管内治疗后的造影[7]。

许多药理学方法已被研究用于治疗术中血栓栓塞。需要考虑的关键因素是,在治疗过程中血小板是血栓的主要成分。因此,强烈建议不要使用诸如组织型纤溶酶原激活物(tissue-type plasminogen activator, tPA)之类的纤溶药物[7,11,12]。一项大型荟萃分析发现,与接受 GP Ⅱb/Ⅲa 抑制剂的患者相比,使用纤溶疗法治疗术中血栓栓塞会使围手术期卒中和出血的发生率显著升高(29% vs.11%)[12]。此外,纤溶治疗可显著降低再通率(50% 对 72%)。静脉注射与动脉注射 GP Ⅱb/Ⅲa 抑制剂益处的比较尚未完全确定(图 19.2 和 19.3)。一些研究者认为动脉内治疗可能更好,因为局部给药可以提供更好的溶栓效果,并且局部给药可以降低静脉给药引起全身并发症的风险。然而,最近发表的一篇系统性综述发现,静脉注射和动脉注射治疗的结果没有差别。有些数据表明,与阿昔单抗相比,替罗非班和依替巴肽可提高再通率。阿昔单抗的标准静脉注射剂量为 0.25mg/kg,而后 0.125μg/(kg·min),持续 12 小时,不得超过 10μg/min 的输注率。标准动脉内剂量为 2mg,最多 10mg[12]。

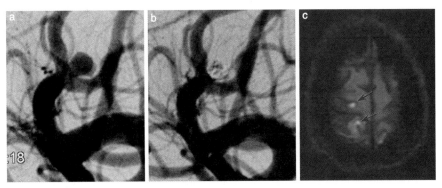

图 19.2　阿昔单抗治疗脑卒中。一位 60 岁女性接受未破裂的前交通动脉瘤（a 和 b）的弹簧圈栓塞治疗。手术后，她有暂时的左腿无力。磁共振扩散加权成像（DWI）显示右侧 ACA 区梗死（c）。患者接受静脉注射阿昔单抗治疗，完全康复

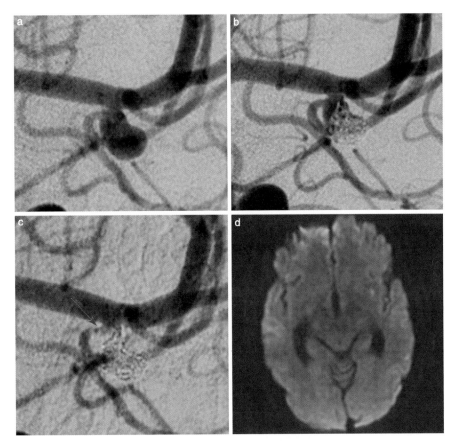

图 19.3　动脉内注射阿昔单抗治疗颞前动脉血栓（a 和 b）。58 岁女性颞前动脉起源处动脉瘤的弹簧圈栓塞治疗。在栓塞过程中，在颞前动脉起源处发现一个局灶性血栓（c）。患者接受动脉内阿昔单抗治疗，血管再通不完全；然而，术后磁共振成像没有显示任何明显的相关卒中（d）

　　最近，有几个团队报告使用取栓支架机械取栓处理术中血栓栓塞事件。这被证明是安全有效的，再通率接近 100%，并发症率接近 10%[15]。使用取栓支架有一些潜在的特殊风险，尤其是处理动脉瘤载瘤动脉局部血栓时，包括：①取栓支架"抓住"弹簧圈；②取栓支架进入动脉瘤颈或囊。因此，只有在优先使用 GP Ⅱ b/ Ⅲ a 抑制剂的药物治疗失败或术中出现大

量血栓阻塞载瘤动脉后,才应将这种方法视为抢救性治疗[15]。

其他并发症

弹簧圈脱垂

部分弹簧圈脱出进入载瘤动脉是血管内动脉瘤治疗的常见并发症。在大多数情况下,这被认为是一种微小的技术性并发症,不需要额外的侵入性措施,对患者的致残率或死亡率没有影响。与弹簧圈脱垂相关的主要问题是局部血栓形成的风险和与之相关的急性血栓栓塞事件。从长期来看,因为突出的弹簧圈可能会阻塞载瘤血管,所以存在逐渐闭塞载瘤血管或其他分支血管的风险[16]。

防止这种并发症发生的最好方法是避免动脉瘤颈处的致密填塞。使用一个三维成形弹簧圈塑形成动脉瘤颈的形状,可以有助于防止填充的弹簧圈脱垂进入载瘤动脉。在治疗宽颈动脉瘤或宽颈分叉部动脉瘤时,应强烈考虑使用球囊或支架辅助[16]。如果弹簧圈脱垂发生,术者有几个选择:首先,如果脱垂很大,看起来肯定会影响载瘤动脉血流,应考虑使用支架辅助或球囊辅助将弹簧圈推回动脉瘤囊。如果脱垂很小一部分(例如,弹簧圈的一个袢),并且手术已经完成,术者应密切检查对照血管造影是否有血栓形成。如果有局部血栓形成,应使用 GP Ⅱ b/ Ⅲ a 抑制剂。如果不是,患者通常可以接受单抗治疗或双抗治疗(图 19.4)。

弹簧圈移位

弹簧圈移位、拉伸和折断是需要迅速考虑到的罕见并发症。这些并发症的后果从无相关栓塞事件的局部血流微小改变到导致大面积缺血性梗死的大血管阻塞都有可能发生。弹簧圈迁移至载瘤动脉可因为弹簧圈过早解脱或断裂发生(通常是厂商生产质量问题,应向购买公司报告),或是由似乎是很好地放置在动脉瘤内却"落入"载瘤血管的弹簧圈导致。后者可以通过使用 3D 弹簧圈和填充适合大小的弹簧圈来避免。

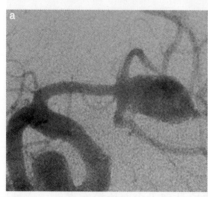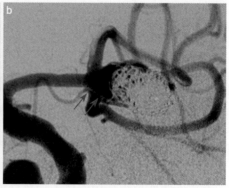

图 19.4　弹簧圈突出。(a)一位 63 岁男性接受一个巨大前交通动脉瘤治疗。(b)弹簧圈栓塞后,最后的弹簧圈有一些伸展导致一个袢凸向载瘤动脉。没有相关血栓栓塞并发症。患者第二天出院回家,接受氯吡格雷和阿司匹林的双抗治疗。他在 4 个月后停用了氯吡格雷,并被告知终身服用阿司匹林

　　这些并发症非常罕见,关于这些并发症的主要文献仅在病例报告和小系列病例中报道[15]。已经开放除了一些用于回收移位弹簧圈的技术,包括支架回收器、微导丝和捕获装置。已经被报道的导线技术是同时使用两个微导丝来"捕获"弹簧圈,并将弹簧圈绕在微导丝上,以及创造一个微型线套来钩住弹簧圈。更传统的技术包括使用鹅颈线套或支架回收器来捕获移位的弹簧圈。如果弹簧圈无法回收或者有足够的侧枝血管来接管被弹簧圈阻塞的血管,则建议长期抗血小板治疗(图 19.5)[16]。

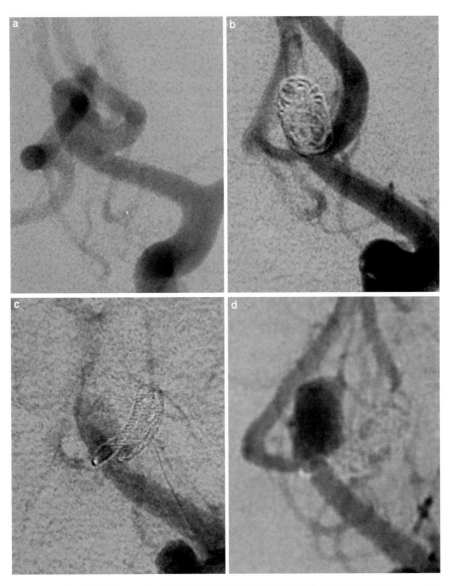

　　图 19.5　弹簧圈移位。一位 63 岁男性接受前交通动脉瘤的弹簧圈栓塞治疗(a)。动脉瘤几乎完全被弹簧圈填塞,在栓塞过程中没有发生并发症(b)。当患者还在插管状态,正从麻醉中苏醒过来时,发现他右侧身体无力,特别是下肢。复查脑血管造影显示弹簧圈从动脉瘤移位到了左侧 A2 段(c)。他立即接受阿昔单抗治疗,结果弹簧圈周围的 A2 再通。之后他接受了华法林治疗,因为有肺栓塞病史,此前便已接受华法林治疗(d)。2 年后复查脑血管造影,发现左 A2 处有弹簧圈异物,血流通畅,患者完全康复

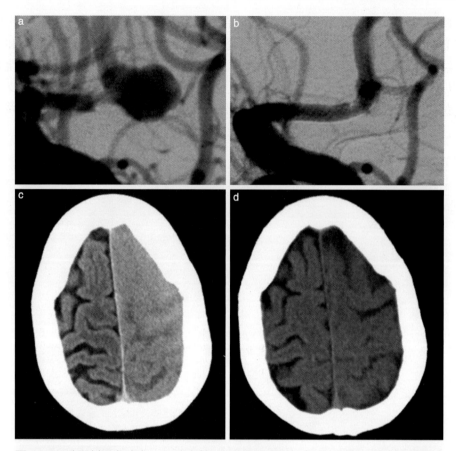

图 19.6　造影剂诱发脑病。72 岁女性，前交通动脉瘤（a）。在放置血流导向装置后，动脉瘤内的血流明显减少（b）。术后一小时，患者被发现患有混合性失语症，并在接下来的时间里继续恶化，她还发展为进行性右侧偏瘫（c）。CT 显示脑沟密度增高，脑沟明显肿胀。然而，碘减影后，脑回和脑沟的高密度明显是由碘造影剂引起的（d）。磁共振检查没有发现与她的神经系统表现相符的梗死。她接受了保守治疗，几天后出院时已完全恢复功能

造影剂诱发脑病

　　造影剂诱发的脑病（contrast-induced encephalopathy, CIE）是目前还认识不太清楚的一种神经血管内手术并发症，很可能与注射到大脑半球的大量造影剂导致血脑屏障受损有关[17]。这种并发症最常见于血管内栓塞期间和栓塞后在同一动脉内多次进行血管造影。常见的临床表现为脑病、癫痫和局灶性神经功能缺损。这可能在治疗后 24 小时内出现，通常具有自限性。CIE 典型的 CT 平扫表现是脑沟明显消失，常被认为是脑水肿征象。然而，随着双源 CT 和碘减影的应用，证实脑沟的消失是由于碘造影剂导致而不是血液或水肿引起的[17]。MRI 也有助于鉴别水肿和假性水肿。准确、及时的诊断是很重要的，这样就可以避免在检查中反复使用造影剂（如重复 CTA 和血管造影）。通常采取保守治疗（图 19.6）。

结　论

　　了解颅内动脉瘤血管内治疗过程中可能出现的各种并发症，对于采取措施预防这些并

发症的发生具有重要意义。有一个标准化的计划或检查表来处理在神经血管内手术期间或之后发生的并发症,对于减少由这些并发症造成的神经功能缺损的风险是很重要的。学习如何处理和预防并发症的最佳方法是同事之间在工作场所和并发症相关的会议期间公开讨论,以便从神经血管介入专家的集体经验中获益。

（王林 译　李进 审）

参考文献

1. Yamaki VN, Brinjikji W, Murad MH, Lanzino G. Endovascular treatment of very small intracranial aneurysms: meta-analysis. AJNR Am J Neuroradiol. 2016;37(5):862–7.
2. Brisman JL, Niimi Y, Song JK, Berenstein A. Aneurysmal rupture during coiling: low incidence and good outcomes at a single large volume center. Neurosurgery. 2005;57(6):1103–9. Discussion -9.
3. Cloft HJ, Kallmes DF. Cerebral aneurysm perforations complicating therapy with Guglielmi detachable coils: a meta-analysis. AJNR Am J Neuroradiol. 2002;23(10):1706–9.
4. Luo CB, Mu-Huo Teng M, Chang FC, Lin CJ, Guo WY, Chang CY. Intraprocedure aneurysm rupture in embolization: clinical outcome with imaging correlation. J Chin Med Assoc. 2012;75(6):281–5.
5. Tummala RP, Chu RM, Madison MT, Myers M, Tubman D, Nussbaum ES. Outcomes after aneurysm rupture during endovascular coil embolization. Neurosurgery. 2001;49(5):1059–66. Discussion 66–7.
6. Ryu CW, Lee CY, Koh JS, Choi SK, Kim EJ. Vascular perforation during coil embolization of an intracranial aneurysm: the incidence, mechanism, and clinical outcome. Neurointervention. 2011;6(1):17–22.
7. Chen M. A checklist for cerebral aneurysm embolization complications. J Neurointerv Surg. 2013;5(1):20–7.
8. Willinsky R, terBrugge K. Use of a second microcatheter in the management of a perforation during endovascular treatment of a cerebral aneurysm. AJNR Am J Neuroradiol. 2000;21(8):1537–9.
9. Patsalides A, Smith M, Gobin YP. Intra-procedural aneurysm rupture treated with n-butyl cyanoacrylate embolization: technical note. J Neurointerv Surg. 2010;2(2):145–6.
10. Farhat HI, Elhammady MS, Aziz-Sultan MA. N-Butyl-2-cyanoacrylate use in intraoperative ruptured aneurysms as a salvage rescue: case report. Neurosurgery. 2010;67(1):216–7. Discussion 7.
11. Brinjikji W, McDonald JS, Kallmes DF, Cloft HJ. Rescue treatment of thromboembolic complications during endovascular treatment of cerebral aneurysms. Stroke. 2013;44(5):1343–7.
12. Brinjikji W, Morales-Valero SF, Murad MH, Cloft HJ, Kallmes DF. Rescue treatment of thromboembolic complications during endovascular treatment of cerebral aneurysms: a meta-analysis. AJNR Am J Neuroradiol. 2015;36(1):121–5.
13. Zhao B, Yin R, Lanzino G, Kallmes DF, Cloft HJ, Brinjikji W. Endovascular coiling of wide-neck and wide-neck bifurcation aneurysms: a systematic review and meta-analysis. AJNR Am J Neuroradiol. 2016;37(9):1700–5.
14. Yamada NK, Cross DT III, Pilgram TK, Moran CJ, Derdeyn CP, Dacey RG Jr. Effect of antiplatelet therapy on thromboembolic complications of elective coil embolization of cerebral aneurysms. AJNR Am J Neuroradiol. 2007;28(9):1778–82.
15. Ahn JH, Jun HS, Song JH, Cho BM, Lee HK, Kim BC, et al. Rescue mechanical thrombectomy using a retrievable stent for thromboembolic occlusion occurring during coil embolization of ruptured intracranial aneurysms. J Neurointerv Surg. 2017;9(3):244–9.
16. Ding D, Liu KC. Management strategies for intraprocedural coil migration during endovascular treatment of intracranial aneurysms. J Neurointerv Surg. 2014;6(6):428–31.
17. Leong S, Fanning NF. Persistent neurological deficit from iodinated contrast encephalopathy following intracranial aneurysm coiling. A case report and review of the literature. Interv Neuroradiol. 2012;18(1):33–41.

第 20 章　球囊和支架辅助的颅内动脉瘤介入栓塞治疗

Brian J.A. Gill, Jason A. Ellis, and Philip M. Meyers

动脉瘤治疗相关附属设备器械检查表
流程管理和术前状况评估
• 确认患者身份，手术流程并签署知情同意
• 询问过敏史和妊娠状况（针对适用患者）
• 肌酐水平
• 确保有术后可用的重症监护病床
介入技师
• 旋转式止血阀（RHV）
• 导管
• 适宜的球囊，弹簧圈和支架
• 微导管
• 导丝
• C 形臂计算机断层扫描（Dyna-CT）操作指南
护理
• 肝素
• 鱼精蛋白
• 启动录入和监护屏幕
• 足量术中用血小板
• 去氨加压素
• 糖蛋白（GP）Ⅱb/Ⅲa 受体抑制剂 - 阿昔单抗或依替巴肽
• 甘露醇
• 抗惊厥药
• 麻醉科、神经外科医师和 CT 技师的联系电话
麻醉
• 气管插管设备
• 颅内压监测设备
神经外科
• 脑室外引流装置
神经介入医师
• 术前神经系统查体
• 术前确保所有操作设备均正常
• 若发现术中动脉瘤破裂（出现造影剂外渗）
– 要求护理和麻醉医师准备并使用逆转抗凝 / 抗血小板药物
– 告知技术人员为准备进行 Dyna-CT 检查

- － 将微导管固定于适当的位置
- － 利用 RHV 放置球囊并扩张止血
- － 使用弹簧圈快速填塞破裂的动脉瘤
- － 术后进行神经系统查体和头部 CT 复查
- 若发现弹簧圈在载瘤动脉中移位或脱垂
  - － 利用 RHV 放置额外球囊或自膨式支架（SEIS），将脱垂弹簧圈限制在动脉瘤瘤腔中
  - － 可考虑使用回收装置收回移位的弹簧圈
- 若发现支架错位或迁移
  - － 考虑放置额外支架
  - － 评估瘤颈功能尺寸并考虑使用弹簧圈栓塞
  - － 考虑分阶段处理，使移位支架发生内皮化反应
- 若发现局部血栓形成
  - － 评估载瘤血管及其分支的血流动力学情况
  - － 要求护理或麻醉同事帮助抽血化验激活凝血时间（ACT）
  - － 局部输注 GP Ⅱ b/ Ⅲ a
  - － 术后行神经系统查体
  - － 术后行血小板抑制试验
  - － 可考虑手术后给予肝素或 GP Ⅱ b/ Ⅲ a

避免并发症流程图

并发症	原因	处理措施	策略
术中动脉瘤破裂	1. 医源性 - 微导管，导丝或弹簧圈刺破瘤体 2. 某些特殊类型动脉瘤（例如出现子囊、小动脉瘤）术中破裂风险可能更高 3. 术前发生破裂的动脉瘤	1. 手前或手中给予抗血小板 / 抗凝治疗 2. 保持收缩压低于 140mmHg 3. 如果载瘤血管已提前放置球囊，使球囊膨胀止血 4. 弹簧圈快速填塞破裂的动脉瘤 5. 止血不满意可考虑紧急行开颅手术 6. 行头部 CT 扫描评估脑积水情况 7. 以标准的蛛网膜下腔出血临床流程处理	1. 小心操作微导管在瘤腔内的移动 2. 避免放置过多的弹簧圈 3. 可考虑行分期栓塞 / 对于近期发生过破裂的动脉瘤作适当的残留
弹簧圈移位	1. 微导管操作不当 2. 弹簧圈过早释放 3. 使用的弹簧圈过小	1. 使用 Merci 装置，支架取出器，鳄鱼夹或微丝取回弹簧圈 2. 如果弹簧圈移位导致了血栓形成，可经动脉使用阿昔单抗（Abciximab）处理。	微导管在动脉瘤体内的稳定操作有助于防止弹簧圈移位
弹簧圈疝	1. 第一个弹簧圈在后续栓塞过程中发生移位 2. 栓塞过多弹簧圈	1. 在载瘤血管内放置自扩式支架（SEIS）以捕获疝入载瘤动脉的弹簧圈 2. 使用跨瘤颈球囊封堵疝出的弹簧圈	1. 首个弹簧圈选择较长、较坚硬的类型，使其在瘤内形成稳定栓塞床 2. 首个弹簧圈放置完成后，后续弹簧圈选用较短、较柔软的类型

续表

并发症	原因	处理措施	策略
支架移位	1. 传送导管操作不稳定 2. 微导管或其他支架等装置的跨支架操作 3. 载瘤血管曲折复杂的解剖形态	1. 在动脉瘤颈处放置额外支架以提供充分的瘤颈封闭 2. 如果错置的支架已部分封闭瘤颈，则进一步使用弹簧圈栓塞 3. 取回移位的支架	1. 分阶段放置多个支架或弹簧圈以促进移位支架发生内皮化反应 2. 远端微导丝稳定操作
支架相关血栓栓塞并发症	1. 患者对一线抗血小板治疗无明显效果 2. 药物治疗依从性差	经动脉给予阿昔单抗治疗直至血栓溶解或呈稳定状态，使载瘤动脉及其分支的血流恢复正常	1. 介入治疗前预防性行双抗治疗 2. 手术期间完全肝素化，ACT 目标值为 250～300s 3. 术前行血小板抑制试验

背景介绍

以使用弹簧圈和可脱性球囊为代表的介入技术应用于颅内动脉瘤治疗始于 20 世纪 60 年代初期，该技术在当时医疗条件下极具挑战，其手术安全性和治疗效果远不如当时主流的开颅动脉瘤夹闭术[1]。这种显著的差异直到 20 世纪 90 年代初期才开始逐渐扭转，在此期间有两个重大事件被认为是介入技术开始普及的重要分水岭。

第一个事件是 1995 年美国 FDA 批准了 Guglielmi 可拆卸弹簧圈（Guglielmi detachable coil，GDC）的临床应用。与之前使用的弹簧圈不同，GDC 可以实现多次取回和重置，更大程度地实现了填塞动脉瘤的同时保持载瘤血管通畅的目标[2, 3]。第二个事件是国际蛛网膜下腔动脉瘤临床试验（international subarachnoid aneurysm trial，ISAT）结果的公布。这是一项国际多中心、前瞻性、随机对照试验，对比了颅内动脉瘤破裂患者应用开颅夹闭术和介入栓塞术治疗的临床结果差异。该试验在中期结果出炉后即提前终止，原因是结果趋势非常明显，介入栓塞组患者的临床预后明显优于开颅夹闭组，在两组患者治疗结束后 1 年的随访期中，介入组和开颅组的死亡合并无生活自理能力的患者比例分别为 23.5% 和 30.9%[4]。

虽然上述两个事件让介入治疗颅内动脉瘤更加普及，但介入专家们很快发现，对于宽颈（顶颈比小于 2.0）、载瘤血管粗大扭曲以及位于血管分叉部的动脉瘤，采用介入治疗处理仍存在很大的困难，并且出现瘤体闭塞不全和动脉瘤复发的风险较高。可喜的是，为解决这些困难所做的努力促进了多种介入辅助治疗手段的诞生，其中包括球囊再塑形技术（balloon remodeling technique），支架辅助技术（stent-assisted coiling）和血流导向装置技术。这些技术和设备的问世不仅极大地丰富了介入医师的"装备库"，同时还扩大了介入治疗的动脉瘤适应证。在本章中，我们将讨论球囊再塑形技术辅助和支架辅助技术的发展历史，适应证及其治疗的安全性和有效性。

技术概述

球囊再塑形技术

Moret 等人在 1997 年提出了球囊再塑形技术，完成了首个应用介入辅助技术治疗具有

"不讨喜"顶颈比颅内动脉瘤的案例 [5]。这项技术核心，是在微导管置入瘤体释放弹簧圈之前，将一个非脱性球囊放置于载瘤动脉内并横跨瘤颈。当球囊充盈封闭瘤颈后，微导管向瘤腔内释放弹簧圈栓塞。栓塞满意后，排空球囊以测试弹簧圈在瘤内的稳定性。由于球囊充盈时临时封闭了瘤颈，使得填塞过程可从容放入更多的弹簧圈并充分适应瘤腔的形状，同时还可防止弹簧圈脱出瘤腔进入载瘤动脉。动脉瘤栓塞满意后，排空球囊并将其从载瘤血管中取出。

球囊再塑形技术有以下几个优点：①球囊充盈临时封闭瘤颈，在防止弹簧圈脱入载瘤动脉的同时实现了更多弹簧圈的释放，增加了瘤内弹簧圈的密度和稳定性，更好地适应瘤腔形状并达到更满意的填塞效果。球囊再塑形技术还可在动脉瘤术中破裂时依靠球囊扩张压迫止血 [6,7]。②相比于支架辅助技术，使用球囊辅助无需在术前或术后使用双重抗血小板治疗，这对于术前和术中发生过动脉瘤破裂的患者更有益处。③该技术可让术者更好地识别载瘤血管走行，勾勒出瘤颈形态和周围穿支血管的分布并对这些结构更好地加以保护 [6]。

早期球囊再塑形技术的操作者采用的是低顺应性，非脱性球囊并将其黏附在微导管或带导丝的球囊微导管上送入载瘤血管 [5,8]。相比之下，后一种导管装置操作更加方便。然而，由于球囊的低顺应性及其椭圆的形状让其适用于辅助治疗位于侧壁的宽颈动脉瘤，当处理更加复杂的分叉部的动脉瘤时，使用这种球囊无法有效维持载瘤血管或其邻近分支的血流通畅。为了解决上述问题，介入医师采用了圆形的高顺应性乳胶球囊，并将其附着在血流倒流微导管的尖端送入载瘤动脉。虽然更新的装置可实现更好的瘤颈封闭效果并保持载瘤动脉及其分支的通畅性，但手术过程中用以输送球囊的血流倒流微导管的稳定操作仍具有很大的挑战。

随着 HyperForm（Medtronic / Covidien / Ev3）、Ascent（Codman Neurovascular）和 Scepter（Microvention）等高顺应性整体交换球囊的应用，临床实现了应用球囊辅助技术成功治疗复杂的血管分叉部动脉瘤并维持瘤周穿支血管的通畅。这些球囊的高顺应性允许其在充盈后与瘤颈和载瘤血管保持形态吻合。此外，相比于之前使用的血流倒流微导管，新设备所用的导丝可让操作过程中球囊保持更好的稳定性 [9]。

球囊再塑形技术的进一步发展使其治疗更具挑战性的颅内动脉瘤成为可能。Arat 和 Cil 提出的双球囊技术可用于治疗瘤颈宽度大于球囊导管长度的分叉部动脉瘤 [10]。两个携带顺应性球囊的微导管以 Y 字形放置于动脉主干和分支血管中，第三个导管将弹簧圈送入动脉瘤瘤腔进行填塞。然而，这种技术需要双侧股动脉入路，手术操作难度相对更高。此外，多个微导管在血管中同时存在以及球囊的过度膨胀可能引起血栓栓塞和血管损伤的风险增加。

基于多数已发表的文献报道，相比于普通的单纯栓塞技术，利用球囊辅助可获得相似甚至更好的填塞效果。ATENA 和 CLARITY 两项前瞻性临床试验对比了上述两种介入治疗方法用于未破裂 / 破裂动脉瘤患者的栓塞情况。在 ATENA 试验中，单纯栓塞组和球囊辅助组即时完全栓塞率均为 59.8%[11]。在 CLARITY 试验中，单纯栓塞组即时完全栓塞率为 46.9%，低于球囊辅助组的 50.0%[12]。Shaprio 等完成的荟萃分析进一步证明了球囊再塑形辅助技术优于单纯弹簧圈栓塞，经球囊辅助技术治疗的动脉瘤中有 73% 在治疗后立即达到完全闭塞，而单纯弹簧圈栓塞组仅为 49%[13]。该研究进一步对栓塞率的随访观察获得了相似的结果趋势。

支架辅助介入栓塞术

两方面因素促进了支架辅助技术用于颅内动脉瘤的治疗。首先,尽管前述球囊辅助技术的出现丰富了介入医师对颅内动脉瘤的治疗手段,但许多人认为该方法在技术层面上较为困难,并且如果出现球囊对瘤颈封闭不全,弹簧圈脱出瘤体进入载瘤动脉的情况,相对有效处理手段仍然缺乏。此外,仍有较大比例的宽颈动脉瘤不适合弹簧圈填塞,因为这些动脉瘤的瘤腔形态无法让弹簧圈在其内部稳定存在。

自 1960 年代以来,血管内支架已开始逐渐应用于临床,早期主要尝试应用于预防和治疗血管成形术后血管夹层的扩展,处理引起血管狭窄的不对称斑块使其在血管腔内呈圆柱形均匀分布,并防止血管塌陷。然而直到 1997 年,Higashida 等人才首次报道了将球囊扩张式冠脉支架与 Guglielmi 可拆卸弹簧圈联合使用治疗椎基底动脉交界区的梭形动脉瘤[14]。此后,陆续有病例报告描述了使用该支架治疗颅内动脉瘤,颅内动脉粥样硬化以及颅内动脉瘤栓塞术后线圈脱落的案例[15-19]。

颅内支架的置入可促进载瘤血管内皮层和血流交界区的生理学变化,从而促进动脉瘤瘤体的栓塞。具体来说,支架展开后可减少从载瘤血管进入瘤体的血流,降低血流冲击引起的峰值搏动速率以及作用于动脉瘤内壁的最大切应力强度[20,21]。除了支架本身提供的血管支撑作用外,上述作用实现的局部血流和切应力的减少还可促进支架在载瘤血管内尤其是在动脉瘤瘤颈处的内皮化作用[22],最终实现载瘤血管的腔内重建。

目前临床上常用的支架类型有两种,包括球扩式冠脉支架(balloon-expandable coronary stents,BECS)和自膨式颅内支架(self-expanding intracranial stents,SEIS)。BECS 是最早用于颅内动脉瘤的支架类型,该支架最初设计用于治疗冠状动脉疾病中对冠状血管的血运重建。BECS 良好的刚性强度使其能很好地避免操作过程中发生的支架损伤或移位。但是,过于坚硬的特点也使其在曲折的脑血管中导航进入载瘤血管变得更加困难。此外,BECS 支架的展开伴随着高压球囊的膨胀,球囊的压迫增加了血管破裂的风险。上述特征限制了 BECS 在颅内动脉瘤治疗领域的广泛应用。

SEIS 自膨式支架于 2001 年由美国食品药品监督管理局(FDA)授权 Boston Scientific/Stryker 上市,命名为 Neuroform 微型支架。这种支架由镍钛合金制成,比起早期的球囊型支架更加灵活,因此可以导航进入到颅内血管系统的更多区域进行治疗。Neuroform 采用开环设计模式,支架的每个节段都可以充当一个独立的固定点,因此与闭环支架相比,Neuroform 具有更优越的血管附壁效果(图 20.1)。

尽管理论上具有上述优点,但在首次使用 Neuroform 时仍出现了一些技术上的困难。当时支架被附载到一个传送微导管用于其在血管内的导航,然而这种结构很难在血管内顺利到达治疗靶区。为解决这一问题,介入专家将导航装置更换为标准的微导管/微丝系统。导航装置进入治疗区域后,首先利用位于远端长 300cm 的交换微导丝移除微导管,接下来将 Neuroform 支架系统通过交换微丝的路径输送到治疗区域[23]。由于交换微导丝远段容易发生位移,因此上述环节的最后一个步骤在技术上仍具有难度。此外,交换微导丝的位移可能还会引起血管穿孔破裂的危险。Neuroform 支架的最新一代——Neuroform EZ 支架系统-实现了仅通过标准的微导管输送直接到达治疗区域。该系统无需使用上述交换微导丝,因此较少了血管损伤和破裂出血的风险。

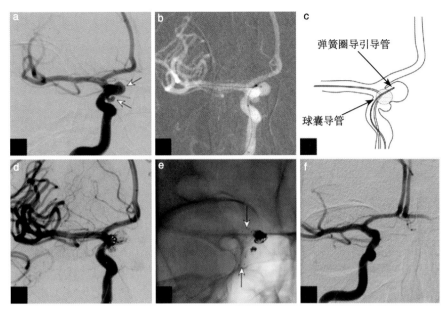

图 20.1 （a-f）一名 70 岁的女性,因颈部疼痛行 MRI 检查偶然发现右侧颈内动脉动脉瘤。（a）右颈内动脉造影正位片显示多发动脉瘤(箭头),远端动脉瘤突出到蛛网膜下腔。（b）放置跨动脉瘤治疗导管后右颈内动脉的造影路径图像。（c）球囊导管跨过动脉瘤瘤颈,弹簧圈输送导管伸入动脉瘤瘤腔。（d）右侧颈内动脉正位造影图像显示,使用球囊辅助技术将多个可分离的铂金弹簧圈放置在每个动脉瘤瘤腔中。（e）术中血管造影图像显示,自扩型镍钛合金支架在右侧颈内动脉中穿过两个动脉瘤(箭头)。（f）6 个月后复查血管造影显示,两个动脉瘤完全闭塞,右颈内动脉通畅,无狭窄

　　Cordis Neurovascular 和 Johnson and Johnson 联合开发的 Enterprise 支架系统是第二种商业化的自膨式支架,与 Neuroform 不同,Enterprise 支架采用闭环设计模式,使支架在最终完全展开之前能进行局部位置调整,重新回套和重置。此外,与前述 Neuroform 支架相比,Enterprise 支架在导航和展开过程中的技术难度更小。折叠支架预先安装在微丝上,在达到目标区域装载到输送导管中,整个过程无需交换微丝,从而降低了远端血管穿孔的风险[24]。该系统的主要缺点是闭环设计降低了其在曲折血管上的贴附能力,支架与血管内壁接触的减少可能会降低支架对载瘤血管的保护效果。

　　在进行支架辅助的介入栓塞术治疗颅内动脉瘤时,可采用以下几种手术策略。①经支架栓塞技术(trans-stent technique),首先放置支架,利用支架对血管的支撑作用使微导管能够顺利进入动脉瘤瘤体进行弹簧圈栓塞。介入专家在放置支架后 1 ~ 2 个月再进行弹簧圈栓塞操作并不罕见。这种延迟操作使支架在血管内发生充的分内皮化反应,使其在载瘤血管中更加稳定并且在栓塞过程中不易发生移位。②导管限制技术(jailed-catheter technique),首先将负责输送弹簧圈的微导管放置于动脉瘤瘤体内,在弹簧圈释放前将支架跨动脉瘤瘤颈展开封闭瘤颈。与第一种技术相比,该方法在栓塞过程中不易受到微导管回弹作用的影响。③支架限制技术,首先将输送弹簧圈的微导管放置在瘤体内,将一个未释放的支架放置在动脉瘤的瘤颈部位。支架就位后,将第一个弹簧圈释放进入瘤腔,随后展开支架。如果出现弹簧圈向载瘤血管脱出的情况,可将支架用作封堵的补救装置,以维持血管通畅并降低栓塞风险。

　　与侧壁动脉瘤不同,位于分叉部的宽颈动脉瘤有时不能通过单个支架完成治疗,因为单

个支架可能无法为载瘤动脉及其分支提供足够的保护。在这种情况下,可利用分叉部血管走行空隙,让两个支架成" Y"形排列放置。这样做不仅可以达到重建载瘤血管及其分支的目的,同时还可有效防止弹簧圈脱出瘤体进入载瘤动脉。该技术已成功应用于基底动脉尖端,前交通动脉和大脑中动脉分叉部动脉瘤的栓塞治疗[25-27]。

血管内支架置入后需行双重抗血小板治疗(dual antiplatelet therapy,DAPT)以防止超急性,急性和慢性血栓形成。治疗方案通常包括使用阻止血栓烷 2 的产生的阿司匹林(环氧化酶 -1 抑制剂),以及通过不可逆抑制 P2Y12 ADP 受体来防止血小板活化氯吡格雷(噻吩并吡啶衍生物)。通常情况下,患者需在手术前 3 ~ 5 天服用负荷剂量的阿司匹林和氯吡格雷,术后首先进行 6 周 DAPT,此后维持在阿司匹林单抗治疗 81 周。另一种术前替代治疗方案是手术前 1 天给予单次负荷剂量的氯吡格雷。为实现尽可能充分的栓塞或处理弹簧圈脱出后对载瘤动脉通畅的影响,有时可能需要进行计划之外的支架安放。这种情况下,可使用糖蛋白(GP)Ⅱ b/ Ⅲ a 抑制剂阿昔单抗快速抑制血小板功能,在支架展开并定位满意后,首先给予 0.25mg / kg 阿昔单抗推注,之后持续输注 12h。另一种选择是,可在首先给予负荷量的阿昔单抗后继续给予负荷剂量的阿司匹林和氯吡格雷以替代前述 12h 的阿昔单抗输注[28]。由于需要行 DAPT,因此颅内动脉瘤破裂患者通常不适宜采用支架辅助技术。此外,破裂动脉瘤患者可能需要行外科手术和其他的侵入性治疗操作,包括脑室外引流、安装脑脊液分流装置、腰椎穿刺、中心静脉置管、气管切开以及应对脑血管痉挛的血管成形术等,以上情况限制了患者长期进行抗血小板治疗。

并发症的预防和处理

使用球囊再塑形技术最常见的并发症是血栓栓塞和动脉瘤的术中破裂。

从理论上讲,使用球囊辅助技术时,以下原因可能导致血栓栓塞事件风险增加:①由于动脉内可能同时存在多个导管;②载瘤动脉和 / 或其他分支血管由于球囊充盈出现的暂时闭塞;③操作过程中球囊反复进行的充盈、排空[29]。栓塞事件发生后并非所有患者均会出现临床症状,有的患者在后续进行的影像学检查时才得以发现[30]。然而与前述栓塞事件高风险理论不相符合的是,Shaprio 等人的荟萃分析发现,使用球囊辅助技术相关血栓栓塞事件的风险与单纯使用 Guglielmi 弹簧圈填塞相比并未发生显著增加[13]。此外,其他一些单中心临床研究和随机对照试验也表明,使用球囊辅助技术和单纯弹簧圈栓塞技术后血栓栓塞事件的发生率无显著统计学差异[31-34]。

使用球囊再塑形技术理论上还可能增加动脉瘤术中破裂风险,原因之一是球囊本身的充盈可能导致动脉瘤内压力变化引发破裂,此外,释放弹簧圈过程中微导管在瘤内的操作移动也可能是导致破裂发生的危险因素。既往文献报道球囊再塑形技术相关术中破裂率为1.7% ~ 4%。由于涉及单纯弹簧圈栓塞相关文献报道的术中破裂率差异较大,使用球囊辅助技术术中破裂率与之相比有时更高,有时差异不大,有时反而更低[13,35]。

如果发生动脉瘤术中破裂,应该给予鱼精蛋白使 ACT 正常化,同时充盈球囊以实现暂时的封闭止血,此外还应立即将动脉瘤破裂情况告知麻醉医师,要求将收缩压维持在140mmHg 以下。然后迅速使用弹簧圈填塞动脉瘤。手术结束后,需及时进行头部 CT 扫描以评估是否存在脑积水,并且根据患者术后神经系统查体情况,判断是否需要进行脑室外引流手术。

弹簧圈脱入载瘤血管可能会导致血栓形成甚至载瘤血管闭塞。该并发症常见于颈宽动脉瘤的治疗，并且常发生在手术结束前最后的栓塞过程，因为此时最可能出现过度栓塞，即弹簧圈填入数量过多而从瘤腔中脱落进入载瘤血管。为避免该并发症的发生，可在栓塞结束前使用较短、较软的弹簧圈，并且在释放弹簧圈后小心移除微导管，避免将弹簧圈带出瘤体。此外，在栓塞开始时建议使用较长、较硬的弹簧圈以在瘤内形成更稳定的栓塞体系，尽可能避免后续填塞过程中弹簧圈的脱落。

若已发生弹簧圈脱出，可考虑使用多种方式进行处理。其一是在动脉瘤瘤颈处放置支架或球囊使脱出的弹簧圈限制于瘤内。其二是利用回收器，Merci 设备或鳄鱼夹取回脱出的弹簧圈 [36]。若脱出的弹簧圈引起了局部血栓形成，此时应给予低剂量 GP Ⅱb/Ⅲa 受体抑制剂进行治疗 [28,37]。

支架置入后最常见的并发症是血栓栓塞，包括支架内血栓形成，载瘤血管的迟发性闭塞等。这些并发症常导致缺血性卒中发生，然而其中有的患者可能并不会出现临床症状，仅在常规的术后随访影像检查中发现。此类并发症的发生通常是由抗血小板治疗不充分所致，后者可能与患者治疗依从性差或对抗血小板治疗反应性差相关。在这种情况下，应对患者进行血小板功能检查，通过确定患者对抗血小板治疗的反应情况以判断是否需要更换治疗方案。如遇术中血栓形成，应给予局部低剂量注射 GP Ⅱb/Ⅲa 受体抑制剂进行治疗。

与早期球囊型支架不同，自膨式支架由于对目标血管施加的向外径向力较小，因此更容易发生支架位移。此外，微导管、导丝和多支架治疗时的跨支架操作也可能导致支架位移。若术中发生支架位移，介入医生需要进行判断，如果支架对瘤颈覆盖可防止弹簧圈突出，则可选择继续进行填塞操作。如果瘤颈覆盖不足，则应首先补充放置额外支架以增强瘤颈的覆盖率。

Shapiro 等于 2012 年发表了一篇荟萃分析，研究了支架辅助治疗颅内动脉瘤的相关并发症发生率以及预后情况。研究结果显示，不同随访时间点动脉瘤完全填塞率为 61%。23% 的动脉瘤虽在治疗刚结束时未达完全填塞，但在后续影像学检查中逐渐发展为完全填塞。患者总体并发症的发生率为 19%，其中血栓栓塞最常见（9.6%)，其次是支架操作相关并发症（9.3%)，包括支架导入失败和支架迁移。出血性并发症虽仅见于 2.2% 的患者，但其与43% 的围手术期死亡相关。相比以上荟萃分析的结果，其他单中心临床研究报道的并发症发生率通常更低，而动脉瘤完全栓塞率更高 [38]。由于该荟萃分析纳入研究结果的异质性较大，因此很难对上述差异进行进一步解释。

目前对比球囊和支架辅助技术应用于颅内动脉瘤治疗效果的相关研究较少，其中包括 Consoli 等人和 Chalouhi 等完成的单中心临床分析。两项研究得出了相似的结论，即支架辅助技术比球囊辅助技术动脉瘤闭塞率更高，而两种方法围手术期死亡率相近 [39,40]。

最终实现避免并发症发生的关键点还有术前的精心准备，患者的合理筛选和治疗方案的谨慎选择。

结　论

球囊再塑形和支架辅助技术的出现让先前很多无法处理的颅内动脉瘤通过介入的方式

得到治疗。两种方法所涉及的相关技术和治疗辅助装置都是安全的,两种治疗方法均能实现动脉瘤的长期栓塞。

(陈锐奇 译 王朝华 审)

参考文献

1. Luessenhop AJ, Velasquez AC. Observations on the tolerance of the intracranial arteries to catheterization. J Neurosurg. 1964;21:85–91.
2. Guglielmi G, et al. Electrothrombosis of saccular aneurysms via endovascular approach. Part 2: preliminary clinical experience. J Neurosurg. 1991;75(1):8–14.
3. Guglielmi G. History of the genesis of detachable coils. A review. J Neurosurg. 2009;111(1):1–8.
4. Molyneux A, et al. International subarachnoid aneurysm trial (ISAT) of neurosurgical clipping versus endovascular coiling in 2143 patients with ruptured intracranial aneurysms: a randomized trial. J Stroke Cerebrovasc Dis. 2002;11(6):304–14.
5. Moret J, et al. The "remodelling technique" in the treatment of wide neck intracranial aneurysms. Angiographic results and clinical follow-up in 56 cases. Interv Neuroradiol. 1997;3(1):21–35.
6. Ross IB, Dhillon GS. Balloon assistance as a routine adjunct to the endovascular treatment of cerebral aneurysms. Surg Neurol. 2006;66(6):593–601. Discussion 601–2.
7. Taussky P, et al. A checklist in the event of aneurysm perforation during coiling. AJNR Am J Neuroradiol. 2010;31(7):E59.
8. Aletich VA, et al. The remodeling technique of balloon-assisted Guglielmi detachable coil placement in wide-necked aneurysms: experience at the University of Illinois at Chicago. J Neurosurg. 2000;93(3):388–96.
9. Alaraj A, et al. Balloons in endovascular neurosurgery: history and current applications. Neurosurgery. 2014;74(Suppl 1):S163–90.
10. Arat A, Cil B. Double-balloon remodeling of wide-necked aneurysms distal to the circle of Willis. AJNR Am J Neuroradiol. 2005;26(7):1768–71.
11. Pierot L, et al. Immediate anatomic results after the endovascular treatment of unruptured intracranial aneurysms: analysis of the ATENA series. AJNR Am J Neuroradiol. 2010;31(1):140–4.
12. Pierot L, et al. Immediate anatomic results after the endovascular treatment of ruptured intracranial aneurysms: analysis in the CLARITY series. AJNR Am J Neuroradiol. 2010;31(5):907–11.
13. Shapiro M, et al. Safety and efficacy of adjunctive balloon remodeling during endovascular treatment of intracranial aneurysms: a literature review. AJNR Am J Neuroradiol. 2008;29(9):1777–81.
14. Higashida RT, et al. Intravascular stent and endovascular coil placement for a ruptured fusiform aneurysm of the basilar artery. Case report and review of the literature. J Neurosurg. 1997;87(6):944–9.
15. Fessler RD, et al. Intracranial stent placement to trap an extruded coil during endovascular aneurysm treatment: technical note. Neurosurgery. 2000;46(1):248–51. Discussion 251–3.
16. Lanzino G, et al. Efficacy and current limitations of intravascular stents for intracranial internal carotid, vertebral, and basilar artery aneurysms. J Neurosurg. 1999;91(4):538–46.
17. Mericle RA, et al. Stenting and secondary coiling of intracranial internal carotid artery aneurysm: technical case report. Neurosurgery. 1998;43(5):1229–34.
18. Lylyk P, et al. Treatment of a vertebral dissecting aneurysm with stents and coils: technical case report. Neurosurgery. 1998;43(2):385–8.
19. Morris PP, et al. Intracranial deployment of coronary stents for symptomatic atherosclerotic disease. AJNR Am J Neuroradiol. 1999;20(9):1688–94.
20. Canton G, Levy DI, Lasheras JC. Hemodynamic changes due to stent placement in bifurcating intracranial aneurysms. J Neurosurg. 2005;103(1):146–55.
21. Canton G, et al. Flow changes caused by the sequential placement of stents across the neck of sidewall cerebral aneurysms. J Neurosurg. 2005;103(5):891–902.
22. Wakhloo AK, et al. Self-expanding nitinol stents in canine vertebral arteries: hemodynamics and tissue response. AJNR Am J Neuroradiol. 1995;16(5):1043–51.
23. Fiorella D, et al. Usefulness of the Neuroform stent for the treatment of cerebral aneurysms: results at initial (3-6-mo) follow-up. Neurosurgery. 2005;56(6):1191–201. Discussion 1201–2.
24. Higashida RT, et al. Initial clinical experience with a new self-expanding nitinol stent for the treatment of intracranial cerebral aneurysms: the Cordis Enterprise stent. AJNR Am J

Neuroradiol. 2005;26(7):1751–6.

25. Sani S, Lopes DK. Treatment of a middle cerebral artery bifurcation aneurysm using a double neuroform stent "Y" configuration and coil embolization: technical case report. Neurosurgery. 2005;57(1 Suppl):E209. Discussion E209.

26. Chow MM, et al. A novel endovascular treatment of a wide-necked basilar apex aneurysm by using a Y-configuration, double-stent technique. AJNR Am J Neuroradiol. 2004;25(3):509–12.

27. Bartolini B, et al. "Y" and "X" stent-assisted coiling of complex and wide-neck intracranial bifurcation aneurysms. AJNR Am J Neuroradiol. 2014;35(11):2153–8.

28. Fiorella D, et al. Strategies for the management of intraprocedural thromboembolic complications with abciximab (ReoPro). Neurosurgery. 2004;54(5):1089–97. Discussion 1097–8.

29. Cottier JP, et al. Utility of balloon-assisted Guglielmi detachable coiling in the treatment of 49 cerebral aneurysms: a retrospective, multicenter study. AJNR Am J Neuroradiol. 2001;22(2):345–51.

30. Rordorf G, et al. Silent thromboembolic events associated with the treatment of unruptured cerebral aneurysms by use of Guglielmi detachable coils: prospective study applying diffusion-weighted imaging. AJNR Am J Neuroradiol. 2001;22(1):5–10.

31. Layton KF, et al. Balloon-assisted coiling of intracranial aneurysms: evaluation of local thrombus formation and symptomatic thromboembolic complications. AJNR Am J Neuroradiol. 2007;28(6):1172–5.

32. Brooks NP, et al. Frequency of thromboembolic events associated with endovascular aneurysm treatment: retrospective case series. J Neurosurg. 2008;108(6):1095–100.

33. Pierot L, et al. Endovascular treatment of unruptured intracranial aneurysms: comparison of safety of remodeling technique and standard treatment with coils. Radiology. 2009;251(3):846–55.

34. Pierot L, et al. Remodeling technique for endovascular treatment of ruptured intracranial aneurysms had a higher rate of adequate postoperative occlusion than did conventional coil embolization with comparable safety. Radiology. 2011;258(2):546–53.

35. Sluzewski M, et al. Balloon-assisted coil embolization of intracranial aneurysms: incidence, complications, and angiography results. J Neurosurg. 2006;105(3):396–9.

36. Kung DK, et al. Treatment of endovascular coil and stent migration using the merci retriever: report of three cases. Case Rep Med. 2012;2012:242101.

37. Song JK, et al. Thrombus formation during intracranial aneurysm coil placement: treatment with intra-arterial abciximab. AJNR Am J Neuroradiol. 2004;25(7):1147–53.

38. Shapiro M, et al. Stent-supported aneurysm coiling: a literature survey of treatment and follow-up. AJNR Am J Neuroradiol. 2012;33(1):159–63.

39. Consoli A, et al. Assisted coiling of saccular wide-necked unruptured intracranial aneurysms: stent versus balloon. J Neurointerv Surg. 2016;8(1):52–7.

40. Chalouhi N, et al. Stent-assisted coiling of intracranial aneurysms: predictors of complications, recanalization, and outcome in 508 cases. Stroke. 2013;44(5):1348–53.

第 21 章　血流导向装置治疗颅内动脉瘤

血流导向装置治疗颅内动脉瘤核对表

设备	手术步骤
放射学技师	入路
• 股动脉入路用长鞘(6~8F)	• 股动脉穿刺置入长鞘;血管造影确认穿刺点适合使用血管封堵装置
• 弓上超选导管	• 三轴系统放置:导引导管(至颈内动脉颈段),远端支撑导管(至颈内动脉颅内段),微导管(至支架置入部位远端)
• 远端支撑导管	支架释放
• 微导丝	• 通过微导管释放支架,在血管平直部分释放支架,回拉系统确保覆盖瘤颈
• 可释放支架的微导管(内径 0.027 英寸,约 0.68mm)	• 间断性造影确保载瘤动脉通畅且无急性血栓形成
• 血流导向装置	• 术中 CT 确认支架完全贴壁
• 含肝素生理盐水滴注	用药
护士	• 术中急性血栓形成:应用糖蛋白(GP)Ⅱb/Ⅲa 受体抑制剂
• 确认患者服用抗血小板药物	• 所有患者术后均需服用至少 6 个月的双联抗血小板药物
• 确认患者血小板功能检测结果	• 阿司匹林终身服用
• 确认妊娠试验阴性	
• 确认动脉鞘置入后激活凝血时间 >250s	
• 记录术前下肢动脉搏动情况	
• 检查是否有肾功能不全	
麻醉师	
• 全身麻醉;常规术前检查	
• 确保肌松药起效,尤其是在手术的关键部分	
• 准备急救药物:鱼精蛋白,阿昔单抗,依替巴肽	
神经外科医生	
• 回顾术前影像,预估支架大小,弓上血管形态,是否需要弹簧圈辅助	

避免并发症流程图

并发症类型	发生原因	挽救措施	预防措施
血栓栓塞	支架损伤血管壁	术前一周给予双联抗血小板药物	术后维持 6 个月双抗后,改为单用阿司匹林并维持终身
	支架引起的血流改变		
	支架为血小板聚集提供附着		药物准备一周后行血小板功能检测明确血小板功能
分支血管(穿支)闭塞	支架覆盖穿支血管开口引起闭塞	覆盖前循环较大分支和小脑后下动脉极少发生闭塞	覆盖 M1 段、A1 段和基底动脉的穿支容易发生闭塞;选择较大尺寸支架以提高网孔率
出血 / 缺血事件	血栓诱导的血管壁损伤导致动脉瘤破裂	通过瘤腔内弹簧圈辅助填塞降低出血风险	>1cm 的动脉瘤可从弹簧圈填塞中获益
	远端脑实质出血可由外源性栓塞材料和缺血后出血转化引起	减少外源性栓塞材料的使用;确保抗血小板药物起效	减少导管源性血管损伤;完善术前血小板功能检测;监测有无血管痉挛

引言

　　血流导向装置是颅内动脉瘤的一种新型治疗方法,可通过改变血流方向达到治愈动脉瘤的目的。血流导向装置较常规支架具有更高的网孔密度,能够减少进入动脉瘤内的血流,从而促进动脉瘤内血栓形成,并为瘤颈处新生内皮细胞提供附着,最终达到重建载瘤动脉、治愈动脉瘤的目的。血流导向装置存在几种已知的罕见并发症,研究者也开始研究如何避免并发症的发生。首先,缺血事件常由血栓栓塞或穿支血管闭塞引起,同时远端血管或者动脉瘤破裂也可导致出血事件的发生。此外,动脉瘤长期不完全闭塞虽然少见,但仍有远期破裂出血的风险。血流导向装置对于大多数动脉瘤都是有效的治疗方法,但如何避免并发症以提高手术安全性仍需探讨。

围手术期处置

　　血流导向装置主要用于颈内动脉近端大型或巨大型动脉瘤的治疗,随着适应证的拓展,目前也有应用于小型动脉瘤和后循环动脉瘤的报道。常规围手术期流程如下:患者术前一周开始口服双联抗血小板药物,全身麻醉后,放置股动脉鞘并置入导引导管。以颈内动脉动脉瘤为例,微导管置于大脑中动脉水平段,避免靠近血管分叉部。通过微导管输送血流导向装置后部分释放,将微导管 / 支架系统回撤到动脉瘤远端的预定"锚定点",支架的剩余部分通过推送支架输送杆和回拉微导管得以释放。微导管可顺着支架输送杆经过支架内维持在远端载瘤动脉,以保证支架完全贴合血管壁并避免支架打折。术中 CT 可作为辅助手段判断支架是否完全贴壁。另可根据需要对支架进行球囊塑形,最后造影确认载瘤动脉是否通畅和有无急性血栓形成(图 21.1)。

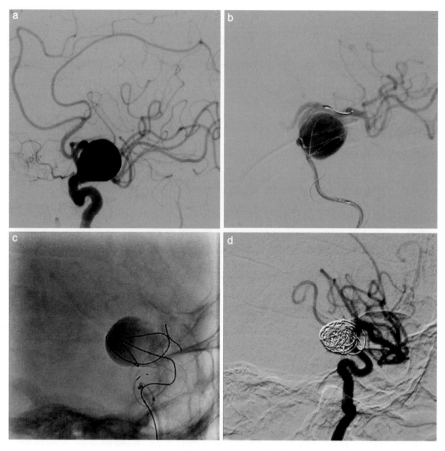

图 21.1 血流导向装置治疗未破裂巨大动脉瘤。(a)中年男性,造影发现左侧床突旁未破裂巨大动脉瘤,采用血流导向装置结合弹簧圈栓塞治疗。首先,支架微导管到达大脑中动脉 M1 段远端(未显示)。对于巨大动脉瘤,支架微导管到达的位置越远越好,可避免支架在瘤颈释放时疝入动脉瘤内。之后将弹簧圈微导管置入动脉瘤腔内。(b)部分打开支架并将系统整体回撤到支架预定释放部位,随后瘤腔内填入部分弹簧圈。(c)将未释放的支架剩余部分在瘤颈处完全释放,继续在瘤腔内填塞弹簧圈,以降低动脉瘤破裂风险,这也是直径 >1.5cm 的动脉瘤通常采用的做法。与单纯弹簧圈栓塞不同,此时弹簧圈可相对疏松的填塞,不必要求达到致密填塞。(d)术后 6 个月 DSA 随访发现动脉瘤完全闭塞,载瘤动脉得到重建

并发症预防和处理

缺血事件

血栓栓塞并发症的预防

近年来,血流导向装置已经取代传统弹簧圈栓塞和开颅夹闭成为大多数动脉瘤的主要治疗方式之一[1-7],且由于其较高的手术安全性和治愈率,也逐渐成为近端小型动脉瘤的首选治疗方法[8]。虽然血流导向装置的释放可遵循严格的程序和步骤,但对于血栓栓塞并发症的处理仍具争议。

将金属装置(血流导向装置)置入血管腔内,本身就伴随着血栓形成的风险。血管壁损伤和血流改变都可能形成血栓,并且支架表面也为血小板聚集提供了附着。支架内血栓和远端血管栓塞会导致严重的并发症,尤其对于颅内血管。为了预防血栓形成,抗血小板药物从一开始就需要应用[9-11]。对于血流导向装置,标准方案是术前一周开始给予双联抗血小板药物(阿司匹林和氯吡格雷)准备,术后 6 个月停用氯吡格雷,改为单用阿司匹林直至终身。但即使正规服药,仍有高达 62% 的患者在术后头颅 MRI 随访中发现无症状性脑梗死,提示抗血小板方案需要进一步优化[12-14]。目前,仍缺乏随机试验探索最佳的抗血小板方案,包括药物种类、剂量和疗程,现有临床实践多基于个案报道和以往的经验。

血栓栓塞并发症可能与患者个体对抗血小板药物反应的遗传多样性有关[15]。即使同时接受阿司匹林和氯吡格雷治疗,有些患者可能对氯吡格雷无反应而仅对阿司匹林有效,从而出现抗血小板效能不足。因此,许多介入医生利用术前功能性血小板反应性测定(ADP激活的 P2Y12 受体)来评估阿司匹林和氯吡格雷治疗一周后血小板反应性水平,据此调整药物剂量甚至更换药物种类,以提高抗血小板的有效性。矛盾的是,一项关于血流导向装置的大型回顾性注册研究显示,患者接受血小板功能检测可能与较高的神经系统并发症风险具有相关性[16]。其原因尚不清楚,但该结果提示我们采取过分积极的抗血小板措施可能是有害的。根据经皮冠状动脉介入治疗患者的基因分型,ABCB1 和 CYP2C19 的遗传多样性可能会导致几乎一半的人群发生主要不良事件的风险增加,这是由于标准剂量的氯吡格雷抗血小板作用不足所导致的[15]。不同于氯吡格雷,普拉格雷对大多数人均有效。功能测定和基因分型的进一步研究有助于提高血流导向装置治疗的安全性。

尽管阿司匹林和氯吡格雷是临床上最常见的用于颅内支架的抗血小板药物,但其他药物已经开始在心脏介入人群的随机试验中应用。在一项比较阿司匹林和普拉格雷或氯吡格雷双联疗法的试验(TRITON-TIMI 38)中,阿司匹林和普拉格雷联合药物组的主要终点事件(心源性死亡、心肌梗死或缺血性梗死)发生率更低(12.8% 比 16.5%),且不增加出血并发症风险[11]。然而,亦有其他冠脉研究报道普拉格雷可增加出血并发症风险,尽管其心脏缺血事件明显减少[17]。考虑到颅内出血风险的特殊性,在接受颅内介入治疗的患者中各种抗血小板药物的有效性可能有所不同,未来仍需进一步研究。

分支(穿支)血管闭塞

除了血流导向装置释放部位血小板聚集导致血栓栓塞事件外,缺血并发症的另一个潜在原因是分支血管闭塞,即由于血流导向装置覆盖载瘤动脉的分支血管开口而引起分支血管的闭塞。理论上来说,血流导向装置在瘤颈处具有合适的金属覆盖率,从而使得动脉瘤内形成血栓,而不影响分支血管的血流,并得到了动物模型和体内实验的验证[18]。但实际应用过程中,对分支闭塞的担忧仍普遍存在。最初应用第一代血流导向装置治疗椎基底动脉瘤时发现,供给脑干的穿支血管闭塞可能导致灾难性后果[19]。随着血流导向装置应用经验的积累,还发现其他部位的分支血管在置入血流导向装置后会出现慢性闭塞,但是多数没有临床症状(表 21.1)。

目前主要的学说认为,整段血管(血管的起始部到终末部)的低压力梯度是导致血管闭塞的危险因素。简而言之,如果有其他血管的代偿供血(例如眼动脉的颅外和颅内沟通),其形成血栓导致闭塞的风险更大。存在于 Willis 环和颅内外血管间的侧支循环情况具有

表21.1　分支血管在置入血流导向装置后的畅通和卒中情况

血管	动脉瘤	闭塞	卒中	相关文献
眼动脉	20	4	0	Puffer et al. [20]
眼动脉	69	6	0	Griessenauer et al.[21]
脉络膜前动脉	29	1	0	Raz et al. [22]
小脑后下动脉	13	0	0	Levitt et al. [23]
前循环（大脑前动脉、后交通动脉、脉络膜前动脉、眼动脉）	127	13	0	Rangel-Castilla et al.[24]
眼动脉	95	6	1	Chalouhi et al. [25]
脉络膜前动脉	15	1	0	Brinjikji et al. [26]
后交通动脉	13	3	0	Brinjikji et al. [27]
前循环（后交通动脉、脉络膜前动脉、眼动脉）	74	3	0	Vedantam et al. [28]
眼动脉	19	0ᵃ	0	Durst et al. [29]
后交通动脉	30	16	0	Durst et al. [30]

ᵃ 5例观察到血流瘀滞现象，但仍有持续血流。

个体差异，但都能够在术前血管造影中观察到，也是目前研究的热点[31]。总之，覆盖前循环主要分支和后循环的小脑后下动脉很少会导致闭塞，引起脑梗死更为罕见。但对于大脑中动脉M1段、大脑前动脉A1段和基底动脉，应考虑血流导向装置引起相应穿支血管闭塞的风险[32-34]。

出血并发症

动脉瘤破裂

　　应用血流导向装置并不能即刻治愈动脉瘤，甚至不能保证远期治愈。血流导向装置置入后虽然能导致瘤内血流淤积和入射血流减少，但通常血液仍会继续流入动脉瘤。只有随着时间的推移，动脉瘤才会完全血栓化，并在瘤颈形成完整新生内皮层。与此相关的是，动脉瘤早期出血事件比较罕见[3,35]。这些早期出血事件的病理生理学机制尚未阐明，但是普遍认为血流导向装置置入后引起瘤内血栓形成，而血栓会引起动脉瘤壁的自溶，从而进一步削弱其结构。同时，由于动脉瘤内压力下降存在延迟，流入流出压力差可导致动脉瘤破裂[36-39]。为了降低出血风险，在使用血流导向装置时，可将弹簧圈填塞作为必要辅助技术[40]。用弹簧圈填充动脉瘤可以有效减少射入动脉瘤的血流，并降低早期出血的风险，从而允许血流导向装置置入后内皮在瘤颈部慢慢生长。应用弹簧圈治疗瘤内血栓负荷量较大的大型动脉瘤，仍值得进一步研究，以避免潜在严重并发症的发生。

远端脑实质出血

　　与血流导向装置置入后动脉瘤出血相比，其他远隔部位脑出血和迟发性破裂出血的机制更为复杂[41]。尽管血流导向装置可导致血流动力学和血管顺应性变化，但也难以解释会导致下游供血区域的脑实质出血。基于小样本的组织病理学研究显示，来自支架或输送导

表 21.2　置入血流导向装置后的出血性和缺血性并发症

	远隔区域脑实质出血(%)	缺血性卒中(%)	目标动脉瘤破裂或治疗后的蛛网膜下腔出血(%)	神经系统并发症发生率与死亡率(%)
Becske 等 [1] (2013, n = 107)	1.9	2.8	0.9	5.6
Kallmes 等 [2] (2015, n = 793)	2.4	4.7	0.6	8.4
Petr 等 [3] (2016, n = 122)	0.8	1.6	0.8	发生率 2.5 / 死亡率 1.6
Brinjikji 等 [4] (2013, n = 1 451)	3.0	6.0	4.0	发生率 5.0 / 死亡率 4.0
Wakhloo 等 [5] (2015, n = 165)	2.5	3.7	2.5	发生率 6.0 / 死亡率 2.7
Kallmes 等 [6] (2016, n = 191)	3.7	4.7	1.6	发生率 6.8 / 死亡率 1.6

管的外源性栓塞材料可能是危险因素之一 [42]。同时,由于患者在术后几个月内一直使用双联抗血小板聚集药物预防血栓栓塞并发症,其脑出血风险总体上也较高。术中医源性栓塞事件、内皮损伤或导管走行诱发的血管痉挛可能会导致缺血性卒中,并有出血性转化的可能。由于这种罕见并发症不可预测且危害极大,因此需要进一步研究(表 21.2)。

动脉瘤不完全闭塞

　　动脉瘤不完全闭塞可被视为血流导向装置治疗的失败,其发生率约为 10% ~ 30%[3,43-45]。Becske 等在 PUFS 研究中纳入 107 例患者,动脉瘤平均大小为 18.2mm,其中 20.4% 的动脉瘤最大径大于 25mm,动脉瘤大多数位于海绵窦段和眼动脉段。在术后 6 个月 DSA 复查的 97 例患者(93.3%)中,86.8% 的动脉瘤完全闭塞,未出现严重狭窄或合并使用弹簧圈 [46]。随后的一项荟萃分析纳入了 29 项研究共 1 654 枚动脉瘤,6 个月随访时动脉瘤完全闭塞率为 7%(95% CI 为 70% ~ 81%)。完全闭塞率与动脉瘤大小无显著关系,小型动脉瘤(<10mm)完全闭塞率为 80%,大型动脉瘤(10 ~ 25mm)和巨大动脉瘤(>25mm)分别为 74%、76% [3]。在最近的一项多中心临床试验中,纳入 119 个不同大小和位置的动脉瘤,术后 6 个月、1 年和 2 年以上的完全闭塞率分别为 81.6%、84.1% 和 93.2% [44]。血管解剖的复杂性、瘤颈覆盖不足以及既往采用过支架治疗等各种因素,均决定着动脉瘤闭塞的程度和时间。

动脉瘤不完全闭塞的原因

　　Shapiro 等在一项大型和巨大型颈内动脉动脉瘤的队列研究中显示,术后一年动脉瘤不完全闭塞率为 21%(19/92)[45]。在该回顾性研究中,既往采用过支架治疗以及复杂动脉瘤(较大颈体比和梭形形态的病变)与治疗失败显著相关。在失败的病例中常常见到某些特征性影像,包括支架对瘤颈的覆盖不足、分支血管自瘤体发出以及由于支架释放不当而引起的内漏。

瘤颈覆盖不足引起的手术失败在血管造影上表现为动脉瘤体内造影剂的广泛显影,通常情况下出现在血管的凸面,由于支架最大限度的拉伸使得造影剂通过较大的网孔流入。如前所述,既往置入的支架可能增加贴壁不良的风险,特别是当支架位于血管存在较大弯曲的部位。激光雕刻支架通常不能完全贴壁,在这些支架内置入血流导向装置会进一步限制其与载瘤动脉的贴合。这不仅容易掩盖先前置入支架的贴壁不良,而且还可能导致新置入的血流导向装置表面难于实现内膜覆盖。适当增加支架的近端和远端的锚定距离,可以最大限度地提高疗效并降低动脉瘤不完全闭塞的发生率。

血流导向装置治疗失败的解剖因素

从动脉瘤体上发出的分支血管可允许血流持续穿过血流导向装置,从而使得动脉瘤持续显影,这与血流导向装置覆盖其他分支血管原理相类似。当动脉瘤瘤体发出较大的分支血管时,从载瘤动脉到分支血管的血流梯度会阻碍瘤体内血栓的形成,且不利于在血流导向装置表面上形成新的血管内皮层。例如,后交通动脉瘤合并胚胎型大脑后动脉时,无论是开颅夹闭还是弹簧圈栓塞都比较困难,因为后交通动脉是大脑后动脉远端的唯一供血来源,后交通动脉需要保持通畅。开颅夹闭是这类动脉瘤的传统首选治疗方式,尤其是在颈体比较大的情况下。然而,血流导向装置的出现使得此类宽颈动脉瘤的血管内治疗成为可能。

然而,血管内治疗后交通动脉瘤合并胚胎型大脑后动脉仍具挑战。Zanaty 等人报告了3 例应用血流导向装置治疗的患者,并分析了其中的局限性[47]。3 例病例均在 6 个月 DSA 随访中复发,并且需进一步接受开颅夹闭手术。作者认为,治疗失败是由于大脑后动脉的生理需求所致,即使在置入支架后,通过胚胎大脑后动脉和动脉瘤体的血流量仍然很大。Kan 等也报道了在胚胎型后交通动脉瘤中采用血流导向装置的经验,研究纳入了 4 例具有不同的临床表现的患者[48]。4 例患者中有 3 例在血流导向装置置入前接受了弹簧圈栓塞术,在 18 至 36 个月的随访中 3 例动脉瘤均出现不完全闭塞。作者同样认为血流导向装置置入后大脑后动脉持续的供血需求和压力梯度是动脉瘤不完全闭塞的主要原因。

眼动脉段是另一个具有较大分支血管的解剖部位,在使用血流导向装置后发生动脉瘤不完全闭塞的可能性也较高。Griessenauer 等针对血流导向装置治疗小型(≤ 7mm)眼动脉段动脉瘤进行了多中心回顾性研究,并根据不同解剖特征将动脉瘤分为三类:①眼动脉起始部远离动脉瘤,②眼动脉发自动脉瘤瘤颈,③眼动脉发自动脉瘤瘤体[21]。结果发现眼动脉发自动脉瘤瘤体与动脉瘤不完全闭塞有关,进一步证实血流的持续需求可能使动脉瘤难以获得完全闭塞。

结 论

越来越多的动脉瘤患者成功接受了血流导向装置治疗,且具有较低并发症率和死亡率均。有效避免并发症的关键在于对抗血小板聚集药物方案的优化。其他研究热点还包括个体化的血流动力学模型分析,以便更好地了解动脉瘤早期破裂和远端迟发性脑出血等罕见并发症的发生机制。而随着对血管结构与瘤内血流动力学变化相关性的日益了解,也将有助于动脉瘤治疗后不完全闭塞的预测。

（戴冬伟 译　赵元立 审）

参考文献

1. Petr O, Brinjikji W, Cloft H, Kallmes D, Lanzino G. Current trends and results of endovascular treatment of unruptured intracranial aneurysms at a single institution in the flow-diverter era. Am J Neuroradiol. 2016;37(6):1106–13.
2. Zhou G, Su M, Zhu Y-Q, Li M-H. Efficacy of flow-diverting devices for cerebral aneurysms: a systematic review and meta-analysis. World Neurosurg. 2016;85:252–62.
3. Brinjikji W, Murad MH, Lanzino G, Cloft HJ, Kallmes DF. Endovascular treatment of intracranial aneurysms with flow diverters a meta-analysis. Stroke. 2013;44(2):442–7.
4. Pierot L, Costalat V, Moret J, et al. Safety and efficacy of aneurysm treatment with WEB: results of the WEBCAST study. J Neurosurg. 2016;124(5):1250–6.
5. Becske T, Kallmes DF, Saatci I, et al. Pipeline for uncoilable or failed aneurysms: results from a multicenter clinical trial. Radiology. 2013;267(3):858–68.
6. Walcott BP, Stapleton CJ, Choudhri O, Patel AB. Flow diversion for the treatment of intracranial aneurysms. JAMA Neurol. 2016;73(8):1002–8.
7. Walcott BP, Pisapia JM, Nahed BV, Kahle KT, Ogilvy CS. Early experience with flow diverting endoluminal stents for the treatment of intracranial aneurysms. J Clin Neurosci. 2011;18(7):891–4.
8. Chalouhi N, Starke RM, Yang S, et al. Extending the indications of flow diversion to small, unruptured, saccular aneurysms of the anterior circulation. Stroke. 2014;45(1):54–8.
9. Leon MB, Baim DS, Popma JJ, et al. A clinical trial comparing three antithrombotic-drug regimens after coronary-artery stenting. N Engl J Med. 1998;339(23):1665–71.
10. Topol EJ, Investigators E. Randomised placebo-controlled and balloon-angioplasty-controlled trial to assess safety of coronary stenting with use of platelet glycoprotein-IIb/IIIa blockade. Lancet. 1998;352(9122):87–92.
11. Montalescot G, Wiviott SD, Braunwald E, et al. Prasugrel compared with clopidogrel in patients undergoing percutaneous coronary intervention for ST-elevation myocardial infarction (TRITON-TIMI 38): double-blind, randomised controlled trial. Lancet. 2009;373(9665):723–31.
12. Brasiliense LB, Stanley MA, Grewal SS, et al. Silent ischemic events after pipeline embolization device: a prospective evaluation with MR diffusion-weighted imaging. J Neurointerv Surg. 2016;8(11):1136–9. https://doi.org/10.1136/neurintsurg-2015-012091.
13. Iosif C, Camilleri Y, Saleme S, et al. Diffusion-weighted imaging–detected ischemic lesions associated with flow-diverting stents in intracranial aneurysms: safety, potential mechanisms, clinical outcome, and concerns. J Neurosurg. 2015;122(3):627–36.
14. Heller RS, Dandamudi V, Lanfranchi M, Malek AM. Effect of antiplatelet therapy on thromboembolism after flow diversion with the pipeline embolization device: clinical article. J Neurosurg. 2013;119(6):1603–10.
15. Mega JL, Close SL, Wiviott SD, et al. Genetic variants in ABCB1 and CYP2C19 and cardiovascular outcomes after treatment with clopidogrel and prasugrel in the TRITON–TIMI 38 trial: a pharmacogenetic analysis. Lancet. 2010;376(9749):1312–9.
16. Brinjikji W, Lanzino G, Cloft H, Siddiqui A, Hanel R, Kallmes DF. Platelet testing is associated with worse clinical outcomes for patients treated with the pipeline embolization device. Am J Neuroradiol. 2015;36(11):2090–5.
17. Wiviott SD, Braunwald E, McCabe CH, et al. Prasugrel versus clopidogrel in patients with acute coronary syndromes. N Engl J Med. 2007;357(20):2001–15.
18. Kallmes DF, Ding YH, Dai D, Kadirvel R, Lewis DA, Cloft HJ. A new endoluminal, flow-disrupting device for treatment of saccular aneurysms. Stroke. 2007;38(8):2346–52.
19. Siddiqui AH, Abla AA, Kan P, et al. Panacea or problem: flow diverters in the treatment of symptomatic large or giant fusiform vertebrobasilar aneurysms: clinical article. J Neurosurg. 2012;116(6):1258–66.
20. Puffer RC, Kallmes DF, Cloft HJ, Lanzino G. Patency of the ophthalmic artery after flow diversion treatment of paraclinoid aneurysms: clinical article. J Neurosurg. 2012;116(4):892–6.
21. Griessenauer CJ, Ogilvy CS, Foreman PM, et al. Pipeline embolization device for small paraophthalmic artery aneurysms with an emphasis on the anatomical relationship of ophthalmic artery origin and aneurysm. J Neurosurg. 2016;125(6):1352–9.

22. Raz E, Shapiro M, Becske T, et al. Anterior choroidal artery patency and clinical follow-up after coverage with the pipeline embolization device. Am J Neuroradiol. 2015;36(5):937–42.

23. Levitt M, Park M, Albuquerque F, Moon K, Kalani M, McDougall C. Posterior inferior cerebellar artery patency after flow-diverting stent treatment. Am J Neuroradiol. 2016;37(3):487–9.

24. Rangel-Castilla L, Munich SA, Jaleel N, et al. Patency of anterior circulation branch vessels after pipeline embolization: longer-term results from 82 aneurysm cases. J Neurosurg. 2017;126(4):1064–9.

25. Chalouhi N, Daou B, Kung D, et al. Fate of the ophthalmic artery after treatment with the pipeline embolization device. Neurosurgery. 2015;77(4):581–4.

26. Brinjikji W, Kallmes DF, Cloft H, Lanzino G. Patency of the anterior choroidal artery after flow-diversion treatment of internal carotid artery aneurysms. Am J Neuroradiol. 2015;36(3):537–41.

27. Brinjikji W, Lanzino G, Cloft HJ, Kallmes DF. Patency of the posterior communicating artery after flow diversion treatment of internal carotid artery aneurysms. Clin Neurol Neurosurg. 2014;120:84–8.

28. Vedantam A, Rao VY, Shaltoni HM, Mawad ME. Incidence and clinical implications of carotid branch occlusion following treatment of internal carotid artery aneurysms with the pipeline embolization device. Neurosurgery. 2015;76(2):173–8.

29. Durst CR, Starke RM, Clopton D, et al. Endovascular treatment of ophthalmic artery aneurysms: ophthalmic artery patency following flow diversion versus coil embolization. J Neurointerv Surg. 2016;8(9):919–22. https://doi.org/10.1136/neurintsurg-2015-011887.

30. Daou B, Valle-Giler EP, Chalouhi N, et al. Patency of the posterior communicating artery following treatment with the pipeline embolization device. J Neurosurg. 2017;126(2):564–9.

31. Shuaib A, Butcher K, Mohammad AA, Saqqur M, Liebeskind DS. Collateral blood vessels in acute ischaemic stroke: a potential therapeutic target. Lancet Neurol. 2011;10(10):909–21.

32. Natarajan SK, Lin N, Sonig A, et al. The safety of pipeline flow diversion in fusiform vertebrobasilar aneurysms: a consecutive case series with longer-term follow-up from a single US center. J Neurosurg. 2016;125(1):111–9.

33. Colby GP, Lin L-M, Caplan JM, et al. Immediate procedural outcomes in 44 consecutive pipeline flex cases: the first North American single-center series. J Neurointerv Surg. 2016;8(7):702–9. https://doi.org/10.1136/neurintsurg-2015-011894.

34. Yavuz K, Geyik S, Saatci I, Cekirge H. Endovascular treatment of middle cerebral artery aneurysms with flow modification with the use of the pipeline embolization device. Am J Neuroradiol. 2014;35(3):529–35.

35. Kallmes DF, Hanel R, Lopes D, et al. International retrospective study of the pipeline embolization device: a multicenter aneurysm treatment study. Am J Neuroradiol. 2015;36(1):108–15.

36. Shobayashi Y, Tateshima S, Kakizaki R, Sudo R, Tanishita K, Viñuela F. Intra-aneurysmal hemodynamic alterations by a self-expandable intracranial stent and flow diversion stent: high intra-aneurysmal pressure remains regardless of flow velocity reduction. J Neurointerv Surg. 2013;5(Suppl 3):iii38–42.

37. Kulcsár Z, Houdart E, Bonafe A, et al. Intra-aneurysmal thrombosis as a possible cause of delayed aneurysm rupture after flow-diversion treatment. Am J Neuroradiol. 2011;32(1):20–5.

38. Cebral J, Mut F, Raschi M, et al. Aneurysm rupture following treatment with flow-diverting stents: computational hemodynamics analysis of treatment. Am J Neuroradiol. 2011;32(1):27–33.

39. Walcott BP, Reinshagen C, Stapleton CJ, et al. Predictive modeling and in vivo assessment of cerebral blood flow in the management of complex cerebral aneurysms. J Cereb Blood Flow Metab. 2016;36(6):998–1003. https://doi.org/10.1177/0271678X16641125.

40. Lin N, Brouillard AM, Krishna C, et al. Use of coils in conjunction with the pipeline embolization device for treatment of intracranial aneurysms. Neurosurgery. 2015;76(2):142–9.

41. Cruz J, Chow M, O'Kelly C, et al. Delayed ipsilateral parenchymal hemorrhage following flow diversion for the treatment of anterior circulation aneurysms. Am J Neuroradiol. 2012;33(4):603–8.

42. Hu YC, Deshmukh VR, Albuquerque FC, et al. Histopathological assessment of fatal ipsilateral intraparenchymal hemorrhages after the treatment of supraclinoid aneurysms with the pipeline embolization device: report of 3 cases. J Neurosurg. 2014;120(2):365–74.

43. Yavuz K, Geyik S, Saatci I, Cekirge HS. Endovascular treatment of middle cerebral artery aneurysms with flow modification with the use of the pipeline embolization device. AJNR Am J Neuroradiol. Mar 2014;35(3):529–535.

44. Chiu AH, Cheung AK, Wenderoth JD, et al. Long-Term Follow-Up Results following Elective Treatment of Unruptured Intracranial Aneurysms with the Pipeline Embolization Device. AJNR Am J Neuroradiol. Sep 2015;36(9):1728–1734.

45. Shapiro M, Becske T, Nelson PK. Learning from failure: persistence of aneurysms following pipeline embolization. J Neurosurg. May 2016:1–8.

46. Becske T, Kallmes DF, Saatci I, et al. Pipeline for uncoilable or failed aneurysms: results from a multicenter clinical trial. Radiology. Jun 2013;267(3):858–868.

47. Zanaty M, Chalouhi N, Starke RM, et al. Failure of the Pipeline Embolization Device in Posterior Communicating Artery Aneurysms Associated with a Fetal Posterior Cerebral Artery. Case Rep Vasc Med. 2016.

48. Kan P, Duckworth E, Puri A, Velat G, Wakhloo A. Treatment failure of fetal posterior communicating artery aneurysms with the pipeline embolization device. J Neurointerv Surg. Sept 2016;8(9):945–8.

第 22 章　颅内动脉瘤的液体栓塞治疗

Andrew J. Ringer and Ralph Rahme

颅内动脉瘤的液体栓塞治疗核对表	
必备的设备、器械和药品	程序步骤
患者选择： • 包括因支架栓塞动脉瘤复发或镍过敏而不适合分流的患者 • 排除破裂动脉瘤的患者 术前准备 • 应用双重抗血小板治疗(阿司匹林325mg/d，氯吡格雷 75mg/d)至少连续服用 4 日 放射科技师 • 球囊(直径 4mm × 长度 15~20mm) • 额外(或双通道)的 RHV 及管路 • 3D 血管造影成像程序 • 股动脉穿刺包(1% 利多卡因溶液) • 室内有计时显示的显示屏 护理准备 • 肝素 • 促凝血药 • 备用的肝素盐水 • 短效镇静剂(对于清醒镇静的患者) • 人员联系方式 　– 神经外科医生 　– 主治麻醉医生 麻醉 • 轻度镇静及麻醉(咪达唑仑 1mg，芬太尼50μg) 　– 镇静的水平应允许球囊充盈时进行临床评估 • 心肺功能监护 • 在使用球囊充盈／释放的循环进行 onyx 栓塞是采用全身麻醉 神经介入医师 • 选择 DMSO 兼容的微导管 • 选择顺应性或超顺应性球囊导管的 • 选择导引导管／长鞘的最小内径 0.07英寸(约 1.78mm)	在造影上确认 • 动脉瘤瘤颈部附近无重要的血管穿支 • Onyx 注射前球囊封堵效果满意 • 最好选择处于床突段及床突上段近端的侧壁动脉瘤 通路 • 使用 1% 利多卡因局部麻醉后穿刺股动脉 • 全程 ACT 维持在 250~300 秒 • 将 90cm 6F 的 Shuttle Select 导引鞘通过125cm 5.5F 的 French Slip 或 5 F 的 Penumbra Select 导管送入受累及血管的颈段末端(颈内动脉或椎动脉) • 获取标准及三维旋转血管造影图像，选取工作角度 动脉瘤 • 用路途引导 • 通过导引鞘，将 Hyperglide 球囊导管通过 0.010英寸(约 0.25mm) Pedion 微导丝或 Septer C 球囊通过 0.014 英寸(约 0.35mm)Traxcess 微导丝送至目标血管的动脉瘤段。将球囊的 Mark 点横跨动脉瘤的瘤颈 • 通过导引鞘用 0.014 英寸微导丝将 DMSO 兼容性微导管送入动脉瘤囊内 • 使用 Cadence Precision Injector 注射器将球囊充盈至额定压后轻推造影剂 • 行血管造影密封试验，若发生造影剂渗漏可轻度过充盈球囊并重复密封试验，如渗漏依然存在，则中止 Onyx 栓塞并考虑弹簧圈栓塞 注射 Onyx • 如果测试没有出现造影剂渗漏，释放球囊，向微导管内注入微导管死腔体积至少 1.5 倍量的 DMSO，然后 Quick-Stop 注射器缓慢注入0.15~0.2ml 的 ONYX 充注大部分死腔 • 再次将球囊充盈到额定压力，在空白路线图下继续注入 Onyx • 在栓塞前应通过核药物灌注试验以确定患者对球囊持续阻断的耐受性，或在栓塞的过程中行连续的神经功能的评估

196

续表

必备的设备、器械和药品	程序步骤
	• 获取神经系统评估的基线数据(即意识水平,语言流畅性 / 理解能力,脑神经功能,视野,四肢运动与感觉的检查)每 10 ~ 15 分钟重复该评估一次,直至栓塞完全结束,将球囊完全释放 • 持续间断的注入 Onyx 直至动脉瘤腔被填满。最理想的结果是 Onyx 将动脉瘤填满后,小部分胶渗漏至瘤颈附近的载瘤动脉内并局限于球囊封堵的范围以内 • 应用 3D 成像验证动脉瘤的完全铸型及瘤颈覆盖情况 ONYX 栓塞过程中出现问题 • 术中如患者出现脑缺血的临床症状(如意识水平的降低,失语或局限性神经功能障碍),重新快速查看球囊的位置。如有需要,可调整球囊位置以防阻塞侧支血流 • 在注射 Onyx 的过程中可在间歇的暂停约 30 ~ 120 秒以改变 Onyx 弥散过程中的动力及流向。最理想的模式是 Onyx 在大部分瘤顶被充满后,向瘤颈弥散并在载瘤动脉的充盈的球囊附近的瘤颈处形成板状结构 • 病人活动导致出现明显的伪影时,取消并重新做路途,通常能解决问题

避免并发症流程图

并发症	原因	补救措施	策略
DMSO 中毒	血管痉挛,血管壁损伤,蛛网膜下腔出血,梗死	• 立即停止 DMSO 的注射 • 行血流动力学评估与神经系统功能评估(如果患者处于清醒状态下) • 通过导引导管行血管造影以评估血管损伤程度及特点 • 进行相应的补救措施(如维拉帕米治疗血管痉挛,血管内血栓形成可行取栓术,有活动性出血可采用临时球囊封闭)	将 DMSO 与 Onyx 的注射速度限制在 0.1ml/min
动脉瘤外的 onyx 渗漏或栓塞		• 立即停止 Onyx 的注射,行血流动力学的评估与神经系统功能评估(如果患者处于清醒条件下) • 通过导引导管行血管造影以评估 Onyx 形成栓塞的位置和范围 • 根据临床情况及血管造影图像考虑是否行机械取栓	• 若球囊密封试验失败,切勿行 Onyx 栓塞(尤其是邻近有穿支) • 如路图因移动或剪影伪影而出现模糊时,停止 Onyx 注射,重置空白路途后再继续注胶 • 定期检查球囊的位置以确保球囊在原始位置而没有发生移位,尽可能将处于清醒或电生理监测状态下患者的持续球囊封堵的风险降至最低

续表

并发症	原因	补救措施	策略
			• 注射 Onyx 后保持球囊充盈状态 3 分钟使 onyx 胶的铸型得以固化 • 一定在负压的情况下取出微导管（手动注射器持续抽吸），栓塞完成后迅速将导管从患者体内取出
Onyx 铸型不稳定	在球囊释放后 Onyx 向载瘤动脉内移动	• 再次充盈球囊将 Onyx 压回动脉瘤腔内 • 再导入一根微导管，在动脉瘤瘤颈处释放支架以稳定铸型的 Onyx，保持载瘤动脉的通畅	• 如动脉瘤的瘤颈非常宽且瘤体较扁，可以考虑支架辅助 ONYX 栓塞 • 在手术治疗结束取出导管之前，一定再次充盈球囊，为 Onyx 的铸型提供机械支撑
继发于球囊阻断引起的脑缺血		• 如果电生理或其他的神经系统评估出现异常，立即停止 Onyx 的注射，让 Onyx 铸型固化 1～2 分钟，缓慢释放球囊让脑血流恢复灌注 • 判断球囊导管的位置行，如有移位重新定位	• 可考虑清醒状态下进行治疗以便于连续的神经功能监测，也可以行术中神经生理监测，或术前行球囊闭塞试验 • 如采用全麻球囊充盈持续时间不得超过 5 分钟，每个充盈 - 释放过程间歇 2 分钟，以保证脑血流再灌注 • 定期检查球囊位置确保没有阻断侧支血流（比如颈内动脉末段，后交通动脉起始）
Onyx 弥散方向不满意	沿着动脉瘤瘤颈而不是动脉瘤的顶端，或是单纯围绕球囊方向而没有进入动脉瘤腔	• 暂停注射 Onyx 30 秒至 2 分钟，后重置路图重新注射。 注：暂停 30 秒可以使 Onyx 的动力发生小的改变 　　暂停 2 分钟可以使 Onyx 的流向发生更大的变化	• 在空白路线图下非常缓慢的速度注射 Onyx，以确保其向阻力最小的通路弥散而达到理想的方向
明显的载瘤动脉内 Onyx 异位铸型	非理想的过度"帽檐结构"	• 在新形成的异位 ONYX 铸型处再次充盈球囊使其紧贴于血管壁上 • 如球囊再塑形不成功，则考虑使用支架	• 在空白路线图下非常缓慢的速度注射 Onyx，以最大限度控制其移动 • 经常的重置空白路图以消除由于移动或剪影造成的伪影
Onyx 注射时有明显阻力	Onyx 在微导管中凝固	• 停止注射，不要强行通过微导管注入 Onyx，微导管破裂导致 ONYX 泄露进入脑血管的后果可能是灾难性的 • Onyx 铸型固化后 3min 再取出微导管 • 考虑采用新的微导管再次导入到动脉瘤或中止手术（取决于血管造影的结果）	• 保证 DMSO 冲洗微导管 • 切勿注射造影剂后直接注射 DMSO，在注入 DMSO 之前用肝素盐水冲洗导管内的造影剂 • 避免在 Onyx 注射的过程中暂停超过 2 分钟

引言

在过去的十年中，Onyx® HD-500（Medtronic Neurovascular, USA）作为一种高黏度液体栓塞剂被广泛地用于治疗颅内动脉瘤。这种相对新型的栓塞剂在治疗宽颈动脉瘤效果显著，其闭塞率高及再通率低。随着血流导向装置作为复杂颅内动脉瘤的一线治疗手段的日益普及,Onyx® HD-500 的应用也明显减少。尽管如此,对于那些支架栓塞后复发不适合血流导向装置治疗及镍过敏患者来说,Onyx HD-500 仍是一种有效的血管内治疗手段。

有些严重的并发症(如动脉瘤破裂、载瘤动脉形成夹层、血管内血栓栓塞事件)是所有动脉瘤血管内治疗过程中都比较常见的(在其他章节中讨论),而有些并发症则是 Onyx HD-500 所特有的。本章节主要讨论由于栓塞不全导致的动脉瘤再生长及延迟破裂,液体栓塞剂渗漏或栓塞所导致的载瘤动脉损伤或闭塞,术后血管造影可以发现动脉瘤瘤颈附近 Onyx HD-500 沉积模式,以及治疗的最重要的决定因素。

过程回顾

患者选择

我们通常在选取可能适合 Onyx 胶栓塞的未破裂动脉瘤时,无论动脉瘤的大小及动脉瘤瘤颈的宽度,主要考虑两个因素。第一:动脉瘤颈附近没有重要的穿支血管,这些穿支血管很容易被渗漏的 Onyx 损伤。第二:在 Onyx 胶注射前,在瘤颈处球囊封堵能否取得满意效果。(即封堵实验阳性)。我们通常只有在两个条件都满足的情况下才尝试进行 Onyx 栓塞。考虑到位置和生长方式,最符合该条件的通常是颈内动脉床突段及床突上段近端的侧壁动脉瘤。考虑到合并蛛网膜下腔出血(subarachnoid hemorrhage,SAH)的患者使用双抗可能导致出血并发症的风险,我们很少应用 Onyx 栓塞治疗破裂动脉瘤。此外,因 Onyx 相关的载瘤动脉的损伤很可能对后期发生血管痉挛的患者带来更多不利因素。

技术方法

术前患者持续双抗(阿司匹林 325mg/d 和氯吡格雷 75mg/d)至少 4 天。栓塞过程采用静脉给药维持清醒镇静,并给予持续心电呼吸监护。开始给予小剂量的咪达唑仑和芬太尼(通常分别为 1mg 和 50μg)手术过程中如有需要可重复给药,以保持轻度镇静和镇痛。避免镇静过度,以便定期进行可靠的神经功能评估。

局部麻醉(如 1% 利多卡因)行股动脉穿刺建立通路,在整个过程中,完全肝素化并维持激活凝血时间(activated clotting time,ACT)在 250 到 300 秒之间。

将 90cm 6F 长鞘(Cook Medical,Bloomington, IN, USA)与 125cm 5.5F 导引导管(Cook Medical)同轴在 0.035 英寸(约 0.89mm)导管导丝(Terumo, Somerset, NJ,USA)导引下导入到相应血管(ICA 或椎动脉)的颈段。行标准及 3D 旋转血管造影,选取工作角度。在路图的引导下,将合适尺寸的 Hyperglide 球囊导管(ev3 Neurovascular, Covidien)在 0.010 英寸(约 0.25mm)X-Pedion 微导丝(ev3 Neurovascular, Plymouth, MN)或 Scepter C 球囊(MicroVention,Tustin, CA)在 0.014 英寸(约 0.35mm)Traxcess 导丝(MicroVention)的引导下导入血管的载瘤动脉段并定位于跨越瘤颈处。接下来使用 DMSO 兼容性导管(如 Echelon, ev3 Neurovascular; Headway 17, MicroVention)在 0.014 英寸微导丝(如 Transcend EX,Boston Scientific, Natick, MA; Traxcess, MicroVention)的引导下通过导引鞘进入动脉瘤囊内。

使用 Cadence Precision Injector 注射器(Medtronic Neurovascular)将球囊充盈至标称压,

并通过微导管向动脉瘤内缓慢注入造影剂,如果在密封实验时造影没有发现造影剂渗入载瘤动脉或分支使其显影,就可以继续进行栓塞。球囊释放后微导管内充入 DMSO 然后缓慢注射 Onyx(Quick-Stop Onyx delivery syringe, Medtronic Neurovascular)。微导管内注入 0.15 ~ 0.2ml 的 Onyx 填满了大部分的死腔,再次将充盈球囊至标称压,在空白路图指引下继续注入 Onyx 胶。

在常规的 Onyx 栓塞治疗中,全麻下的患者会经历球囊充盈 - 释放的循环过程 [3,4]。注胶过程中,载瘤动脉内充盈的球囊可防止栓塞剂的渗漏,而间断的释放球囊则可使脑组织恢复血流灌注。将球囊阻断载瘤动脉的时间控制在 5 分钟以内将有助于降低脑缺血的风险。但间断的释放球囊不仅延长了手术时间还增加球囊在 2 次充盈 - 释放之间移位的可能,从而增加载瘤动脉内膜损伤或 Onyx 渗漏的风险。

要点:清醒镇静,神经功能评估和球囊循环技术

在过去的 8 年中,资深学者(AJR)将循环球囊技术改进为在清醒镇静状态下的持续球囊闭塞和不间断注射 Onyx。这一改良解决了循环充盈 - 释放球囊技术所产生的问题,并允许在整个过程中进行持续的神经功能监测。

在 Onyx 的注射过程中,持续球囊闭塞需要确认其临床的耐受性。一种方法是在进行动脉瘤栓塞前进行术前的闭塞试验,包括核药物灌注试验,另一种方法是在动脉瘤栓塞期间进行连续的神经功能评估。基线水平的神经评估可以确定患者的意识水平、语言流畅性和理解力、脑神经功能、视野以及四肢的运动和感觉检查。每 10 ~ 15 分钟重复一次评估,直到栓塞过程完成及球囊完全释放。如果患者出现脑缺血的任何临床症状(如意识水平恶化、失语症、局灶性神经功能缺损),迅速重新评估球囊的位置,必要时重新定位。如果球囊移位导致阻碍侧支血流(例如颈动脉的末段),则将球囊部分释放,并将其重新定位在动脉瘤颈部的附近并重新充盈至标准压。

如果即使球囊位置恰当且侧支血流通畅患者依然有症状,则使用球囊充盈 - 释放循环进行治疗。如果患者临床上能够耐受球囊充盈,那么保持球囊充盈并在空白路图指导下进行 Onyx 栓塞。因为患者在手术过程中是清醒的,一些移动是不可避免的,因此会产生明显的伪影。当这种情况发生时,简单地取消和重复新的路图通常可以解决问题。

在 Onyx 注射过程中,时常会停顿 30 ~ 120 秒,以此来改变栓塞剂弥散的动力及方向。这种策略在动脉瘤的顶端大部分已被栓塞剂填充,ONYX 开始弥散至瘤颈并载瘤血管内充盈的球囊表面形成板状结构时尤为重要。

要点:精细 Onyx 板状铸型

我们的目标是完全填充动脉瘤的顶端和颈部,并在载瘤动脉内的球囊周围形成轻度的"帽檐"型板状结构。在我们的患者中,这种模式的栓塞结果是动脉瘤的复发率最低并且载瘤动脉损伤的风险也降到最低。反之,如果载瘤动脉中的 Onyx 太少有时不能提供足够的颈部保护因此增加了动脉瘤复发的可能性,但动脉瘤外如果有太多的 Onyx(即 Onyx 的异位),可能会促使载瘤血管远期的狭窄及闭塞。

当注胶完成后,继续保持球囊再充盈 3 分钟,使 Onyx 铸型固化,然后释放球囊 10 分钟,

使 DMSO 完全弥散以进一步硬化。再次充盈球囊。最后将保持微导管在负压(注射器抽吸)下从 Onyx 铸型中取出,并迅速将其从患者体内拔除。通过导引导管造影,动脉瘤是否完全不显影及局部或远端无血栓栓塞并发症。最后移除血管鞘,标准方式封闭股动脉破口。

术后处理

术后给予 12 小时静脉滴注肝素,并进行 4 ~ 6 周的双抗,然后停用氯吡格雷,阿司匹林终身服用。

避免并发症:预测结果

附属装置

附属装置有时可以增加手术的安全性。例如,在小且浅的动脉瘤内放置支架可以防止 Onyx 铸型不稳。在有较多穿支动脉位置,在动脉瘤内放置数枚弹簧圈可以形成一个结实的篮筐,降低动脉瘤外 Onyx 渗漏的风险。

要点:Onyx 分级方案

关于 Onyx 的初步的结果显示其有非常良好的应用前景,其完全栓塞闭塞率高,远期动脉瘤再通率低[2,5,6],甚至在大动脉瘤和宽颈动脉瘤都有着不错的结果[7-9]。然而,对于促成栓塞后理想的术后即刻血管造影或导致延迟并发症的因素我们均知之甚少。我们发现动脉瘤颈周围载瘤动脉中的一些 Onyx 的板状结构有助于防止复发,胶在动脉瘤外渗的程度似乎直接影响载瘤动脉的远期闭塞,我们设计了一个简单的分级方案,用于栓塞后即刻血管造影结果的分析(图 22.1)。

要点:定义理想的造影结果

在尝试用我们的分级方案来预测术后长期血管造影结果时,我们发现血管造影分级能够有力的预测动脉瘤的复发和载瘤动脉血管损伤情况。具体来说,A 级动脉瘤的更容易影像学复发(图 22.2),但 B 级或 C 级动脉瘤则没有上述情况($P=0.006$)。与之相对应,C2 级动脉瘤发生了严重(>90%)的载瘤动脉损伤,但 A、B 或 C1 级动脉瘤没有发生载瘤动脉的损伤($P=0.014$)。B 级动脉瘤血管造影均提示没有复发及载瘤动脉的损伤[9]。

根据以上研究结果我们认为,B 级或 C1 级是理想的血管造影结果,即轻度的动脉瘤外 Onyx 渗漏,使得邻近的载瘤动脉壁形成"帽檐"Onyx 板状结构。胶对这个易复发区域覆盖看来是决定血管造影长期稳定的关键因素。然而,"帽檐"状板状结构的形成与大量的 Onyx 漏入载瘤动脉甚至影响血管通畅之间只有一线之隔。相反,如果 Onyx 沉积局限于动脉瘤囊内而没有覆盖瘤周载瘤动脉壁,血管造影复发的风险可能会非常高。这种现象可能是由两种机制造成的。首先,流入道如果没有帽檐效应的保护,血流由于其非黏附特性会在动脉瘤壁和胶的铸型之间分层。其次,在 Onyx 附近发生的剧烈炎症可能是一把双刃剑。

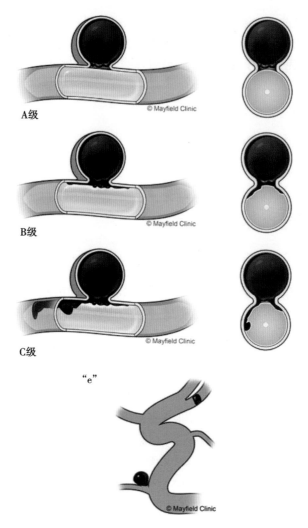

图 22.1   Onyx 板状结构的模式：侧位。A 级，动脉瘤外无 Onyx 胶。B 级，载瘤动脉内球囊周围有轻度"帽檐"Onyx 板状结构。C 级，"异位的"Onyx 在载瘤动脉内呈球状铸型，可能是由于在定位不理想和／或充盈欠佳的球囊周围沉积或其渗漏范围超过了球囊的长度所致。根据载瘤动脉内顺向血流情况进一步将 C 级分为 C1 级（异位 Onyx 不限制血流）和 C2 级（异位 Onyx 限制血流）。异位 Onyx 导致的血流运动变化，无论是明显的（例如顺行血流减慢）还是隐匿的（例如通过远端侧支循环增加造影剂显影）都被认定为 C2 级。如果发生远端的 Onyx 栓塞（例如在大脑中动脉分支），则在等级后缀"e"（即 Ae、Be 或 Ce）（Printed with permission by Mayfield Clinic）

虽然炎症能够和恰当的帽檐状结构一同将流入道与外部隔绝，正如 B 和 C1 分级的结果，但过度的炎症反应可导致内膜增生和载瘤动脉狭窄或闭塞，比如 C2 分级的结果。

并发症的预防与处理

要点：确保动脉瘤封堵

在手术结束前，动脉瘤完全填充并形成小"帽檐"结构至关重要。标准的二维血管造影

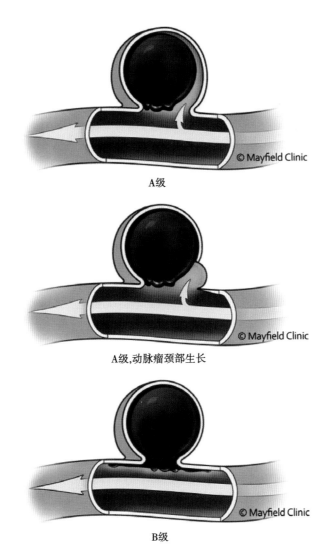

图 22.2　Onyx 栓塞后动脉瘤影像学复发的机制。相比较于 B 级或更高分级的病变，A 级病变复发更为常见，尤其是动脉瘤颈部生长时

结果有时并不充分，所以我们还用了其他两个指标来确保完全的填充。第一个指标是 Onyx 铸型的荧光密度；在填充过程中，它从不均匀的显影（像瑞士奶酪）变为完全填充时均匀不透光影像。第二个指标是三维旋转血管造影图像上显示的动脉瘤充盈程度。三维旋转血管造影的可视化效果最好。事实上，在反映真实情况方面，原始的三维旋转图像或二维重建往往优于三维重建。

防止 Onyx 渗漏

ONYX-500 是一种溶解在 DMSO 中的 20% 乙烯 - 乙烯醇共聚物，含有微粉化的悬浮钽粉使其不透射线易于可视化。尽管如此，动脉瘤外渗漏有时甚至在球囊彻底充盈的情况下也无法被发现。有三种措施可以避免此问题的发生。

第一：使用顺应性球囊在动脉瘤颈处实现有效的密封；它可以轻微地疝入动脉瘤颈，这一现象在透视下可见（如上所述）。笔者更倾向使用 Scepter C 或 Scepter XC（MicroVention）球囊。

第二：当液体栓塞剂接近动脉瘤颈时，保证其可视化。在动脉瘤颈 - 载瘤动脉交界处栓塞剂显影出现问题有时是由于视野内的骨标志物或球囊内的造影剂造成的。降低球囊中显影剂的浓度可以在栓塞剂接近瘤颈并开始在球囊表面形成板状结构时的可视性。笔者在大多数球囊辅助血管内手术中使用造影剂与盐水（2∶1）的混合物，在 Onyx HD-500 手术中使用 1∶1（甚至 1∶2 混合物）。注意，球囊内混合物透射线越少，越容易与密度更高液体栓塞相区分开。

第三：当发生渗漏时，尽量降低损害动脉腔的风险（微导管位于动脉瘤内时渗漏通常发生在动脉瘤的近端）。渗漏通常发生在由于微导管的存在形成的球囊与载瘤动脉壁之间的间隙。因此，作者使用球囊比单独覆盖动脉瘤颈所需的长度要长得多，并将其偏心的横跨动脉瘤颈部（动脉瘤颈远端 1/3，动脉瘤颈近端 2/3）。

要点：Onyx 渗漏的处理

如果发生的渗漏超过理想的"帽檐"结构，最为重要的是避免动脉腔的损害和远端栓子的形成。持续透视下显示稳定的 Onyx 胶不太容易移位并会最终与血管内壁一同内皮化。如果球囊释放后在载瘤动脉内看到一部分 Onyx，笔者会重新充盈球囊并持续数分钟以确保 Onyx 铸型硬化并压在动脉壁上。随着形成简单的板状结构，Onyx 不会再构成危险，实际上和支架相比其异物性更小。因此，笔者并没有改变围手术期的处理方法：即术后12 小时静脉滴注肝素和 30 天的双抗治疗。

在一个罕见的病例中，由于球囊重新定位时 Onyx 铸型断裂的碎片在远端形成了栓子，经验丰富的作者使用旋转血管造影发现在大脑中动脉 M2 分支血管壁周围的栓子铸型呈板状。在另一病例中，我们将术后常规肝素滴注时间从 12 小时延长到 24 小时，住院时间从 2 天延长到 4 天；患者一直没有症状，在超过 2 年的血管造影随访中动脉保持通畅。如果栓子没有形成板状，我们会在动脉中以较低的压力进行血管成形术，使栓子形成板状。

结 论

颅内动脉瘤传统的 Onyx 栓塞技术正在经历不断的改进，降低了动脉瘤再生长或因不完全闭塞所致延迟破裂、液体栓塞渗漏或栓塞所致的载瘤动脉血管受损或闭塞。由于病例选择的修改、新型液体栓塞的使用、路图成像引导以及在注射 Onyx 过程中反复的球囊充盈 - 释放循环等改进，并发症的避免和处理得到了改进。对 Onyx 沉积的量和位置进行细微调整及术后血管造影分级，实现了对其耐久性的预测。

（王以恒 译　郭云宝 审）

参考文献

1. Mawad ME, Cekirge S, Ciceri E, Saatci I. Endovascular treatment of giant and large intracranial aneurysms by using a combination of stent placement and liquid polymer injection. J Neurosurg. 2002;96:474–82.

2. Tevah J, Senf R, Cruz J, Fava M. Endovascular treatment of complex cerebral aneurysms with Onyx HD-500(®) in 38 patients. J Neuroradiol. 2011;38:283–90.

3. Molyneux AJ, Cekirge S, Saatci I, Gál G. Cerebral Aneurysm Multicenter European Onyx (CAMEO) trial: results of a prospective observational study in 20 European centers. AJNR Am J Neuroradiol. 2004;25:39–51.

4. Simon SD, Eskioglu E, Reig A, Mericle RA. Endovascular treatment of side wall aneurysms using a liquid embolic agent: a US single-center prospective trial. Neurosurgery. 2010;67:855–60.

5. Cekirge HS, Saatci I, Ozturk MH, Cil B, Arat A, Mawad M, et al. Late angiographic and clinical follow-up results of 100 consecutive aneurysms treated with Onyx reconstruction: largest single-center experience. Neuroradiology. 2006;48:113–26.

6. ev3 Inc. Onyx® HD-500. http://www.ev3.net/neuro/us/liquid-embolics/onyx-hd500-liquid-embolic-system.htm. Accessed 31 Oct 2011.

7. Weber W, Siekmann R, Kis B, Kuehne D. Treatment and follow-up of 22 unruptured wide-necked intracranial aneurysms of the internal carotid artery with Onyx HD 500. AJNR Am J Neuroradiol. 2005;26:1909–15.

8. Piske RL, Kanashiro LH, Paschoal E, Agner C, Lima SS, Aguiar PH. Evaluation of Onyx HD-500 embolic system in the treatment of 84 wide-neck intracranial aneurysms. Neurosurgery. 2009;64:E865–75.

9. Rahme R, Ringer AJ, Abruzzo TA, Grande AW, Jimenez L. Predicting parent vessel patency and treatment durability: a proposed grading scheme for the immediate angiographic results following Onyx HD-500 embolization of intracranial aneurysms. J Neurointerv Surg. 2014;6(10):754–60.

第 23 章　氰基丙烯酸酯治疗动静脉畸形

使用丙烯酸酯进行 AVM 栓塞（AVM 破裂）核对清单

必备的设备、器械和药品	手术步骤
放射技师 　•n-BCA 　•1ml 和 3ml 注射器 　•D5W 　•可解脱弹簧圈 　•平扫 CT 方案 　•脑室穿刺引流（EVD）套件 护理 　•鱼精蛋白 　•甘露醇 　•抗惊厥药 　•止吐药 　•员工传呼机号码 　　– 神经外科医生 　　– 麻醉医生 麻醉 　•鱼精蛋白 　•甘露醇 　•抗惊厥药 　•止吐药 　•肌松剂 神经介入医生 　•栓塞剂的选择 　　– n-BCA 　　– 弹簧圈 神经外科 　•室内的 EVD 套件 　•熟知手术室电话	识别 　•在成像中识别造影剂外渗 　•颅内压增高征象 　　– 突发高血压 　　– 患者躁动 开始着手 　•提醒整个团队 　•切记不得移除微导管 　•麻醉：监测生命体征 　•麻醉：额外辅助措施 　•护理和技术人员需要传呼提供额外帮助 　•技术人员按照指示制备 n-BCA 或弹簧圈 　•护理获取和准备鱼精蛋白、甘露醇、抗癫痫药、止吐药 修补措施 　•n-BCA 　　– 确认导管位置 　　– 用 D5W 冲洗导管 　　– 进行栓塞 　•弹簧圈 　　– 如果尚未在腔外，则将微导管定位在穿孔部位 　•从腔外到腔内使用单个弹簧圈 　•添加额外弹簧圈，直至控制 对照评估 　•平扫 CT 　•根据需要行 EVD 　•转移至手术室或 ICU

非靶向栓塞核对清单

所需设备	程序步骤
放射技师 　•支架取栓器 护理 　•血管加压药	识别 　•识别充盈缺损或分支闭塞 　•评估侧支循环 开始着手

续表

所需设备	程序步骤
• 肝素 • 阿司匹林 • 糖蛋白（GP）Ⅱ b/ Ⅲ a 抑制剂 • 员工传呼机号码 　– 神经病学 　– 麻醉主治医师 　– 神经重症监护 麻醉 • 血管加压药 • 肝素 • 阿司匹林 • GP Ⅱ b/ Ⅲ a 抑制剂 神经介入医生 • 无 神经科 • 无	• 允许性或治疗性高血压 　– 在发生高血压之前，考虑是否需要 　– 一步栓塞以确保安全性 • 评价闭塞 - 血栓与丙烯酸酯栓子 • 重复成像以评价弥散 • 使用 ACT 确认充分肝素化 • 考虑阿司匹林治疗血栓形成 • 考虑血小板聚集的 GP Ⅱ b/ Ⅲ 抑制剂 • 护师和技师呼叫脑卒中神经内科 修复 • 考虑阿司匹林治疗血栓形成 • 考虑血小板聚集的 GP Ⅱ b/ Ⅲ 抑制剂 • 如果有凝块，考虑机械取栓术 　– 丙烯酸酯是黏附血管的，不应进行操作 评估 • 神经学检查，NIHSS 评分

NIHSS，美国国立卫生研究院卒中量表。

避免并发症流程图

并发症	原因	补救办法	策略
破裂	导丝 / 导管操控	栓塞破裂部位——n-BCA 与弹簧圈	频繁做路线图 寻找近端位置
	造影剂过度注射	栓塞破裂部位——n-BCA 与弹簧圈	低压渐进注射
非靶向 n-BCA 栓塞	栓塞控制不良	无	仔细计划注射方案 使用空白路线图
血栓栓塞	抗凝不充分	其他肝素，GP Ⅱ b/ Ⅲ 抑制剂，机械取栓术	充分肝素化
感染	污染	广谱抗生素，脓肿清除术	无菌技术

引言

　　使用丙烯酸酯类（胶）栓塞动静脉畸形（arteriovenous malformations，AVM）可以在治疗 AVM 复杂病变中发挥重要的作用。当栓塞治疗有适当的治疗计划和技术时，胶类栓塞的安全性是可以接受的。不同的手术医生及医疗中心之间，因 AVM 病变之间的异质性、治疗决策和技术均存在差异。使用胶类栓塞动静脉畸形总的并发症率从 1% 到 16% 不等，永久病残率为 0.4% ~ 12.5%，死亡率为 0.4% ~ 11%[1-21]。在这些报道中，缺血性并发症的发生率为 0.7% ~ 12.5%[2,7,20,22]。出血性并发症率为 2% ~ 15%[2,7,14,20,22,23]。这些大宗病例报告采用了不同的栓塞剂，其中包括丙烯酸酯类，这些文献反映了现代和已停用的高并发症的方法来治疗 AVM 的情况。

手术概述

　　安全有效的 AVM 栓塞治疗需要神经介入医师、神经外科医师、放疗医师、神经内科医师和麻醉医师共同进行准备和计划。需要在术前制定多模式的治疗计划以进行最优化的血管内治疗,且任何治疗计划中均应包括保守治疗方案。虽然数据显示在极端情况下的最佳治疗效果更加明显,但大宗病例分析的矛盾结果使许多病变的最佳治疗方案仍扑朔迷离 [24-27],对于未破裂的 AVM 来说更是如此。因此每一步治疗之后都应该重新审视整个治疗计划。正确的准备包括需要在断面成像和数字减影血管造影技术(digital subtraction angiography, DSA)诊断性造影检查的基础上进行多学科的评估和治疗计划。在可能使用液体栓塞剂的病例中,应重点了解患者是否患有先天或获得性的心脏病,甚至是否可能有心脏血液的右向左分流。这种情况可能导致栓塞剂经 AVM 进入体循环,再经过肺静脉系统经心脏泵入体循环系统,可能导致非靶向栓塞全身各处器官。同样,应使用盐水微泡显影超声心动图对已知患有肺动静脉畸形或已知 / 疑似患有出血性毛细血管扩张综合征(hereditary hemorrhagic telangiectasia syndrome, HHT)的患者进行筛查,以评估右向左分流的可能性。一旦证实存在右向左分流,应使用非液体栓塞剂或快速聚合的液体栓塞剂以最大程度提高栓塞手术的安全性。

　　掌握脑血管解剖对于栓塞的安全性至关重要。神经介入医师必须了解 AVM 的血管构筑特征和正常的解剖结构,了解特定供血动脉和引流静脉受累的临床意义。因此,完整的 AVM 的血管内治疗应从诊断性脑血管造影开始。包括进行高帧频多角度的血管造影来评估 AVM 畸形巢的大小、位置和流量,并评估供血血管对正常脑组织的供血影响。还应包括静脉系统的评估,评估引流静脉的数量、位置、粗细和流量。应该找到最合适的工作角度,使供血动脉、畸形巢和引流静脉不发生重叠,以便在进行栓塞时可以区分胶在这些结构中的弥散情况。

　　在进行了诊断性血管造影并确认 AVM 适合栓塞后,应将微导管置入要实施栓塞的血管内。随着材料技术的进步有多种导管和栓塞剂可供选择。对于 AVM,当计划使用液体栓塞剂时,最常使用的导管是漂浮微导管 [13,28-35]。但是,要将微导管插入与供血动脉复发成角发出的或流量较低的动脉时,可能需要使用微导丝支撑的微导管利用其操控性更佳的特性才得以通过。一旦微导管到位,应在透视下轻推造影剂以确认其位置 [36]。然后进行微导管造影,以评估超选血管的血流情况,仔细区分正常脑组织的动脉,AVM 的供血动脉、血管畸形巢内的动脉瘤、血管畸形巢的构筑情况以及静脉引流情况 [36]。进行血管造影检查确认后,使用空白路线图进行小剂量实验性注射造影剂,以评估栓塞剂注射的量和速度以及最适合的氰基丙烯酸异丁酯(n-BCA)浓度 [36]。

　　在进行栓塞治疗之前栓塞之前,应与麻醉医师进行沟通确认全身麻醉和手术治疗部位的麻醉情况。如果进行全身性肝素化治疗(也有一些医师在高流量 AVM 不采用全身肝素化),则还应评估鱼精蛋白的紧急使用剂量 [36]。血压,心率以及颅内压(如果有脑室外引流管)应被作为测量任何颅内压变化的基线来评估。严格控制血压通常很重要,一些医师甚至主张术前治疗性低血压 [37]。

　　n-BCA 应使用精细技术来进行制备,使用碘油(碘化油注射液)稀释丙烯酸酯以达到所需浓度。因为 X 线可视化技术的进步,非常高浓度的 n-BCA 与钽粉的混合制剂的使用已逐年减少。除了在 AVM 流量非常高的情况下,如果需要时可以将碘油和钽粉混合成糊状添加到纯的 n-BCA 中。丙烯酸酯跟离子接触会发生聚合,因此制备时需换上洁净的手套,在无菌台上远离血液和盐水的隔离区域进行配置。在混合好 n-BCA 后,应在透视下检查注射器,确认其是不透射线的,以防止误注射可透过射线的 n-BCA。然后使用 D5W 注射器将 5% 葡萄糖无菌水溶液(5% dextrose in sterile water,D5W)冲洗微导管,并单独放置一只备有 D5W 的注射器在无菌台上以备注射完稀释的 n-BCA 后注射。注射应在空白路图下连续进行,直到 n-BCA 胶反流到导管头端或者胶经细小的供血动脉进入血管畸形巢但尚未进入引流静脉。应注意随着动静脉分流的减少,瘤巢供血动脉内阻力会逐渐增加,n-BCA 的反流常常可能会超过之前的顺向流动速度。这种血流模式的改变非常重要,如果忽略这种变化则可能增加栓塞正常血管分支的风险。反之,这一现象可用于栓塞 AVM 供血动脉最末端的系列分支。在这两种情况下,栓塞的操作人员应意识到,恒定的注射器推送压力下有不同的 n-BCA 流速,这取决于血管的阻力。注射完成后,必须立即将微导管和导引导管从患者体内取出,同时对微导管轻轻抽吸,以防止 n-BCA 胶的泄漏和误栓塞其他血管。一旦离开人体,如打算继续使用应立即用肝素盐水彻底冲洗导引导管而微导管应丢弃。然后应重复行诊断性血管造影,以评估栓塞情况和计划行进一步的栓塞。在无明显禁忌证的情况下,肝素化(若使用时)通常不需要进行逆转,以防止静脉流出道血栓形成和继发性病灶破裂 [38-41]。术后应通过大量的静脉输液促进引流静脉的通畅,同时常常需要控制性降血压 [37,42-46]。

术后的护理应在神经重症监护室内进行,以便随时评估神经功能情况,并在需要时严格控制血压和颅内压 [36,44]。因此,为了优化患者治疗后的管理,确认或调整下一步的治疗措施,各学科之间的密切沟通对患者术后护理的各方都很重要。

并发症的预防

血管内介入治疗期间和术后的并发症一般可分为技术性并发症和病变本身病理生理学特征所致的并发症。这种分类同样适用于 n-BCA 栓塞治疗 AVM。虽然最常见和损害最大的并发症可能是由病变本身的血流动力学变化引起的,但潜在的技术性并发症更为常见。在评估 AVM 病变本身之前,对患者病史、神经系统检查以及正常大脑和心脏系统状态的整体信息了解为可能出现的并发症提供了背景信息。通过对病变血管构筑和血流动力学的了解,可以降低相关并发症的风险,从而为技术决策和患者治疗策略提供有益的信息。有出血史的动静脉畸形、存在 AVM 相关动脉瘤、AVM 位于幕下、有深静脉引流、引流静脉较少和引流受限的 AVM 更易发生破裂 [22,24-26,33,47-80]。这些病理生理学特征应该在栓塞治疗的诊断阶段充分了解,因为通过改变病变的血流动力学来干预病变可能会增加每个因素固有的风险。此外,在评估栓塞后出血的血管构筑特征时,还存在一些其他因素,其中一些与自然史研究中与破裂相关的因素呈反相关。这些因素包括 AVM 位于幕上、存在盗血现象、供血动脉数量增多、处于脑叶的位置、静脉扩张和静脉狭窄等 [14]。

栓塞技术不当可导致多种并发症。即便在制备丙烯酸酯之前,发生技术性并发症的机会也很多。空白路线图下注射造影剂能评估微血管情况,规划栓塞的体积和注射速率,并确认导管头端是否发生自身折叠,导管头折叠可能导致灾难性的结果 [36]。

胶与离子物质接触可能导致过早发生聚合,这可能是由于注射器和导管准备不充分造成的。导管头端的滞留的血液可以引发 n-BCA 的聚合,因此栓塞材料必须迅速通过导管的死腔。必须强调这一技术细节,尤其是对于习惯使用乙烯/乙烯醇共聚物（Ethylene vinyl alcohol copolymer,EVOH）液体栓塞剂的术者,他们习惯于缓慢推进该药物通过导管,以减少 DMSO 的毒性反应。如果出现丙烯酸酯难以通过微导管前进,并且手推注射器的压力高或阻力明显增大,则必须停止 n-BCA 注射,并在抽吸同时拔除微导管。强行注胶可导致微导管的任意点发生破损,或胶脱离导管头端之外,发生暴发性的控制不佳的栓塞,最终在导管内重新前向流动。相比非靶向异位栓塞导致的人力成本损耗来说,使用一个新的微导管来解决以上问题在经济上和延长治疗时间上是微不足道的。

注胶完成后,需要迅速移除微导管,以防止发生微导管粘管 [81-84]。拔除微导管的速度快慢与 n-BCA 浓度相关。n-BCA 胶浓度越高,微导管就越有可能发生粘管。在浓度小于 30% 的情况下,在 60 秒的间隔时间内导管头端埋入胶体内大约 5mm 时很少发生微导管粘连。因此,在我们的实际应用中的大多数浓度为 25%~30%,除非该病变必须使用更高浓度的胶。随着技术的进步,微导管的滞留可以说已经变得不那么普遍了,但这仍然是一个值得关注的问题。此外,头端可脱式微导管在美国之外成功使用多年后,最近在美国获得了 FDA 的批准 [85,86]。当移除微导管时,经微导管抽吸可防止非靶向栓塞,而导引导管与微导管配合移除可防止少量黏附在微导管头端的胶移位而导致的非靶向栓塞。

非靶向栓塞也可能发生在其他情况下,并导致正常人脑组织的缺血 [2, 8, 18, 87, 88]。在进行栓塞治疗之前,应彻底检查发现所选靶血管的细小分支。对可能有正常脑实质供血的靶血管应被视为液体栓塞治疗的禁忌。排除正常脑组织供血后,微导管的位置应在靶血管到达足够深的位置,以防止回流到有正常血供的分支 [2,8,18,87,88]。在注射丙烯酸酯的过程中,空白路线图技术可以最好地显示栓子,以便在出现反流时及时停止注射 [2,8,18,87,88]。

注射胶的控制应在最远的安全距离和最佳的浓度条件下实现 [89-94]。尽可能地让导管头的位置靠近病灶,可以更好地控制注射 [93-95]。高浓度的 n-BCA 聚合得快,弥散深度不会过深;而低浓度的 n-BCA 可以更进一步的弥散入病变,需要更多的注射剂量和注射时间来实现血管巢的闭塞。较高浓度的丙烯酸酯增加了微导管黏附到栓塞材料并滞留在病变内的可能性,但是它们可能对靠近静脉流出道对于较低浓度的 n-BCA 太危险的病变有益。除了在靠近末梢的位置,连续缓慢注射 n-BCA 的技术优于使用 D5W 团注小剂量高浓度 n-BCA 的技术 [93,94]。

技术性并发症同样也可能导致出血,这可能是丙烯酸酯医用胶栓塞动静脉畸形最常见的、最危险的并发症。导丝和导管有可能穿破血管,因此血管解剖学知识很重要,并且良好的可视化也同样必要。异常的供血动脉,尤其是那些存在有血流动力学相关动脉瘤的供血动脉,在手术操作过程中更容易破裂,应谨慎进行治疗 [36]。当接近这些异常血管时,使用软的漂浮导管可能比需要通过导丝支撑的微导管更安全。此外,在牵拉微导管时可能会导致发育不良的异常血管发生撕裂。尽早在可行时快速拔除微导管是防止微导管黏附在血管壁上的关键。

在血管内达到的任何新位置,必须先进行试验注射,以确认导管头在管腔内的位置。在进行对比增强造影前应确认是否有微导管进入小穿动脉或穿过血管壁的情况。当确定导管头在适当的位置时,以渐强的轻柔手推造影是最安全的。这一点在栓塞分支血管伴动脉瘤时尤为重要,因为这些动脉瘤通常是假性动脉瘤,无正常血管壁结构因而非常

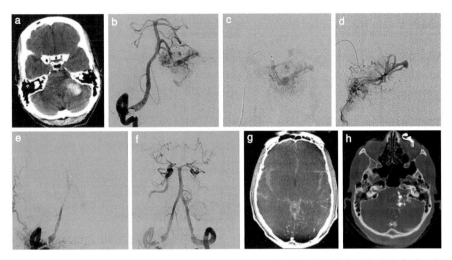

图 23.1　一名中年男性出现头痛,非增强 CT 发现左侧小脑半球实质内出血(a)。左前斜 Waters 位投影血管造影片(b)在右侧椎动脉造影过程中,证实 AVM 主要由双干的左侧小脑前下动脉(AICA)供血(b)。较粗大的 AICA 上干显示了一个不规则的发育不良节段,远端疑似假动脉瘤和破裂部位。选择性微导管造影 AICA 上干再次显示了病变和假性动脉瘤(c)。在深度麻醉下血压突然急剧升高和患者体动后,重复微导管造影证实造影剂向内下方外渗(d)。在准备用于栓塞的 n-BCA 过程中,行右侧椎动脉造影(e)显示颅内循环的极轻微显影不清,造影剂流出后穿过枕动脉结并进入枕动脉分支。AICA 上干栓塞后,选择右侧椎动脉造影(f)证实栓塞分支无残余充盈或动静脉分流。颅内血管的显影不清,但有一定程度的改善,尽管大多数造影剂通过双侧后交通动脉,并向下流入颈内动脉。带有血液溶窗的平扫 CT(g)显示蛛网膜下腔广泛出血。在大脑后动脉细小分支中观察到更致密的造影剂滞留。造影剂持续存在是由于颅内压升高导致静脉流出不良。通过后颅窝的骨窗(h)证实高密度 n-BCA 填充在 AVM 病灶中,包括假性动脉瘤以及内听道中的外周 AICA 分支。在受压的第四脑室中也观察到致密造影剂

脆弱(图 23.1)。

在栓塞过程中应尽量保护引流静脉。最重要的是在胶弥散进入静脉之前就应停止栓塞[2,96,97]。如上所述,引流静脉通畅也可以通过静脉内水化和全程肝素化来促进,而较低的血压可以减低栓塞过程中病变的血流动力学应力紊乱[37,42-46]。

术后也应尽力避免窗口期的出血。此类出血与 AVM 的血流动力学变化直接相关,可以通过其血管构筑特点来评估。这些血管构筑特点中最重要的是静脉引流情况及其影响因素。人们普遍认为除了相关动脉瘤破裂外,动静脉畸形出血通常是由脆弱的静脉破裂导致。当静脉流出道受损时,更容易发生静脉出血(图 23.2)[54,60,66,67,69,98-103]。为了评估静脉流出的状况,必须记住:引流血管少、深静脉引流和静脉流出受限会增加出血的风险[22,24-26,33,47,48,50-78,80,104]。此外,静脉狭窄或曲张的存在可能是有益的。虽然其在评估在出血风险中的作用的研究中有争议,但它们的存在与否对于评估病变静脉回流的整体情况,尤其是当存在静脉反流时,可能具有指导意义[22,50,60,61,63,64,67-69,71,77,104-108]。进行这种评估很重要,因为血流动力学的改变可能会导致破裂。对于出血的真正来源有多种学说:栓塞引起的血管壁坏死,正常灌注压突破综合征,闭塞性充血分别导致自动调节受损的小动脉出血或进行性血栓形成,以及动脉端压力升高引发发育不良血管的继发性破裂[38-44,46,109-115]。

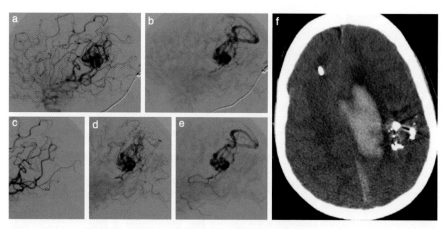

图 23.2　一名中年女性因为头痛而就诊，并发现患有脑室内出血（无照片），为此放置了经右额脑室外引流管。左侧颈内动脉造影时的侧位片（a）在动脉早期显示 AVM 血管巢和动静脉引流。静脉期图像（b）显示经两条浅静脉引流入上矢状窦以及经 Rosenthal 静脉（基底静脉）引流。大脑中动脉（MCA）分支栓塞后，早期动脉（c）和早期静脉（d）图像显示通过病灶的分流减少。晚期静脉影像（e）显示其中一条浅表引流静脉的血流受限。栓塞后数小时因神经功能状态突然恶化而复查非增强 CT（f），证实沿大脑镰有较大的脑实质内出血和硬膜下血肿

应尽量在不影响静脉回流的基础上对靶动脉进行栓塞。动脉栓塞应设法减少高流量病变的血流量，以限制在术中发生破裂时的出血量。最好针对外科手术难到达的区域和可能存在的动脉瘤的区域进行栓塞降低血流量 [13, 49, 98,107, 116-119]。当病变具有多重供血时，可行使分期治疗，可以按天、周或月间隔治疗，继续行下一步治疗之前，让病变达到新的血流动力学平衡状态 [7,120-122]。在一次治疗中，过度地减少血管巢内的流量也有可能导致术后出血 [7,120-122]。

患者离开介入手术室后，应持续关注防止出血。大多数术后出血发生在早期，通常在治疗后 48 小时之内 [2,13,14,16,88]。在神经重症监护下密切观察神经功能状况、管理血流动力学、筛选是否存在需要紧急神经外科治疗的出血或颅内压升高体征。

另一个值得注意的潜在的技术性并发症是感染。虽然非常罕见，但发生感染是可能的，而且往往表现为脑脓肿 [123,124]。关键在于预防，严格遵守无菌操作可将感染风险降到最低。目前没有数据表明预防性使用抗生素可获益。

并发症处置

尽管应用了精细的技术，即使是最熟练和最有经验的介入医生也会发生并发症。了解患者的病史、生理学和病变特征为减轻并发症的影响奠定了非常宝贵的基础。在发生并发症前预判患者和病变可能出现的问题，并准备好预案可加快并发症的最终的治疗。在干预前与同事沟通，由团队来执行纠正病症的计划可以节省抢救的时间。作为手术室的领导者，介入医生必须保持冷静和专注。当并发症发生时，该病例中的所有参与者必须留在房间内，除非接到指令去其他地方。使非必须人员离开血管造影室和控制室可能提高效率。当介入医生何时发出指令或请求，更重要的是利用眼神交流与每个人进行清晰的沟通。否则发出命令可能不会得到任何响应，或得不到房间内所有人员的响应。通过以上方法可让所有人

员均分配到任务而不会发生遗漏。

除出血外,AVM 栓塞期间遇到的大多数技术并发症都不需要立即去改善。导管无法解脱尤其如此。当这种情况发生时,获得更多的影像(血管造影或平面 CT)可能有助于评估情况。如果微导管完好无损,最好的做法通常是轻轻牵拉导管,并在股动脉插入部位将其切断。张力释放后,导管通常会回撤,使其近心断端位于股动脉或髂动脉内,而不再需要通过动脉切开术取出[82, 83]。在这种情况下,患者应接受阿司匹林治疗,以防止导管引起的血栓并发症。此后将发生内皮化,导管将与血管壁融合。如果短期内计划外科手术取出,有时可能在手术暴露病变后,通过黏附远心端的脑内动脉顺行取出导管[81, 125]。如果切断后将导管留在腹股沟部位,连续的临床和超声随访很重要,因为可能发生迟发性股动脉假性动脉瘤[126]。如果微导管断裂,识别两端的位置非常重要。如果保留的是远心段且不再黏附在丙烯酸酯上时,可以尝试使用圈套器进行血管内回收[84]。如果尖端仍埋入在栓塞胶中,最重要的是将断裂端留在最安全的可能位置。可以将微导管游离断端塞入颈外动脉分支内,或者从颅内分支中取回游离断端将其拉入降主动脉内。

感染非常罕见,如发生感染应立即开始使用广谱抗生素。对比增强磁共振成像(MRI)可以确认栓塞的脑实质是否是感染部位,并显示其累及程度。如果感染进展为脓肿,则有必要进行外科手术治疗[123, 124]。如果未脱落导管是感染病灶,应在安全的情况下尝试取出截断的微导管。如果在留置数周后再延迟尝试取出,近端微导管的内皮化可能导致严重的血管损伤。

在非靶向栓塞的情况下,如果安全,应诱导邻近血管的高血压以保证灌注[37, 127, 128]。如上所述,必须对出血的风险进行权衡。果闭塞是由于血栓而非丙烯酸酯所致,可考虑机械性血栓切除术或溶栓治疗。但是,应在多次造影以及点片中获得高倍放大视图,以确认阻塞部位不存在丙烯酸酯。闭塞处存在栓塞物应被视为机械性血栓切除术的绝对禁忌证,因为丙烯酸酯会黏附在血管壁上,如果被拉扯,会导致血管撕裂。尽管如此,有报道称为防止静脉受阻和由此导致的出血,经静脉方法的机械性血栓切除术中 n-BCA 过度弥散将而渗入静脉系统[97]。应在 n-BCA 发生非靶向栓塞后给予阿司匹林。这样可以防止血管完全闭塞时出现残端栓塞,并可防止血管内非闭塞丙烯酸酯时血栓的形成和进展。应在 5 ~ 10min 内重复进行血管造影,评价血栓的形成或进展。如果注意到血小板聚集,糖皮质激素Ⅱ b/ Ⅲ a 抑制剂可能被证明是有益的。如果安全的话,治疗后的护理应包括诱导高血压,以灌注闭塞或狭窄的血管周围。可能需要修改 AVM 的进一步治疗方案。

以上描述的并发症值得我们稍作停顿,并考虑最佳的处理方法,但手术中的血管破裂却并非如此。颅内血管破裂的紧迫性要求采取快速、冷静、高效的方法,以最大限度地提高良好结果的机会。手术治疗前的准备和沟通有助于提高效率。肝素应立即被中和[36]。根据预期其在循环中有活性部分,每 1 000U 肝素应给予 10mg 硫酸鱼精蛋白。根据既往经验按成人的标准紧急给予 50mg 硫酸鱼精蛋白是安全的。硫酸鱼精蛋白过量可导致反常的抗凝作用,因此只给了小剂量的肝素、循环内肝素的活性量被认为远低于 5 000U(根据 60min 的半衰期计算)的儿童中均需要更精确的剂量。硫酸鱼精蛋白应迅速给药,这与常规麻醉在 5min 内缓慢给药以避免低血压或过敏反应的给药方式不同[36]。肝素中和后的获益远大于快速给药的风险,应在治疗前讨论时与麻醉同事沟通。同时让其他同事准备放置体外脑室引流管及准备手术室进行去骨瓣减压术可提高救治效率。出血可导致呕吐和癫痫发作,因此应考虑使用止吐药和抗癫痫药[36]。在并发症的治疗过程中,这些措施可以防止有害的患者躁动和颅内压快速增高。如果存在或怀疑颅内压力升高,可静脉推注甘露醇。

在导丝穿破血管的情况下,术者第一本能往往是将导丝拉回。但实际应避免这种情况。穿破血管导丝通常会闭塞穿孔部位[36]。如果使用的是与弹簧圈兼容的交换型导管,应尝试将导管推进到闭塞部位,并在该部位释放弹簧圈[36]。如果导管穿过血管壁,弹簧圈应部分放置到蛛网膜下腔中,然后将导管撤回到穿孔附近的血管中,并完成弹簧圈栓塞[36]。这种方法是处置脑动脉瘤的标准方法,可能最适用于穿孔部位存在相关动脉瘤的 AVM。发生在正常动脉中的穿孔与 AVM 病灶内的异常血管相比更有可能愈合,因此后者可能需要更致密的弹簧圈填塞以实现止血[36]。在使用漂浮微导管时发生穿孔的情况下需要采用类似的方法,尽管在穿孔部位附近不太可能施行对导管进行精细控制,但我们应用 n-BCA 进行及时栓塞。以前进行的诊断造影可以指导栓塞,尽可能保证更广泛的栓塞以确保穿孔部位充分封闭破口(图 23.1)。

只要安全,应在血管造影室进行 CT 平扫以评估出血量(图 23.1),同时评估出血部位和脑室状态。了解处理前的成像和病变特征有助于制定下一步的处置措施。出血后通常需要紧急去骨瓣减压术,尽管并非总是如此。例如,幕上病变合并脑萎缩的患者可能不会需要脑室外引流以外的治疗解除其占位效应。如果行病变切除,也应结合减压术考虑其程度。应由参与患者治疗的团队做出此类处理的决定,并应在并发症发生前通过初始治疗策略告知整个团队。

在术后出血的情况下,除非有即刻血管内治疗的可能性,否则治疗决策大致相同。外科手术治疗是明确为最常见的最佳治疗,尽管没有显著占位效应的破裂病变可能适合紧急栓塞。

最后,在对并发症进行了治疗并向患者、患者家属和治疗团队的其他成员进行了解释沟通之后,介入医生必须接受该并发症。大多数介入医生都擅长回顾导致并发症的技术和解剖细节。然而,许多介入医生并不擅长检查他们自己对并发症的情感反应是否正确[129]。必须承认,并发症会对介入医生的情绪有一些影响,并且要在个人和职业目标中,接纳通过悲伤的各个阶段——否认、撤销行动、接受和升华——来得到进步。如果要帮助更多的患者,介入医生必须从并发症中学习,包括如何在情绪上应对并发症。

结　论

丙烯酸酯栓塞在 AVM 的多学科治疗中是有益的,并且能以可接受的安全治疗计划来进行。治疗前计划和治疗期间与团队的恰当沟通可以预防并发症,并在并发症发生时通过优化管理改善预后。最佳的准备可以达到最好的迅速诊断和适当的决定性处治。

(马骏　译　尹浩　审)

参考文献

1. Debrun G, Vinuela F, Fox A, Drake CG. Embolization of cerebral arteriovenous malformations with bucrylate. J Neurosurg. 1982;56(5):615–27.
2. Deruty R, Pelissou-Guyotat I, Amat D, et al. Complications after multidisciplinary treatment of cerebral arteriovenous malformations. Acta Neurochir. 1996;138(2):119–31.
3. Frizzel RT, Fisher WS III. Cure, morbidity, and mortality associated with embolization of

brain arteriovenous malformations: a review of 1246 patients in 32 series over a 35-year period. Neurosurgery. 1995;37(6):1031–9. Discussion 1039–1040.

4. Gobin YP, Laurent A, Merienne L, et al. Treatment of brain arteriovenous malformations by embolization and radiosurgery. J Neurosurg. 1996;85(1):19–28.

5. Hartmann A, Mast H, Mohr JP, et al. Morbidity of intracranial hemorrhage in patients with cerebral arteriovenous malformation. Stroke. 1998;29(5):931–4.

6. Hartmann A, Mast H, Mohr JP, et al. Determinants of staged endovascular and surgical treatment outcome of brain arteriovenous malformations. Stroke. 2005;36(11):2431–5.

7. Jafar JJ, Davis AJ, Berenstein A, Choi IS, Kupersmith MJ. The effect of embolization with N-butyl cyanoacrylate prior to surgical resection of cerebral arteriovenous malformations. J Neurosurg. 1993;78(1):60–9.

8. Jahan R, Murayama Y, Gobin YP, Duckwiler GR, Vinters HV, Vinuela F. Embolization of arteriovenous malformations with Onyx: clinicopathological experience in 23 patients. Neurosurgery. 2001;48(5):984–95. Discussion 995–987.

9. Jayaraman MV, McTaggart RA, Sachs GM, Doberstein CE. Cerebellar pial arteriovenous malformations presenting with medullary venous hypertension: imaging and endovascular treatment. J NeuroInterv Surg. 2010;2(1):38–40.

10. Lasjaunias P, Manelfe C, Chiu M. Angiographic architecture of intracranial vascular malformations and fistulas—pretherapeutic aspects. Neurosurg Rev. 1986;9(4):253–63.

11. Ledezma CJ, Hoh BL, Carter BS, Pryor JC, Putman CM, Ogilvy CS. Complications of cerebral arteriovenous malformation embolization: multivariate analysis of predictive factors. Neurosurgery. 2006;58(4):602–11. Discussion 602–611.

12. Meisel HJ, Mansmann U, Alvarez H, Rodesch G, Brock M, Lasjaunias P. Cerebral arteriovenous malformations and associated aneurysms: analysis of 305 cases from a series of 662 patients. Neurosurgery. 2000;46(4):793–800. Discussion 800–792.

13. Meisel HJ, Mansmann U, Alvarez H, Rodesch G, Brock M, Lasjaunias P. Effect of partial targeted N-butyl-cyano-acrylate embolization in brain AVM. Acta Neurochir. 2002;144(9):879–87. Discussion 888.

14. Picard L, Da Costa E, Anxionnat R, et al. Acute spontaneous hemorrhage after embolization of brain arteriovenous malformation with N-butyl cyanoacrylate. J Neuroradiol. 2001;28(3):147–65.

15. Picard L, Moret J, Lepoire J, et al. Endovascular treatment of intracerebral arteriovenous angiomas. Technique, indications and results. J Neuroradiol. 1984;11(1):9–28.

16. Steiger HJ, Bruckmann H, Mayer T, Schmid-Elsaesser R, Zausinger S. Congested residual nidus after preoperative intranidal embolization in midsize cerebral arteriovenous malformations of 3-6 cm in diameter. Acta Neurochir. 2004;146(7):649–57.

17. Taylor CL, Dutton K, Rappard G, et al. Complications of preoperative embolization of cerebral arteriovenous malformations. J Neurosurg. 2004;100(5):810–2.

18. Vinuela F, Dion JE, Duckwiler G, et al. Combined endovascular embolization and surgery in the management of cerebral arteriovenous malformations: experience with 101 cases. J Neurosurg. 1991;75(6):856–64.

19. Wikholm G, Lundqvist C, Svendsen P. Embolization of cerebral arteriovenous malformations: part I—technique, morphology, and complications. Neurosurgery. 1996;39(3):448–57. Discussion 457–449.

20. Jayaraman MV, Marcellus ML, Do HM, et al. Hemorrhage rate in patients with Spetzler-Martin grades IV and V arteriovenous malformations: is treatment justified? Stroke. 2007;38(2):325–9.

21. van Beijnum J, van der Worp HB, Buis DR, et al. Treatment of brain arteriovenous malformations: a systematic review and meta-analysis. JAMA. 2011;306(18):2011–9.

22. Lv X, Wu Z, Jiang C, et al. Complication risk of endovascular embolization for cerebral arteriovenous malformation. Eur J Radiol. 2011;80(3):776–9.

23. Iwama T, Yoshimura K, Keller E, et al. Emergency craniotomy for intraparenchymal massive hematoma after embolization of supratentorial arteriovenous malformations. Neurosurgery. 2003;53(6):1251–8. Discussion 1258–1260.

24. Alexander MD, Cooke DL, Nelson J, et al. Association between venous angioarchitectural features of sporadic brain arteriovenous malformations and intracranial hemorrhage. AJNR Am J Neuroradiol. 2015;36(5):949–52.

25. Gross BA, Du R. Natural history of cerebral arteriovenous malformations: a meta-analysis. J Neurosurg. 2013;118(2):437–43.

26. Kim H, Al-Shahi Salman R, McCulloch CE, Stapf C, Young WL, Coinvestigators M. Untreated brain arteriovenous malformation: patient-level meta-analysis of hemorrhage predictors. Neurology. 2014;83(7):590–7.

27. Mohr JP, Parides MK, Stapf C, et al. Medical management with or without interventional therapy for unruptured brain arteriovenous malformations (ARUBA): a multicentre, non-blinded, randomised trial. Lancet. 2014;383(9917):614–21.

28. Heit JJ, Faisal AG, Telischak NA, Choudhri O, Do HM. Headway Duo microcatheter for cerebral arteriovenous malformation embolization with n-BCA. J Neurointerv Surg. 2016;8(11):1181–5.

29. Katsaridis V, Papagiannaki C, Aimar E. Embolization of brain arteriovenous malformations for cure: because we could and because we should. AJNR Am J Neuroradiol. 2009;30(5):e67. Author reply e68.

30. Lv X, Wu Z, Jiang C, et al. Endovascular treatment accounts for a change in brain arteriovenous malformation natural history risk. Interv Neuroradiol. 2010;16(2):127–32.

31. Natarajan SK, Born D, Ghodke B, Britz GW, Sekhar LN. Histopathological changes in brain arteriovenous malformations after embolization using Onyx or N-butyl cyanoacrylate. Laboratory investigation. J Neurosurg. 2009;111(1):105–13.

32. Panagiotopoulos V, Gizewski E, Asgari S, Regel J, Forsting M, Wanke I. Embolization of intracranial arteriovenous malformations with ethylene-vinyl alcohol copolymer (onyx). AJNR Am J Neuroradiol. 2009;30(1):99–106.

33. Stefani MA, Porter PJ, terBrugge KG, Montanera W, Willinsky RA, Wallace MC. Large and deep brain arteriovenous malformations are associated with risk of future hemorrhage. Stroke. 2002;33(5):1220–4.

34. van Rooij WJ, Sluzewski M, Beute GN. Brain AVM embolization with onyx. AJNR Am J Neuroradiol. 2007;28(1):172–7. Discussion 178.

35. Weber W, Kis B, Siekmann R, Kuehne D. Endovascular treatment of intracranial arteriovenous malformations with onyx: technical aspects. AJNR Am J Neuroradiol. 2007;28(2):371–7.

36. Halbach VV, Higashida RT, Dowd CF, Barnwell SL, Hieshima GB. Management of vascular perforations that occur during neurointerventional procedures. AJNR Am J Neuroradiol. 1991;12(2):319–27.

37. Sinha PK, Neema PK, Rathod RC. Anesthesia and intracranial arteriovenous malformation. Neurol India. 2004;52(2):163–70.

38. al-Rodhan NR, Sundt TM Jr, Piepgras DG, Nichols DA, Rufenacht D, Stevens LN. Occlusive hyperemia: a theory for the hemodynamic complications following resection of intracerebral arteriovenous malformations. J Neurosurg. 1993;78(2):167–75.

39. Miyasaka Y, Yada K, Ohwada T, et al. Hemorrhagic venous infarction after excision of an arteriovenous malformation: case report. Neurosurgery. 1991;29(2):265–8.

40. Nornes H, Grip A. Hemodynamic aspects of cerebral arteriovenous malformations. J Neurosurg. 1980;53(4):456–64.

41. Wilson CB, Hieshima G. Occlusive hyperemia: a new way to think about an old problem. J Neurosurg. 1993;78(2):165–6.

42. Barnett GH, Little JR, Ebrahim ZY, Jones SC, Friel HT. Cerebral circulation during arteriovenous malformation operation. Neurosurgery. 1987;20(6):836–42.

43. Day AL, Friedman WA, Sypert GW, Mickle JP. Successful treatment of the normal perfusion pressure breakthrough syndrome. Neurosurgery. 1982;11(5):625–30.

44. Leblanc R, Little JR. Hemodynamics of arteriovenous malformations. Clin Neurosurg. 1990;36:299–317.

45. Nagao S, Ueta K, Mino S, et al. Monitoring of cortical blood flow during excision of arteriovenous malformation by thermal diffusion method. Surg Neurol. 1989;32(2):137–43.

46. Spetzler RF, Wilson CB, Weinstein P, Mehdorn M, Townsend J, Telles D. Normal perfusion pressure breakthrough theory. Clin Neurosurg. 1978;25:651–72.

47. Albert P. Personal experience in the treatment of 178 cases of arteriovenous malformations of the brain. Acta Neurochir. 1982;61(1–3):207–26.

48. Albert P, Salgado H, Polaina M, Trujillo F, Ponce de Leon A, Durand F. A study on the venous drainage of 150 cerebral arteriovenous malformations as related to haemorrhagic risks and size of the lesion. Acta Neurochir. 1990;103(1–2):30–4.

49. Alexander MD, Cooke DL, Hallam DK, Kim H, Hetts SW, Ghodke BV. Less can be more: targeted embolization of aneurysms associated with arteriovenous malformations unsuitable for surgical resection. Interv Neuroradiol. 2016;22(4):445–51.

50. Bai J, Dou CW, Wang YJ, et al. Correlations of angio-architectural factors with cerebral arteriovenous malformation hemorrhage. Natl Med J China. 2012;92(31):2202–4.

51. Beltramello A, Ricciardi GK, Piovan E, et al. Operative classification of brain arteriovenous malformation. Part two: validation. Interv Neuroradiol. 2009;15(3):266–74.

52. Cellerini M, Mangiafico S, Villa G, et al. Cerebral microarteriovenous malformations: diagnostic and therapeutic features in a series of patients. Am J Neuroradiol. 2002;23(6):945–52.

53. Dos Santos MLT, Demartini Z Jr, Matos LAD, et al. Angioarchitecture and clinical presentation of brain arteriovenous malformations. Arq Neuropsiquiatr. 2009;67(2 A):316–21.

54. Duong DH, Young WL, Vang MC, et al. Feeding artery pressure and venous drainage pattern are primary determinants of hemorrhage from cerebral arteriovenous malformations. Stroke. 1998;29(6):1167–76.

55. Hsieh SC, Liu HM. Angioarchitecture in predicting the bleeding risk of cerebral arteriovenous malformations. Chin J Radiol. 1999;24(6):223–6.

56. Ji Y, Ding X, Wang ZG. Analysis of relevant factors of cerebral arteriovenous malformation with hemorrhage. Natl Med J China. 2012;92(35):2488–90.

57. Kader A, Young WL, Pile-Spellman J, et al. The influence of hemodynamic and anatomic factors on hemorrhage from cerebral arteriovenous malformations. Neurosurgery. 1994;34(5):801–8.

58. Kandai S, Abdullah MS, Naing NN. Angioarchitecture of brain arteriovenous malformations and the risk of bleeding: an analysis of patients in northeastern Malaysia. Malays J Med Sci. 2010;17(1):44–8.

59. Khaw AV, Mohr JP, Sciacca RR, et al. Association of infratentorial brain arteriovenous malformations with hemorrhage at initial presentation. Stroke. 2004;35(3):660–3.

60. Kubalek R, Moghtaderi A, Klisch J, Berlis A, Quiske A, Schumacher M. Cerebral arteriovenous malformations: influence of angioarchitecture on bleeding risk. Acta Neurochir. 2003;145(12):1045–52.

61. Kubalek R, Yin L, Fronhöfer G, Schumacher M. Cerebral arterio-venous malformations: correlation between the angioarchitecture and the bleeding risk. Arteriovenöse malformationen des gehirns: Einflüsse der angioarchitektur auf das blutungsrisiko. 2001;11(2):97–104.

62. Langer DJ, Lasner TM, Hurst RW, Flamm ES, Zager EL, King JT Jr. Hypertension, small size, and deep venous drainage are associated with risk of hemorrhagic presentation of cerebral arteriovenous malformations. Neurosurgery. 1998;42(3):481–9.

63. Lv X, Wu Z, Jiang C, et al. Angioarchitectural characteristics of brain arteriovenous malformations with and without hemorrhage. World Neurosurg. 2011;76(1–2):95–9.

64. Marks MP, Lane B, Steinberg GK, Chang PJ. Hemorrhage in intracerebral arteriovenous malformations: angiographic determinants. Radiology. 1990;176(3):807–13.

65. Mast H, Young WL, Koennecke HC, et al. Risk of spontaneous haemorrhage after diagnosis of cerebral arteriovenous malformation. Lancet. 1997;350(9084):1065–8.

66. Miyasaka Y, Kurata A, Irikura K, Tanaka R, Fujii K. The influence of vascular pressure and angiographic characteristics on haemorrhage from arteriovenous malformations. Acta Neurochir. 2000;142(1):39–43.

67. Miyasaka Y, Tanaka R, Kurata A, et al. The factors influencing haematoma volume due to arteriovenous malformations. Acta Neurochir. 1999;141(4):385–8.

68. Miyasaka Y, Yada K, Ohwada T, Kitahara T, Kurata A, Irikura K. An analysis of the venous drainage system as a factor in hemorrhage from arteriovenous malformations. J Neurosurg. 1992;76(2):239–43.

69. Nataf F, Meder JF, Roux FX, et al. Angioarchitecture associated with haemorrhage in cerebral arteriovenous malformations: a prognostic statistical model. Neuroradiology. 1997;39(1):52–8.

70. Niu H, Cao Y, Wang X, et al. Relationships between hemorrhage, angioarchitectural factors and collagen of arteriovenous malformations. Neurosci Bull. 2012;28(5):595–05.

71. Pasqualin A. Natural history of cerebral AVM. Epidemiologia e storia naturale delle MAV cerebrali. 2002;15(1):29–40.

72. Pasqualin A, Barone G, Cioffi F, Rosta L, Scienza R, Da Pian R. The relevance of anatomic and hemodynamic factors to a classification of cerebral arteriovenous malformations. Neurosurgery. 1991;28(3):370–9.

73. Pollock BE, Flickinger JC. A proposed radiosurgery-based grading system for arteriovenous malformations. J Neurosurg. 2002;96(1):79–85.

74. Pollock BE, Flickinger JC, Lunsford LD, Bissonette DJ, Kondziolka D. Factors that predict the bleeding risk of cerebral arteriovenous malformations. Stroke. 1996;27(1):1–6.

75. Spears J, TerBrugge KG, Moosavian M, et al. A discriminative prediction model of neurological outcome for patients undergoing surgery of brain arteriovenous malformations. Stroke. 2006;37(6):1457–64.

76. Stapf C, Mast H, Sciacca RR, et al. Predictors of hemorrhage in patients with untreated brain arteriovenous malformation. Neurology. 2006;66(9):1350–5.

77. Stefani MA, Porter PJ, TerBrugge KG, Montanera W, Willinsky RA, Wallace MC. Angioarchitectural factors present in brain arteriovenous malformations associated with hemorrhagic presentation. Stroke. 2002;33(4):920–4.

78. Stiver SI, Ogilvy CS. Micro-arteriovenous malformations: significant hemorrhage from small arteriovenous shunts. Neurosurgery. 2000;46(4):811–9.

79. Vinuela F, Nombela L, Roach MR, Fox AJ, Pelz DM. Stenotic and occlusive disease of the venous drainage system of deep brain AVM's. J Neurosurg. 1985;63(2):180–4.

80. Yamada S, Takagi Y, Nozaki K, Kikuta KI, Hashimoto N. Risk factors for subsequent hemorrhage in patients with cerebral arteriovenous malformations. J Neurosurg. 2007;107(5):965–72.

81. Inci S, Ozcan OE, Benli K, Saatci I. Microsurgical removal of a free segment of microcatheter in the anterior circulation as a complication of embolization. Surg Neurol. 1996;46(6):562–6. Discussion 566–567.

82. Kallmes DF, McGraw JK, Evans AJ, et al. Thrombogenicity of hydrophilic and nonhydrophilic microcatheters and guiding catheters. AJNR Am J Neuroradiol. 1997;18(7):1243–51.

83. Partington CR, Graves VB, Rufenacht DA, et al. Biocompatibility of 1-French polyethylene catheters used in interventional neuroradiology procedures: a study with rats and dogs. AJNR Am J Neuroradiol. 1990;11(5):881–5.

84. Smith TP, Graves VB, Halbach VV, et al. Microcatheter retrieval device for intravascular foreign body removal. AJNR Am J Neuroradiol. 1993;14(4):809–11.

85. Altschul D, Paramasivam S, Ortega-Gutierrez S, Fifi JT, Berenstein A. Safety and efficacy using a detachable tip microcatheter in the embolization of pediatric arteriovenous malformations. Childs Nerv Syst. 2014;30(6):1099–107.

86. Paramasivam S, Altschul D, Ortega-Gutiarrez S, Fifi J, Berenstein A. N-butyl cyanoacrylate embolization using a detachable tip microcatheter: initial experience. J Neurointerv Surg. 2015;7(6):458–61.

87. Berthelsen B, Lofgren J, Svendsen P. Embolization of cerebral arteriovenous malformations with bucrylate. Experience in a first series of 29 patients. Acta Radiol. 1990;31(1):13–21.

88. Biondi A, Le Jean L, Capelle L, Duffau H, Marsault C. Fatal hemorrhagic complication following endovascular treatment of a cerebral arteriovenous malformation. Case report and review of the literature. J Neuroradiol. 2006;33(2):96–104.

89. Goto K, Uda K, Ogata N. Embolization of cerebral arteriovenous malformations (AVMs)—material selection, improved technique, and tactics in the initial therapy of cerebral AVMs. Neurol Med Chir (Tokyo). 1998;38(Suppl):193–9.

90. Inagawa S, Isoda H, Kougo H, Isogais S, Sakahara H. In-vitro simulation of NBCA embolization for arteriovenous malformation. Interv Neuroradiol. 2003;9(4):351–8.

91. Pile-Spellman J, Young WL, Joshi S, et al. Adenosine-induced cardiac pause for endovascular embolization of cerebral arteriovenous malformations: technical case report. Neurosurgery. 1999;44(4):881–6. Discussion 886–887.

92. Suh DC, Kim JH, Lee MS, et al. Penetration difference of n-butyl2-cyanoacrylate into the nidus in the embolisation of brain arteriovenous malformation. Interv Neuroradiol. 1998;4(1):63–74.

93. Tamatani S, Ito Y, Koike T, et al. Efficacy of diluted NBCA mixture for embolization of arteriovenous malformations. Interv Neuroradiol. 1999;5(Suppl 1):161–5.

94. Tamatani S, Koike T, Ito Y, Tanaka R. Embolization of arteriovenous malformation with diluted mixture of NBCA. Interv Neuroradiol. 2000;6(Suppl 1):187–90.

95. Goto K, Uda K, Ogata N. Improved technique for liquid embolization of cerebral arteriovenous malformation: catheter-tip position and flow control. J Clin Neurosci. 1998;5(Suppl): 91–4.

96. Deruty R, Pelissou-Guyotat I, Mottolese C, et al. [Therapeutic risk in multidisciplinary approach of cerebral arteriovenous malformations]. Neurochirurgie. 1996;42(1):35–43.

97. Fahed R, Clarencon F, Sourour NA, et al. Rescue N-butyl-2 cyanoacrylate embolectomy using a Solitaire FR device after venous glue migration during arteriovenous malformation embolization: technical note. J Neurosurg. 2016;125(1):173–6.

98. Hademenos GJ, Massoud TF. Risk of intracranial arteriovenous malformation rupture due to venous drainage impairment a theoretical analysis. Stroke. 1996;27(6):1072–83.

99. Hademenos GJ, Massoud TF. An electrical network model of intracranial arteriovenous malformations: analysis of variations in hemodynamic and biophysical parameters. Neurol Res. 1996;18(6):575–89.

100. Hademenos GJ, Massoud TF, Viñuela F. A biomathematical model of intracranial arteriovenous malformations based on electrical network analysis: theory and hemodynamics. Neurosurgery. 1996;38(5):1005–15.

101. Miyasaka Y, Kurata A, Tokiwa K, Tanaka R, Yada K, Ohwada T. Draining vein pressure increases and hemorrhage in patients with arteriovenous malformation. Stroke. 1994;25(2):504–7.

102. Norbash AM, Marks MP, Lane B. Correlation of pressure measurements with angiographic characteristics predisposing to hemorrhage and steal in cerebral arteriovenous malformations. Am J Neuroradiol. 1994;15(5):809–13.

103. Young WL, Kader A, Pile-Spellman J, et al. Arteriovenous malformation draining vein physiology and determinants of transnidal pressure gradients. Neurosurgery. 1994;35(3):389–96.

104. Willinsky R, Lasjaunias P, Terbrugge K, Pruvost P. Brain arteriovenous malformations: analysis of the angio-architecture in relationship to hemorrhage (based on 152 patients explored and/or treated at the hospital de Bicetre between 1981 and 1986). J Neuroradiol. 1988;15(3):225–37. MALFORMATIONS ARTERIO-VEINEUSES CEREBRALES. ANALYSE DE L'ANGIO-ARCHITECTURE CHEZ DES PATIENTS AYANT PRESENTE UN ACCIDENT HEMORRAGIQUE. REVUE DE 152 MALADES EXPLORES OU TRAITES A L'HOPITAL DE BICETRE ENTRE 1981 ET 1986.

105. Geibprasert S, Pongpech S, Jiarakongmun P, Shroff MM, Armstrong DC, Krings T. Radiologic assessment of brain arteriovenous malformations: what clinicians need to know. Radiographics. 2010;30(2):483–501.

106. Lasjaunias P, Manelfe C, Terbrugge K, Lopez Ibor L. Endovascular treatment of cerebral arteriovenous malformations. Neurosurg Rev. 1986;9(4):265–75.

107. Mansmann U, Meisel J, Brock M, Rodesch G, Alvarez H, Lasjaunias P. Factors associated with intracranial hemorrhage in cases of cerebral arteriovenous malformation. Neurosurgery. 2000;46(2):272–81.

108. Turjman F, Massoud TF, Sayre JW, Vinuela F, Guglielmi G, Duckwiler G. Epilepsy associated with cerebral arteriovenous malformations: a multivariate analysis of angioarchitectural characteristics. Am J Neuroradiol. 1995;16(2):345–50.

109. Batjer HH, Devous MD Sr. The use of acetazolamide-enhanced regional cerebral blood flow measurement to predict risk to arteriovenous malformation patients. Neurosurgery. 1992;31(2):213–7. Discussion 217–218.

110. Hassler W, Steinmetz H. Cerebral hemodynamics in angioma patients: an intraoperative study. J Neurosurg. 1987;67(6):822–31.

111. Merland JJ, Rufenacht D, Laurent A, Guimaraens L. Endovascular treatment with isobutyl cyano acrylate in patients with arteriovenous malformation of the brain. Indications, results and complications. Acta Radiolog Suppl. 1986;369:621–2.

112. Morgan MK, Sundt TM Jr. The case against staged operative resection of cerebral arteriovenous malformations. Neurosurgery. 1989;25(3):429–35. Discussion 435–426.

113. Vinters HV, Lundie MJ, Kaufmann JC. Long-term pathological follow-up of cerebral arteriovenous malformations treated by embolization with bucrylate. N Engl J Med. 1986;314(8):477–83.

114. Young WL, Kader A, Prohovnik I, et al. Pressure autoregulation is intact after arteriovenous malformation resection. Neurosurgery. 1993;32(4):491–6. Discussion 496–497.

115. Young WL, Prohovnik I, Ornstein E, et al. The effect of arteriovenous malformation resection on cerebrovascular reactivity to carbon dioxide. Neurosurgery. 1990;27(2):257–66. Discussion 266–257.

116. Alexander MJ, Tolbert ME. Targeting cerebral arteriovenous malformations for minimally invasive therapy. Neurosurgery. 2006;59(5 Suppl 3):S178–83. Discussion S173–113.

117. Krings T, Hans FJ, Geibprasert S, Terbrugge K. Partial "targeted" embolisation of brain arteriovenous malformations. Eur Radiol. 2010;20(11):2723–31.

118. Le Feuvre D, Taylor A. Target embolization of AVMs: identification of sites and results of treatment. Interv Neuroradiol. 2007;13(4):389–94.

119. Settecase F, Hetts SW, Nicholson AD, et al. Superselective intra-arterial ethanol sclerotherapy of feeding artery and nidal aneurysms in ruptured cerebral arteriovenous malformations. AJNR Am J Neuroradiol. 2016;37(4):692–7.

120. Heidenreich JO, Hartlieb S, Stendel R, et al. Bleeding complications after endovascular therapy of cerebral arteriovenous malformations. AJNR Am J Neuroradiol. 2006;27(2):313–6.

121. Morgan MK, Johnston IH, Hallinan JM, Weber NC. Complications of surgery for arteriovenous malformations of the brain. J Neurosurg. 1993;78(2):176–82.

122. Young WL, Pile-Spellman J. Anesthetic considerations for interventional neuroradiology. Anesthesiology. 1994;80(2):427–56.

123. Mourier KL, Bellec C, Lot G, et al. Pyogenic parenchymatous and nidus infection after embolization of an arteriovenous malformation. An unusual complication. Case report. Acta Neurochir. 1993;122(1–2):130–3.

124. Sharma A, Jagetia A, Loomba P, Singh D, Tandon M. Delayed brain abscess after embolization of arterio-venous malformation: report of two cases and review of literature. Neurol India. 2011;59(4):620–3.

125. Ito M, Sonokawa T, Mishina H, Iizuka Y, Sato K. Disrupted and migrated microcatheter in the vertebrobasilar artery system in endovascular embolization of cerebellar AVM: failure of endovascular and microneurosurgical retrieval. J Clin Neurosci. 1998;5(Suppl):49–53.

126. Bingol H, Sirin G, Akay HT, Iyem H, Demirkilic U, Tatar H. Management of a retained cath-

eter in an arteriovenous malformation. Case report. J Neurosurg. 2007;106(3):481–3.

127. Li T, Duan C, Wang Q, et al. Endovascular embolization of cerebral arteriovenous malformation. Zhonghua Yi Xue Za Zhi. 2002;82(10):654–6.

128. Li TL, Fang B, He XY, et al. Complication analysis of 469 brain arteriovenous malformations treated with N-butyl cyanoacrylate. Interv Neuroradiol. 2005;11(2):141–8.

129. Hetts S, Werne A, Hieshima GB. ...and do no harm. AJNR Am J Neuroradiol. 1995;16(1):1–5.

第 24 章 乙烯 - 乙烯醇共聚物血管内治疗动静脉畸形

Bruno C. Flores, Bradley A. Gross, and Felipe C. Albuquerque

缩略词

ACA	anterior cerebral artery	大脑前动脉
AVM	arteriovenous malformation	动静脉畸形
DMSO	dimethyl sulfoxide	二甲基亚砜
EVOH	ethylene vinyl alcohol copolymer	乙烯 - 乙烯醇共聚物
LES	liquid embolic system	液体栓塞系统
MCA	middle cerebral artery	大脑中动脉
NBCA	N-butyl cyanoacrylate	氰基丙烯酸正丁酯
PCA	posterior cerebral artery	大脑后动脉

使用乙烯 - 乙烯醇共聚物血管内治疗动静脉畸形（AVM 破裂）核对表

必备的设备、器械和药品	手术步骤
放射技师	监测
• Onyx 18, Onyx 34	• 影像学提示外渗
• NBCA	• 微导管位置偏移
• 旋转止血阀和附属管路	• 血流动力学变化（例如高血压，心动过缓）
• 用于双侧经股动脉入路的附属管路和鞘	• 远侧 Onyx 逸出 AVM 巢
• DynaCT	• 早期的 Onyx 逸出引起静脉流出阻塞
• EVD 套件	发起并参与
• 球囊闭塞导管	• 提醒整个团队
护理	• 立即进行肝素逆转
• 甘露醇	• 勿移除微导管
• 鱼精蛋白	• 确定是否需要球囊或其他材料
• 肝素盐水	• 麻醉:获得生命体征
• 抗惊厥药	• 麻醉:寻求更多帮助
• 工作人员联系号码	• 要求护理人员和技术人员提供其他帮助
麻醉	• 技术人员根据需求打开其他栓塞材料
• ICP 压力监测设备	补救
• 严格的血压控制	• 使用 Onyx 迅速将供血血管或病灶闭塞（可以考虑 NBCA）
• 鱼精蛋白	

续表

必备的设备、器械和药品	手术步骤
神经介入医师 　• 同轴与三轴系统（中间导管） 　• 选择微导管（例如，可拆卸的尖端，导流与线控） 　• 选择栓塞剂（Onyx 18, Onyx 34） 　• 封堵和前推技术 神经外科医师 　• EVD 套件 　• 手术室电话号码	• 暂时性气球闭塞 • 使用微导管检查造影剂外渗 • 术中 CT 评估 ICH 大小 • 根据需要进行其他成像 • EVD（根据需要）

EVD，脑室外引流；ICP，颅内压；ICH，脑出血。

使用乙烯 - 乙烯醇共聚物血管内治疗动静脉畸形（留管）核对表

所需材料	治疗过程
放射技师 　• Onyx 18 　• Onyx 34 　• 准备好对侧经股动脉入路套件 　• DynaCT 　• EVD 套件 护理 　• 甘露醇 　• 鱼精蛋白 　• 肝素盐水 　• 抗惊厥药 　• 工作人员联系号码 麻醉 　• ICP 压力监测设备 　• 严格的血压控制 　• 鱼精蛋白 神经介入医师 　• 同轴与三轴系统（中间导管） 　• 选择微导管（例如，可拆卸的尖端，导流与线控） 　• 选择栓塞剂（Onyx 18, Onyx 34） 　• 封堵和前推技术 　• 连续监测 Onyx 反流程度 神经外科医师 　• EVD 套件 　• 手术室电话号码	监测 　• Onyx 反流 　• 回拉微导管将张力传递给已铸型的 Onyx 　• 回拉微导管引起血流动力学改变 　• 微导管位置稳定 发起并参与 　• 提醒整个团队 　• 不要拉微导管 　• 血管造影以确认术中无破裂或造影剂外渗 　• 麻醉:生命体征 　• 在重复尝试从 Onyx 铸型撤回导管之前,请往微导管注入少量的 DMSO 补救 　• 如果没有出血,请勿逆转全身性肝素化 　• 获得对侧通路以进行诊断性血管造影 　• 切割微导管 hub 并撤回同轴系统,将微导管留在原处 　• 切开与皮肤齐平的微导管并掩埋近端 　• 考虑在超活动部分（ICA,CCA,CFA）置入支架 　• 开始抗血小板治疗

CCA，颈总动脉； CFA，股总动脉；EVD 脑室外引流； ICA 颈内动脉；ICP 颅内压。

避免并发症流程图

并发症类型	发生原因	补救措施	策略
无法到达 AVM	同轴支撑不足		• 术前充分选择血管内器具 • 使用长鞘(45~65cm) • 三轴系统(导引导管,中间导管,微导管)
颅内出血	血管穿孔	• 用鱼精蛋白逆转肝素化 • 勿从穿孔部位取出微导管 • 穿孔部位或主干血管的 Onyx 栓塞 • 使用球囊闭塞导管进行临时阻断[例如:HyperForm 或 Hyper-Glide(Covidien),Scepter XC(MicroVention)]	• 随时随地进行双 C 导航 • 精心选择微导管或微导丝组合 • 导丝辅助超选与顺血流漂浮超选 • 四手技术用于微导管超选
	AVM 破裂(术后)	• 用鱼精蛋白逆转肝素化 • 插管(如果需要) • 避免低血压 • 放置脑室外引流(监测颅内压) • 头部 CT • 通过动态影像检查进行密切观察(如果神经系统检查稳定) • 紧急手术清除血肿,必要时同时行 AVM 切除	• 限制每次病变栓塞百分比(<50%) • 避免远端 Onyx 流至引流静脉 • 避免在单次治疗中通过多个不同的动脉端进行栓塞(AVM 血流动力学改变) • 严格控制血压(通常收缩压 <100~110mmHg)
	器具相关的血栓栓塞	• 全身抗凝 • 药物溶栓(血管内) • 血管内机械取栓术(抽吸 ± 支架取出器)	• 细心地对所有导管进行连续肝素盐水冲洗 • 全身肝素化 • 双重冲洗技术(导引导管、造影导管、中间导管)
缺血梗死	栓塞相关	• 适当升高血压 • 调整微导管位置 • 超选其他供血动脉(如果继续栓塞)	• 术前脑部功能性 MRI • 微导管到位 • 不要通过过路动脉栓塞 • 术中神经生理监测(插管,睡眠患者) • 栓塞术前巴比妥钠微导管激发试验 • 避免 Onyx 在微导管上大量反流 • 深入了解和连续监测位于 AVM 附近的正常实质供体

并发症	发生原因	补救措施	避免方法
微导管留管	微导管包埋在 Onyx 铸型内	• 微导管移除时余负压抽吸 • 在几分钟内柔和而连续地回撤微导管 • 推拉技术 • 在经股动脉进入部位剪断微导管 • 抗血小板治疗	• 适当的栓塞推送技术 • 压力锅技术 • 微导管移除期间负压抽吸 • 几分钟内柔和而连续地回撤微导管 • 避免 Onyx 在微导管内大量反流 • 使用尖端可解脱的微导管

引言

在过去 20 年中,血管内栓塞术已成为多学科联合治疗颅内动静脉畸形(AVM)的基本组成部分。液体栓塞剂的应用是 AVM 的血管内治疗进展的里程碑。液体栓塞剂能够在血管内凝固,因此可以通过小型微导管输送[1]。其中两种液体栓塞剂,包括氰基丙烯酸正丁酯(NBCA)和乙烯 - 乙烯醇共聚物(EVOH),革新了颅内 AVM 的血管内治疗的方法。第 28 章介绍了使用 NBCA 来治疗 AVM 的适应证和相关技术。本章的目的是描述使用 EVOH 进行颅内 AVM 血管内治疗的相关技术和注意事项。

历史背景

1990 年,日本京都大学的 Taki 及其同事[2]首次描述了将 EVOH 用于 AVM 的栓塞。开发该产品是为了克服使用 2- 氰基丙烯酸异丁酯和 NBCA 进行 AVM 栓塞时存在的缺陷,包括过快的聚合速度、较长的学习曲线和不可预测的栓塞形态,并且经常发生微导管留管或需要在治疗过程中频繁更换微导管。最初严重的血管毒性归因于 EVOH 溶剂[二甲基亚砜(DMSO)]的使用。Murayama 等[3]证实与动脉壁的接触时间以及 DMSO 的用量是影响 DMSO 血管毒性的两个最重要因素。自此,DMSO 的血管毒性现象大大减少。

Onyx 液体栓塞系统(LES)(Covidien / Medtronic, plc, Dublin, Ireland)属于非黏性栓塞材料,市场上存在三种型号:Onyx 18,Onyx 20(Onyx 20 在撰写本文时尚未批准在美国使用)以及 Onyx 34。1999 年即获得欧洲(CE)批准用于 AVM 的治疗。2005 年,Onyx 18 和 Onyx 34 获得美国食品药品监督管理局(FDA)的批准。自最早由 Taki 等[2]报道以来,该产品的主要变化是用钽粉替代了甲硝酰胺作为不透射线的对比剂。

Onyx 特性

OnyxLES 由三部分组成:
- EVOH:实际发挥作用的栓塞材料
- DMSO:EVOH 液体输送的溶剂
- 钽粉:用于射线可视化

EVOH 由 48mol / L 的乙烯和 52mol / L 的乙烯醇形成。将该聚合物溶于 DMSO,并以三种市售浓度制备:
- Onyx 6%(6% 共聚物,94%DMSO)
- Onyx 6.5%(6.5% 共聚物,93.5%DMSO)
- Onyx 8%(8% 共聚物,92%DMSO)

Onyx LES 储存在即用型的小瓶中。每个套件包含 1 个 1.5ml 的 Onyx 18 或 Onyx 34 小瓶、一个 1.5ml 的 DMSO 小瓶和 3 支 1ml 注射器(2 支白色用于装载 Onyx,1 支黄色用于装载 DMSO)。钽粉被添加到 Onyx 内以增强不透射线性。因此,在注射前必须将 Onyx 振荡至少 20 分钟,以使混合物达到均匀的不透射线性,并且必须将小瓶置于振荡器上,直到注射时为止[4,5]。当 Onyx 与水溶液(例如血液)接触时,DMSO 的弥散会引发共聚物的沉淀[5,6]。

程序概述

程序和栓塞系统

　　在 Barrow 神经病学研究所,所有的神经介入手术均在气管插管麻醉条件下开展,并进行神经生理学监测(幕上病变行体感诱发电位和脑电图检查,幕下病变还需增加脑干听觉诱发检查)。所有患者均行全身性肝素化,但对于出血性 AVM 患者应谨慎。同时严格避免高血压。除非有明确的禁忌证,否则使用标准的 Seldinger 穿刺法和同轴技术建立经股动脉血管内通路。在老年或主动脉弓扭曲的患者中,通常使用长鞘(45~65cm)来提高系统近端的稳定性。所有操作均通过三轴支撑系统,该系统包括 6F 或 8F 鞘(后者适合于需要较大的中间导管的患者),导引导管(通常置于颈总颈内动脉远端或椎动脉的 V2~V3 交界处)和中间导管(根据需要置于 A1、M1 和 P1~P2 交界处或远侧 V4)。三轴系统能够方便进行多支的栓塞以及处理各类罕见并发症(例如血管破裂)。该系统还可以在栓塞后方便地进行血管造影。我们近期的报道显示每次操作平均栓塞 3.2 支,平均每例 1、2 次操作[7]。

　　兼容 DMSO 的漂浮导管或导丝辅助微导管(表 24.1)。其中,头端可解脱的微导管对 AVM 的血管内栓塞产生了巨大影响。 2008 年其应用被首次报道[8]。 SONIC 微导管(Balt Extrusion,Montmorency,France)有两种不同的直径(1.2F 和 1.5F),并且具有三种不同的可解脱尖端长度(15mm、25mm 和 35mm)。它可以用作漂浮导管,也可以用导丝引导,并且与 Onyx 和 NBCA 兼容。 从远端到近端共有 3 个不透射线的标记,包括最远端头端,解脱点以及最大反流点[9]。

　　2014 年 5 月,Apollo(Covidien / Medtronic,plc)成为首个获得 FDA 批准的可解脱微导管,可用于 Onyx 进行 AVM 血管内栓塞。目前有关其应用的报道较少[10-13]。在本文撰写时,由美国国立卫生研究院赞助的上市后安全性研究仍在进行中(ClinicalTrials.gov NCT02378883)。Apollo 微导管近端为具有结构支撑作用的不锈钢线圈,远端为具有高抗扭

表 24.1　DMSO 相容微导管

生产者	微导管
Balt Extrusion	SONIC[a]
Boston Scientific Corp.	Renegade HI-FLO Fathom
	Direxion
	Direxion HI-FLO
ev3/Covidien/Medtronic,plc	Apollo[a]
	Marathon
	UltraFlow
	Echelon
	Rebar
MicroVention,Inc.	Headway Duo
Stryker Neurovascular	Excelsior XT-17

结性的镍钛合金。头端可解脱长度为 15mm 或 30mm。导管近端直径为典型的 2.7F，远端外径为 1.5F，内径为 0.33mm，总长度为 165cm。 微导管具有两个不透射线标记，分别在微导管尖端和解脱点。

术前超选择性血管造影

栓塞之前应使用微导管造影评估软膜血管以及过路供血情况，并测量动静脉瘘的血流速度。理想情况下，血管造影视图应使微导管头端和 AVM 病灶的重叠最小，并且应允许术者判断 AVM 病灶的弥散程度和栓塞剂的反流。仔细检查引流静脉的位置，以明确所需栓塞剂弥散的最大点。在高流量分流和 / 或紧邻 AVM 畸形团的情况下，可以使用 NBCA 而非 Onyx。在高流量 AVM 中，可以使用球囊微导管，在栓塞时将球囊临时充盈；如果血管较粗则可能需要在打胶之前填塞弹簧圈以阻断血流。

微导管的准备

在微导管头端到达目标位置后需要进行超选造影以确认头端位置以及病灶血流构筑学。在注射前从振荡器中取出 Onyx，然后按照标准规程准备微导管：①将微导管用 5 ~ 10ml 不含肝素的生理盐水冲洗；②微导管的死腔内充满 DMSO；③将 Onyx 抽取到 1ml 注射器中，注射器最好垂直放置，在接入时尖端朝下，之后立即旋转 180°，使其尖端朝上，直接开始注射。这样做能确保 DMSO 与微导管内部的 Onyx 之间形成明显分界；④在 90 ~ 120 秒内缓慢注入 Onyx，以从微导管死腔中置换出 DMSO；最后几秒钟应在透视下进行，确保能够准确观察到栓塞开始。

Plug-Push 技术

注射 Onyx 的第一步是在微导管周围产生一个"Onyx 胶团"。 该部分 Onyx 会在畸形团内产生压力梯度，并通过将 Onyx "推"到畸形团中的更远位置来维持。通过这种所谓的"Plug-Push"（推塞）技术，栓塞剂在自由流动条件下弥散，并以顺行方向填充畸形团。Onyx 随后会反流到靠近微导管头端的供血动脉内 [6]。 之后该过程应中断 30 ~ 120 秒以使 Onyx 铸型。 Onyx 在注射和暂停间隔后继续应用，整个推 - 停过程不应超过 2 ~ 3 分钟，以防 Onyx 凝固导致微导管头端阻塞。

经过多轮注射、反流和等待之后，在微导管的头端可形成了长达 1.0 ~ 1.5cm 的反流 [14]。 Onyx 反流铸型距离微导管尖端不应超过 1.5 ~ 2.0cm（以避免微导管拔管困难），并且应努力避免邻近动脉分支误栓塞。 如注胶过程中遇到以下问题应当立即停止注胶栓塞：①超过了最大的反流安全距离；② Onyx 注射的阻力增加且没有明显的 Onyx 前向移动；③引流静脉造影不显影（图 24.1 和 24.2）。

注射结束时，注射器保持负压撤出微导管。微导管回撤困难可能与较多的 Onyx 反流有关，然而沿血管相对平直段的反流通常拔管容易成功，而围绕弯曲血管的反流可能更加困难和危险。

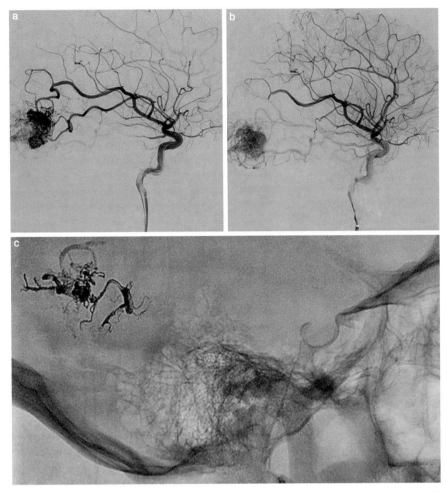

图 24.1　头痛和视力检查后诊断为未破裂的颞枕叶动静脉畸形（AVM），I 期血管内 Onyx 栓塞。（a）颈内动脉选择性脑血管造影（侧位图）显示畸形团，由大脑中动脉（MCA）下干的两个分支供血。（b）在第一次使用 MCA 分支超选和 Onyx 栓塞后，体积减少了约 50%。需要注意的是第一次栓塞后大脑后动脉的供血更为明显了。（c）未减影的放大侧位图显示了完成第一阶段栓塞后的 Onyx 铸型范围（Used with permission from Barrow Neurological Institute, Phoenix, Arizona）

压力锅技术

通过使用压力锅技术可以有效避免反流，并且可以增加 Onyx 的渗透率[15]。该技术是使用NBCA在微导管头端和先前放置的DMSO兼容的微导管的解脱区之间制造栓塞塞子。该技术的主要优势在于它可以连续注入 Onyx 的同时避免反流。可解脱微导管置于供血动脉靠近瘘口处，第二根微导管使用 NBCA（或弹簧圈 +NBCA）粘在微导管的可解脱点远端。然后注胶微导管用于注射 Onyx。压力锅技术实施过程类似于"Plug-Push"技术，但是它可以快速、早期地弥散 Onyx，并通过 NBCA 塞子更好地控制反流。

双微导管技术

Lopes 等[16] 使用了双动脉导管技术增加 Onyx 在血管巢内弥散。在双侧经股动脉置

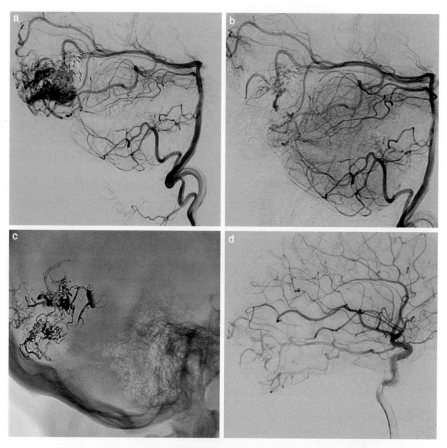

图 24.2　由于头痛和视力异常检查后检查诊断为未破裂的颞枕叶动静脉畸形（AVM）的 II 期血管内 Onyx 栓塞。（a）选择性椎动脉脑血管造影（侧位）显示残留的 AVM 病灶主要通过大脑后动脉（PCA）的远端分支供血。（b）在对三个远端 PCA 分支进行超选后，单次 Onyx 处理实现了 95% 的病灶栓塞，远端 P4 节段的仍有少量显影。（c）局部放大的侧位不减影图像显示了 Onyx 铸型。（d）患者随后在第二天早晨行 AVM 全切术（Used with permission from Barrow Neurological Institute, Phoenix, Arizona）

管后，将两根 Marathon（Covidien / Medtronic, plc）微导管超选到不同的血管区域或同一供血动脉分布的不同节段中。当 Onyx 在其中一个节段反流时可暂停注射并通过第二根微导管开始在新的区域注胶。为了防止 Onyx 阻塞栓塞导管，Lopes 等建议停止注射不应超过 2 分钟，这种方法目前未见相关并发症的报道。

栓塞后管理和随访

大多数患有 AVM 的患者在接受 1~2 次栓塞治疗后会进行手术切除或放射治疗。未完全栓塞的患者术后即刻需要在重症监护室进行严格监测，期间应严格控制血压（收缩压 100~120mmHg）。

避免并发症和处理

AVM 栓塞术引起的并发症可大致分为术前、术中和术后并发症。

术前并发症

术前对 AVM 解剖结构的充分了解对于血管内治疗的安全性至关重要。术前应明确 AVM 栓塞的目标靶位。选择适当的同轴系统可以避免术中不必要的风险以及减少辐射剂量，并可以最大限度地消除病灶。如前所述，只要 AVM 位于颅内循环的远端，则推荐使用带有中间导管的三轴系统。

作为 AVM 多学科治疗的重要组成部分，Onyx 栓塞术经常用作显微外科切除术的术前辅助。因此，AVM 体积减少的程度往往限制在 50% 以下（尤其是对于高 Spetzler-Martin 级别的病变）（图 24.3 ~ 24.5）。

血管损伤

术中并发症通常分为出血、缺血性两种。与导管相关的血管损伤很少见。最常见于微导管或微导丝操作期间，更确切地说是在微导管进入扭曲且易破的 AVM 供血动脉过程中。仔细选择血管内材料能够使这种风险最小化，但其中一些情况是由错误操作引起的，故推荐在双 C 路图指导下进行超选。"J 形"微导管可减少超选过程中穿支损伤，但通常不适合进入畸形血管。某些微导管[例如 Marathon、Magic（Balt Extrusion）、SONIC、Apollo]可以使用微导丝超选或漂浮超选技术，在最后超选血管至畸形巢接口处时特别有效。

当在路图上微导管位置发生无法解释的变化、血流动力学参数发生突然变化以及通过微导管或导引导管观察到造影剂外溢时，应怀疑有血管破裂出血。应立即静脉注射硫酸鱼精蛋白逆转肝素，记住不可马上回撤微导管。实际运用中，在需要撤回微导管时应输注少量 Onyx，其目的是通过液态栓塞剂封闭穿孔部位或供血血管本身。如果产生的外溢极少，供血动脉闭塞良好，并且血流动力学参数趋于稳定，则栓塞可以继续；否则应立即中止。

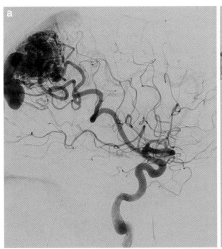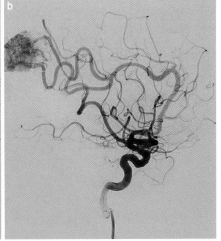

图 24.3　视力异常就诊后发现未破裂的顶叶动静脉畸形（AVM）的 I 期血管内栓塞。（a）术前选择性颈内动脉脑血管造影（侧位图）。请注意三支不同的大脑中动脉（MCA）终末分支供血，通过单个扩大的引流静脉向后上矢状窦引流。（b）在 Onyx 加 NBCA 通过 MCA 供血动脉的一次栓塞后，畸形血管巢体积减少了约 30%。并且通过初步栓塞后现可观察到远端扩张的大脑前动脉的内侧动脉供血（Used with permission from Barrow Neurological Institute, Phoenix, Arizona）

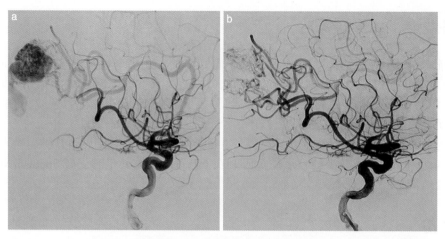

图 24.4　视力异常就诊后发现未破裂的顶叶动静脉畸形（AVM）的 Ⅱ 期血管内栓塞。（a）术前选择性颈内动脉脑血管造影（侧位图）显示，与第一阶段后栓塞后血管造影相比，畸形团充盈模式未改变。（b）Onyx 加 NBCA 栓塞两个单独的大脑前动脉（ACA）分支，畸形团总体积减少约 60%（Used with permission from Barrow Neurological Institute, Phoenix, Arizona）

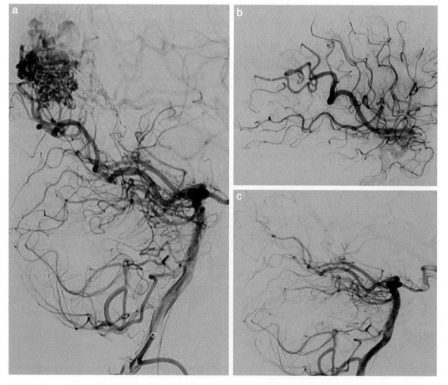

图 24.5　视力异常就诊后发现未破裂的顶叶动静脉畸形（AVM）的 Ⅲ 期血管内栓塞。（a）术前选择性椎动脉脑血管造影（侧位图）显示了通过远端大脑后动脉（PCA）供血的残留畸形团。通过 3 个 PCA 分支和最后一个大脑前动脉分支的 Onyx 栓塞使 AVM 的总体体积减少了约 70%。患者随后于第二天早晨接受手术并顺利全切血管畸形。（b,c）切除术后颈内动脉和椎动脉脑血管造影提示畸形消失（Used with permission from Barrow Neurological Institute, Phoenix, Arizona）

动静脉畸形破裂

在 10% ~ 20% 的 AVM 患者中可发现 AVM 血流相关性动脉瘤。对于 AVM 出血患者，应首先针对破裂病灶进行治疗[17]。对于未破裂 AVM 患者，AVM 和动脉瘤的治疗取决于动脉瘤的位置以及出血风险。考虑到导管相关损伤导致动脉瘤术中破裂的潜在风险，在超选包含血流相关性动脉瘤的供血动脉时应谨慎对待。在这种情况下，应在治疗 AVM 之前考虑治疗动脉瘤。

未完全栓塞的病灶出现 Onyx 移位并导致静脉流出道阻塞也与 AVM 破裂相关。AVM 血流动力学的快速变化也会导致这样的并发症，这是由于在一次治疗中病灶被过度栓塞所致[18]。仔细分析 AVM 病灶的血流动力学，合理选择 Onyx 栓塞的微导管头端位置，可以降低液体栓塞剂过快进入引流静脉的可能。即使对于以血管内治愈性栓塞为目的患者，每次通过 Onyx 栓塞减少 AVM 体积也应限制在一定的百分比。

缺血性梗死

缺血并发症可能是由于术中血栓栓塞或 Onyx 误栓塞引起的。用肝素化盐水持续冲洗所有导管，可将血栓栓塞并发症的发生率降至最低。对于未破裂 AVM，系统肝素化应在经股动脉入路建立后完成，而对于破裂 AVM，则是在微导管到位前完成。除非术中发生破裂或术后出血严重，一般不用鱼精蛋白逆转肝素。

微导管留管

在栓塞过程中应始终注意防止 Onyx 反流。Onyx 反流距离微导管头端不应超过 1.5 ~ 2.0cm（以避免微导管拔管困难），并且不应到达导管所在动脉任何可见分支的 1cm 范围内。在 Onyx 注射结束时，应在保持注射器负压的同时缓慢抽出微导管，这可能需要持续数分钟。如果微导管不能立即从铸型的 Onyx 上离开，可以通过使用止血钳施加恒定压力将导管夹在止血阀上等待几分钟，然后逐渐增加压力并重新以上操作。如果确实无法移除导管，则可将其留在原处并在腹股沟处剪断，称为体内留管[19]。在后续手术切除时将含有 Onyx 铸型的畸形团切除时，通常可以毫无困难地从腹股沟上取出残留的微导管。作为术前知情同意的一部分，应告知患者这种并发症的可能性。头端可解脱导管可以使这种并发症的可能性降到最低。

Onyx 的非黏合性能克服氰基丙烯酸酯的一些缺点。尽管如此，2012 年 FDA 发出了安全警告，指出与使用 Onyx 有关的导管留管存在潜在风险。自 2005 年以来，已向 FDA 报告了 100 多例导管断裂或嵌顿的案例，其中 9 例死亡[20]。在至少 54 例患者中无法取出微导管。头端可解脱微导管的研发最大限度地减少了微导管留管的可能性。

栓塞结果

自 Taki 等开创应用 EVOH[2] 及 2001 年第一个大宗病例报道[4] 发表以来，AVM 血管内治疗的相关报道仍相对较少。由于各个研究中栓塞目标的异质性（即单纯栓塞或与显微外科切除术或辅助放射外科手术相结合的栓塞术),无法得出有意义的结论。在美国,栓塞治疗颅内 AVM 并不普遍。大多数文献中来自欧洲各中心[21-25]。考虑到显著的选择偏倚,建议对这些结果进行仔细分析(有报道血管内治疗治愈率达到 82% 或更高[25-27])。Natarajan 等[6] 报道了 4 例血管内治疗认为已治愈的病例,在开放手术过程中仍显示存在动静脉瘘的存在。

2010年,Loh 和 Duckwiler[28] 发表了 Onyx 与 NBCA 比较的的前瞻性随机对照试验结果。其主要终点是 AVM 体积减少 50% 或更多。次要终点是手术失血量和切除时间。结果显示,Onyx 与 NBCA 使 AVM 体积减少 50% 或更多的比例相似(Onyx 为 96%,NBCA 为 85%);两组的切除时间,不良事件发生率和术中失血量也相似,表明 Onyx 与 NBCA 相比具有非劣效性。该初步结果为 FDA 在 2005 年批准 Onyx 奠定了基础。

对 Onyx 栓塞 AVM 的文献进行系统回顾显示,栓塞后 AVM 体积平均减少了 63%~90%[4-6,27,29-40]。将多学科治疗(Onyx 联合手术、Onyx 联合放射治疗)与仅行 Onyx 栓塞治疗的研究进行比较显示,其发病率和死亡率似乎没有实质性差异,文献中报道的发病率和死亡率分别为 0~23.9% 和 0~4.3%。

Onyx 治疗并发症率与既往其他栓塞剂相似[18,41]。有研究显示,永久性和短暂性术后神经功能缺损发生率分别为 9.6% 和 1.8%[7]。尽管与 NBCA 相比,Onyx 需要更多的栓塞次数和更多支的动脉栓塞,但两者发生神经功能缺损的风险没有显著的统计学差异[7]。围手术期出血事件比缺血事件发生率更高(分别为 6.3% 和 3.5%)。但是,当排除无症状的手术相关性出血(术中或术后 CT 所见)时,两种并发症的发生率几乎相等。据报道,与栓塞直接相关的死亡率低于 4.5%。

结　论

EVOH 的广泛应用提高了脑 AVM 的血管内治疗效果。自 2001 年其临床应用首次发表以来,在使用 EVOH 方面已积累了较丰富的经验。导管和其他技术的进步,例如尖端可解脱微导管的应用,进一步扩大了其在 AVM 治疗中的适应证。在多学科联合治疗策略中,都应考虑使用 EVOH 进行 AVM 手术前或放射术前的血管内栓塞。对于部分患者,使用 EVOH 进行 AVM 的血管内治疗具有较低的并发症风险及长期复发率。

(戴冬伟 译　伍聪 审)

参考文献

1. Crowley RW, Ducruet AF, Mcdougall CG, Albuquerque FC. Endovascular advances for brain arteriovenous malformations. Neurosurgery. 2014;74(Suppl 1):S74–82.
2. Taki W, Yonekawa Y, Iwata H, Uno A, Yamashita K, Amemiya H. A new liquid material for embolization of arteriovenous malformations. AJNR Am J Neuroradiol. 1990;11:163–8.
3. Murayama Y, Vinuela F, Ulhoa A, Akiba Y, Duckwiler GR, Gobin YP, Vinters HV, Greff RJ. Nonadhesive liquid embolic agent for cerebral arteriovenous malformations: preliminary histopathological studies in swine rete mirabile. Neurosurgery. 1998;43:1164–75.
4. Jahan R, Murayama Y, Gobin YP, Duckwiler GR, Vinters HV, Vinuela F. Embolization of arteriovenous malformations with Onyx: clinicopathological experience in 23 patients. Neurosurgery. 2001;48:984–95. Discussion 995–7.
5. Weber W, Kis B, Siekmann R, Kuehne D. Endovascular treatment of intracranial arteriovenous

malformations with Onyx: technical aspects. AJNR Am J Neuroradiol. 2007b;28:371–7.

6. Natarajan SK, Ghodke B, Britz GW, Born DE, Sekhar LN. Multimodality treatment of brain arteriovenous malformations with microsurgery after embolization with Onyx: single-center experience and technical nuances. Neurosurgery. 2008;62:1213–25. Discussion 1225–6.

7. Crowley RW, Ducruet AF, Kalani MY, Kim LJ, Albuquerque FC, Mcdougall CG. Neurological morbidity and mortality associated with the endovascular treatment of cerebral arteriovenous malformations before and during the Onyx era. J Neurosurg. 2015;122:1492–7.

8. Ozturk MH, Unal H, Dinc H. Embolization of an AVM with acrylic glue through a new microcatheter with detachable tip: an amazing experience. Neuroradiology. 2008;50:903–4.

9. Maimon S, Strauss I, Frolov V, Margalit N, Ram Z. Brain arteriovenous malformation treatment using a combination of Onyx and a new detachable tip microcatheter, SONIC: short-term results. AJNR Am J Neuroradiol. 2010;31:947–54.

10. Altschul D, Paramasivam S, Ortega-Gutierrez S, Fifi JT, Berenstein A. Safety and efficacy using a detachable tip microcatheter in the embolization of pediatric arteriovenous malformations. Childs Nerv Syst. 2014;30:1099–107.

11. Fifi JT. Experience with detachable tip microcatheter [online]. 2014. http://www.svin.org/files/Experiance_Fifi.pdf. Accessed Aug 2016.

12. Herial NA, Khan AA, Sherr GT, Qureshi MH, Suri MF, Qureshi AI. Detachable-tip microcatheters for liquid embolization of brain arteriovenous malformations and fistulas: a United States single-center experience. Neurosurgery. 2015;11(Suppl 3):404–11. Discussion 411.

13. Herial NA, Khan AA, Suri MF, Sherr GT, Qureshi AI. Liquid embolization of brain arteriovenous malformation using novel detachable tip micro catheter: a technical report. J Vasc Interv Neurol. 2014;7:64–8.

14. Song D, Leng B, Gu Y, Zhu W, Xu B, Chen X, Zhou L. Clinical analysis of 50 cases of BAVM embolization with Onyx, a novel liquid embolic agent. Interv Neuroradiol. 2005;11:179–84.

15. Chapot R, Stracke P, Velasco A, Nordmeyer H, Heddier M, Stauder M, Schooss P, Mosimann PJ. The pressure cooker technique for the treatment of brain AVMs. J Neuroradiol. 2014;41:87–91.

16. Lopes DK, Bagan B, Wells K. Onyx embolization of arteriovenous malformations using 2 microcatheters. Neurosurgery. 2010;66:616–8. Discussion 618–9.

17. Flores BC, Klinger DR, Rickert KL, Barnett SL, Welch BG, White JA, Batjer HH, Samson DS. Management of intracranial aneurysms associated with arteriovenous malformations. Neurosurg Focus. 2014;37:E11.

18. Cockroft KM, Hwang SK, Rosenwasser RH. Endovascular treatment of cerebral arteriovenous malformations: indications, techniques, outcome, and complications. Neurosurg Clin N Am. 2005;16:367–80.

19. Ducruet AF, Crowley RW, McDougall CG, Albuquerque FC. Embolization of Cerebral Arteriovenous Malformations. In Lanzer P (ed.): PanVascular Medicine; Integrated Approach for the 21st Century. Berlin, Springer, 2015.

20. U.S. Food and Drug Administration. Catheter entrapment with the ev3 Onyx liquid embolic system: FDA safety communication [Online]. 2015. http://www.fda.gov/MedicalDevices/Safety/AlertsandNotices/ucm310121.htm. Archived at https://archive-it.org/collections/7993?q=Catheter+entrapment+with+the+ev3+Onyx+liquid+embolic+system&page=1&show=ArchivedPages. Accessed November 1, 2017.

21. Katsaridis V, Papagiannaki C, Aimar E. Curative embolization of cerebral arteriovenous malformations (AVMs) with Onyx in 101 patients. Neuroradiology. 2008;50:589–97.

22. Pierot L, Januel AC, Herbreteau D, Barreau X, Drouineau J, Berge J, Sourour N, Cognard C. Endovascular treatment of brain arteriovenous malformations using Onyx: preliminary results of a prospective multicenter study. Interv Neuroradiol. 2005;11:159–64.

23. Reig AS, Rajaram R, Simon S, Mericle RA. Complete angiographic obliteration of intracranial AVMs with endovascular embolization: incomplete embolic nidal opacification is associated with AVM recurrence. J Neurointerv Surg. 2010;2:202–7.

24. Renieri L, Consoli A, Scarpini G, Grazzini G, Nappini S, Mangiafico S. Double arterial catheterization technique for embolization of brain arteriovenous malformations with Onyx. Neurosurgery. 2013;72:92–8. Discussion 98.

25. Van Rooij WJ, Jacobs S, Sluzewski M, Van Der Pol B, Beute GN, Sprengers ME. Curative embolization of brain arteriovenous malformations with Onyx: patient selection, embolization technique, and results. AJNR Am J Neuroradiol. 2012b;33:1299–304.

26. Abud DG, Riva R, Nakiri GS, Padovani F, Khawaldeh M, Mounayer C. Treatment of brain arteriovenous malformations by double arterial catheterization with simultaneous injection of Onyx: retrospective series of 17 patients. AJNR Am J Neuroradiol. 2011;32:152–8.

27. Gao X, Liang G, Li Z, Wang X, Yu C, Cao P, Chen J, Li J. Transarterial coil-augmented Onyx

embolization for brain arteriovenous malformation: technique and experience in 22 consecutive patients. Interv Neuroradiol. 2014;20:83–90.

28. Loh Y, Duckwiler GR. A prospective, multicenter, randomized trial of the Onyx liquid embolic system and N-butyl cyanoacrylate embolization of cerebral arteriovenous malformations: clinical article. J Neurosurg. 2010;113:733–41.

29. de Los Reyes K, Patel A, Doshi A, Egorova N, Panov F, Bederson JB, Frontera JA. Seizures after Onyx embolization for the treatment of cerebral arteriovenous malformation. Interv Neuroradiol. 2011;17:331–8.

30. Gao K, Yang XJ, Mu SQ, Li YX, Zhang YP, Lu M, Wu ZX. Embolization of brain arteriovenous malformations with ethylene vinyl alcohol copolymer: technical aspects. Chin Med J. 2009;122:1851–6.

31. Hauck EF, Welch BG, White JA, Purdy PD, Pride LG, Samson D. Preoperative embolization of cerebral arteriovenous malformations with Onyx. AJNR Am J Neuroradiol. 2009;30:492–5.

32. Lv X, Wu Z, Jiang C, Li Y, Yang X, Zhang Y, Zhang N. Complication risk of endovascular embolization for cerebral arteriovenous malformation. Eur J Radiol. 2011;80:776–9.

33. Pan JW, Zhou HJ, Zhan RY, Wan S, Yan M, Fan WJ, Wu ZX, Zheng SS. Supratentorial brain AVM embolization with Onyx-18 and post-embolization management: a single-center experience. Interv Neuroradiol. 2009;15:275–82.

34. Panagiotopoulos V, Gizewski E, Asgari S, Regel J, Forsting M, Wanke I. Embolization of intracranial arteriovenous malformations with ethylene-vinyl alcohol copolymer (Onyx). AJNR Am J Neuroradiol. 2009;30:99–106.

35. Rodriguez-Boto G, Gutierrez-Gonzalez R, Gil A, Serna C, Lopez-Ibor L. Combined staged therapy of complex arteriovenous malformations: initial experience. Acta Neurol Scand. 2013;127:260–7.

36. Saatci I, Geyik S, Yavuz K, Cekirge HS. Endovascular treatment of brain arteriovenous malformations with prolonged intranidal Onyx injection technique: long-term results in 350 consecutive patients with completed endovascular treatment course. J Neurosurg. 2011;115:78–88.

37. Soltanolkotabi M, Schoeneman SE, Alden TD, Hurley MC, Ansari SA, Dipatri AJ Jr, Tomita T, Shaibani A. Onyx embolization of intracranial arteriovenous malformations in pediatric patients. J Neurosurg Pediatr. 2013;11:431–7.

38. Van Rooij WJ, Jacobs S, Sluzewski M, Beute GN, Van Der Pol B. Endovascular treatment of ruptured brain AVMs in the acute phase of hemorrhage. AJNR Am J Neuroradiol. 2012a;33:1162–6.

39. Van Rooij WJ, Sluzewski M, Beute GN. Brain AVM embolization with Onyx. AJNR Am J Neuroradiol. 2007;28:172–7. Discussion 178.

40. Weber W, Kis B, Siekmann R, Jans P, Laumer R, Kuhne D. Preoperative embolization of intracranial arteriovenous malformations with Onyx. Neurosurgery. 2007;61:244–52. Discussion 252–4.

41. Frizzel RT, Fisher WS III. Cure, morbidity, and mortality associated with embolization of brain arteriovenous malformations: a review of 1246 patients in 32 series over a 35-year period. Neurosurgery. 1995;37:1031–9. Discussion 1039–40.

第 25 章 缺血性脑卒中机械取栓术并发症的预防和处理原则

Alexander G. Chartrain, Ahmed J. Awad, and J Mocco

缺血性脑卒中机械取栓术治疗的并发症(脑实质内或蛛网膜下腔出血)核对表

必备的设备、器械和药品	手术步骤

放射科技师
• 球囊(直径 4mm)
• 3mm 及以下弹簧圈
• 额外的 RHV 阀和导管
• Dyna-CT
• 脑室外引流套件
护理
• 甘露醇
• 鱼精蛋白
• 加肝素的盐水袋
• 抗惊厥药
• 听班医生联系方式
  – 神经外科
  – 麻醉科
麻醉
• ICP 压力监测设备
• 丙泊酚
• 气管插管设备(监测麻醉下)
神经介入医师
• 球囊的选择
• 多型号弹簧圈的选择
神经外科
• EVD 套件
• 手术室电话号码
	识别
	  • 影像学检查发现造影剂外渗
	启动
	  • 提醒整个团队
	  • 不要撤下微导管
	  • 确定是否需要球囊或额外通路
	  • 确定是否需要球囊或额外通路
	  • 麻醉:其他协助
	  • 护士和技师寻求额外协助
	  • 技师根据需求打开额外的弹簧圈或球囊
	  • 护士准备好给予鱼精蛋白和甘露醇
	补救措施
	• 通过额外的 RHV 阀置入球囊或弹簧圈
	• 将弹簧圈输送到血管破裂口的近端
	• 继续填入更多的弹簧圈至血管闭塞
	• 非间断造影
	• 其他措施:在破裂口近心端充盈球囊,明确需要闭塞区域,依次填入弹簧圈至血管闭塞
	根据需要进行成像
	根据需要行 EVD 手术

缺血性脑卒中机械取栓术治疗的并发症(远端栓塞)核对表

必备的设备、器械和药品	手术步骤
放射科技师 • 选择机械取栓装置 • 额外的 RHV 阀和导管	识别 • 影像学检查发现远端栓塞 启动

续表

必备的设备、器械和药品	手术步骤
• Dyna-CT 护理 • 甘露醇 • 重组组织型纤溶酶原激活剂（rtPA） • 静脉抗血小板药 • 加肝素的盐水袋 • 抗惊厥药 • 听班医生联系方式 　- 神经外科 　- 麻醉科主治医师 麻醉 • 颅内压监测设备 • 丙泊酚 • 气管插管设备（监测麻醉下） • 升压药 神经介入医师 • 选择取栓装置 • 重组组织型纤溶酶原激活剂按 1∶10 稀释 神经外科 • 室内颅内压监测仪 • 手术室电话号码	• 提醒整个团队 • 确定闭塞位置 • 麻醉监测生命体征 • 麻醉：额外协助 • 护士和技师打电话寻求额外协助 • 技师根据需求打开取栓装置 • 根据要求，护士给予介入组医生 rtPA，给予麻醉抗血小板药物 补救措施 • 如果是小血管闭塞单独使用 tPA 动脉内溶栓 • 如果是大血管（Willis 环）闭塞，考虑使用额外的机械取栓装置 • 根据需要在取栓过程中间断造影 • 最后进行 CT 扫描 • 根据情况使用静脉注射抗血小板药物 根据需要进行成像 根据需要行 EVD 手术

避免并发症流程图

并发症	原因	补救措施	策略
脑实质内出血	- 血管过度牵拉 - 多次取栓操作	- 中和抗凝 - 控制血压 - 必要时球囊栓塞或闭塞血管	- 首选第二代机械取栓装置 - 首选镇静麻醉次选全身麻醉 - 取栓操作轻柔 - 取栓操作不多于 3 次
	- 术后出血性转化	- 中和抗凝 - 控制血压 - 重症监护室护理	- 大面积脑梗死禁忌机械取栓治疗 - 术后抗凝 24 小时 - 积极治疗高血压
蛛网膜下腔出血	- 血管穿孔 - 导丝操作粗暴 - 球囊导管过度扩张	- 中和抗凝 - 控制血压 - 警惕继发性血管痉挛	- 小心地将装置的鞘插入血管腔内 - 操作轻柔导丝 - 选择合适直径的球囊以适应靶血管管径
血管痉挛	- 导丝操作粗暴 - 继发于蛛网膜下腔出血	- 必要时采用动脉内血管扩张治疗	- 取栓前尝试经动脉给予血管扩张剂治疗

续表

并发症	原因	补救措施	策略
血管夹层	– 导丝操作粗暴 – 多次取栓操作	– 轻度时持续观察 – 抗凝或抗血小板治疗 – 血管闭塞时行血管内 　支架置入术	– 操作轻柔导丝 – 避免超过 3 次取栓操作
远端栓塞	– 血栓破碎 – 近端斑块破裂	– 大栓子采取机械取栓术 – 较小、较远的栓子采取 　静脉溶栓术	– 取栓过程中使用球囊导管封堵血流 – 取栓时使用中间导管抽吸
支架脱落	– 装置折断	– 留在原处，开始抗凝 – 经血管内回收脱落支架 – 手术移除脱落支架	– 使用尺寸与靶血管直径相适应的支架 – 如果近心端已放置支架则避免回收取 　栓支架 – 撤出前回收部分近端支架 – 遵循不同设备建议的通过次数
血运重建失败	– 顽固血栓	– 联合使用机械取栓装置 – 动脉内溶栓和抗血小 　板治疗 – 闭塞段支架置入术	– 首次通过时使用抽吸装置（ADAPT 　技术） – 桥接治疗

引言

直到最近，前循环急性缺血性卒中（acute ischemic stroke, AIS）一直只用静脉注射组织凝血酶原激活剂（tissue plasminogen activator, tPA）进行治疗，因为这是唯一被证明能使符合条件的 AIS 患者受益的治疗方法。虽然 tPA 相当有效，总体血管再通率为 46.2%[1]，但在大脑中动脉（middle cerebral artery, MCA）近端闭塞的治疗中，血运重建率降至 30%~32%，在颈内动脉 T 分叉处闭塞的治疗中，血运重建率降至 4%~6%[2,3]。在近端闭塞的病例中，为追求更高的血运重建率，血管内机械取栓（endovascular thrombectomy, EVT）取得持续发展。EVT 旨在通过直接操作或抽吸血栓来实现缺血脑组织的再灌注。尽管最初的随机对照试验（randomized controlled trials, RCT）结果显示这项技术对预后结局的影响差强人意，但对于某些 AIS 患者，最近的 RCT 已经清楚地证明了 EVT 相较于 tPA 的优越性。随着支持 EVT 疗效证据的不断积累，以及越来越多的医疗中心开始应用 EVT，人们更加需要了解该技术及其优势，以及相关并发症。本章将回顾该手术最常见的并发症，并提供规避和处置并发症的建议。

血管内机械取栓术的 RCT

从 2013 年开始，一系列关于联合使用 EVT 和 tPA 临床疗效的 RCT 研究，未发现其相较于单独使用 tPA 的优势[4-6]。然而，由于他们在研究设计上的一些缺陷和可利用的设备有限，使人们对他们的结论及其对临床实践的适用性产生了质疑。值得注意的是，这些早期 RCT 使用的是第一代机械取栓装置。然而，在得出结论后不久，多个介入治疗中心便开始使用具有更高再灌注率的第二代机械取栓装置。

第二代机械取栓装置的问世再次引发了人们对联合 tPA 使用 EVT 治疗 AIS 优势的探讨。2015 年发表的五项 RCT 证明经过仔细筛选患者后，联合 EVT 和 tPA 治疗能改善 AIS 患者预后[7-11]。对多项试验进行荟萃分析后证实了上述结论[12-14]。因此美国心脏协会（American Heart Association，AHA）和美国卒中协会（American Stoke Association，ASA）将 EVT 纳入了最新的 AIS 治疗指南[15]。

常见并发症

尽管现在已经明确了 EVT 的优势，但手术本身存在并发症。EVT 的并发症包括颅内出血（intracranial hemorrhage，ICH）[16,17]、血管痉挛、血管夹层、远端血管栓塞、血管内支架脱落和再通失败，以及 AIS 本身相关的并发症。总之，AIS 患者的严重不良事件（包括住院伴随的严重不良事件）发生率合计为 47.2%[7]。虽然 EVT 联合 tPA 治疗与单独使用 tPA 治疗相比的死亡率没有统计学差异（分别为 15.3%～16.6% 和 18.2%～18.9%），但荟萃分析显示，前者结果更优[13,14,18]。

由于不同 RCT 中报告的大部分并发症并不一致，从而限制了其统计学意义。但最近的每项 RCT 均报告了症状性 ICH，包括脑实质内出血（intraparenchymal hemorrhage，IPH）。对汇总的数据样本进行分析，结果显示接受 EVT 联合 tPA 治疗与单独使用 tPA 治疗后发生 IPH 的概率无统计学差异（症状性 ICH：4.4%～5.3% 比 4.3%～4.8%，IPH：5.1% 比 5.3%）[14,18]。最近个别的 RCT 结果显示 EVT 联合 tPA 治疗组下列并发症发生率分别为：IPH（5.8%～11%）[7,9-11]、动脉穿孔（0.6%～4.9%）[8,11]，血管痉挛（3.9%）[11]，动脉夹层（3.9%）[11] 和远端栓塞（4.9%～5.6%）[7,11]。虽然这些并发症并不常见，但当它们出现时，通常会导致不良预后。了解如何规避并发症，以及当并发症出现时给予合理的处置，是保证 EVT 治疗效果的关键，也是本章的重点。

手术过程概述

患者取仰卧位，对手术区域进行无菌消毒。股动脉是首选的手术入路，可在腹股沟韧带下方触及。一旦确定了动脉的位置，即可用不透射线的物体标记预设的穿刺位置，并进行透视检查以确保该位置位于股骨头上方。这样可以确保在穿刺部位后方有一个骨性平面，可以压迫动脉，防止血肿形成。在确保所有设备准备好，并排出管路系统中所有空气后进行穿刺。当通过穿刺针出现搏动性返血时，即进入股动脉，插入导丝后取下穿刺针。然后扩张器导管穿过导丝，以确保进入股动脉。

机械取栓术需要在颈内动脉（internal carotid artery，ICA）中放置一个直径为 6F 的鞘或 8F 的引导管[19]。在透视引导下推送导丝，使导引导管跟随其后。血管造影证实大血管闭塞（large vessel occlusion，LVO）并确定其位置。确认 LVO 后，需要进入病变血管进行颅内血管内治疗，为此需要使用 0.014 英寸（约 0.35mm）的导丝[19]。

操作细节因不同设备而异。尽管第二代支架取栓装置和抽吸导管已显示出较高的再通率，并且目前更受欢迎，但选用其他装置治疗失败时，偶尔仍可使用第一代机械取栓装置。与第一代机械取栓装置通过机械破坏和线圈回收实现再灌注的机制不同,第二代支架取栓装置配备了可回收支架,支架可吸附血栓并将其取出。顾名思义,抽吸式机械取栓装置是利用与外部抽吸泵相连的导管抽吸血凝块,或通过大注射器进行手动抽吸。

第一代:线圈回收机械取栓术

第一代机械取栓装置通过在血栓远端放置可塑形线圈[20, 21]。首先,将一根导丝输送到颅内血管的闭塞段,并穿过血栓的全长。微导管沿导丝推送,直至头端位于闭塞处远端。然后撤下导丝,交换线圈回收器在微导管内推送,当线圈回收器到达微导管管口,刚刚伸出微导管时,线圈在血管腔内立即重新塑形。然后回撤装置,直至线圈与闭塞的血栓缠绕。充盈导引导管气囊阻断血流,通过注射器轻柔的手动抽吸。将装置和微导管作为一个整体轻柔地收回,并将血栓收回到导管中取出。通过血管造影确认靶血管通畅性和脑组织血流再灌注情况。使用脑梗死溶栓血流分级(thrombolysis in cerebral infarction,TICI)评估再灌注程度,并重复上述取栓过程直至远端血流达到 TICI 2b 或 TICI 3 为止。

第二代:可回收支架机械取栓术

将导丝推送至靶血管,并完全穿过血栓。微导管沿导丝推送至血栓的远端。取出导丝后将支架取栓装置推送至微导管远端,使其远端不透射线的标记点位于微导管的头端。通过回撤微导管使支架在血管腔内逐渐释放,支架展开会施加径向力,将血栓压在血管壁上,导致血管远端立即实现部分再灌注。血管造影证实远端血管充盈良好。支架完全展开后至少应停留 3 分钟,以保证支架最大程度与血栓融合。一旦支架成功展开,血栓会缠绕在支架内。充盈导引导管上的球囊,并用注射器轻轻抽吸,谨慎地将支架和微导管作为一个整体收回,以清除血栓。血管造影再次证实靶血管通畅性。重复上述取栓过程直至远端血流达到TICI 2b 或 TICI 3(图 25.1)为止。

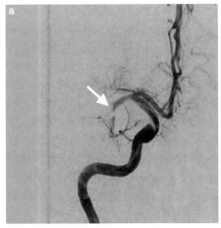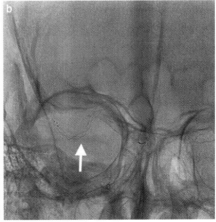

图 25.1 支架血栓取出术。(a)血管造影(正位)显示右侧 M1 段(箭头)闭塞。(b)在血栓(箭头)上布置了一个支架取栓装置。

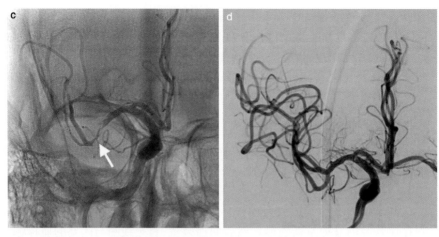

图 25.1(续) （c）支架置入后造影显示其管腔开放（箭头）。（d）取出血栓后，造影显示血流恢复（TICI 3）

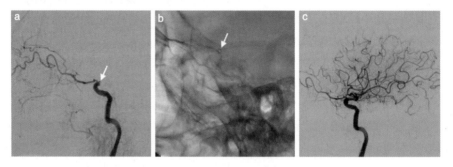

图 25.2　抽吸式血栓取出术。（a）血管造影（矢状面）显示右颈内动脉末端（箭头）闭塞。（b）将抽吸导管推进至阻塞部位（箭头）。（c）进行抽吸手术后，对比实验显示左 MCA 区域已完全再灌注（其他影像显示从对侧充盈了 ACA，TICA 3）

第二代：抽吸式机械取栓术

　　尽管支架取栓术治疗非常有效，但仍有一些血栓和其他血管闭塞不适用于支架取栓治疗。包括质硬的血栓，空气栓塞和位于 ICA 近端的闭塞[19]。当使用抽吸装置时，微导管紧跟导丝推进到闭塞的近端，而不穿过血栓。推进抽吸导管超过微导管紧贴闭塞血栓的近端。撤回导丝和微导管后用大注射器或外部抽吸泵进行抽吸。如果血块难以吸出或抽吸口堵塞。

　　在持续抽吸状态下，将机械碎栓线插入抽吸导管内以切割血块。机械碎栓线的末端是一个球形头，可以防止意外的血管穿孔。抽吸全部或零散的血块，直到阻塞的血管被完全清除。抽吸完成后，通过血管造影确认血管的通畅性，并评估 TICI 分级。重复上述取栓过程直至远端血流达到 TICI 2b 或 TICI 3 为止（图 25.2）。

并发症：规避和处理方法

颅内出血

　　颅内出血（ICH）是 EVT 血运重建最令人担心的并发症，其特点是发病率和死亡率高[22-24]。ICH 包括蛛网膜下腔出血（subarachnoid hemorhage，SAH）和脑实质内出血（intraparenchymal hemorrhage，IPH）。EVT 后 ICH 的临床表现通常分为症状性或无症状性。症状性 ICH（symptomatic ICH，sICH）是指临床表现恶化或美国国立卫生研究院卒中量表（National Institutes of Health Stroke Scale，NIHSS）下降 4 分且 CT 上可见出血的情况[25,26]。在最近的随机对照试验中，sICH 是唯一持续报道的并发症，接受 EVT 联合 tPA 治疗的 sICH 发生率在 0% 至 7.7% 之间，单独使用 tPA 治疗的 sICH 发生率在 1.9% 至 6.4% 之间[7-11]。对最初和最近的随机对照试验收集的数据进行荟萃分析，发现两个治疗组之间没有统计学差异，表明与单独使用 tPA 相比，EVT 不会增加 sICH 的风险[13,14]。另一方面，无症状 ICH 通常在 EVT 后影像学常规检查中偶然发现，与神经系统查体、神经系统功能状态的改变或下降无关。最近的一项 RCT 报告显示，EVT 联合 tPA 治疗组的无症状 ICH 发生率为 16.5%，而单独使用 tPA 组为 10.7%[11]。ICH 主要的两种类型，即脑实质内出血和蛛网膜下腔出血，将在下面讨论。

脑实质内出血

脑实质内出血（IPH），也称为脑内出血，是脑组织本身的出血（图 25.3）。在 AIS 病例中，IPH 倾向于发生在受累血管的灌注区。在 EVT 手术过程中对血管壁的损伤导致动脉穿孔进而引发 IPH。这种类型的损伤可能是由于对靶动脉的过度牵拉、机械取栓过程中正常血管的移位或多次取出顽固性血栓而导致的[27,28]。机械取栓装置与术中血管损伤有明确的联系，其中支架取栓装置较抽吸取栓装置更易造成血管损伤[29,30]。IPH 是脑缺血再灌注的并发症，与 EVT 手术无关[31]。荟萃分析发现，EVT 治疗和 tPA 治疗组间 IPH 发生率无显著差异，适当筛选患者后行 EVT 治疗不会增加 IPH 的风险[18]。最近的随机对照试验显示，EVT 联合 tPA 治疗的 IPH 发生率为 5.8%～11%，单纯使用 tPA 治疗的 IPH 发生率为 5%～9%[7,9-11]。

规避措施

选择合适的 EVT 患者是规避 IPH 的关键。出现大面积梗死会增加出血性转化的风险，这些患者不适合进行手术治疗[32]。最近的随机对照试验采用了多种影像技术评估，以确保

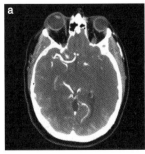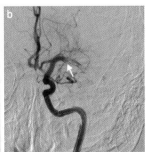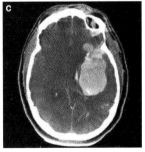

图 25.3　并发症：脑实质内出血。（a）CT 血管造影（轴位）显示左 MCA 血管未充盈。（b）随后的血管造影（正位）显示左侧 M1 段（箭头）闭塞。（c）在尝试多次取栓后实现再灌注。术后十分钟，发现患者左瞳孔散大，无反射。在血管造影室进行 CT 检查，显示大面积脑实质内出血。

筛选出合适的患者[7-11]。

镇静麻醉比全身麻醉更具优势,可使术者观察到术中相关并发症的发生,包括IPH,并时刻监测病情进展[33]。

谨慎的手术操作可以规避血管损伤。第一代机械取栓装置需要主动将其头端挤出微导管,会增加所累及动脉损伤和穿孔的风险[20]。

另一方面,可回收支架被设计为由输送导管被动打开的形式,如果将可回收支架设计为主动从输送导管中释放,则血管损伤的风险更大。

当正确释放可回收支架后,从闭塞血管中取栓时应缓慢牵拉。过度牵拉会增加血管壁上的剪切力,更容易导致血管损伤和穿孔。在支架回收过程中,建议通过大注射器手动抽吸以防止远端栓塞,也应注意避免过度抽吸,这会增加血管壁上的剪切力和穿孔风险。

细致的术后护理可以发现由血流复流引起的IPH的进展。EVT后需要频繁而规律的神经系统检查。控制收缩压是避免出血性转化的关键,通常维持在130mmHg以下。抗血小板和抗凝治疗应在EVT后的首个24小时内开始,这可能有助于减少术后即刻发生IPH的风险。

处理方法

IPH一般发生在术中或再灌注后24小时内[34]。如果患者处于清醒镇静状态,而不是全身麻醉,则可以在常规神经系统检查过程中观察到IPH的发生。如果怀疑发生IPH,可以通过术中造影剂外渗或术中CT扫描来确诊。一旦发现IPH首先应维持患者血流动力学的稳定。如果认为血管穿孔较小,建议保守治疗,将收缩压控制在140mmHg以下[35],并中和抗凝治疗。对于严重血管穿孔的患者,几分钟之内可能会出现血压急剧升高和神经功能迅速下降的情况。除控制血压和中和抗凝外,必要时还可以采取球囊栓塞或闭塞血管的积极干预措施。如果血肿较大且持续存在,则可以考虑将血肿清除术作为进一步治疗的方法。如果血肿较大且持续增加,或周围水肿可能引起脑疝,则可以考虑开颅手术清除。

蛛网膜下腔出血

当颅内血管损伤破裂时,血液聚积在蛛网膜下腔,形成蛛网膜下腔出血。EVT造成的医源性SAH通常由释放或回撤取栓装置过程中导丝和导管的操作引起[30]。术中或术后高血压可增加医源性SAH的风险[36]。SAH可单独发生,也可伴随IPH出现。局限性单纯SAH往往无症状,通常无临床意义。

大范围的SAH或伴有IPH往往预后较差[36]。最近的随机对照试验显示,EVT联合tPA治疗后SAH发生率(0.9%~4.9%)和单独使用tPA治疗后SAH发生率(0%~4%)相似[7,10,11]。SAH可伴有血管痉挛,在发生神经功能障碍时我们需要警惕这种继发性并发症。

规避措施

上述预防IPH的措施也有助于避免SAH。控制术中血压是一个重要因素[36]。尽量谨慎手术并减少导丝和导管的操作，以及减少取栓次数是避免术中血管损伤和继发 SAH 的方式。球囊导管通常用于 EVT 过程中阻断血流，球囊大小不匹配会导致血管壁受压损伤，进而发展为微穿孔和蛛网膜下腔出血。正确的选择球囊尺寸并避免球囊过度扩张有助于防止血管损伤。尽可能将支架取栓装置放置在动脉走行较直的部分，可最大限度地防止血管损伤和穿孔[37]。

处置

早期识别并及时中和抗凝、抗血小板治疗是处理 SAH 的关键步骤。建议与麻醉团队共同密切监测，并适当控制血压。术后血管痉挛和脑疝应在重症监护室进行治疗，并给予额外关注。

血管痉挛

术中通过血栓的导丝和导管对血管壁造成机械刺激是 EVT 后血管痉挛的主要原因。SAH 作为 EVT 相关的并发症也可能是导致血管痉挛的原因[38]。由于诱发因素不同，血管痉挛可发生在术中或术后。由血管造影机械刺激引起的血管痉挛更易在术中发生，而由 SAH 引起的血管痉挛，无论是有症状的还是无症状的，都更可能发生在术后早期（2 ~ 14 天）。短期内与血管内手术相关的血管痉挛可导致明显的血流受限和卒中复发。长期来看，手术相关的血管痉挛与内膜增生和迟发性动脉狭窄有关[39]。术中血管痉挛很常见，但少有重度痉挛[39]；只在受累动脉的血流受限时才需治疗。只有最近的一项随机对照试验报告了血管痉挛需要治疗。血管痉挛的发生率在 EVT 患者中为 3.9%，而在单独使用 tPA 治疗患者中为 0%[11]。另一个随机对照试验报告称 EVT 组中需要治疗的血管痉挛发生率为 4%，但未报告单独使用 tPA 治疗后血管痉挛的发生率[10]。大量的前瞻性病例报道，EVT 后需要治疗的血管痉挛发生率接近 3%[40]。

规避

血管内治疗主要特点决定了运用导丝和导管是不可避免。但是，谨慎的外科手术技术可以最大限度地减少血管内操作，有助于减少对内膜的刺激，从而降低发生血管痉挛的可能性[39]。在置入支架取栓装置或抽吸导管前，于动脉内注射甘油三硝酸酯或其他血管扩张剂，也有助于避免并发症[39]。通过重症监护室中的一系列检查可发现继发于蛛网膜下腔出血的血管痉挛，并可迅速通过介入治疗。

处置

术中血管痉挛很常见，通常无临床意义，术中监测能使介入医生评估其严重程度，在必要时可立即给予血管扩张剂治疗。术后血管痉挛通常首先表现为新的局灶性神经功能缺失，在这种情况下，可以用计算机体层血管成像（computed tomography angiography，CTA）或血管造影进行确诊。如果存在明显的血流受限，通常建议进行动脉内血管舒张治疗。

血管夹层

颅内动脉夹层(intracranial arterial dissection,IAD)的发生是由于动脉内弹性层撕裂使血液积聚在血管壁内,致其不同程度地伸展和扩张,并有可能导致受累血管或其分支阻塞[41],也可产生血栓致远端血管栓塞。IAD 是一种 EVT 治疗后医源性并发症,可由导管和导丝的动脉内操作引起(图 25.4)。IAD 根据临床症状严重程度的不同可产生一系列并发症,从临床无症状到严重的脑组织局部缺血。在最近的一项随机对照试验中,报告血管夹层的发生率仅为3.9%[11]。其他 EVT 大宗病例的队列研究也报告了相似的比例,为 1.5%~4.5%[40,42-45]。在没有任何治疗干预的情况下,诊断性血管造影所致的血管夹层发生率为 0.14%~1.2%[21, 22]。由于将导管系统输送到较小的颅内血管,血管内治疗被认为有较高的诱发血管夹层的风险[46]。

规避

减少导管操作和取栓次数有助于避免 IAD 的发生[28,30,36]。建议在手术过程中控制血压,防止夹层扩大。

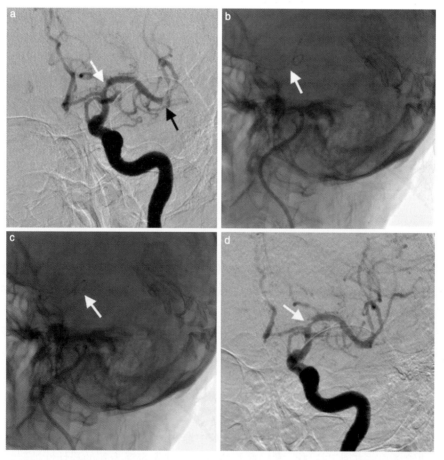

图25.4 并发症:颅内血管夹层。(a)血管造影(正位)显示左侧 M1 闭塞(黑色箭头)。近端 M1 的狭窄(白色箭头)。(b,c)支架取栓装置(白色箭头)穿过闭塞部位(矢状位)展开。(d)取出血栓后,血管造影显示左侧 M1 通畅。近端 M1 处非限流性夹层(白色箭头)

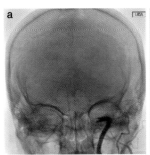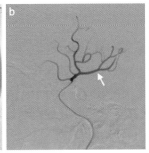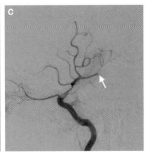

图 25.5　并发症：远端栓塞。（a）血管造影显示，颈内动脉岩部水平段闭塞。（b）在可回收支架置入之前，将微导管和微导丝通过血栓并造影。注意，M2 的下干是通畅的（箭头）。（c）在初次尝试血栓取出术后，第二次造影显示颈内动脉持续闭塞。再次将微导丝和微导管推送到闭塞处远端，在第二次尝试置入支架取栓装置之前再次造影，发现 M2 的下干闭塞，表明血栓的一部分已向远端栓塞（箭头）。在随后尝试了血栓取出术后，成功地恢复了 ICA 的血流，并解决了 M2 的闭塞

处理方法

IAD 在影像学上有多种表现形式，包括扩张、狭窄、闭塞，或组合出现[41]。IAD 根据受累血管的血流受限程度，有三种处理方式：①单纯观察，②使用抗血小板或抗凝药物治疗，③血管内支架置入治疗[47, 48]。医源性夹层的自然病程和治疗通常都很平稳；大多数患者采取保守治疗可取得良好的效果[46]。伴随血栓栓塞和血流动力学不稳定的重度狭窄，均应采用支架置入术进行更积极的治疗，术后需要继续使用抗血小板或抗凝药物，其预后良好，并发症少[49]。

远端栓塞

EVT 导致的症状性远端栓塞可能发生在同一血管的远端，也可能发生在其他血管的供血区（图 25.5）。发生在同一血管远端的栓塞通常是由取栓过程中主血栓脱落的小碎片造成的。由于相同的机制，在血栓回收过程中小栓子脱落造成新的血管区域发生栓塞，也可在进入颅内动脉时破坏原有的斑块而发生栓塞。最近两个随机对照试验报告的远端栓塞发生率在 4.9% 至 5.6% 之间[7,11]。远端栓塞可阻止血运重建达到 TICI2b 或 TICI3 水平，并可能会使患者在 EVT 后预后更差。

规避措施

球囊导引导管抽吸机械取栓术

运用抽吸机械取栓术时，可采取一些方式降低远端栓塞发生概率。首先是选用直径较大的球囊导引导管，其在操作过程中可阻断血流。在抽吸过程中，球囊导引导管置于颈内动脉颈段，大口径的远端抽吸导管推送至闭塞部位，阻断近端血流后开始抽吸，可防止血栓碎片脱落造成远端栓塞[50]。

远端抽吸辅助支架取栓技术

支架回收机械取栓术可经球囊导引导管和近端抽吸辅助完成。初步证据表明，将支架取栓装置与远端中型导管抽吸技术结合，也有助于预防远端栓塞[50-52]。这项技术的操作方法是将 8-F 导管置于颈内动脉颈段，同时将 5-F 中间导管推送至栓塞动脉起始处，经中间导管推送导丝和微导管穿过血栓，依上文所述方式放置可回收支架。待支架与血栓充分融合后，撤回微导管，使可回收支架与中间导管保持原位。通过中间导管进行抽吸，同时将中间导管和支架作为整体经导引导管回收。

处置

远端栓塞通常可在术中发现，可经血管造影证实。如果栓塞影响了近端血管（例如 ICA、M1～M3、A1～A2），应立即同时行机械取栓术。但是可回收支架可进入较小的 M3 和 A2 分支，而抽吸导管仅限于在 M2 和 A1 分支中应用。如果栓塞位于细小动脉分支且取出困难，可术后行静脉溶栓治疗。

支架脱落

Solitaire FR 支架（Medtronic / Covidien / ev3, Dublin, Ireland）最初设计用于支架辅助动脉瘤的栓塞，但人们发现其可作为机械取栓装置超适应证使用[53]。支架可在血管内展开，通过电解机制永久释放。如支架不需永久释放或需重新释放，可将其重新回收。在 EVT 治疗时，支架展开后但不释放，使其与血栓充分融合后经导管撤出，实现血管再通。

Solitaire 支架近端和远端具有可显影标记。近端标记处包含有球窝接头，使支架在颅内血管中更柔韧性和可操作性，但在支架接头处可能发生脱落的风险[54,55]。基于与近端标记的关系，将支架脱落分为两种类型：A 型脱落（近端标记前）和 B 型脱落（近端标记后）[37]。A 型脱落发生在推送导丝与近端标记之间，使脱落支架的杆撑杆与可显影的近端标记连接在一起。B 型脱落发生在近端标记的远端，导致支架支撑杆张开后沿血管侧壁展开。由于支架近端支撑杆透视下不显影，导致 B 型脱落更难处理。

大型血栓，致密坚硬的血栓，血管钙化，斑块负荷大和迂曲的解剖结构被认为是导致可回收支架意外脱落和折断的重要因素[56]。由于缺乏一致的文献报道，这种并发症的发生率未知。

但是，近期的设备使用数据反馈显示该并发症的发生率大约不足 1%[53,56]。其中一项研究发现，支架脱落占不良事件报告的 54%[53]。文献中大宗病例报道的并发症发生率为 0.66%～2.3%[32,37,53,57]。尽管支架意外脱落少见，但可造成严重和致命的后果[37]。

规避措施

合适的支架尺寸

支架放置后，取栓回收支架时，可能会对近端标记处产生明显压力，引起支架脱落[53,56]。

过大的支架会增加对小血管的径向力,使回撤支架需要更大的力[58]。准确估计责任血管的管径有利于选择尺寸合适的支架,避免支架的意外脱落。

近端支架

血管中先前放置的近端支架对实施支架回收机械取栓术是个难题。一部分患者为治疗串联闭塞缺血性卒中可能需放置近端支架才能处理更远端的闭塞,另一部分患者先前为治疗颅外血管疾病而放置近端支架。据报道,不论先前放置的支架情况如何,在取栓支架回撤过程中,都会与先前放置的支架缠绕[53]。报告的不良事件中此类约占支架脱落的11%~24%[53]。对这些患者而言,支架取栓并非首选,因为抽吸取栓可以完全避免这类并发症。但如果必须使用可回收支架,可在先前支架的远端放置球囊导引导管,避免取栓支架穿过先前支架,减少此类并发症的发生。

微导管保护近端

撤回微导管,使 Solitaire 支架留置在血栓中,随后支架在血管腔中径向展开。可回收支架完全释放并展开,暴露远端和近端可显影标记以及解脱区,当近端标记和解脱区暴露在血管内环境下,会激活支架的电解离机制[58],再加上汇聚在支架近端的机械力,可能会增加该部位支架损伤甚至折断的风险[54]。为避免这种情况的发生,在支架解离点暴露之前停止微导管回撤,将可回收支架部分展开[54,58],也可当支架完全展开后,将部分支架撤入导管,以减少支架近端所受的机械力。制造商提供的 Solitaire 支架使用说明手册中也建议使用此技术。

取栓装置的通过次数

为防止支架意外脱落,Solitaire FR 使用说明手册建议每个支架不超过两次取栓尝试。尽管如此,仍有 21% 的报告病例是首次通过时发生意外脱落,因此每次尝试都应谨慎[56]。

处理方法

支架脱落后的处置方式取决于责任血管的阻塞程度。如果是没有代偿的血管,可将支架留在脱落的位置,行血管内支架成形术以确保支架在血管腔中完全展开。但支架留在原位,后期需要双重抗血小板治疗,以防支架内血栓形成,这可能会增加术后出血性再灌注损伤的风险。此外,脱落的支架留在原处,与其融合的血栓也会留在原处,可能形成原位血栓或血栓碎片脱落造成梗死。

对于必须撤回的脱落或折断的支架,建议使用套圈装置进行回收[37],或重新部分展开一个新的支架进行回收[55,59],或使用微导管环捕捉技术回收[55]。在 25% 的支架脱落病例中,神经介入医生会尝试取回支架,成功率约为 55%[56]。

要谨慎权衡支架意外脱落后取回血管内支架可能带来的收益与风险。通过导管回撤完全展开的支架会损伤血管内皮,导致血管夹层、穿孔和颅内出血。如果其他方式都不能取出意外脱落的支架,则可能要行开放性手术取出或行血管搭桥手术,但小宗病例报道显示,这些外科手术的预后并不明确 [32,60,61]。

血管再通失败

脑卒中开始到血管造影显示再通的时间与临床预后密切相关 [62,63]。尽管联合 EVT 和 TPA 治疗的再通率明显高于单独使用 tPA 治疗(分别为 77% 和 34%)[14],但并不能使所有血管再通达到 TICI2b/3。因此,应与其他治疗方式结合优化再通方式,最大限度地减少再通时间,改善预后。

规避措施

桥接治疗

在 EVT 之前使用 tPA 进行溶栓的治疗方式称为桥接治疗,这种治疗方式在文献报道中争议很大 [45]。尽管目前没有对桥接治疗的随机对照研究,但一些大型研究表明,应用桥接治疗并不是良好预后的独立预测因素 [45,64,65]。可能要依据血栓的性质选择桥接治疗还是单独进行 EVT。因为对于较大的质地坚硬的血栓,桥接治疗可能有助于减少取栓次数,同时减少 EVT 手术时间,最大程度提高再通率 [66]。是否应用桥接治疗的另一个考量因素可能是血栓位置 [65]。在远端血管闭塞或 EVT 引起远端栓塞的情况下,应考虑桥接治疗 [65]。但需要注意桥接治疗本身也会增加远端栓塞发生的概率,导致血管完全再通(TICI 3)的比例降低 [65]。随着越来越多的研究支持 EVT,更多的单位采用以 EVT 为中心的 AIS 治疗方案,让许多患者越过溶栓直接进行血管内取栓治疗。事实上,这种治疗策略能增加血管再通的概率,带来更好的预后 [63,67]。

直接抽吸首过技术

直接抽吸首过技术(A Direct Aspiration first-Pass Technique,ADAPT)是应用大口径导管直接抽吸取栓作为血管再通的主要方法 [68]。该技术强调完全再通达到 TICI 3 [68]。为实现更好的再灌注并降低远端栓塞的风险,应避免使用抽吸取栓常用的血栓切割线 [68]。ADAPT 技术作为 EVT 中的一种治疗手段,其有效性已得到证明 [68-70]。单独应用 ADAPT 技术,使 56% ~ 84.4% 的病例血管再通达到了 TICI 2b 或 TICI 3 [68-73]。与作为一线治疗的支架取栓相比,ADAPT 技术血管再通率明显提高(82.3% vs. 68.9%)。当单独应用 ADAPT 技术不能实现再通时,其中 18% ~ 45% 的病例需要联合使用支架取栓治疗 [71,72,74]。联合应用抽吸抽吸取栓与支架取栓后,84% ~ 96% 的病例血管再通达到 TICI 2b / TICI 3 [69-73]。

处置

尽管只有少数病例不能达到满意再通,但需有治疗顽固性血栓的方案。对多次取栓失败的顽固性血栓,可采取其他方式治疗。

动脉内溶栓和抗血小板治疗

在 EVT 过程中通过微导管直接输送溶栓药物,便于进行动脉内溶栓治疗。通常建议选择尿激酶或 tPA 等一线溶栓药,也可选择糖蛋白 Ⅱ b/ Ⅲ a 抑制剂等抗血小板药物。EVT 失败后动脉内溶栓成功的概率尚不清楚,有研究报道其再通概率在 3.8% 至 77.7% 之间[75,76]。值得一提的是,支架展开后给予溶栓药物,比单纯在血栓近端给药效果更好[76]。

支架置入术

在 EVT 和动脉内溶栓治疗失败时,可采用支架置入术治疗。支架置入术在顽固性血栓治疗中,再通率高达 83%,且手术相关不良事件的发生率和死亡率并未增加[75]。事实上,一项回顾性研究已经发现,EVT 失败后接受支架置入治疗的患者,在术后三个月时脑疝的发生率降低,预后功能改善[75]。

结　论

血管内介入治疗不仅在文献研究中得到大量支持,也在神经介入医师中快速获得认可,广泛应用于急性缺血性卒中的治疗。我们在文中介绍了一些常见的并发症及避免这些并发症的手术技术,也概述了发生并发症时可用的补救措施。随着血管内机械取栓术的不断研究和设备的不断改进,在不久的将来,新技术和新方案会减少并发症的发生,无疑会为患者带来更好的预后。

（朱仕逸 译　林森 审）

参考文献

1. Rha J-H, Saver JL. The impact of recanalization on ischemic stroke outcome: a meta-analysis. Stroke. 2007;38:967–73.
2. Saqqur M, et al. Site of arterial occlusion identified by transcranial Doppler predicts the response to intravenous thrombolysis for stroke. Stroke. 2007;38:948–54.
3. Bhatia R, et al. Low rates of acute recanalization with intravenous recombinant tissue plasminogen activator in ischemic stroke: real-world experience and a call for action. Stroke. 2010;41:2254–8.
4. Ciccone A, et al. Endovascular treatment for acute ischemic stroke. N Engl J Med. 2013;368:904–13.
5. Kidwell CS, et al. A trial of imaging selection and endovascular treatment for ischemic stroke. N Engl J Med. 2013;368:914–23.
6. Broderick JP, et al. Endovascular therapy after intravenous t-PA versus t-PA alone for stroke. N Engl J Med. 2013;368:893–903.
7. Berkhemer OA, et al. A randomized trial of intraarterial treatment for acute ischemic stroke. N Engl J Med. 2015;372:11–20.
8. Goyal M, et al. Randomized assessment of rapid endovascular treatment of ischemic stroke. N Engl J Med. 2015;372:1019–30.
9. Campbell BCV, et al. Endovascular therapy for ischemic stroke with perfusion-imaging selection. N Engl J Med. 2015;372:1009–18.
10. Saver JL, et al. Stent-retriever thrombectomy after intravenous t-PA vs. t-PA alone in stroke. N Engl J Med. 2015;372:2285–95.
11. Jovin TG, et al. Thrombectomy within 8 hours after symptom onset in ischemic stroke. N Engl J Med. 2015;372:2296–306.

12. Touma L, et al. Stent retrievers for the treatment of acute ischemic stroke. JAMA Neurol. 2016;73:275.

13. Yarbrough CK, Ong CJ, Beyer AB, Lipsey K, Derdeyn CP. Endovascular thrombectomy for anterior circulation stroke. Stroke. 2015;46:3177–83.

14. Badhiwala JH, et al. Endovascular thrombectomy for acute ischemic stroke. JAMA. 2015;314:1832.

15. Powers WJ, et al. 2015 American Heart Association/American Stroke Association focused update of the 2013 guidelines for the early management of patients with acute ischemic stroke regarding endovascular treatment: a guideline for healthcare professionals from the American Heart Association/American Stroke Association. Stroke. 2015;46(2015):3020–35.

16. Fifi JT, et al. Complications of modern diagnostic cerebral angiography in an academic medical center. J Vasc Interv Radiol. 2009;20:442–7.

17. Dawkins AA, et al. Complications of cerebral angiography: a prospective analysis of 2,924 consecutive procedures. Neuroradiology. 2007;49:753–9.

18. Goyal M, et al. Endovascular thrombectomy after large-vessel ischaemic stroke: a meta-analysis of individual patient data from five randomised trials. Lancet. 2016;387:1723–31.

19. Papanagiotou P, White CJ. Endovascular reperfusion strategies for acute stroke. JACC Cardiovasc Interv. 2016;9:307–17.

20. Nogueira RG, et al. Trevo versus Merci retrievers for thrombectomy revascularisation of large vessel occlusions in acute ischaemic stroke (TREVO 2): a randomised trial. Lancet. 2012;380:1231–40.

21. Raychev R, Saver JL. Mechanical thrombectomy devices for treatment of stroke. Neurol Clin Pract. 2012;2:231–5.

22. Henderson RD, Phan TG, Piepgras DG, Wijdicks EFM. Mechanisms of intracerebral hemorrhage after carotid endarterectomy. J Neurosurg. 2001;95:964–9.

23. Abou-Chebl A, et al. Intracranial hemorrhage and hyperperfusion syndrome following carotid artery stenting. J Am Coll Cardiol. 2004;43:1596–601.

24. Adhiyaman V, Alexander S. Cerebral hyperperfusion syndrome following carotid endarterectomy. QJM. 2007;100:239–44.

25. Hacke W, et al. Randomised double-blind placebo-controlled trial of thrombolytic therapy with intravenous alteplase in acute ischaemic stroke (ECASS II). Lancet. 1998;352:1245–51.

26. Hacke W, et al. Thrombolysis with alteplase 3 to 4.5 hours after acute ischemic stroke. N Engl J Med. 2008;359:1317–29.

27. Raychev R, et al. Determinants of intracranial hemorrhage occurrence and outcome after neurothrombectomy therapy: insights from the solitaire FR with intention for thrombectomy randomized trial. Am J Neuroradiol. 2015;36:2303–7.

28. Loh Y, et al. Recanalization rates decrease with increasing thrombectomy attempts. Am J Neuroradiol. 2010;31:935–9.

29. Peschillo S, Diana F, Berge J, Missori P. A comparison of acute vascular damage caused by ADAPT versus a stent retriever device after thrombectomy in acute ischemic stroke: a histological and ultrastructural study in an animal model. J Neurointerv Surg. 2016;9(8):743–9. https://doi.org/10.1136/neurintsurg-2016-012533.

30. Gory B, et al. Histopathologic evaluation of arterial wall response to 5 neurovascular mechanical thrombectomy devices in a swine model. Am J Neuroradiol. 2013;34:2192–8.

31. Pan J, Konstas A-A, Bateman B, Ortolano GA, Pile-Spellman J. Reperfusion injury following cerebral ischemia: pathophysiology, MR imaging, and potential therapies. Neuroradiology. 2007;49:93–102.

32. Gascou G, et al. Stent retrievers in acute ischemic stroke: complications and failures during the perioperative period. Am J Neuroradiol. 2014;35:734–40.

33. Janssen H, et al. General anesthesia versus conscious sedation in acute stroke treatment: the importance of head immobilization. Cardiovasc Intervent Radiol. 2016;39:1239–44.

34. Intracerebral hemorrhage after intravenous t-PA therapy for ischemic stroke. The NINDS t-PA Stroke Study Group. Stroke. 1997;28:2109–18.

35. Hemphill JC, et al. Guidelines for the management of spontaneous intracerebral hemorrhage: a guideline for healthcare professionals from the American Heart Association/American Stroke Association. Stroke. 2015;46:2032–60.

36. Shi Z-S, et al. Predictors of subarachnoid hemorrhage in acute ischemic stroke with endovascular therapy. Stroke. 2010;41:2775–81.

37. Castaño C, et al. Unwanted detachment of the solitaire device during mechanical thrombectomy in acute ischemic stroke. J Neurointerv Surg. 2016. https://doi.org/10.1136/neurintsurg-2015-012156.

38. Emprechtinger R, Piso B, Ringleb PA. Thrombectomy for ischemic stroke: meta-analyses of recurrent strokes, vasospasms, and subarachnoid hemorrhages. J Neurol. 2017;264(3):432–6. https://doi.org/10.1007/s00415-016-8205-1.

39. Kurre W, et al. Does mechanical thrombectomy in acute embolic stroke have long-term side effects on intracranial vessels? An angiographic follow-up study. Cardiovasc Intervent Radiol. 2013;36:629–36.

40. Behme D, et al. Complications of mechanical thrombectomy for acute ischemic stroke—a retrospective single-center study of 176 consecutive cases. Neuroradiology. 2014;56:467–76.

41. Mizutani T. Natural course of intracranial arterial dissections. J Neurosurg. 2011;114:1037–44.

42. Akins PT, Amar AP, Pakbaz RS, Fields JD. Complications of endovascular treatment for acute stroke in the SWIFT trial with solitaire and merci devices. Am J Neuroradiol. 2014;35:524–8.

43. Davalos A, et al. Retrospective multicenter study of solitaire FR for revascularization in the treatment of acute ischemic stroke. Stroke. 2012;43:2699–705.

44. Pereira VM, et al. Prospective, multicenter, single-arm study of mechanical thrombectomy using solitaire flow restoration in acute ischemic stroke. Stroke. 2013;44:2802–7.

45. Weber R, et al. Comparison of outcome and interventional complication rate in patients with acute stroke treated with mechanical thrombectomy with and without bridging thrombolysis. J Neurointerv Surg. 2017;9(3):229–33. https://doi.org/10.1136/neurintsurg-2015-012236.

46. Groves AP, Kansagra AP, Cross DT, Moran CJ, Derdeyn CP. Acute management and outcomes of iatrogenic dissections during cerebral angiography. J Neurointerv Surg. 2016;9(5):499–501. https://doi.org/10.1136/neurintsurg-2016-012285.

47. Lyrer P, Engelter S. In: Lyrer P, editor. The cochrane database of systematic reviews. Wiley; 2003. p. 1–45. https://doi.org/10.1002/14651858.CD000255.

48. Markus HS, et al. Antiplatelet treatment compared with anticoagulation treatment for cervical artery dissection (CADISS): a randomised trial. Lancet Neurol. 2015;14:361–7.

49. Delgado F, et al. Endovascular treatment in the acute and non-acute phases of carotid dissection: a therapeutic approach. J Neurointerv Surg. 2017;9:11–6. https://doi.org/10.1136/neurintsurg-2016-012475.

50. Stampfl S, et al. Combined proximal balloon occlusion and distal aspiration: a new approach to prevent distal embolization during neurothrombectomy. J Neurointerv Surg. 2016. https://doi.org/10.1136/neurintsurg-2015-012208.

51. Chueh J-Y, Puri AS, Wakhloo AK, Gounis MJ. Risk of distal embolization with stent retriever thrombectomy and ADAPT. J Neurointerv Surg. 2016;8:197–202.

52. Kabbasch C, et al. First-line lesional aspiration in acute stroke thrombectomy using a novel intermediate catheter: initial experiences with the SOFIA. Interv Neuroradiol. 2016;22:333–9.

53. Masoud H, et al. Inadvertent stent retriever detachment: a multicenter case series and review of device experience FDA reports. Interv Neurol. 2015;4:75–82.

54. Kwon H-J, Chueh J-Y, Puri AS, Koh H-S. Early detachment of the solitaire stent during thrombectomy retrieval: an in vitro investigation. J Neurointerv Surg. 2015;7:114–7.

55. Parthasarathy R, Gupta V, Goel G, Mahajan A. Solitaire stentectomy: 'deploy and engage' and 'loop and snare' techniques. BMJ Case Rep. 2016. https://doi.org/10.1136/bcr-2016-012547.

56. Yub Lee S, Won Youn S, Kyun Kim H, Rok Do Y. Inadvertent detachment of a retrievable intracranial stent: review of manufacturer and user facility device experience. Neuroradiol J. 2015;28:172–6.

57. Dorn F, Stehle S, Lockau H, Zimmer C, Liebig T. Endovascular treatment of acute intracerebral artery occlusions with the solitaire stent: single-centre experience with 108 recanalization procedures. Cerebrovasc Dis. 2012;34:70–7.

58. Youn SW, Kim HK. Refinement of a thrombectomy technique to treat acute ischemic stroke: technical note on microcatheter advance during retrieving self-expandable stent. J Korean Soc Radiol. 2012;67:1.

59. Akpinar S, Yilmaz G. Spontaneous Solitaire™ AB thrombectomy stent detachment during stroke treatment. Cardiovasc Intervent Radiol. 2015;38:475–8.

60. Kang D-H, Park J, Hwang Y-H, Kim Y-S. Inadvertent self-detachment of solitaire AB stent during the mechanical thrombectomy for recanalization of acute ischemic stroke: lessons learned from the removal of stent via surgical embolectomy. J Korean Neurosurg Soc. 2013;53:360.

61. Kim ST, et al. Unexpected detachment of solitaire stents during mechanical thrombectomy. J Korean Neurosurg Soc. 2014;56:463–8.

62. Goyal M, et al. Evaluation of interval times from onset to reperfusion in patients undergoing endovascular therapy in the interventional management of stroke III trial. Circulation. 2014;130:265–72.

63. Khatri P, et al. Time to angiographic reperfusion and clinical outcome after acute ischaemic stroke: an analysis of data from the Interventional Management of Stroke (IMS III) phase 3 trial. Lancet Neurol. 2014;13:567–74.

64. Abilleira S, et al. Outcomes of a contemporary cohort of 536 consecutive patients with acute ischemic stroke treated with endovascular therapy. Stroke. 2014;45:1046–52.

65. Kaesmacher J, Kleine JF. Bridging therapy with i. v. rtPA in MCA occlusion prior to endovas-

cular thrombectomy: a double-edged sword? Clin Neuroradiol. 2016. https://doi.org/10.1007/s00062-016-0533-0.

66. Guedin P, et al. Prior IV thrombolysis facilitates mechanical thrombectomy in acute ischemic stroke. J Stroke Cerebrovasc Dis. 2015;24:952–7.

67. Menon BK, et al. Optimal workflow and process-based performance measures for endovascular therapy in acute ischemic stroke: analysis of the solitaire FR thrombectomy for acute revascularization study. Stroke. 2014;45:2024–9.

68. Turk AS, et al. Initial clinical experience with the ADAPT technique: a direct aspiration first pass technique for stroke thrombectomy. J Neurointerv Surg. 2014;6:231–7.

69. Delgado Almandoz JE, et al. Comparison of clinical outcomes in patients with acute ischemic strokes treated with mechanical thrombectomy using either Solumbra or ADAPT techniques. J Neurointerv Surg. 2015. https://doi.org/10.1136/neurintsurg-2015-012122.

70. Turk AS, et al. ADAPT FAST study: a direct aspiration first pass technique for acute stroke thrombectomy. J Neurointerv Surg. 2014;6:260–4.

71. Vargas J, et al. Long term experience using the ADAPT technique for the treatment of acute ischemic stroke. J Neurointerv Surg. 2017;9(5):437–41. https://doi.org/10.1136/neurintsurg-2015-012211.

72. Romano D, et al. Manual thromboaspiration technique as a first approach for endovascular stroke treatment: a single-center experience. Interv Neuroradiol. 2016;22(5):529–34. https://doi.org/10.1177/1591019916653256.

73. Kowoll A, Weber A, Mpotsaris A, Behme D, Weber W. Direct aspiration first pass technique for the treatment of acute ischemic stroke: initial experience at a European stroke center. J Neurointerv Surg. 2016;8:230–4.

74. Lapergue B, et al. A direct aspiration, first pass technique (ADAPT) versus stent retrievers for acute stroke therapy: an observational comparative study. Am J Neuroradiol. 2016;1–6. https://doi.org/10.3174/ajnr.A4840.

75. Baek J-H, et al. Stenting as a rescue treatment after failure of mechanical thrombectomy for anterior circulation large artery occlusion. Stroke. 2016;47:2360–3.

76. Seo JH, Jeong HW, Kim ST, Kim E-G. Adjuvant tirofiban injection through deployed solitaire stent as a rescue technique after failed mechanical thrombectomy in acute stroke. Neurointervention. 2015;10:22.

第 26 章　头颈部肿瘤的血管内栓塞治疗

Jonathan R. Lena, M. Imran Chaudry, Raymond D. Turner,
Alejandro Spiotta, and Aquilla S. Turk

肿瘤栓塞程序核对表

必备的设备、器械和药品	手术步骤
放射科技师 • 导引导管 • 微导管 • 球囊微导管 • 栓塞材料(弹簧圈、Onyx 胶、NBCA 等) • 额外的 RHV 阀和导管 • 18G 或 20G 腰椎穿刺针 护理 • 地塞米松 • 听班医生联系方式 　– 神经外科 　– 麻醉科 麻醉 • 必要时准备颅内压监测设备 • 丙泊酚 • 气管插管设备 神经介入医师 • 导引导管的选择 • 微导管、球囊的选择 • 栓塞材料的选择	识别 • 全脑血管造影确定肿瘤供血动脉 栓塞 • 将导引导管尽可能放置在肿瘤供血动脉末端 • 将微导管 / 球囊导管尽可能置入肿瘤直接供血动脉末端 • 使用预选的栓塞材料进行肿瘤栓塞 • 在栓塞后行血管造影,确保无其他肿瘤供血动脉残留,同时无非肿瘤供血动脉被栓塞。 • 如发现其他肿瘤供血动脉,必要时重复上述步骤

并发症规避流程

并发症	原因	补救措施	策略
非靶动脉栓塞	ECA-ICA 吻合		– 掌握可能的 ECA-ICA 吻合途径 – 使用空白路图 – 栓塞前仔细分析全脑血管造影结果
栓塞材料回流至主干血管	栓塞材料回流		– 使用空白路图 – 使用可显影栓塞材料 – 应用高压锅技术 – 使用球囊微导管

续表

并发症	原因	补救措施	策略
血栓栓塞	抗凝不足	增加肝素和考虑使用依替巴肽	确保激活凝血时间（ACT）是基础值的 2~3 倍
肿瘤水肿	栓塞后导致肿瘤坏死	地塞米松或手术切除	肿瘤栓塞前应用地塞米松
肿瘤出血	使用小于 150μm 的聚乙烯醇（PVA）颗粒		避免使用小于 150μm 的聚乙烯醇颗粒
一过性面神经损伤或三叉神经痛	微导管撤出时过度牵拉		限制微导管周围液体栓塞剂的回流

ECA，颈外动脉；ICA，颈内动脉。

引言

　　脑膜瘤的术前栓塞最初于 1973 年由 Manelfe 等人提出[1]。此后，有很多关于术前栓塞治疗血运丰富的头部、颈部和脊柱肿瘤潜在优缺点的报道[2-32]。术前栓塞头部、颈部和脊柱肿瘤常被用来减少术中失血，提高术中术野清晰度，有助于术中肿瘤切除。许多材料被用于栓塞这些肿瘤，包括聚乙烯醇（PVA）、明胶海绵、氰基丙烯酸正丁酯（NBCA，Codman Neurovascular，Raynham，MA）、弹簧圈和乙烯 - 乙烯醇共聚物（Onyx，eV3，Irving，CA）。

栓塞材料

　　下述材料都可用来减少头部、颈部和脊柱肿瘤的供血。了解它们的特点及其在肿瘤栓塞中的优缺点，对于肿瘤的安全栓塞至关重要。表 26.1 总结了每种栓塞材料的基本特性。

　　聚乙烯醇（PVA）　聚乙烯醇是大小为 45 ~ 1 180μm 的颗粒。根据预期的栓塞靶点选择颗粒大小，较大的颗粒用于栓塞主干血管，较小的颗粒用于穿透毛细血管或肿瘤床。这些颗粒在射线下不可视，必须与造影剂混合才能显影。聚乙烯醇价格相对低廉，并且容易获取。聚乙烯醇的另一个特点为随着时间的推移，颗粒逐渐溶解，当用于栓塞治疗鼻出血时，可以降低鼻黏膜坏死的风险。然而，当用于肿瘤的栓塞治疗时，这个特点可能成为其缺点，因为如果肿瘤在栓塞后的几天到几周内没有被切除，被栓塞的血管有可能再通。聚乙烯醇最大的缺点是颗粒材料的可视性差。即使与造影剂混合，也有可能意外栓塞正常血管造成脑梗死。使用颗粒直径在 45 ~ 150μm 之间的聚乙烯醇进行栓塞治疗，可增加出血性或缺血性脑卒中

表 26.1　栓塞材料及其基本特性

栓塞材料	可视性	永久性闭塞	肿瘤床渗透的可能性
聚乙烯醇（PVA）	否	否	是（取决于使用量）
明胶海绵	否	否	否
弹簧圈	是	是	否
氰基丙烯酸正丁酯（NBCA）	是	是	是
乙烯 - 乙烯醇共聚物（EVOH）	是	是	是

的风险[3,4]。

明胶海绵(Pfzer, New York, NY) 明胶海绵是一种提取于猪皮肤和明胶的栓塞材料。明胶海绵常与聚乙烯醇颗粒结合使用,最常见的是在聚乙烯醇颗粒栓塞远端后作为栓子来栓塞主干血管。与聚乙烯醇颗粒一样,明胶海绵只能提供暂时的栓塞,随着时间推移,明胶海绵也会逐渐溶解。当应用于出血黏膜栓塞治疗时,明胶海绵溶解时间超过 2 ~ 5 天。肿瘤栓塞后的手术切除应在栓塞后 5 ~ 7 天内进行,以降低肿瘤血管再通的风险。

弹簧圈 弹簧圈也可以通过栓塞主干血管来减少肿瘤的血液供应。解脱弹簧圈导致分支血管意外栓塞的风险较低。然而弹簧圈不会穿透到肿瘤内部,随着时间的推移,肿瘤可以从周围其他动脉中募集新的血管供应。此外,如果需要进一步栓塞治疗或肿瘤在手术切除后复发,肿瘤的主要供血动脉可能会永久闭塞,导致通过微导管不能进入的残留小动脉分支无法栓塞。

氰基丙烯酸正丁酯(NBCA) NBCA 是一种液体栓塞剂,它能永久性栓塞主干血管,并能较好地渗透到肿瘤的深部血管。控制 NBCA 与碘化油的比例,可用于调整栓塞剂的聚合速率和黏度。

NBCA 是一种黏合剂,因此有可能黏附在微导管上,增加导管留置的风险。为了防止 NBCA 黏附微导管以及在肿瘤栓塞前堵塞微导管,NBCA 在通过微导管注射之前应按照使用说明在单独的容器中与碘油混合。

乙烯 - 乙烯醇共聚物(EVOH/Onyx) EVOH 是一种液体栓塞剂,能永久性栓塞血管,并能较好地渗透到肿瘤血管内。与 NBCA 不同,EVOH 在与血液接触时具有黏着性和聚合性。为防止 EVOH 在微导管内聚合,注药前微导管必须预充二甲基亚砜(DMSO),同时微导管也必须兼容 DMSO。与 DMSO 不兼容的导管可能会随着 DMSO 的使用而溶解,从而导致血管的非靶性栓塞。DMSO 必须以 0.1ml/min 的速度给药,以尽量降低 DMSO 的副作用风险如心律失常等。有人认为,EVOH 相较于其他栓塞剂注药时更易控制同时具有更好的可视性。此外,Onyx 胶有可能通过肿瘤床(毛细血管网)进入肿瘤的静脉回流,致肿瘤的静脉栓塞。这可能导致肿瘤坏死和软化,使手术切除更容易。在许多医疗机构,Onyx 胶已成为首选的肿瘤栓塞剂。

血液供应

在设计肿瘤栓塞方案时,必须掌握脑神经、大脑功能区的血液供应以及肿瘤供血血管与这些血管的潜在吻合(见表 26.2 ~ 26.4)[36]。同样,在栓塞脊髓肿瘤时,注意并保护供应脊髓的血管是非常重要的。

前颅窝肿瘤多数由脑膜中动脉、大脑镰动脉或蝶腭动脉分支供血。必须特别注意前颅窝肿瘤供血与眼动脉的吻合(图 26.1),尤其是通过上颌动脉分支如脑膜中动脉或筛动脉栓塞肿瘤时更是如此。

选择这些血管后应进行超选血管造影,以确保没有眼动脉吻合和视网膜染色。如果确实存在靶动脉与眼动脉吻合,把微导管置于吻合口远端后,留有足够的空间允许栓塞材料回流而不栓塞吻合口,那么我们仍然可以安全地进行栓塞。在栓塞过程中,必须保留视网膜中央动脉(眼动脉的分支),否则会导致患者同侧失明。尽管眼动脉很少起源于脑膜中动脉,但是神经介入医生在栓塞脑膜中动脉供血的肿瘤时必须意识到这种可能性。

表 26.2　可能损伤视神经的危险吻合

动脉	吻合
脑膜中动脉（MMA）	经泪腺动脉，大脑镰前动脉，室间隔动脉，筛前动脉和筛后动脉吻合
眶下动脉	经泪腺动脉下支和鼻背动脉吻合
颞深前动脉	经泪腺动脉下支吻合
颞浅动脉（STA）额支	经眶上动脉吻合
面动脉角支	经鼻背动脉吻合

表 26.3　可能损伤面神经的动脉栓塞

动脉	吻合
MMA 岩支	无
耳后动脉茎突支	MMA 与咽升动脉
枕动脉茎突支	椎动脉肌支
小脑前下动脉（AICA）内听动脉分支（听神经也有损伤风险）	无

表 26.4　尾组脑神经的血管供应及重要吻合口

动脉	吻合	可能损伤的脑神经
咽升动脉神经脑膜支	无	舌咽神经、迷走神经、副神经、舌下神经
喉上动脉	对侧甲状腺上、下动脉	迷走神经
咽升动脉肌脊支	无	副神经神经根
颈升动脉和颈深动脉	椎动脉（V1 段）	副神经神经根
舌动脉	对侧舌动脉和甲状腺上动脉	舌下神经

　　在栓塞中颅窝肿瘤时有一些重要的注意事项。与前颅底肿瘤一样，许多中颅窝肿瘤由 MMA 和咽升动脉供血。掌握颈外动脉分支与颈内动脉的吻合是非常重要的。咽升动脉（APA）与颈内动脉（见表 26.3 和 26.4）有多处潜在吻合。APA 分为神经脑膜支（位于后部）和咽支（位于前部）。栓塞剂可能通过吻合到达 ICA 或其分支，致其栓塞，或对由咽升动脉的神经肌肉分支供应的肿瘤进行栓塞均有可能导致后组脑神经功能障碍。

　　脑膜中动脉和脑膜副动脉不仅与眼动脉存在潜在吻合，还可与颈内动脉下外侧干形成吻合，栓塞可能导致穿过海绵窦的脑神经损伤[36]。如果给中耳内面神经供血的 MMA 岩支被栓塞，则可能导致面瘫。

　　后颅窝的大多数肿瘤由脑膜后动脉分支、AICA 分支和咽升动脉供应。保证咽升动脉神经脑膜支对尾组脑神经的血液供应是非常重要的。如果肿瘤的血液供应来自小脑前下动脉（AICA）的分支，因其通常靠近前庭蜗神经，并对前庭和耳蜗供血，故保护 AICA 的迷路分支非常重要。枕动脉与颅外段椎动脉常形成吻合。

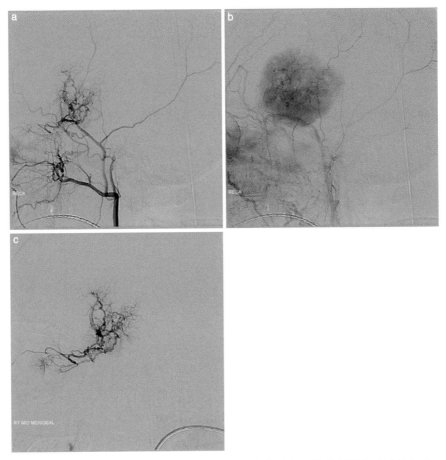

图 26.1　（a）右侧颈外动脉（ECA）侧位血管造影显示肿瘤经脑膜中动脉供血。（b）右侧 ECA 侧位血管造影毛细血管期显示肿瘤染色和脉络膜染色。（c）超选造影右侧脑膜中动脉显示肿瘤染色及脉络膜染色，证实右侧 MMA 与右侧眼动脉吻合

手术过程概述

　　肿瘤可通过动脉或直接经皮栓塞。手术通常采用全身麻醉和标准动脉入路。运用全脑血管造影确定肿瘤的血液供应。通过静脉注射肝素保持患者的激活凝血时间为基线的 2 ~ 2.5 倍。

　　导引导管　通常用 6F 导引导管在靶血管内进行血管造影，记录肿瘤的血液供应和潜在吻合。根据选择的栓塞血管，可使用不同的导引导管。如果栓塞的血管是颈外动脉，则可以使用质地较硬的导引导管，如 Envoy DA 或 Chaperon 等。如果需要栓塞颈内动脉岩段或椎动脉 V3 段以远的部分，则需使用远端更柔软、更灵活的导引导管，如 Sofia 或 Benchmark 等。

　　微导管　一个尺寸合适的微导管或球囊微导管（Scepter balloon，MicroVention，Destin，CA，USA）可以直接将栓塞材料通过导引导管输送到肿瘤的供血动脉中。因为并非所有的微导管都与各类的栓塞材料兼容，所以掌握不同类型的微导管及其特性至关重要。一些微导管如 Magic 与 DMSO 不兼容，因此这种微导管不能使用 Onyx 胶栓塞肿瘤。此外，如果预计液体栓塞剂会有大量回流，则可使用尖端可解脱的微导管，如 Apollo 微导管。如果为防止栓塞过程中栓塞剂反流，那么应考虑使用双腔球囊微导管（Scepter Balloon）。在肿瘤栓塞的过程中，应间断进行血管造影，记录肿瘤栓塞、主干血管闭塞、非靶向栓塞和随血流变化开

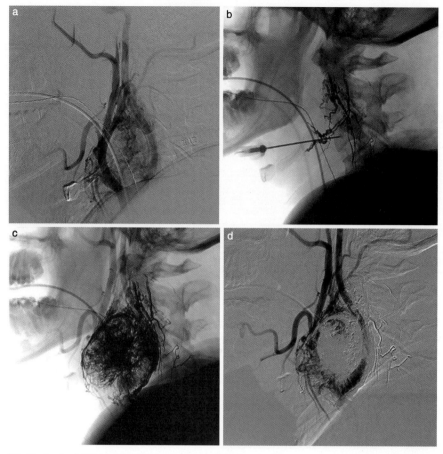

图 26.2　（a）侧位血管造影显示左颈动脉体瘤。（b）使用 20G 针头直接经皮穿刺左颈动脉体瘤，使用 Onyx 胶进行部分血管内栓塞。（c）左颈动脉体瘤侧位骨窗像造影，使用 Onyx 胶进行血管内栓塞和瘤体直接穿刺栓塞。（d）左颈动脉体瘤侧位血管造影，使用 Onyx 胶进行血管内栓塞和瘤体直接穿刺栓塞

放的潜在侧支血管。

直接经皮穿刺栓塞

　　已有文献报道，可直接经皮穿刺头、颈部肿瘤进行栓塞（图 26.2）。首先应进行全脑血管造影，确定是否有对肿瘤进行血管内栓塞的可能。手术前穿刺部位的皮肤应行常规消毒铺单。运用超声、透视路图或术中 DynaCT 定位头颈部肿瘤，并引导实施穿刺。通常情况下使用 20G 或 18G 脊柱针。必须确保用于连接针头和注射器的任何导管都与 DMSO 相兼容。穿刺针插入肿瘤后应进行回抽，然后注射造影剂以确保插入肿瘤。最后，建议使用液体栓塞剂通过穿刺针对肿瘤进行栓塞。

头颈部血供丰富的肿瘤

脑膜瘤

　　脑膜瘤是脑外或脑室内肿瘤，随着肿瘤体积增大，可引起相应症状。这些肿瘤的血液供

应来自颈外动脉和颈内动脉的分支以及后循环。运用全脑血管造影评估这些肿瘤是否适合血管内栓塞治疗。血管造影中这些肿瘤的典型表现为放射状染色(图 26.3)。

血管外皮细胞瘤

血管外皮细胞瘤,也称为血管母细胞性脑膜瘤,起源于毛细血管和小静脉周围的梭形细胞 [33]。此类肿瘤仅占颅内肿瘤的 0.4%,绝大部分附着在硬脑膜上,治疗后易原位复发,并可转移、扩散 [34]。

血管母细胞瘤

血管母细胞瘤是一种良性血管肿瘤,其发生率占成人后颅窝肿瘤的 7%~12% [35]。血管母细胞瘤是脑内肿瘤,通常位于小脑,由小脑前下动脉,小脑后下动脉或小脑上动脉供血。血管母细胞瘤也可位于脑干或脊髓内。

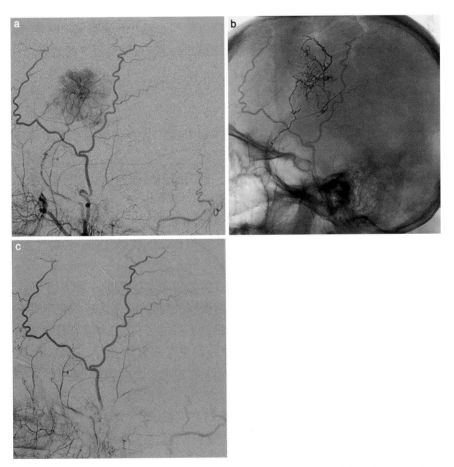

图 26.3　(a)侧位血管造影显示,脑膜中动脉供血的凸面脑膜瘤形成典型的放射状染色。(b)侧位骨窗造影显示 Onyx 胶铸型,凸面脑膜瘤的血管内栓塞治疗。(c)侧位血管造影显示凸面脑膜瘤无肿瘤染色,通过脑膜中动脉运用 Onyx 胶栓塞肿瘤

副神经节瘤

副神经节瘤常起源于迷走神经节、颈动脉体或颞骨。根据这类肿瘤的位置和大小可以预测肿瘤的血供。因为这些副神经节瘤由神经嵴细胞起源发展而来,所以可通过神经嵴细胞在体内的部位,来推断肿瘤的供血。副神经节瘤血供通常源于颈外动脉的分支,主要是咽升动脉,起源于颈椎干和颈深动脉的情况少见。这些肿瘤的血管造影浓染(图 26.2)。一些副神经节瘤会分泌儿茶酚胺,在这种情况下,栓塞可能会引发潜在致命性的血管舒缩障碍。因为这种情况下 β 受体阻滞剂禁忌使用,应用 α 拮抗剂对抗这种潜在并发症。

青少年鼻咽血管纤维瘤

青少年鼻咽血管纤维瘤(juvenile nasopharyngeal angiofbromas,JNA)是一种具有高度侵袭性和浸润性的良性肿瘤。JNAs 几乎只好发于青少年男性中,通常由上颌动脉、腭升动脉、咽升动脉、副脑膜动脉和颈内动脉(当翼支或腭支存在)的分支供血(图 26.4)。由于这类肿瘤通常由动脉直接到静脉的高流量分流供血,所以使用颗粒材料栓塞更加困难,为更好地控制栓塞材料进入靶血管,液体栓塞材料(例如胶或 Onyx 胶)可能是更好的选择。

并发症的规避

为避免肿瘤栓塞相关并发症,我们可采取一些措施。在任何栓塞手术前须仔细分析肿瘤的血供来源及肿瘤附近潜在的血管吻合。

为防止非靶点栓塞,应持续监测栓塞过程。利用空白路图显示栓塞进程,特别是当大量使用胶或 Onyx 胶时,会使原始图像模糊。

使用双腔球囊导管可以防止反流,有利于栓塞材料更好地渗入肿瘤。对于因双腔球囊导管过大或使用双腔球囊导管不安全的血管,头端可拆卸的微导管是一种替代方法,可以防止因使用液体栓塞剂而导致的微导管意外撕裂。

Chapot 等人描述的压力锅技术也是防止液体栓塞材料逆流的一种方法[37]。该技术是在肿瘤的同一供血血管内放置两个微导管,栓塞肿瘤的同时,在血管近心端形成栓子。首先,在肿瘤的供血血管内放置 dmso 兼容的头端可拆卸微导管,将第二个微导管头端放置在第一个微导管可拆卸头端的近心端,通过第二个微导管输送弹簧圈,注入 NBCA 形成栓子。弹簧圈和 NBCA 形成的栓子可抵抗 DMSO 和 Onyx 胶逆流,最后通过头端可拆卸的微导管注射 Onyx 胶进行栓塞。

由于肿瘤栓塞后可能发生瘤内水肿或出血等并发症,肿瘤栓塞后的最佳外科切除时机仍有争议[3]。围手术期给予类固醇激素,可以预防栓塞后肿瘤组织坏死引起的水肿相关并发症,如占位效应加重、新的神经功能缺损、梗阻性脑积水,昏迷等。Bendszus 等人[3] 报告肿瘤栓塞后出血率为 3.2%。Carli 等人[4] 报告大多数出血发生在肿瘤栓塞过程中或术后几小时,使用小的 PVA 颗粒(45～150μm)是出血的危险因素之一。

术前栓塞肿瘤可减少肿瘤切除术中失血和对血制品的需求。Chun 等人[5] 报告,在肿

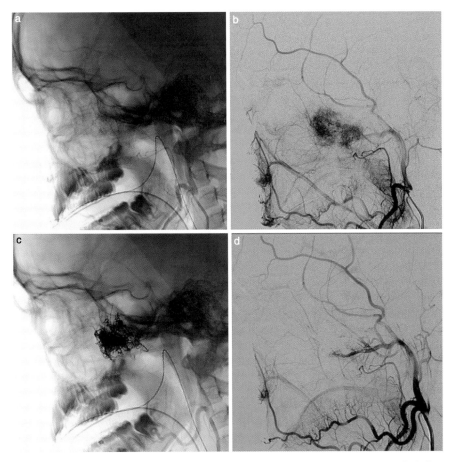

图 26.4 （a）栓塞 JNA 之前，左侧颈外动脉侧位骨窗像造影。（b）左侧颈外动脉造影显示上颌动脉的多个分支供应 JNA。（c）侧位骨窗像造影显示 Onyx 胶铸型，JNA 栓塞。（d）侧位血管造影显示使用 Onyx 胶进行血管内栓塞明显减少了 JNA 供血

瘤栓塞 24 小时后行外科切除术，可减少术中失血。Kai 等人[13]回顾性分析 65 例仅经颈外动脉行脑膜瘤术前栓塞的患者，发现最佳手术时间为栓塞后 7 ~ 9 天。Oka 等人[18]报道直径小于 6cm 的肿瘤通过术前栓塞可减少术中失血，但对大于 6cm 的肿瘤而言，无论术前是否栓塞，术中的失血量并无差异。需要注意的是，对同时有颈外动脉（ECA）和颈内动脉（ICA）血液供应的肿瘤而言，单纯栓塞来自颈外动脉的血供，理论上可能会增加术中失血的风险。这是由于颈内动脉来源的供血常位于肿瘤界面的深处，影响术野和手术安全。

一旦供应脑神经的血管被栓塞，可能会导致短暂或永久性的神经功能缺损。同样，当某些 ECA-ICA 吻合被栓塞时，可能会减少或中断一些重要神经和组织的血供，导致神经功能缺损。因此肿瘤栓塞时，了解脑神经的血供及 ECA 和 ICA 之间的潜在吻合至关重要。

一过性面神经损伤和三叉神经痛常被认为是脑神经在出颅处受牵拉所致[38]。上颌动脉的副脑膜分支通过卵圆孔与三叉神经的 V 3 段并行进入颅内。同样，耳后动脉走行靠近面神经乳突段。副脑膜动脉或耳后动脉中液体栓塞剂的回流会增加栓塞后微导管回撤的阻力，进而加重对三叉神经 V 3 段或面神经的牵拉，增加脑神经损伤的概率。

结　论

　　对于头、颈和脊柱部位血供丰富的肿瘤,通过术前栓塞可减少术中失血,明确肿瘤界面,降低肿瘤切除的难度。这样一来,减少手术时间的同时也减少了患者麻醉时间,降低麻醉相关并发症的风险。深入了解栓塞材料,肿瘤毗邻血管和潜在的血管吻合以及可能的术后并发症,对达到肿瘤术前栓塞的最佳效果至关重要。

(朱仕逸 译　李浩 审)

参考文献

1. Manelfe C, Guiraud B, David J, Eymeri JC, Tremoulet M, Espagno J, Rascol A, Geraud J. Embolization by catheterization of intracranial meningiomas. Rev Neurol (Paris). 1973;128:339–51.
2. Bendszus M, Rao G, Burger R, Schaller C, Scheinemann K, Warmuth-Metz M, Hofmann E, Schramm J, Roosen K, Solymosi L. Is there a benefit of preoperative meningioma embolization? Neurosurgery. 2000;47:1306–11.
3. Bendszus M, Monoranu C, Schütz A, Nölte I, Vince G, Solymosi L. Neurologic complications after particle embolization of intracranial meningiomas. AJNR Am J Neuroradiol. 2005;26:1413–9.
4. Carli D, Sluzewski M, Beute G, Rooij WJ. Complications of particle embolization of meningiomas: frequency, risk factors, and outcome. AJNR Am J Neuroradiol. 2010;31:152–4.
5. Chun J, McDermott M, Lamborn K, Wilson C, Higashida R, Berger M. Delayed surgical resection reduces intraoperative blood loss for embolized meningiomas. Neurosurgery. 50:1231–5.
6. Dowd C, Halbach V, Higashida R. Meningiomas: the role of preoperative angiography and embolization. Neurosurg Focus. 2003;15(1):Article 10.
7. Elhammady M, Wolfe S, Ashour R, Farhat H, Moftakhar R, Lieber B, Aziz-Sultan M. Safety and efficacy of vascular tumor embolization using Onyx: is angiographic devascularization sufficient. J Neurosurg. 2010;112:1039–45.
8. Ellis J, D'Amico R, Sisti M, Bruce J, McKhann G, Lavine S, Meyers P, Strozyk D. Preoperative intracranial meningioma embolization. Expert Rev Neurother. 2011;11:545–56.
9. Gobin Y, Murayama Y, Milanese K, Chow K, Gonzalez N, Duckwiler G, Vinuela F. Head and neck hypervascular lesions: embolization with ethylene vinyl alcohol copolymer-laboratory evaluation in swine and clinical evaluation in humans. Radiology. 2001;221:309–17.
10. Gore P, Theodore N, Brasiliense L, Kim L, Garrett M, Nakaji P, Gonzalez L, McDougall C, Albuquerque F. The utility of Onyx for preoperative embolization of cranial and spinal tumors. Neurosurgery. 2008;62:1204–11.
11. Hart J, Davagnanam I, Chandrashekar H, Brew S. Angiography and selective microcatheter embolization of a falcine meningioma supplied by the artery of Davidoff and Schechter. J Neurosurg. 2011;114:710–3.
12. Hirohata M, Abe T, Morimitsu H, Fujimura N, Shigemori M, Norbash AM. Preoperative selective internal carotid artery dural branch embolisation for petroclival meningiomas. Neuroradiology. 2003;45:656–60.
13. Kai Y, Hamada J, Morioka M, Yana S, Todaka T, Ushio Y. Appropriate interval between embolization and surgery in patients with meningioma. AJNR Am J Neuroradiol. 2002;23:139–42.
14. Kaji T, Hama Y, Iwasaki Y, Kyoto Y, Kusano S. Preoperative embolization of meningiomas with pial supply: successful treatment of two cases. Surg Neurol. 1999;52:270–3.
15. Kerim A, Bonneville F, Jean B, Cornu P, LeJean L, Chiras J. Balloon-assisted embolization of skull base meningioma with liquid embolic agent. J Neurosurg. 2010;112:70–2.
16. Lefkowitz M, Giannotta S, Hieshima G, Higashida R, Halbach V, Dowd C, Teitelbaum G. Embolization of neurosurgical lesions involving the ophthalmic artery. Neurosurgery. 1998;43:1298–303.
17. Oka H, Kurata A, Kawano N, Saegusa H, Kobayashi I, Ohmomo T, Miyasaka Y, Fujii K. Preoperative superselective embolization of skull-base meningiomas: indications and limitations. J Neuro-Oncol. 1998;40:67–71.
18. Robinson D, Song J, Eskridge J. Embolization of meningohypophyseal and inferolateral branches of the cavernous internal carotid artery. AJNR Am J Neuroradiol. 1999;20:1061–7.

19. Rosen C, Ammerman J, Sekhar L, Bank W. Outcome analysis of preoperative embolization in cranial base surgery. Acta Neurochir. 2002;144:1157–64.
20. Rossitti S. Preoperative embolization of lower-falx meningiomas with ethylene vinyl alcohol copolymer: technical and anatomical aspects. Acta Radiol. 2007;3:321–6.
21. Shi Z, Feng L, Jiang X, Huang Q, Yang Z, Huang Z. Therapeutic embolization of meningiomas with Onyx for delayed surgical resection. Surg Neurol. 2008;70:478–81.
22. Terada T, Kinoshita Y, Yokote H, Tsuura M, Itakura T, Komai N, Nakamura Y, Tanaka S, Kuriyama T. Preoperative embolization of meningiomas fed by ophthalmic branch arteries. Surg Neurol. 1996;45:161–6.
23. Waldron J, Sughrue M, Hetts S, Wilson S, Mills S, McDermott M, Dowd C, Parsa A. Embolization of skull base meningiomas and feeding vessels arising from the internal carotid circulation. Neurosurgery. 2011;68:162–9.
24. Yoon Y, Ahn J, Chang J, Cho J, Suh S, Lee B, Lee K. Pre-operative embolisation of internal carotid artery branches and pial vessels in hypervascular brain tumours. Acta Neurochir. 2008;150:447–52.
25. Mortazavi S, Tummala R, Grande A, Moen S, Jagadeesan B. E-068 dual lumen balloon assisted pre-operative embolization with Onyx for hypervascular head and neck tumors. J Neurointerv Surg. 2014;(Suppl 1):A70–1.
26. Lutz J, Holtmannspötter M, Flatz W, Meier-Bender A, Berghaus A, Brückmann H, Zengel P. Preoperative embolization to improve the surgical management and outcome of juvenile nasopharyngeal angiofibroma (JNA) in a single center: 10-year experience. Clin Neuroradiol. 2016;26(4):405–13. Epub Jan 29, 2015.
27. Gaynor BG, Elhammady MS, Jethanamest D, Angeli SI, Aziz-Sultan MA. Incidence of cranial nerve palsy after preoperative embolization of glomus jugulare tumors using Onyx. J Neurosurg. 2014;120(2):377–81.
28. Kalani MY, Ducruet AF, Crowley RW, Spetzler RF, McDougall CG, Albuquerque FC. Transfemoral transarterial Onyx embolization of carotid body paragangliomas: technical considerations, results, and strategies for complication avoidance. Neurosurgery. 2013;72(1):9–15.
29. El-Khouly H, Fernandez-Miranda J, Rhoton AL Jr. Blood supply of the facial nerve in the middle fossa: the petrosal artery. Neurosurgery. 2008;62(5 Suppl 2):ONS297-303.
30. Raper DM, Starke RM, Henderson F Jr, Ding D, Simon S, Evans AJ, Jane JA Sr, Liu KC. Preoperative embolization of intracranial meningiomas: efficacy, technical considerations, and complications. AJNR Am J Neuroradiol. 2014;35:1798–804.
31. Nania A, Granata F, Vinci S, Pitrone A, Barresi V, Morabito R, Settineri N, Tomasello F, Alafaci C, Longo M. Necrosis score, surgical time, and transfused blood volume in patients treated with preoperative embolization of intracranial meningiomas. Analysis of a single-centre experience and a review of literature. Clin Neuroradiol. 2014;24:29–36.
32. Shah A, Choudhri O, Jung H, Li G. Preoperative endovascular embolization of meningiomas: update on therapeutic options. Neurosurg Focus. 2015;38:E7.
33. Ben Nsir A, Badri M, Kassar AZ, Hammouda KB, Jeml H. Hemangiopericytoma of the cerebellopontine angle: a wolf in sheep's clothing. Brain Tumor Res Treat. 2016;4:8–12.
34. Melone AG, D'Elia A, Santoro F, Salvati M, Delfini R, Cantore G, et al. Intracranial hemangiopericytoma—our experience in 30 years: a series of 43 cases and review of the literature. World Neurosurg. 2014;81:556–62.
35. Rachinger J, Buslei R, Prell J, Strauss C. Solid hemangioblastomas of the CNS: a review of 17 consecutive cases. Neurosurg Rev. 2009;32:37–47. [discussion: 47–48].
36. Geibprasert S, Pongpech S, Armstrong D, Krings T. Dangerous extracranial-intracranial anastamoses and supply to the cranial nerves: vessels the neurointerventionalist needs to know. Am J Neuroradiol. 2009;30:1459–68.
37. Chapot R, Stracke P, Velasco A, Nordmeyer H, Heddier M, Stauder M, Schooss P, Mosimann P. The pressure cooker technique for the treatment of brain AVMs. J Neuroradiol. 2014;41:87–91.
38. Nyberg EM, Chaudry MI, Turk AS, Turner RD. Transient cranial neuropathies as sequelae of Onyx embolization of arteriovenous shunt lesions near the skull base: possible axonotmetic traction injuries. J Neurointervent Surg. 2013;5:e21.

第 27 章　顽固性鼻出血栓塞治疗后并发症的处理

Raghav Gupta, Aakash M. Shah, Fawaz Al-Mufti and Chirag D. Gandhi

顽固性鼻出血栓塞治疗核对表	
必备的设备、器械和药品	操作步骤
放射技师	观察要点
• 栓塞颗粒	• 确认颈外动脉与颈内动脉或其远端分支之间的危险吻合
– 三丙烯微球	• 辨识栓塞物是否进入颅内循环
– 明胶海绵	• 识别导丝是否刺破血管
– 聚乙烯醇	• 定位出血灶
• 栓塞材料	治疗过程
– 液体栓塞剂	• 整个团队注意力保持高度集中
– 氰基丙烯酸正丁酯（NCBA）	• 保持病灶目标血管通路顺畅
– 乙烯 - 乙烯醇共聚物（Onyx）	• 麻醉：监测重要生命体征
– 弹簧圈	• 护理和技术人员：准备呼叫备用人员以提供帮助
• 球囊	• 技术人员：按要求准备弹簧圈
护理	• 预防操作相关的血栓并发症
• 医生手机号码	– 护士准备血小板糖蛋白Ⅱb/Ⅲa受体拮抗剂，供神经介入医师经动脉用药
– 神经外科	• 操作相关的血管穿孔
– 麻醉主治医师	– 如果已用肝素，护士准备静脉注射鱼精蛋白
– 耳鼻喉科	补救
• 肝素盐水袋	• 操作相关的血栓并发症
麻醉	– 动脉注射血小板糖蛋白Ⅱb/Ⅲa受体拮抗剂
• 疼痛管理	– 若无效，考虑通过支架或抽吸方式机械取栓
• 监护下麻醉镇静	• 操作相关的血管穿孔
• 气管插管和机械通气（监护下麻醉镇静完成后）	– 对于颈外动脉分支血管的穿孔，在血管穿孔处放置弹簧圈以阻止穿孔出血
神经介入医师	– 继将微导管移至穿孔近心端并继续放置弹簧圈栓塞
• 选择栓塞颗粒 / 材料	– 填入弹簧圈直到控制出血为止
神经外科	– 持续成像操作
• 安排手术室	多种液体栓塞材料可以选择使用，如 NBCA 和 Onyx
耳鼻喉科	
• 准备手术和器械，以防出血位置无法确认、介入治疗失败	

避免并发症流程图

并发症	原因	补救	策略
血管穿孔	导管系统张力负荷过高	逆转肝素化,并考虑填入弹簧圈或液体栓塞材料,如 NBCA 胶和 Onyx	使用弹簧圈栓塞前降低张力负荷
	导丝操作		操作微导管时,始终将导丝从微导管中伸出 5mm 以上
	解脱弹簧圈时导管张力负荷过高		在解脱弹簧圈前去除系统内的所有张力负荷
血栓栓塞	抗凝不充分	使用肝素,在认为动脉内使用血小板糖蛋白Ⅱb/Ⅲa 受体拮抗剂安全的前提下给药	尽量缩短导丝操作时间
	动脉夹层	如果抗凝无效,考虑支架或抽吸的方式机械取栓	小心并轻柔地操作微导管在导丝上移动

引言

据统计,约有 60% 的人在一生中会出现鼻出血[1,2]。相比较起来,鼻出血的责任血管来源于前循环者多于后循环[3]。鼻出血的潜在病因很多,包括:凝血相关的系统性疾病[4],黏膜、鼻骨或隔膜的外伤,抗凝血剂的使用,潜在的动静脉畸形,药物超适应证使用,高血压,潜在的恶性肿瘤[1,5]。

然而,只有不到 10% 的患者会发展为需要紧急治疗的严重鼻出血[2]。保守治疗方法包括电灼、鼻腔填充和鼻腔内注射止血剂。对于顽固性鼻出血,可进行手术血管结扎或血管内栓塞术。神经介入血管内栓塞术已经成为治疗顽固性鼻出血的常规治疗方案[6]。栓塞治疗通过注射颗粒或胶到颈外动脉(external carotid artery, ECA)或颈内动脉(internal carotid artery, ICA)分支的鼻腔供血血管中,以促进远端血管床的血管闭塞并最终完成止血。

手术过程概述

顽固性鼻出血的治疗始于彻底的耳鼻喉科检查,明确出血部位定位在鼻腔的左或右、前或后、外或内。根据患者的依从性,激惹性,气道反应以及出血程度,来决定采取局部或全身麻醉。数字减影血管成像(digital subtraction angiography, DSA)开始后,将 5F/6F 动脉鞘管置入股总动脉中。进行诊断性脑血管造影以评估颈外动脉、颈内动脉以及椎动脉是否存在潜在的血管异常(例如动静脉或硬脑膜动静脉畸形和颈动脉海绵窦瘘),识别颈外动脉与颈内动脉之间,或颈外动脉与椎动脉之间的危险吻合。潜在的吻合包括颈外动脉与眼动脉之间的吻合,这可能导致颌内动脉(internal maxillary artery, IMA)栓塞后出现永久性失明。特发性鼻出血[7]血管造影结果正常,至少占 70%。

静脉给予肝素存在争议,应权衡鼻出血加重的潜在风险。在大多数情况下,肝素化盐水冲洗管路可充分预防血栓栓塞。因此,仅应在明确出血程度和出血部位后,才考虑使用肝素。

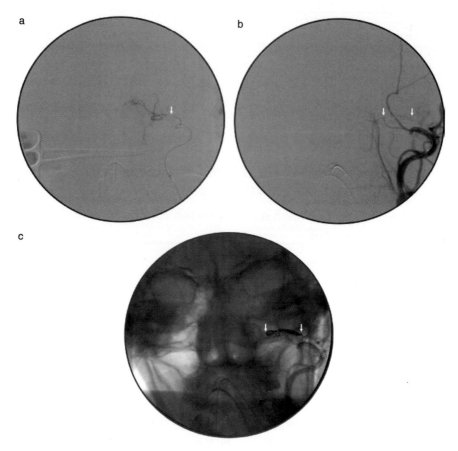

图 27.1 （a）栓塞前通过微导管（箭头所示）行左侧颌内动脉超选择性血管造影侧面观，显示蝶腭分支。（b）栓塞后血管造影侧面观，弹簧圈闭塞颌内动脉（箭头所示），致远端蝶腭分支血流中断。（c）在未减影的图像中，弹簧圈（箭头所示）显示更明显

　　在确定供血动脉后，将 5F 导引导管放置在颈外动脉开口，微导管通过颌内动脉进入蝶腭动脉（sphenopalatine artery，SPA）。颌内动脉的远端分支通常是鼻腔的主要供血动脉[8]。此时可以使用几种栓塞剂，包括聚乙烯醇（polyvinyl alcohol，PVA）微粒悬液、三丙烯酸明胶微球（Embosphere，BioSphere Medical Inc., MA, USA）[9]、明胶海绵塞（Gelfoam, Pfizer Inc., New York, USA）、铂金弹簧圈、乙烯 - 乙烯醇共聚物（Onyx，Medtronic Inc., Dublin, Ireland）或氰基丙烯酸正丁酯（N-butyl-2-cyanoacrylate，NBCA）胶[3,8,10]（图 27.1）。向血管缓慢注射栓塞剂时，应观察顺行血流的停滞情况。当心存在双侧供血时，对侧颌内动脉或面动脉也可能被栓塞。然而，这种情况需要由神经介入医师谨慎判断。前后鼻腔的填塞物可以继续保留，也可以在栓塞后取出，目前数据无法证实哪种方案更好。

　　有时我们无法确定出血的准确部位，在这种情况下，术中必须与耳鼻喉科配合以去除鼻腔填充物，并重复诊断性脑血管造影（图 27.2）。

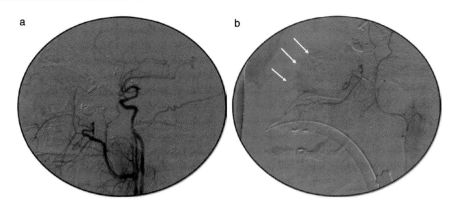

图 27.2　(a)枪伤后继发性鼻出血患者右侧颈外动脉血管造影侧面观,在鼻腔填塞情况下未见到造影剂外渗。(b)去除鼻腔填充物后,在颌内动脉远端放置微导管行超选择性血管造影。动脉期的造影剂渗出提示出血部位(白色箭头)更加清晰

鼻出血栓塞术相关并发症

并发症统计和临床转归

　　栓塞治疗顽固性鼻出血的即刻成功率高达 93%～100%。但是,回顾性数据分析认为早期再出血导致治疗成功率偏低,介于 71% 和 89.2% 之间 [7,11-14]。临床成功率还取决于手术过程中栓塞的血管数量。根据神经介入医师的术中判断,常规栓塞的血管组合包括单侧颌内动脉、双侧颌内动脉、颌内动脉和单侧面动脉,或颌内动脉和双侧面动脉 [3]。Gottumukkala 等报道栓塞的血管数量与再出血的发生率以及较小的并发症之间存在统计学上的显著负相关 [15]。Fukutsuji 等在 22 例患者的队列研究中报道了类似的发现 [16]。

并发症发生率和趋势

　　在手术相关的并发症方面,59% 的病例表现为轻度(短暂)并发症,1% 为重度并发症,2% 为长期并发症 [7,11-13]。轻度并发症可能包括头痛,跛行,感觉异常和面部麻木。有报道称,明胶海绵栓塞两根或两根以上动脉的患者更容易出现头痛 [14]。重度并发症包括黏膜坏死,短暂性偏瘫和视野缺损。脑梗死和颅神经病变包括面神经麻痹是永久性并发症的例子 [7]。软组织坏死与液体栓塞剂的使用以及同时栓塞多根血管有关 [17]。

避免并发症:难点和要点

　　顽固性鼻出血在栓塞过程中避免并发症的关键在于对患者血管解剖结构和鼻腔血供的全面理解。这包括识别颈外动脉与颈内动脉,颈外动脉与椎动脉之间的危险吻合,栓塞造影剂异常渗出区域的主要供血动脉,以防止再出血。对于存在颈内 - 颈外动脉吻合的患者,可能需要进行手术结扎,但是最近这些情况已通过血管内途径在吻合部位近心端放置弹簧圈来防止栓塞颗粒或材料进入颅内循环的方法得到解决。神经外科医生或神经介入专家应根据具体情况进行讨论。如果进行栓塞,应缓慢注入栓塞剂,以防止栓塞剂通过吻合口逆流。如果

发现动脉血管痉挛,可以动脉内注入血管扩张剂以防止栓塞剂通过这些吻合口逆流。对于非特发性鼻出血,栓塞前进行诊断性血管造影对于检测潜在的可治疗的血管异常至关重要。

此外,在栓塞术前,应检测每位患者的全血细胞计数,血小板计数和凝血功能,包括凝血酶原时间(prothrombin time, PT)/ 国际标准化比率(international normalized ratio, INR)和部分凝血活酶时间(partial thromboplastin time, PTT)。这有助于识别先天性血液疾病或凝血障碍的患者,此类患者可能在治疗过程或治疗后出现血栓。在这些患者中,通常在血管内介入治疗前禁行静脉注射肝素等预防措施,以降低出血并发症的风险。因此,这些患者发生术中或术后血栓的风险相应增加。如果不加以诊断,血栓可能迁移到前循环中,导致脑梗死或眼动脉梗死,从而导致视野缺损和 / 或单侧失明。

为防止术中血管穿孔出血,术者必须采取措施检测并减少系统内的过载。此外,在颅内血管中操作时,应该始终保持微导丝在微导管前至少 5mm 的长度。最后,在栓塞和 / 或栓塞剂沉积前,神经介入术者应确保移除系统上的所有负载。

并发症的处理和预防

鼻腔和颈外 - 颈内动脉吻合的供应血管

颈外动脉的分支包括向鼻腔供应大部分血液的颌内动脉和面动脉。蝶腭动脉(sphenopalatine artery, SPA)和大腭动脉(greater palatine artery, GPA)都起源于颌内动脉,分别供应后鼻腔和鼻中隔下部[3]。上唇动脉是面动脉的一个分支,供应前下鼻腔。筛前动脉和筛后动脉来源于眼动脉,通过颈内动脉延伸,供应鼻腔的顶部[18]。

在这些血管之间存在着一些血管吻合的解剖变异。例如:在后鼻腔,筛动脉可以和蝶腭动脉的分支吻合。脑膜中、脑膜副和咽升动脉是颌内动脉的分支小血管,可能是形成颈内外动脉潜在吻合的起源[7]。在其他情况下,面动脉、蝶腭动脉和眼动脉之间存在连接。在小部分患者中,眼动脉的血液供应可能来自颈外动脉,在这种情况下,手术结扎和 / 或灼烧的方法要优于栓塞,以避免视网膜和睫状后动脉的闭塞[2]。术前诊断性血管造影鉴别这些血管吻合情况是必不可少的。如果在有颈内 - 颈外动脉吻合的情况下,仍决定进行栓塞时,应优先选用栓塞剂而不是微颗粒,以防止微颗粒移至颅内循环导致血管闭塞的并发症[19]。另一种预防栓塞颗粒或材料进入颅内循环的方法是在颈内外动脉吻合的近心端放置弹簧圈。

术中血栓

血栓栓塞并发症是神经血管手术中和围术期并发症的主要原因,可导致视力障碍和 / 或脑梗死[20]。在顽固性鼻出血的栓塞治疗中,当使用铂金弹簧圈进行栓塞时,血栓形成的风险会增加,因为它为血栓形成提供了金属界面。由于在鼻出血的情况下更合理地使用静脉肝素化,上述影响可能会被夸大。其他血栓潜在的来源包括原位血栓形成或者在血管内操作过程中原有的血栓移位[21]。此外,术中血管内皮的损伤能够引起血栓或者高凝状态的形成。

尽管急性血栓形成后的最初治疗通常是增加静脉肝素的剂量,较新的治疗方案分别使用了静脉内纤维蛋白溶解剂(例如组织纤溶酶原激活剂)和动脉内血小板糖蛋白(platelet glycoprotein, GP)Ⅱ b/ Ⅲ a 抑制剂[22]。然而,全身使用纤维蛋白溶解剂增加了并发症的发生率,降低了临床疗效,并且增加了灾难性出血的风险[20,22]。GP Ⅱ b/ Ⅲ a 抑制剂包括阿昔单抗(ReoPro, 瑞博)、依替巴肽和替罗非班,这些都是相对较新的抗血小板药物,其作用机制是与血小板聚集和随后血栓形成所需的受体结合来抑制受体。对于术中急性血栓,特别是支架辅助弹簧圈栓塞或者密网支架置入的情况下,与纤溶治疗相比,这些抗血小板药物的使用更安全[22,23]。动脉内给药方式允许将较低剂量药物注射至颅内或颅外血管系统内的局部区域,优于静脉内给药方式。

血管内栓塞术治疗顽固性鼻出血中急性血栓形成的处理可以综合应用以上方案,包括抗血小板药物、肝素和溶栓剂等。对于有潜在凝血障碍的患者,抗凝治疗是禁忌,必须仔细权衡血管内治疗的风险和益处。

结　论

对于顽固性鼻出血,血管内栓塞是常规治疗方法。然而,手术并发症的预防和处理是基于对每个患者鼻腔血供的详细了解。术前行诊断性血管造影来发现异常血管和出血来源是必不可少的。如果发现颈外动脉和颈内动脉之间存在血管吻合,应尽量减少使用微粒栓塞剂,以避免微粒向远处移动,导致缺血性并发症。对于眼动脉血液供应来自颈外动脉的患者,可能需要手术治疗。多血管栓塞被认为与较低的再出血率有关,在鼻出血栓塞的情况下可以考虑此方法。栓塞剂的缓慢注射对防止逆流很重要,对于存在危险血管吻合的患者,栓塞剂逆流非常危险。最后,对于术中出现急性血栓的患者,可通过动脉给予更新的抗血小板药物来治疗。

（赵岩 译　张昌伟 审）

参考文献

1. Schlosser RJ. Clinical practice. Epistaxis. N Engl J Med. 2009;360(8):784–9.
2. Viehweg TL, Roberson JB, Hudson JW. Epistaxis: diagnosis and treatment. J Oral Maxillofac Surg. 2006;64(3):511–8.
3. Dubel GJ, Ahn SH, Soares GM. Transcatheter embolization in the management of epistaxis. Semin Intervent Radiol. 2013;30(3):249–62.
4. Awan MS, Iqbal M, Imam SZ. Epistaxis: when are coagulation studies justified? Emerg Med J. 2008;25(3):156–7.
5. Herkner H, Laggner AN, Mullner M, et al. Hypertension in patients presenting with epistaxis. Ann Emerg Med. 2000;35(2):126–30.
6. Sokoloff J, Wickbom I, McDonald D, Brahme F, Goergen TC, Goldberger LE. Therapeutic percutaneous embolization in intractable epistaxis. Radiology. 1974;111(2):285–7.
7. Willems PW, Farb RI, Agid R. Endovascular treatment of epistaxis. AJNR Am J Neuroradiol. 2009;30(9):1637–45.
8. Cohen JE, Moscovici S, Gomori JM, Eliashar R, Weinberger J, Itshayek E. Selective endovascular embolization for refractory idiopathic epistaxis is a safe and effective therapeutic option: technique, complications, and outcomes. J Clin Neurosci. 2012;19(5):687–90.
9. Shah QA. Bilateral tri-arterial embolization for the treatment of epistaxis. J Vasc Interv Neurol. 2008;1(4):102–5.
10. Luo CB, Teng MM, Lirng JF, et al. Endovascular embolization of intractable epistaxis. Zhonghua Yi Xue Za Zhi (Taipei). 2000;63(3):205–12.
11. Elden L, Montanera W, Terbrugge K, Willinsky R, Lasjaunias P, Charles D. Angiographic embolization for the treatment of epistaxis: a review of 108 cases. Otolaryngol Head Neck Surg. 1994;111(1):44–50.
12. Tseng EY, Narducci CA, Willing SJ, Sillers MJ. Angiographic embolization for epistaxis: a

review of 114 cases. Laryngoscope. 1998;108(4 Pt 1):615–9.

13. Duncan IC, Fourie PA, le Grange CE, van der Walt HA. Endovascular treatment of intractable epistaxis—results of a 4-year local audit. S Afr Med J. 2004;94(5):373–8.

14. Oguni T, Korogi Y, Yasunaga T, et al. Superselective embolisation for intractable idiopathic epistaxis. Br J Radiol. 2000;73(875):1148–53.

15. Gottumukkala R, Kadkhodayan Y, Moran CJ, de Cross WT III, Derdeyn CP. Impact of vessel choice on outcomes of polyvinyl alcohol embolization for intractable idiopathic epistaxis. J Vasc Interv Radiol. 2013;24(2):234–9.

16. Fukutsuji K, Nishiike S, Aihara T, et al. Superselective angiographic embolization for intractable epistaxis. Acta Otolaryngol. 2008;128(5):556–60.

17. Bilbao JI, Martinez-Cuesta A, Urtasun F, Cosin O. Complications of embolization. Semin Intervent Radiol. 2006;23(2):126–42.

18. Krajina A, Chrobok V. Radiological diagnosis and management of epistaxis. Cardiovasc Intervent Radiol. 2014;37(1):26–36.

19. Reyre A, Michel J, Santini L, et al. Epistaxis: the role of arterial embolization. Diagn Interv Imaging. 2015;96(7–8):757–73.

20. Fiorella D, Albuquerque FC, Han P, McDougall CG. Strategies for the management of intraprocedural thromboembolic complications with abciximab (ReoPro). Neurosurgery. 2004;54(5):1089–97. Discussion 1097–1088.

21. Bruening R, Mueller-Schunk S, Morhard D, et al. Intraprocedural thrombus formation during coil placement in ruptured intracranial aneurysms: treatment with systemic application of the glycoprotein IIb/IIIa antagonist tirofiban. AJNR Am J Neuroradiol. 2006;27(6):1326–31.

22. Brinjikji W, McDonald JS, Kallmes DF, Cloft HJ. Rescue treatment of thromboembolic complications during endovascular treatment of cerebral aneurysms. Stroke. 2013;44(5):1343–7.

23. Adeeb N, Griessenauer CJ, Moore JM, et al. Ischemic stroke after treatment of intraprocedural thrombosis during stent-assisted coiling and flow diversion. Stroke. 2017;48(4):1098–100.

第 28 章　血管畸形的硬化治疗

Mark W. Stalder, Chad A. Perlyn, and Guilherme Dabus

血管畸形硬化治疗（术前）核对表

必备的设备、器械和药品	手术步骤
放射技术人员 　•准备超声设备 　•21G 或 23G 蝶翼针 　•20G 或 22G 针 　•短连接管 　•选择造影剂（离子型） 　•穿刺皮肤处给予适当的照明 护理 　•选硬化试剂 　•注意：使用博来霉素需要局部进行胶带/ 　　胶粘剂处理（预防色素沉着） 　•注意并记录允许的最大剂量和所使用 　　的剂量 　•其他医生联系方式 　　－眼科医生（眼眶病变） 　　－耳鼻喉科医生（眼部和舌部病变） 麻醉 全身麻醉 　•气道压监测（乙醇诱发的肺动脉高压） 神经介入医生 　•适当的照明	术前 　•备皮和无菌准备 手术操作 　•超声或触诊定位 　•识别蝶翼针中的回血 　•通过对比剪影确定病变位置 　•注射试剂 　•评估皮肤血运 　•压迫静脉回流 　•保持针头在原位 1~2 分钟后拔除针头 监测 　•面神经电生理监测 　•肺动脉高压评估 　•当使用乙醇试剂时，需要仔细计算注入量，避免出现 　　全身中毒反应

血管畸形硬化治疗（皮肤／软组织损伤）核对表

所需的仪器设备	操作步骤
放射技术人员 　•杆菌肽软膏 护理学 　•生命体征 　•准备止痛药 　•含有最少黏合剂的干燥无菌敷料 　•其他科室联系方式 　　－整形外科	确定损伤 　•观察皮肤血运变化 术中处理 　•立即停止注射 　•请勿移除针头，因为这会将乙醇或其他药物带入皮肤 　　并增加坏死 　•电生理监测（如果正在使用） 　•麻醉：疼痛监测

续表

所需的仪器设备	操作步骤
－耳鼻喉科 麻醉 •疼痛管理 神经介入医师 •无菌敷料	术后处理 •涂抗生素药膏和敷料 •整形外科会诊

避免并发症流程图

并发症	治疗	如何避免
轻到中度的疼痛和水肿	止疼药和激素	常见的治疗后并发症
严重的疼痛和水肿——可能出现气道梗阻或框内病变流出道阻塞	止疼药、静脉注射激素、气道管理、抬高床头；如果存在气道或框内病变风险，需在ICU进行48小时的监护治疗，同时请耳鼻喉科/整形外科/眼科进行会诊	不要过度处理；选择损伤较小的试剂（博来霉素）；当病变涉及或靠近气道/眼眶时，请耳鼻喉科/整形外科/眼科进行术前评估
皮肤和软组织的轻度损伤（皮肤起疱）	仅需要覆盖敷料和涂抹药膏	在注射药物之前确定针头位于血管内；不要过度处理
神经损伤、神经病变	支持治疗，对于严重的病例可以给予加巴喷丁（待定）和度洛西汀（待确定）	在注射药物之前确定针头位于血管内；不要过度处理；面神经监测
乙醇毒性、肺动脉高压、癫痫和呼吸心搏骤停	支持治疗、ICU治疗	限制每次使用的乙醇剂量
局限性血管内凝血（LIC）——常见于巨大的静脉畸形	低分子肝素、血液内科会诊	术前化验：D-二聚体（异常升高）和纤维蛋白原（异常降低）；血液内科术前会诊
硬化剂进入深静脉系统所导致的静脉栓塞	抗凝治疗	不要过度处置；限制硬化剂的使用剂量；当注射硬化剂是压迫流出静脉
血红蛋白尿	以静脉补液为主，但有时需要给予碱化尿液或静脉注射呋塞米；注意预防急性肾功能衰竭	不要过度处置；限制硬化剂的使用剂量

引言

　　介入技术的进步彻底改变了各种先天性血管畸形的治疗方法。传统的开放式手术切除畸形病灶会带来大量失血、病灶切除不彻底（通常会导致复发）、伤口愈合不良及影响外观等可能出现的风险。虽然在某些情况下仍需要传统手术治疗，但并发症更少的微创治疗技术已逐渐开始取代常规手术，而介入治疗已成为血管畸形的一线治疗方案。

　　血管畸形可划分为低流量病变和高流量病变，由于各自的病理生理学基础不同，针对不同类型疾病的治疗方案（特别是现有的血管内治疗方案）所带来的并发症也有明显差异。换句话说，使用硬化剂直接经皮入路治疗低流量血管畸形，与使用液体栓塞材料或硬化剂通过经动脉途径治疗高流量病变，两者之间的风险不同。因此，对这两类病变应分别进行讨论。

流程概述

- 经皮入路操作区域进行备皮和无菌准备
- 麻醉支持(麻醉监测或全麻)
- 准备超声设备
- 确保有可以使用的硬化剂
- 如果使用博来霉素,由于存在色素沉着的风险,必须使用胶带/胶粘剂等预防措施
- 注意某些硬化剂每次使用的最大限量
- 根据病变类型:选择 21G 或 23G 蝶翼针
- 根据病变类型:20G 或 22G
- 短连接管
- 高流量病灶的核对表还应符合常规经动脉/经静脉导管技术的所有要求
- 如果病变靠近气道,请做好插管准备以防气道梗阻
- 如果病变位于眶内,请做好眼科手术准备,以备需要减压

低流量血管畸形

在处理静脉和淋巴管畸形时,为了最大限度地减少治疗并发症,在进行干预之前了解病变的血管结构非常重要。由于不存在动脉流入,血管内导管技术用于诊断(或治疗)是无效的。MRI 增强扫描是目前首选用于诊断的成像技术,它可以清晰的显示软组织结构,进而明确病变的位置和范围,以及病变与重要相邻结构(如神经、眼眶和气道)的关系。MRI 所发现的病变通常要比临床检查预想的病变范围大,因此在颅面部和头颈部病变的检查中 MRI 尤为重要 [1]。对病变解剖结构的详细了解,有利于临床医生注意到血流导向的特殊性以及病变与重要结构的密切关系,从而预防由于穿刺失误,局部组织肿胀和坏死,或全身性副作用而带来的意外结果。

由于低流量病变的治疗通常是通过直接穿刺并注射硬化剂或栓塞材料来完成的,因此仔细考虑并选择合适的治疗试剂对于有效减少治疗并发症具有重要意义。每种方法都有其自身的相关风险,并且由于治疗低流量血管畸形的药物在静脉畸形和淋巴管畸形之间略有不同,其治疗方案应分别进行讨论。

直接穿刺是治疗低流量病变的主要方法,同时它也可用于高流量病变的治疗。当治疗浅表静脉畸形或动静脉畸形时,我们通常更喜欢使用蝶翼针(21G 或 23G)。通过蝶翼针的血液回流提示其在血管内的位置。用盐水冲洗导管,然后使用 1mL 注射器将造影剂注入,以确定针头的位置。对于较小的淋巴管畸形,我们更喜欢使用较小的血管导管以减少在抽吸过程中刺破囊腔的风险(由于蝶翼针较锋利,使用蝶翼针穿刺时可能会发生)。然后给予少量造影剂以填充囊腔。在任何时候,如果发现造影剂外渗,则需要重新定位针头/血管导管,并重复上述步骤。请在下文中查看针对每种类型病变的更多技术指导。

静脉畸形

静脉畸形硬化治疗整个操作过程在血管造影条件下完成,并在超声引导下直接穿刺进

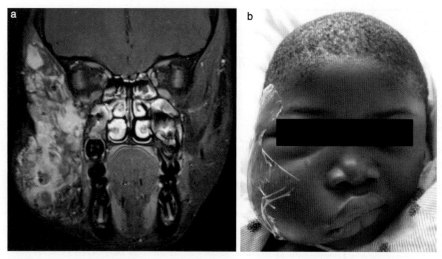

图28.1　一名右侧颅面部巨大静脉畸形患者(a)，为获得良好的外观/功能，接受了五次经皮硬化治疗。第四次治疗后，患者出现了右侧面部广泛肿胀(b)，给予类固醇激素治疗和镇痛治疗4天后，肿胀症状完全消失

入病变。通过针头看到缓慢的静脉回流后，进行静脉造影明确针头的位置正确，并确认没有渗入周围软组织或渗入相邻静脉系统。

如果在不能直接压迫保护的重要静脉区域发现快速引流，应非常小心地进行硬化治疗。在这种情况下，放置静脉闭塞球囊并用弹簧圈进行阻断，可以最大限度地减少局部或全身性并发症的发生率。

关于硬化剂的选择，在美国最常用的是乙醇、博来霉素和十四烷基硫酸钠(sodium tetradecyl sulfate, STS)。乙醇的使用率高，并且非常有效，但是其并发症风险也更大。最常见的并发症是相对轻微和短暂的，包括肿胀、皮肤起疱和周围神经损伤。治疗后水肿实际上是一种可以接受的副作用，在多个大宗病例报道中，超过50%的患者会发生治疗后水肿(图28.1)[2]。对于大多数患者，可以在治疗的同时给予静脉注射糖皮质激素进行治疗，并在出院后采取逐渐减量的口服给药方案，以最大限度地减少治疗后水肿的发生[3]。当处理邻近重要结构的颅面病变时，这种水肿有时会导致更严重的问题，使患者有发生气道梗阻或静脉流出受阻的风险。这些情况应通过ICU监测和支持性治疗(包括气道管理、抬高床头和使用糖皮质激素)进行处置。此外，在四肢治疗时，极少数病例有发生筋膜间隙综合征的风险。在这种情况下，除了可以抬高患肢，时间是至关重要的，一旦怀疑发生筋膜间隙综合征，应立即考虑进行筋膜切开术。

皮肤和软组织损伤也是使用乙醇作为硬化剂的常见并发症[4]。典型的表现是皮肤出现相对较小的水疱，尤其在处理皮肤浅表病变时容易发生。其中大多数病例都能快速自愈，并没有使用任何敷料，甚至根本没有对症治疗。有时皮肤损伤可能更明显，皮肤和皮下组织可能出现坏死，从而导致大范围的皮肤溃疡或更深的皮肤损伤(发生率为12%~28%)[4]。但绝大多数这类病例也并不严重，可通过基本的局部伤口护理(每日换药和使用抗生素软膏)治愈。有时还可能需要局部使用胶原酶或进行表面清创。极其罕见的情况下，相邻软组织可能出现广泛坏死，从而导致严重的并发症。对这些患者的治疗可能需要采取大范围的组织清创术和复杂的皮肤重建手术。同时，建议进行整形外科手术以最大限度地降低对皮肤功能和外观的影响[4]。

相邻的深层组织结构也会受到治疗的影响。有多达 10% 的患者会出现神经损伤症状，包括腓骨神经受损、面神经麻痹和声带麻痹等，但是这些症状通常是暂时性的，并且可以逐渐自愈 [2,4]。永久性的神经损伤非常少见，但也有报道 [2,4]。遗憾的是，对这些患者来说，只能期望尽可能维持现有的神经功能，而无法进行治愈。与 STS 或 Onyx 相对，大多数神经损伤与乙醇的使用有关 [2,4]。

在治疗静脉病变时，临床医生还必须警惕有可能导致静脉血栓形成（venous thrombosis, VT）。当与深静脉系统相邻的畸形之间存在小的交通静脉时，有可能会发生这种情况。如果硬化剂通过交通血管排出，就可能会发生 VT [4]。VT 可能会导致严重的后果和并发症，包括肺栓塞和死亡。这些患者的标准治疗方法是立即用低分子量肝素进行抗凝治疗，并使用华法林或利伐沙班等口服药物过渡到为期 6 个月的长期抗凝治疗 [4]。

硬化治疗后也有可能出现全身并发症，并且需要引起重视。血红蛋白尿很常见（占所有患者的 2/3），多数是短暂性的，在大多数情况下可通过简单的静脉补液来治疗，但偶尔也需要通过碱化尿液或静脉注射速尿进行辅助治疗 [2,4]。横纹肌溶解可发生于肌肉内病变，必须密切监测患者是否存在急性肾功能损害表现。同样，根据需要对这类患者进行静脉补液和肾脏专科检查。急性乙醇中毒容易出现在体重较小且通常不接触乙醇的小儿患者身上。尽管如此，一般可通过严格控制给药剂量和支持治疗来预防和控制这类并发症的发生 [3]。还有可能出现更为严重的全身性并发症，包括肺动脉高压、癫痫发作和心肺骤停，但均极为罕见 [2,4]。

在考虑使用其他硬化剂时，博来霉素显示出良好治疗效果，并且具有出色的安全性 [5-7]。与乙醇相比，博来霉素相关的术后并发症和手术后肿胀的发生率较低，且多数是一过性的轻微症状 [5-7]。十四烷基硫酸钠（sodium tetradecyl sulfate, STS）也已被广泛应用于临床，治疗效果良好 [7-9]。研究表明，STS 相关的一过性并发症发生率约为 10%，且几乎没有发现严重的并发症 [7-9]。

在治疗眼眶或气道部位的病变时，必须特别注意硬化剂的选择，因为硬化治疗引起的肿胀可能会导致筋膜间隙综合征或气道梗阻。在这种情况下，应慎重考虑使用不会引起肿胀的硬化剂，例如博来霉素。面对这种情况的另一种选择是术前使用液体栓塞材料，例如 n-BCA（Codman）、Onyx（Medtronic）或 Phil（Microvention）进行栓塞。这些栓塞材料引起的肿胀非常轻微，有利于后续局部病变的完整手术切除 [10]。

在临床上需要特别注意的另一种情况，是如何对静脉畸形病灶较大、范围交广或存在多发病灶的患者进行治疗。这类病变的生理特点使患者容易发生慢性的局部血管内凝血（localized intravascular coagulation, LIC）。在硬化治疗或手术治疗的情况下，LIC 可能会迅速发展为弥散性血管内凝血（disseminated intravascular coagulation, DIC），这会带来严重的术后并发症，甚至可能危及生命 [11-13]。在手术干预前，必须通过临床病史和相关检查发现具有潜在 DIC 风险的患者，并同时进行 D- 二聚体（通常异常升高）和纤维蛋白原（通常异常低）的筛查。建议这些患者在术前进行为期 10 天的低分子量肝素（low molecular weight, LMWH）治疗，并在术后继续维持 10 天的 LMWH 治疗 [11-13]。必要时请血液内科会诊。

淋巴管畸形

淋巴管畸形分为大囊型、微囊型和混合型病变。与静脉畸形相似，在超声引导下通过直接穿刺病变进行介入治疗。放置好导管位置后，先完全吸除淋巴管畸形，然后通过导管缓慢注入硬化剂，达到吸出剂量的80%~90%。对于较大的病灶，可以将硬化剂保留2~6小时，并且根据病灶的大小，在几天内每天重复进行介入治疗。

目前有几种试剂用于治疗淋巴管畸形，包括乙醇、STS、多西环素、博来霉素和OK-432。目前，首选多西环素和博来霉素，因为它们治疗大囊型病变的效果非常好，且具有良好的安全性。

多西环素是一种非常有效的淋巴管畸形治疗剂，并具有很好的安全性。其并发症很少见（发生率为0~10%），且大多症状轻微，包括局部软组织肿胀、起疱或局部脱发，仅需对症处理即可[14,15]。严重并发症很少见，但有报道会发生一过性的神经损害[15]。与大囊型病变或混合型病变相比，微囊型病变治疗后的并发症发生率更高，而多西环素的剂量与并发症风险呈正相关[14]。

一项大宗病例研究结果显示，博来霉素与肺部并发症导致的治疗后死亡相关，但是其具体机制尚不清楚。该研究还提示，有些使用OK-42治疗颅面部病变的患者，因为发生气道梗阻而需要紧急插管，有的则需要紧急气管切开术和眼眶减压。这再次表明在处理颅面部病变时，需要特别注意治疗相关并发症，并且有可能导致治疗后发生较严重的并发症。此外，该药物还会引起发热、红斑和局部疼痛等较轻的并发症[16]。

高流量血管畸形

高流量血管畸形（high-flow vascular malformations, HFVM）的治疗非常困难，很具有挑战性。HFVM多为局部侵袭性病变，可以有几种不同临床表现，从完全无症状，到严重出血、疼痛、神经损害或充血性心力衰竭[17-27]。一般通过临床病史，结合超声、多普勒、磁共振成像（MRI）和对比增强磁共振血管成像（MRA）进行诊断[19,20]。在进行疾病评估和制定治疗计划的过程中，介入血管造影作为"金标准"，可以提供良好的时空分辨率和详细的血管结构信息[18]。目前，临床上采取手术、介入栓塞或两者结合的方式进行治疗[17-27]。但非常遗憾的是，HFVM通常不可能完全治愈，而治疗的主要目的是控制症状。因此，避免与治疗相关的并发症是治疗过程中需要关注的主要问题。

对于高流量的血管畸形，可使用经动脉、经静脉和直接穿刺的介入治疗方案。介入治疗的目的是尽可能地完全栓塞病灶或瘘管。如果可以采用经动脉的治疗方案，则应将微导管推进到尽可能靠近病灶或瘘管的位置。与低流量畸形一样，了解病灶的血管结构非常重要，包括对正常组织的供血、静脉引流以及血流转向和回流到流出动脉中的时间等信息。如果观察到病变向正常组织供血，则应尽可能避免在该位置进行栓塞，以降低组织坏死的风险。如果由于之前的栓塞或手术治疗导致血管严重迂曲或近端闭塞而无法使用经动脉途径，则可考虑进行直接穿刺或经静脉途径。由于向头颈部和颅面部HFVM供血的侧支非常丰富，因此术者必须意识到颈外动脉与眼动脉、颈内动脉和椎动脉之间存在血管联系，而这些血管的不必要栓塞将导致灾难性的后果（图28.2）。术者还应清楚地了解颈外动脉与脑神经的供血关系，以免因栓塞引起神经损害或功能丧失。特别要注意经动脉途径，可能会引起直接经皮穿刺不常见的并发症，包括局部并发症（血肿、假性动脉瘤、腹膜后出血、瘘管、闭塞、夹层）、肾功能衰竭、动脉或血管相关并发症（夹层、穿孔、闭塞、血管痉挛）和卒中。

同样的，栓塞材料的选择对于HFVM治疗后所产生并发症的类型和发病率起着重要作

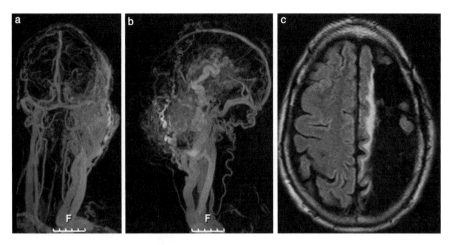

图 28.2　一名顽固性左侧颅面部广泛 HFVM 患者（a 和 b），接受过血管介入和外科手术等多种治疗。患者在 20 世纪 80 年代接受血管内经动脉治疗期间，有栓子意外进入左侧 MCA 区域（导致左 MCA 大面积梗死，图 c），至今仍留有永久性的神经功能损害

用。线圈、乙醇、n-BCA 和 Onyx 都已成功用于治疗高流量病灶，因此了解每种栓塞材料的技术特性非常重要（已在相关章节中进行了描述）[17-27]。与静脉畸形一样，使用乙醇可以获得相对较高的治愈率和永久闭塞率，即使在范围较大的病变中也是如此。同样，乙醇栓塞也会导致较高的 HFVM 并发症发生风险，包括轻度并发症（皮肤起疱、神经损伤）和重度并发症（心肺衰竭和死亡）[17-20,22,24,25]。

与使用乙醇治疗静脉畸形相似，患者常常会出现治疗后的肿胀，一般会持续数天时间[22]。处理方法也大致相同，先静脉注射糖皮质激素治疗，然后再改为口服糖皮质激素并逐渐减少口服药物的剂量。在使用乙醇治疗 HFVM 时，有 14% ~ 37% 的病例会出现皮肤起疱和轻微的皮肤或黏膜坏死[17,18,22,28]。大多数病例可以通过单纯的换药来治愈，其中有部分患者可能需要进行整形外科手术以促进创面愈合，或者在有感染发生的情况下在短期内使用抗生素治疗[22,28]。

当较深部的组织受到影响时，可能会发生轻度的肌肉坏死。和前文一样，这些伤口通常只需要进行简单的对症处置就可以愈合，具体的治疗效果与所涉及的解剖结构有关[22]。周围神经损伤（感觉神经或运动神经）也较为常见，但是其症状较轻，且多为一过性[17]。

血红蛋白尿常见于乙醇栓塞后（不超过 30%）。如前文所述，根据临床医师对病情的判断，可以选择碱化尿液、静脉补液和/或静脉注射速尿进行治疗[17]。在治疗面部 HFVM 时，尤其是对于儿童患者（如前所述），更需要注意乙醇的全身毒性。因为病变治疗后的乙醇血药浓度似乎更高，这可能与头颈部静脉无法完全闭塞导致乙醇流入循环血液中有关[6]。

虽然严重并发症很少见（少于 5%），但可以在治疗后造成永久性的神经损伤、因横纹肌溶解引起的急性肾功能衰竭和由组织坏死引起的严重感染，进而导致外观和功能受损[17]。

n-BCA 和 Onyx 等栓塞材料也已成功单独用于 HFVM 的治疗或配合手术畸形治疗[21,26,27]。这些栓塞材料可有效控制病变症状（例如出血），并且与乙醇相比，它们的安全性通常更高。例如，Onyx 在一项研究中只有 0% ~ 3% 病例出现轻度的皮肤溃疡。而在另一些研究中，Onyx 的重度并发症发生率为 0%[21,27,29]。由于 Onyx 和 n-BCA 是异物，使用时需要

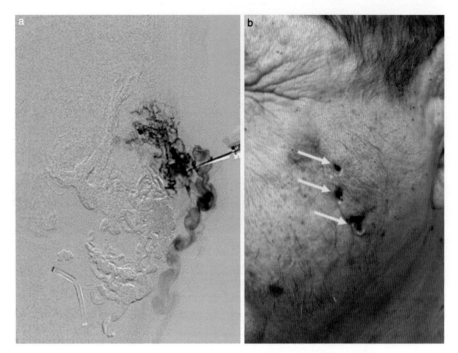

图 28.3　一名左侧颅面部 HFVM 患者有出血症状，使用液体栓塞材料（Onyx）进行经动脉、经静脉和经皮直接穿刺栓塞治疗。在直接穿刺注射栓塞材料后 1 个月，（a）患者在注射区域出现了三个小溃疡（图 b 箭头）。注意栓塞材料有外漏。对这些溃疡进行伤口护理、涂抹抗生素软膏和经皮切除外漏 Onyx 等治疗，4 个月后溃疡完全治愈

注意的是，一旦溃疡形成并暴露了栓塞材料，即使进行了对症伤口护理和抗生素治疗，溃疡可能也需要几个月时间才能治愈，并且通常需要将暴露的栓塞材料完全清除后才能够愈合（图 28.3）[29]。Onyx 也是高流量颅面病变的最好选择，因为治疗后在气道和其他重要结构附近的水肿程度较小[21,27,29]。

结　论

1. 预防是关键。术前充分评估并详细了解病变的血管结构，可以帮助临床医生针对每个病例制定详细的、个体化的治疗方案，从而避免发生意料之外的严重并发症。

2. 硬化剂的选择在并发症的发生中起重要作用。乙醇可以达到较高的治愈率，但也可能带来更大的局部和全身性并发症风险。因此需要有使用该试剂经验的术者进行操作。

3. 大多数皮肤相关并发症的症状较轻，只需局部对症伤口护理即可治愈。

4. 严重的组织坏死虽然很少见，但可能需要大量的伤口修复治疗，应由整形外科医生参与治疗。

5. 颅面部病变的治疗风险较高，因为病变与气道和其他重要结构的关系密切，且很难控制其流出道。应该采取相应支持措施来预防可能发生的气道梗阻。

6. 认识到颈外动脉分支与眼动脉、颈内和椎动脉之间存在交通关系非常重要，因为这些区域的误栓塞会导致严重的后果（失明、卒中甚至死亡）。术中还应清楚了解脑神经与颈外

动脉供血之间的关系,避免因栓塞导致神经损伤或功能丧失。全身性并发症也是治疗过程中需要面对的风险(大多数情况下与使用乙醇有关),在某些情况下,其发生与病变的类型和程度有关。这些并发症,例如乙醇毒性和血红蛋白尿,应在发现后及时给予适当处置。

(罗鹏 译　蒋晓帆 审)

参考文献

1. Love Z, Hsu DP. Low-flow vascular malformations of the head and neck: clinicopathology and image guided therapy. J Neurointerv Surg. 2012;4(6):414–25.
2. Berenguer B, Burrows PE, Zurakowski D, Mulliken JB. Sclerotherapy of craniofacial venous malformations: complications and results. Plast Reconstr Surg. 1999;104(1):1–11. Discussion 2–5.
3. Mason KP, Michna E, Zurakowski D, Koka BV, Burrows PE. Serum ethanol levels in children and adults after ethanol embolization or sclerotherapy for vascular anomalies. Radiology. 2000;217(1):127–32.
4. Lee BB, Do YS, Byun HS, Choo IW, Kim DI, Huh SH. Advanced management of venous malformation with ethanol sclerotherapy: mid-term results. J Vasc Surg. 2003;37(3):533–8.
5. Sainsbury DC, Kessell G, Fall AJ, Hampton FJ, Guhan A, Muir T. Intralesional bleomycin injection treatment for vascular birthmarks: a 5-year experience at a single United Kingdom unit. Plast Reconstr Surg. 2011;127(5):2031–44.
6. Spence J, Krings T, terBrugge KG, da Costa LB, Agid R. Percutaneous sclerotherapy for facial venous malformations: subjective clinical and objective MR imaging follow-up results. AJNR Am J Neuroradiol. 2010;31(5):955–60.
7. Spence J, Krings T, TerBrugge KG, Agid R. Percutaneous treatment of facial venous malformations: a matched comparison of alcohol and bleomycin sclerotherapy. Head Neck. 2011;33(1):125–30.
8. Tan KT, Kirby J, Rajan DK, Hayeems E, Beecroft JR, Simons ME. Percutaneous sodium tetradecyl sulfate sclerotherapy for peripheral venous vascular malformations: a single-center experience. J Vasc Interv Radiol. 2007;18(3):343–51.
9. O'Donovan JC, Donaldson JS, Morello FP, Pensler JM, Vogelzang RL, Bauer B. Symptomatic hemangiomas and venous malformations in infants, children, and young adults: treatment with percutaneous injection of sodium tetradecyl sulfate. AJR Am J Roentgenol. 1997;169(3):723–9.
10. Tieu DD, Ghodke BV, Vo NJ, Perkins JA. Single-stage excision of localized head and neck venous malformations using preoperative glue embolization. Otolaryngol Head Neck Surg. 2013;148(4):678–84.
11. Mazoyer E, Enjolras O, Laurian C, Houdart E, Drouet L. Coagulation abnormalities associated with extensive venous malformations of the limbs: differentiation from Kasabach-Merritt syndrome. Clin Lab Haematol. 2002;24:243–51.
12. Mazoyer E, Enjolras O, Bisdorff A, Perdu J, Wassef M, Drouet L. Coagulation disorders in patients with venous malformations of the limbs and trunk. Arch Dermatol. 2008;144(7):861–7.
13. Dompmartin A, Acher A, Thibon P, et al. Association of localized intravascular coagulopathy with venous malformations. Arch Dermatol. 2008;144(7):873–7.
14. Burrows PE, Mitri RK, Alomari A, et al. Percutaneous sclerotherapy of lymphatic malformations with doxycycline. Lymphat Res Biol. 2008;6(3–4):209–16.
15. Nehra D, Jacobson L, Barnes P, Mallory B, Albanese CT, Sylvester KG. Doxycycline sclerotherapy as primary treatment of head and neck lymphatic malformations in children. J Pediatr Surg. 2008;43(3):451–60.
16. Acevedo JL, Shah RK, Brietzke SE. Nonsurgical therapies for lymphangiomas: a systematic review. Otolaryngol Head Neck Surg. 2008;138(4):418–24.
17. Do YS, Yakes WF, Shin SW, et al. Ethanol embolization of arteriovenous malformations: interim results. Radiology. 2005;235(2):674–82.
18. Lee BB, Baumgartner I, Berlien HP, et al. Consensus document of the International Union of Angiology (IUA)-2013. Current concept on the management of arterio-venous management. Int Angiol. 2013;32(1):9–36.
19. Yakes WF, Rossi P, Odink H. How I do it. Arteriovenous malformation management. Cardiovasc Intervent Radiol. 1996;19(2):65–71.
20. Yakes WF. Endovascular management of high-flow arteriovenous malformations. Semin

Intervent Radiol. 2004;21(1):49–58.

21. Thiex R, Wu I, Mulliken JB, Greene AK, Rahbar R, Orbach DB. Safety and clinical efficacy of onyx for embolization of extracranial head and neck vascular anomalies. AJNR Am J Neuroradiol. 2011;32(6):1082–6.

22. Pekkola J, Lappalainen K, Vuola P, Klockars T, Salminen P, Pitkaranta A. Head and neck arteriovenous malformations: results of ethanol sclerotherapy. AJNR Am J Neuroradiol. 2013;34(1):198–204.

23. Benndorf G, Campi A, Hell B, Holzle F, Lund J, Bier J. Endovascular management of a bleeding mandibular arteriovenous malformation by transfemoral venous embolization with NBCA. AJNR Am J Neuroradiol. 2001;22(2):359–62.

24. Fan XD, Su LX, Zheng JW, Zheng LZ, Zhang ZY. Ethanol embolization of arteriovenous malformations of the mandible. AJNR Am J Neuroradiol. 2009;30(6):1178–83.

25. Zheng LZ, Fan XD, Zheng JW, Su LX. Ethanol embolization of auricular arteriovenous malformations: preliminary results of 17 cases. AJNR Am J Neuroradiol. 2009;30(9):1679–84.

26. Clarencon F, Blanc R, Lin CJ, et al. Combined endovascular and surgical approach for the treatment of palpebral arteriovenous malformations: experience of a single center. AJNR Am J Neuroradiol. 2012;33(1):148–53.

27. Arat A, Cil BE, Vargel I, et al. Embolization of high-flow craniofacial vascular malformations with onyx. AJNR Am J Neuroradiol. 2007;28:1409–14.

28. Zheng LZ, Fan XD, Zheng JW, Su LX. AJNR Am J Neuroradiol. 2009;30(9):1679–84. doi: 10.3174/ajnr.A1687. Epub 2009 Jul 17

29. Dabus G, Linfante I, Benenati J, Perlyn CA, Martínez-Galdámez M. Interventional management of high-flow craniofacial vascular malformations: a database analysis and review of the literature. J Neurointerv Surg. 2017;9(1):92–6.

第四部分
放 射 外 科

第 29 章　立体定向放射治疗动静脉畸形：放射物理学基础

Krishna Amuluru and Christopher G. Filippi

引言

　　脑动静脉畸形（arteriovenous malformations, AVM）是动脉和静脉血管的汇集和吻合。如果不进行治疗，AVM 的年破裂率为 3%～5%，而既往破裂的 AVM 或合并颅内动脉瘤的 AVM 的出血率更高 [1,2]。在没有出血史的 AVM 中，年出血风险略低，为 2%；然而，前哨出血后，年出血风险增加到接近 18% [1,3]。发病年龄早和每年估计的出血风险相结合考虑，未治疗的 AVM [4] 具有较高的终生发病风险。因此，传统上 AVM 管理一直是积极干预。

　　脑 AVM 的治疗需要多学科的方法，包括显微外科、血管内栓塞、立体定向放射外科（stereotactic radiosurgery, SRS）和 / 或以上治疗组合 [5]。手术切除仍然是最终根除这些病变的金标准。然而，许多 AVM 因为其发病与大脑深部或关键部位 [6] 有关，不适合手术切除。对于这些特殊的病变，血管内技术和 SRS 的最新进展为新的治疗策略提供了可能，从而提高了疗效，改善患者预后。

　　在本章中，我们将探讨 SRS 的作用、它的适应证以及成功和失败的预测因素。我们着重于如何避免和处理 SRS 的并发症，包括治疗失败、治疗后出血和放射性坏死，这需要对 SRS 的技术细节有详细的了解。

概述

　　立体定向放射外科是 Lars Leksell 创造的一个术语，用来描述单次高剂量的辐射应用于立体定向定位的靶区，如 AVM [7,8]。当 AVM 接受放射外科治疗时，对血管巢的辐射损伤会导致进行性血栓形成和闭塞，从而消除出血的风险，实现远期治愈。

　　与显微外科和血管内治疗相比，SRS 的优势在于它的非侵入性，它的急性并发症的风险最小，而且它可以作为门诊手术进行，患者不需要恢复时间 [7]。放射外科的主要缺点是不能立即治愈，因此存在大约 24～36 个月的间隔期，在此期间出血的风险仍然存在 [1,9]。因此，放射外科通常不用于伴有出血 [10] 的 AVM。放射外科手术的其他缺点是辐射暴露的潜在长期不良影响。

SRS 相关技术

　　已有多种被开发的不同的 SRS 技术来实现 AVM 消除，包括伽马刀、直线加速器（如射波刀、Synergy S 直线加速器和 Trilogy 直线加速器）和粒子束 [7]。

伽马刀是一种专用的放射治疗机器，由 Lars Leksell 和他的同事于 1968 年在瑞典发明。目前的伽马刀设备包含 192 个钴-60 源，排布在一个半球形阵列中，每一个都发射高能光子（伽马射线）。每个放射源都独立发出一束载有高辐射能量的光子束，所有的光子束路径在靶点聚焦。每一束独立的射线剂量都很小，因此实现了陡峭的剂量梯度，对正常组织 [7] 几乎没有风险。

自适应直线加速器（linear accelerator, LINAC）由 Osvaldo Betti 首创，是一种利用微波能量将电子加速到极高速度的设备 [7,11]。电子在机器的头部与重金属合金相撞。大部分碰撞能以热的形式损失，但也有一小部分产生高能光子辐射。这些光子实际上与伽马刀中放射性钴源的自然衰变所产生的光子完全相同。他们瞄准并集中于放射外科靶点。通过对直线加速器的机架进行不同角度的旋转，得到了一组多重收敛的非共面宽弧。

粒子束（如质子束）治疗方法使用同步加速器来加速质子与靶区组织的相互作用。质子束疗法通常与伽马刀和直线加速器不同，它使用的质子质量更高。由于被称为布拉格峰效应的独特的物理性质，其辐射剂量下降峰非常陡峭，使得较高的剂量集中分布在一个可预测的深度，从而最大限度地减少对邻近组织 [7] 的损害。

虽然存在几种不同的立体定向放射外科技术，但研究表明伽马刀和直线加速器的质量、疗效、结局和并发症基本相似 [1,12,13]。

剂量方案

剂量规划包括剂量优化，以提高疗效，同时尽量减少辐射对周围组织的损害。每个位置的神经系统都有自己的辐射剂量耐受阈值，必须在选择剂量时加以考虑。对非功能区的治疗可能允许更大的剂量，但这也可能导致放射性损伤的风险增加。需要立体定向和容积轴平面成像与数字减影血管造影相结合，以获得完整的适形剂量计划 [6]。磁共振成像与数字减影血管造影仍然是金标准，通过它可以制定真正的适形剂量计划，以优化安全性和增加病灶闭塞的机会 [14,15]。

AVM 边缘的剂量通常在单次治疗中从 16Gy 到 25Gy 不等，当边缘剂量不小于 17Gy [6] 时，闭塞率往往会提高。为保护邻近的实体组织，并达到满意的闭塞率 [16]，靶区的边缘剂量应在所给剂量的 50% ~ 80% 范围内。

较新的成像模式，如血氧水平依赖的功能性磁共振成像（blood-oxygen-level-dependent functional magnetic resonance imaging, BOLD-fMRI）和弥散张量成像（diffusion tensor imaging, DTI），最近已在现代神经导航系统中得到应用，以识别初级运动皮层和皮质脊髓束，为制定高级别胶质瘤的治疗计划 [17] 提供支持。使用 DTI 和弥散张量衍生的纤维跟踪成像以及 BOLD 来识别功能区皮层和至关重要的白质通路，以规划正在接受立体定向放射治疗的动静脉畸形患者（包括儿童）的最佳治疗策略的研究数量有限 [18-21]。因此对于功能性磁共振成像和 DTI 作为放射外科常规治疗计划的定量指标，其效用和益处有待更有力的研究证实。

患者选择

在确定 SRS 对 AVM 患者的作用时，使用不同的量表来指导治疗。在无出血的 AVM 中，

表 29.1　AVM 分级表

Spetzler-Martin AVM 评分量表

	大小		邻近优势脑区		静脉引流	
分数 =	1：< 3cm 2：3 ~ 6cm 3：> 6cm	+	0：位于非优势功能半球 1：位于感觉运动、语言或视觉皮层；下丘脑或丘脑；内囊；脑干；小脑脚或核	+	0：浅表静脉引流 1：深静脉引流	

改良 Spetzler-Martin AVM 分级量表

	大小		邻近优势脑区		静脉引流	修正（如为三级）
分数 =	1：< 3cm 2：3 ~ 6cm 3：> 6cm	+	0：位于非优势功能半球 1：位于感觉运动、语言或视觉皮层；下丘脑或丘脑；内囊；脑干；小脑脚或核	+	0：浅表静脉引流 1：深静脉引流	A：>3cm B：<3cm

改良匹兹堡版基于放射外科的 AVM 分级量表（RBAS）

	体积		年龄		位置	
分数 =	0.1 倍体积 (ml)	+	0.02× 年龄（岁）	+	0.5 倍	0：额、颞、顶、枕、脑室内、胼胝体、小脑 1：基底神经节、丘脑、脑干

病例选择可以通过多种 AVM 分级量表来指导，如 Spetzler-Martin 量表和改良的 Spetzler-Martin（mSM）量表（表 29.1）[22,23]。显微外科仍然是 AVM 治疗的"金标准"，一般推荐对 mSM Ⅰ 级至 Ⅲ A[1] 级进行显微外科手术。

虽然 Spetzler-Martin 分级系统被设计用于预测 AVM 手术切除后的结局，但对于成功的 AVM 放射外科手术至关重要的因素并不是该分级系统所固有的，因此这些分级系统限制了其与放射外科手术结果的最佳相关性[23,24]。因此，2002 年，梅奥医学中心和匹兹堡大学医学中心开发了一种基于放射外科治疗的量表，目的是包括与单次放射治疗成功相关的因素，称为基于放射外科的 AVM 量表（radiosurger-based AVM scale, RBAS）（表 29.1）[25,26]。

RBAS 是基于单纯使用立体定向血管造影术进行剂量规划的放射外科患者，使用线性回归模型建立的，并使用三个因素（患者年龄、AVM 体积和 AVM 位置）[23, 25]。对于这些患者，症状性 T2 加权成像改变的风险随位置不同而不同，因为位置决定了可向病灶输出的最大能量，而不会对邻近结构[26]造成临床上显著的损害。后来，量表被修改为更简单的两层位置描述（基于深度，例如基底神经节 / 丘脑 / 脑干相对于其他部位）。

RBAS 评分 <1 的患者有 90% 的机会 AVM 消失而无新的神经系统缺陷，而评分 >2 的患者有 50% 的机会出现这样的结果[1]。自发表以来，RBAS 已被证明与儿科 AVM 患者、深部 AVM 患者和使用 LINAC 基础放射外科治疗 AVM 患者的预后相关[23, 27-29]。

既往有出血史的患者可能不适合 SRS，因为在病灶闭塞之前存在间隔期。放射外科治疗平均需要 20 个月才能达到 AVM 的次全切除（>95%），因此间隔期内仍存在出血风险[1,9,10]。然而，如果显微手术或观察的风险也很高，有时 SRS 可能是一个合适的选择。

在某些情况下,传统的单剂量放射治疗不能提供可行的解决方案,如形状复杂的 AVM 或超大的 AVM。大的 AVM 可能需要高剂量,也可能用较小治疗剂量对病灶进行分次治疗。提出的解决方案包括体积分割和剂量分割放射外科治疗,即对病灶进行多次治疗,降低正常组织的辐射,同时保持对病灶的治疗剂量。需要进一步的研究来确定间隔期的出血风险,并确定一个阈值,使风险与分期治疗的收益相平衡[5,7]。

影响成功的因素

为了确定影响 SRS 结果的因素,必须承认 AVM 治疗成功的定义存在差异,包括对病灶闭塞、出血预防和 / 或症状管理的考虑。考虑到这一点,在体积较小的 AVM 中,以及在使用较高的边缘剂量[1,5,6,23,24,30]的情况下,闭塞率不断得到改善。在检查位于功能较弱脑区的小体积 AVM 的大型试验中,单次 SRS 治疗后 3~5 年的总闭塞率为 71%~90%[1,24,30]。

AVM 清除最重要的因素是剂量,而边缘剂量是最重要的成功预测因子[5,31,32]。根据 MRI[1] 测定,辐射边际剂量的增加与畸形团闭塞率的增加相关。在 15Gy 的阈值下,成功闭塞的比值比为 3.7(图 29.1)[33]。AVM 大小的增加与闭塞率的降低和治疗相关缺陷的增加一致[24,34]。

其他可能影响剂量选择从而影响成功闭塞率的因素包括病变的血流动力学(高流量与低流量瘘管、静脉引流狭窄)、弥漫性与致密性畸形团,以及 / 或颅内动脉瘤的存在[1,5,7]。在一些研究中,既往出血的存在也被证明是减少治疗后并发症的一个预测因素,尽管这一发现的原因仍不清楚[32,35]。尽管引流静脉的数量和模式(即浅表和深层引流)对于显微外科手术的成功是相关的,这些因素是否影响 SRS 的成功尚不清楚[1,22]。邻近瓣膜结构与闭塞率降低有关,但与出血率无关[26,33]。

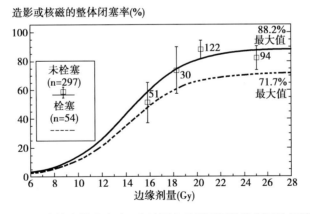

图 29.1　未栓塞的患者中,病灶闭塞的模型是边缘剂量的函数。这说明在 15Gy 左右观察到的闭塞率急剧增加,在 18Gy 左右曲线变平,这近似与 AVM SRS 中的常用剂量(From Flickinger JC, Kondziolka D, Maitz AH, et al. An analysis of the dose-response for arteriovenous malformation radiosurgery and other factors affecting obliteration. Radiother Oncol 2002; 63(3):347-54; with permission)

SRS 的相关并发症

SRS 失败

已确定的 SRS 失败的预测因素包括：由于栓塞后再通而导致的畸形团血管造影界定不完整，亚急性血肿导致的肉眼难以发现畸形团，或存血管内动静脉瘘 [5]。畸形团位于等剂量线外和大容量、高等级的 AVM 与相对低的边缘剂量相关。位置较深的 AVM 较周围病灶的闭塞率低。这些因素的存在可能导致 AVM 放射剂量不足，从而导致治疗失败 [24,28,36-38]。

SRS 后出血

AVM 治疗的主要缺点是治疗潜伏期（通常为 24 ~ 36 个月）与 AVM 闭塞 [7] 之间存在持续出血的风险。目前对于潜伏期出血的风险是否不同于未治疗的病变的风险尚无共识。大多数研究表明，出血风险在闭塞前保持不变，报道的出血率在 1.6% ~ 9% [5,10,39]。其他研究表明潜伏期出血风险增加和减少 [40-43]。

因此，潜伏期出血的真实风险目前尚不清楚，只有显微外科手术切除才能立即、彻底消除 AVM 出血的风险。

放射性坏死

当大量的脑组织受到辐射时，会对邻近的健康脑组织造成放射性损伤。症状具有异质性，受病灶占位效应和中线移位的影响，包括头痛、恶心和嗜睡。放射性坏死的诊断通常需要进行多模态影像学检查。CT 常显示为结节床和周围组织的低衰减，代表水肿。磁共振成像显示 AVM 病变周围异常 T2 延长（水肿），伴局灶性占位效应，视位置、中线移位而定，对比后成像显示周围异质强化伴囊变和 / 或坏死。相对脑血容量（relative cerebral blood volume，rCBV）阈值为 2.1 的灌注成像在鉴别放射性坏死与其他类似诊断 [44] 时的敏感度为 100%，特异度为 95.2%。

18 氟脱氧葡萄糖 - 正电子发射体层成像（FDG-PET）已被使用和研究用于判断放射性坏死。其原理是放射性坏死会降低摄取，尽管方法和方案与正常组织相比有所不同。其他核医学模式，即铊 -201（^{201}Tl）单光子发射计算机体层成像（SPECT）[45] 也已经用于研究放射性坏死。尽管有许多研究评估新的放射坏死的成像技术，但这些研究都是小范围的，而且没有确定的放射成像方法或"金标准"来诊断放射坏死。

磁共振扫描显示大约 30% 的患者在 AVM 周围的脑成像改变，这取决于治疗的剂量和较小程度的给药剂量（图 29.2）。幸运的是，这些影响在 2/3 的患者中是无症状的，因此只有约 9% 的患者出现了有症状的放射治疗后后遗症 [16,31,46,47]。

Flickinger 和同事检查了 AVM 放射外科手术的并发症，并证明了病变位置和剂量的重要性。就位置而言，额叶的风险最低，而脑桥和中脑的风险最高。接受 12Gy 及以上（包括靶区）剂量的组织的总体积被称为"12Gy 容积"，它被发现准确地反映了发生放疗后影像学改变的风险 [46,47]。我们构建了放射治疗后影像学表现（postradiosurgery imaging expression，PIE）评分，以帮助从位置和剂量 / 体积来预测有症状的放射治疗后损伤的发展，12Gy 容积

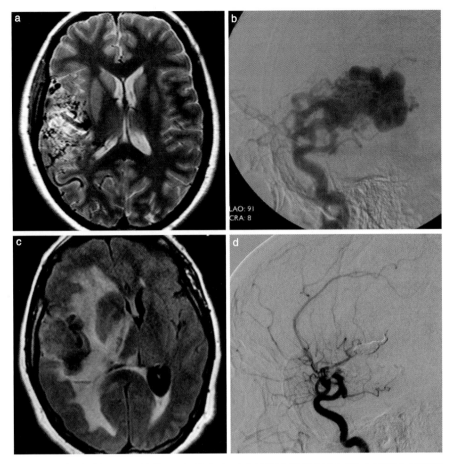

图 29.2　（a）脑部 MRI 轴位 T2 图像和（b）右侧颈内动脉（ICA）数字减影血管造影（DSA）侧位图像显示右侧颞叶 AVM、Spetzler-Martin Ⅲ级。患者经历了三个阶段的栓塞，然后接受 SRS 治疗。（c）脑部 MRI，4 年随访轴位 FLAIR 像显示右侧额叶、颞叶、顶叶皮质下 T2 缩短，内囊水肿伴中线移位。（d）右侧 ICA 的 4 年随访 DSA 显示 AVM 畸形团闭塞，伴放射性血管病变，累及大脑前、中动脉皮质分支

的结果是最好的[48]。根据 PIE 定位风险评分和 12Gy 容积[46]，可以很好地预测 AVM 放射外科出现永久性症状后遗症的风险。

脑血管相关并发症

立体定向放射外科治疗可能导致一系列的放射性血管病变，其中一些是众所周知的传统放射治疗的并发症[49]。在应用 SRS 治疗 AVM 后发生放射性血管病变的报道中，包括血管发育不良、脑动脉狭窄、新生动脉瘤和假性动脉瘤形成、硬膜动静脉瘘形成、静脉狭窄和/或闭塞[7,50]。许多病例可能是无症状的，而另一些 AVM 病例可能是经血管造影证实的 SRS[51]治疗后不明原因迟发性出血的潜在原因。

迟发性并发症

AVM 闭塞性 SRS 后的迟发性并发症有报道，其中大多数是无症状的。在 SRS 术后

10~23 年的随访研究中,患者在前 AVM 部位有囊肿形成,前病变部位有造影剂增强(无 AVM 再灌注),前病变部位有磁共振 T2 信号增强。这些患者没有临床症状,可能表明这种晚期放射学异常的临床重要性有限 [7,50,52,53]。

SRS 并发症的处理

治疗失败的处理

即使采用最佳的 SRS 治疗方案,至少有 12% 的 AVM 无法完全闭塞,其中一些可采用重复 SRS [1] 治疗。有几个研究小组报道了在 AVM 放射外科治疗失败后再次使用放射外科治疗作为一种挽救技术。闭塞率从 56% 到 71% 不等,这与原发性 SRS [5] 的平均水平相似。神经系统并发症的发生率为 5%~18%,与原发性 SRS 的并发症发生率相当或略高。考虑到更长的潜伏期,出血率也可能更高 [54-56]。

放射性坏死的处理

放射性坏死并不总是一个渐进的过程,因此可以考虑对无症状或受累区域较小的患者进行观察。由于放射性坏死伴有明显的脑水肿,一线治疗通常涉及高剂量的糖皮质激素,在 1~2 个月后逐渐减少。对于类固醇难治性放射性坏死或诊断不明确的情况,可保留手术切除的可能性。其他处理方案包括抗凝剂,如肝素、华法林等,这些药物可以大概制止和逆转小血管损伤,控制坏死 [45]。

在某些情况下,放射性坏死是一个连续的过程,在此过程中,内皮细胞功能障碍导致组织缺氧和坏死,同时释放血管活性化合物,如血管内皮生长因子(vascular endothelial growth factor, VEGF) [57]。最近的研究探索了贝伐珠单抗,一种针对 VEGF 的人源化单克隆抗体在治疗脑放射性坏死中的作用。一些研究表明,贝伐珠单抗治疗可以改善 SRS 治疗脑肿瘤患者的功能预后和放射学特征 [57,58]。目前,研究贝伐珠单抗对放射性坏死患者 SRS 后 AVM 治疗效果的研究非常有限。

另一种耐受性良好的选择是己酮可可碱和维生素 E 的组合,可以在较长时间内使用。由于相关数据有限,很少使用巴比妥酸盐、亚低温或高压氧疗法。然而,有更有力的证据表明,高压氧可作为预防放射性坏死的方法 [45]。

结 论

治疗 AVM 的持续挑战将是如何提供一种治疗策略,在最大限度地降低患者并发症的同时达到最佳效果。为达到这一点,需要对疾病的自然史进行结论性的研究,以及对 AVM 的放射外科治疗结果进行随机研究的结果。在此之前,最佳的治疗策略可能仍然是高度个体化的。为了有效地选择合适的患者,避免和管理治疗的并发症,需要对 SRS 的放射物理学有深入的了解。

（王毅 高远 译 陶传元 审）

参考文献

1. See AP, Raza S, Tamargo RJ, Lim M. Stereotactic radiosurgery of cranial arteriovenous malformations and dural arteriovenous fistulas. Neurosurg Clin N Am. 2012;23:133–46.
2. Barrow DL, Reisner A. Natural history of intracranial aneurysms and vascular malformations. Clin Neurosurg. 1993;40:3–39.
3. Mast H, Young WL, Koennecke HC, Sciacca RR, Osipov A, Pile-Spellman J, et al. Risk of spontaneous haemorrhage after diagnosis of cerebral arteriovenous malformation. Lancet. 1997;350:1065–8.
4. Ondra SL, Troupp H, George ED, Schwab K. The natural history of symptomatic arteriovenous malformations of the brain: a 24-year follow-up assessment. J Neurosurg. 1990;73:387–91.
5. Plasencia AR, Santillan A. Embolization and radiosurgery for arteriovenous malformations. Surg Neurol Int. 2012;3:S90–s104.
6. Rubin BA, Brunswick A, Riina H, Kondziolka D. Advances in radiosurgery for arteriovenous malformations of the brain. Neurosurgery. 2014;74(Suppl 1):S50–9.
7. Friedman WA. Stereotactic radiosurgery of intracranial arteriovenous malformations. Neurosurg Clin N Am. 2013;24:561–74.
8. Leksell L. The stereotaxic method and radiosurgery of the brain. Acta Chir Scand. 1951;102:316–9.
9. Wowra B, Muacevic A, Tonn JC, Schoenberg SO, Reiser M, Herrmann KA. Obliteration dynamics in cerebral arteriovenous malformations after cyberknife radiosurgery: quantification with sequential nidus volumetry and 3-tesla 3-dimensional time-of-flight magnetic resonance angiography. Neurosurgery. 2009;64:A102–9.
10. Pollock BE, Flickinger JC, Lunsford LD, Bissonette DJ, Kondziolka D. Factors that predict the bleeding risk of cerebral arteriovenous malformations. Stroke. 1996;27:1–6.
11. Betti O, Derechinsky V. Multiple-beam stereotaxic irradiation. Neurochirurgie. 1983;29:295–8.
12. Orio P, Stelzer KJ, Goodkin R, Douglas JG. Treatment of arteriovenous malformations with linear accelerator-based radiosurgery compared with gamma knife surgery. J Neurosurg. 2006;105(Suppl):58–63.
13. Attia M, Menhel J, Alezra D, Pffefer R, Spiegelmann R. Radiosurgery—LINAC or gamma knife: 20 years of controversy revisited. Isr Med Assoc J. 2005;7:583–8.
14. Bednarz G, Downes B, Werner-Wasik M, Rosenwasser RH. Combining stereotactic angiography and 3D time-of-flight magnetic resonance angiography in treatment planning for arteriovenous malformation radiosurgery. Int J Radiat Oncol Biol Phys. 2000;46:1149–54.
15. Zhang XQ, Shirato H, Aoyama H, Ushikoshi S, Nishioka T, Zhang DZ, et al. Clinical significance of 3D reconstruction of arteriovenous malformation using digital subtraction angiography and its modification with CT information in stereotactic radiosurgery. Int J Radiat Oncol Biol Phys. 2003;57:1392–9.
16. Flickinger JC, Kano H, Niranjan A, Kondziolka D, Lunsford LD. Dose selection in stereotactic radiosurgery. Prog Neurol Surg. 2013;27:49–57.
17. Wang M, Ma H, Wang X, Guo Y, Xia X, Xia H, et al. Integration of BOLD-fMRI and DTI into radiation treatment planning for high-grade gliomas located near the primary motor cortexes and corticospinal tracts. Radiat Oncol. 2015;10:64.
18. Pantelis E, Papadakis N, Verigos K, Stathochristopoulou I, Antypas C, Lekas L, et al. Integration of functional MRI and white matter tractography in stereotactic radiosurgery clinical practice. Int J Radiat Oncol Biol Phys. 2010;78:257–67.
19. Maruyama K, Kamada K, Shin M, Itoh D, Masutani Y, Ino K, et al. Optic radiation tractography integrated into simulated treatment planning for gamma knife surgery. J Neurosurg. 2007;107:721–6.
20. Stancanello J, Cavedon C, Francescon P, Causin F, Avanzo M, Colombo F, et al. BOLD fMRI integration into radiosurgery treatment planning of cerebral vascular malformations. Med Phys. 2007;34:1176–84.
21. Maruyama K, Kamada K, Ota T, Koga T, Itoh D, Ino K, et al. Tolerance of pyramidal tract to gamma knife radiosurgery based on diffusion-tensor tractography. Int J Radiat Oncol Biol Phys. 2008;70:1330–5.
22. Spetzler RF, Martin NA. A proposed grading system for arteriovenous malformations. J Neurosurg. 1986;65:476–83.
23. Wegner RE, Oysul K, Pollock BE, Sirin S, Kondziolka D, Niranjan A, et al. A modified radiosurgery-based arteriovenous malformation grading scale and its correlation with outcomes. Int J Radiat Oncol Biol Phys. 2011;79:1147–50.
24. Pollock BE, Flickinger JC, Lunsford LD, Maitz A, Kondziolka D. Factors associated with suc-

cessful arteriovenous malformation radiosurgery. Neurosurgery. 1998;42:1239–44. Discussion 1244–1237.

25. Pollock BE, Flickinger JC. A proposed radiosurgery-based grading system for arteriovenous malformations. J Neurosurg. 2002;96:79–85.

26. Pollock BE, Flickinger JC. Modification of the radiosurgery-based arteriovenous malformation grading system. Neurosurgery. 2008;63:239–43. Discussion 243.

27. Zabel-du Bois A, Milker-Zabel S, Huber P, Schlegel W, Debus J. Pediatric cerebral arteriovenous malformations: the role of stereotactic LINAC-based radiosurgery. Int J Radiat Oncol Biol Phys. 2006;65:1206–11.

28. Andrade-Souza YM, Zadeh G, Scora D, Tsao MN, Schwartz ML. Radiosurgery for basal ganglia, internal capsule, and thalamus arteriovenous malformation: clinical outcome. Neurosurgery. 2005;56:56–63. Discussion 63–54.

29. Zabel-du Bois A, Milker-Zabel S, Huber P, Schlegel W, Debus J. Stereotactic LINAC-based radiosurgery in the treatment of cerebral arteriovenous malformations located deep, involving corpus callosum, motor cortex, or brainstem. Int J Radiat Oncol Biol Phys. 2006;64:1044–8.

30. Kano H, Lunsford LD, Flickinger JC, Yang HC, Flannery TJ, Awan NR, et al. Stereotactic radiosurgery for arteriovenous malformations, part 1: management of Spetzler-Martin Grade I and II arteriovenous malformations. J Neurosurg. 2012;116:11–20.

31. Flickinger JC, Pollock BE, Kondziolka D, Lunsford LD. A dose-response analysis of arteriovenous malformation obliteration after radiosurgery. Int J Radiat Oncol Biol Phys. 1996;36:873–9.

32. Karlsson B, Lax I, Soderman M. Factors influencing the risk for complications following gamma knife radiosurgery of cerebral arteriovenous malformations. Radiother Oncol. 1997;43:275–80.

33. Zipfel GJ, Bradshaw P, Bova FJ, Friedman WA. Do the morphological characteristics of arteriovenous malformations affect the results of radiosurgery? J Neurosurg. 2004;101:393–401.

34. Sun DQ, Carson KA, Raza SM, Batra S, Kleinberg LR, Lim M, et al. The radiosurgical treatment of arteriovenous malformations: obliteration, morbidities, and performance status. Int J Radiat Oncol Biol Phys. 2011;80:354–61.

35. Friedman WA, Bova FJ, Bollampally S, Bradshaw P. Analysis of factors predictive of success or complications in arteriovenous malformation radiosurgery. Neurosurgery. 2003;52:296–307. Discussion 307–298.

36. Buis DR, Lagerwaard FJ, Barkhof F, Dirven CM, Lycklama GJ, Meijer OW, et al. Stereotactic radiosurgery for brain AVMs: role of interobserver variation in target definition on digital subtraction angiography. Int J Radiat Oncol Biol Phys. 2005;62:246–52.

37. Ellis TL, Friedman WA, Bova FJ, Kubilis PS, Buatti JM. Analysis of treatment failure after radiosurgery for arteriovenous malformations. J Neurosurg. 1998;89:104–10.

38. Kwon Y, Jeon SR, Kim JH, Lee JK, Ra DS, Lee DJ, et al. Analysis of the causes of treatment failure in gamma knife radiosurgery for intracranial arteriovenous malformations. J Neurosurg. 2000;93(Suppl 3):104–6.

39. Friedman WA, Blatt DL, Bova FJ, Buatti JM, Mendenhall WM, Kubilis PS. The risk of hemorrhage after radiosurgery for arteriovenous malformations. J Neurosurg. 1996;84:912–9.

40. Colombo F, Pozza F, Chierego G, Casentini L, De Luca G, Francescon P. Linear accelerator radiosurgery of cerebral arteriovenous malformations: an update. Neurosurgery. 1994;34:14–20. Discussion 20–11.

41. Kim HY, Chang WS, Kim DJ, Lee JW, Chang JW, Kim DI, et al. Gamma knife surgery for large cerebral arteriovenous malformations. J Neurosurg. 2010;113(Suppl):2–8.

42. Maruyama K, Kawahara N, Shin M, Tago M, Kishimoto J, Kurita H, et al. The risk of hemorrhage after radiosurgery for cerebral arteriovenous malformations. N Engl J Med. 2005;352:146–53.

43. Karlsson B, Lindquist C, Steiner L. Effect of gamma knife surgery on the risk of rupture prior to AVM obliteration. Minim Invasive Neurosurg. 1996;39:21–7.

44. Mitsuya K, Nakasu Y, Horiguchi S, Harada H, Nishimura T, Bando E, et al. Perfusion weighted magnetic resonance imaging to distinguish the recurrence of metastatic brain tumors from radiation necrosis after stereotactic radiosurgery. J Neuro-Oncol. 2010;99:81–8.

45. Chao ST, Ahluwalia MS, Barnett GH, Stevens GH, Murphy ES, Stockham AL, et al. Challenges with the diagnosis and treatment of cerebral radiation necrosis. Int J Radiat Oncol Biol Phys. 2013;87:449–57.

46. Flickinger JC, Kondziolka D, Lunsford LD, Kassam A, Phuong LK, Liscak R, et al. Development of a model to predict permanent symptomatic postradiosurgery injury for arteriovenous malformation patients. Arteriovenous malformation radiosurgery study group. Int J Radiat Oncol Biol Phys. 2000;46:1143–8.

47. Flickinger JC, Kondziolka D, Pollock BE, Maitz AH, Lunsford LD. Complications from arteriovenous malformation radiosurgery: multivariate analysis and risk modeling. Int J Radiat Oncol Biol Phys. 1997;38:485–90.

48. Flickinger JC, Kondziolka D, Maitz AH, Lunsford LD. Analysis of neurological sequelae from radiosurgery of arteriovenous malformations: how location affects outcome. Int J Radiat Oncol Biol Phys. 1998;40:273–8.

49. Izawa M, Hayashi M, Chernov M, Nakaya K, Ochiai T, Murata N, et al. Long-term complications after gamma knife surgery for arteriovenous malformations. J Neurosurg. 2005;102(Suppl):34–7.

50. Yamamoto M, Hara M, Ide M, Ono Y, Jimbo M, Saito I. Radiation-related adverse effects observed on neuro-imaging several years after radiosurgery for cerebral arteriovenous malformations. Surg Neurol. 1998;49:385–97. Discussion 397–388.

51. Lindqvist M, Karlsson B, Guo WY, Kihlstrom L, Lippitz B, Yamamoto M. Angiographic long-term follow-up data for arteriovenous malformations previously proven to be obliterated after gamma knife radiosurgery. Neurosurgery. 2000;46:803–8. Discussion 809–810.

52. Yamamoto Y, Coffey RJ, Nichols DA, Shaw EG. Interim report on the radiosurgical treatment of cerebral arteriovenous malformations. The influence of size, dose, time, and technical factors on obliteration rate. J Neurosurg. 1995;83:832–7.

53. Kihlstrom L, Guo WY, Karlsson B, Lindquist C, Lindqvist M. Magnetic resonance imaging of obliterated arteriovenous malformations up to 23 years after radiosurgery. J Neurosurg. 1997;86:589–93.

54. Foote KD, Friedman WA, Ellis TL, Bova FJ, Buatti JM, Meeks SL. Salvage retreatment after failure of radiosurgery in patients with arteriovenous malformations. J Neurosurg. 2003;98:337–41.

55. Hauswald H, Milker-Zabel S, Sterzing F, Schlegel W, Debus J, Zabel-du BA. Repeated LINAC-based radiosurgery in high-grade cerebral arteriovenous-malformations (AVM) Spetzler-Martin grade III to IV previously treated with radiosurgery. Radiother Oncol. 2011;98:217–22.

56. Maesawa S, Flickinger JC, Kondziolka D, Lunsford LD. Repeated radiosurgery for incompletely obliterated arteriovenous malformations. J Neurosurg. 2000;92:961–70.

57. Levin VA, Bidaut L, Hou P, Kumar AJ, Wefel JS, Bekele BN, et al. Randomized double-blind placebo-controlled trial of bevacizumab therapy for radiation necrosis of the central nervous system. Int J Radiat Oncol Biol Phys. 2011;79:1487–95.

58. Sadraei NH, Dahiya S, Chao ST, Murphy ES, Osei-Boateng K, Xie H, et al. Treatment of cerebral radiation necrosis with bevacizumab: the cleveland clinic experience. Am J Clin Oncol. 2015;38:304–10.

第 30 章 立体定向放射治疗动静脉畸形：放射生物学基础

Rachel Pruitt Michael Schulder

引言

立体定向放射外科（stereotactic radiosurgery, SRS）就是采用立体定向，将电离辐射聚焦至特定的靶点[1,2]。早在 20 世纪 70 年代，SRS 就被用于治疗动静脉畸形（arteriovenous malformations, AVM）[1]。北美有多达 50 万人患有脑动静脉畸形 AVM[3]。血管造影提示采用立体定向放射治疗，治愈率在 60%～90%[3-5]。对立体定向放射外科的放射生物学研究将阐明肿瘤和血管病变对辐射的反应区别，以及为什么动静脉畸形（AVM）患者是理想的放射外科治疗对象。

放射治疗对 AVM 的影响

放射治疗后，血管内皮细胞损伤引发炎症反应，进而导致血管管腔进行性狭窄和脑动静脉畸形闭塞[4,6,7]。这通常发生在放射治疗后几周到几个月，并伴有局部放射性坏死；而正常血管很少受影响发生闭塞。这表明 AVM 的血管具有一定的放射敏感性，使脑动静脉畸形患者成为 SRS 理想的治疗对象。

任何 SRS 治疗的目标都是有选择性地对病灶部位进行照射，而不引起周围组织的损伤，在脑动静脉畸形患者亦是如此。AVM 患者的治疗与肿瘤患者有明显的区别：AVM 周围的组织和微环境与所治疗的病变部位非常相似[7]。因此，对于恶性病变患者，缺氧损伤、修复机制差和增殖能力使分级治疗成为理想的选择。对于 AVM 患者，单剂量放射治疗已被证明是非常有效的手段。放射生物学原理证明脑动静脉畸形患者是 SRS 理想的治疗对象。

放射治疗的生物学原理按照传统被定义为四个部分：再氧合、修复、再分布和再群体化[2,9]。在这一章中，我们将探讨这些概念，SRS 如何不同于分次放射治疗，以及这些原则如何在恶性病变部位和血管病变部位的治疗中得到不同的应用。

再氧合

在治疗迅速增殖的恶性肿瘤患者中，再氧合作用至关重要。因为这些肿瘤迅速增生，导致它们的血管供应不足。反过来，这又创造了一个缺氧细胞的微环境。相比之下，良性血管病变不会迅速扩张，因此不会形成缺氧区域。

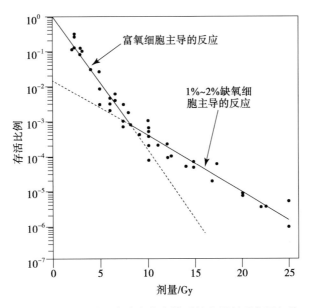

图 30.1　小鼠淋巴肉瘤在体内接受单次辐射后存活细胞的比例。曲线的起始部分较平缓，这是由于存在富氧细胞，而在较高剂量时，由于存在 1%～2% 的缺氧细胞，斜率变陡[7]

不同的细胞在不同剂量照射下受到的易感程度也不同。例如，在低剂量（比如 <10Gy）时，富氧细胞产生反应占主导，而当剂量大于约 10Gy 时，缺氧细胞受显著的影响（图 30.1）。

恶性病变与血管病变的另一个区别是恶性病变会增殖新的血管以增加血液供应。因此，在恶性病变中，富氧细胞和缺氧细胞的比例保持相对稳定。在每一次治疗中，富氧细胞被杀灭，再通过再氧合作用重新增殖。（图 30.2）[7,9]。因此，恶性病变可接受多次分次剂量的辐射，因为每次治疗都通过杀灭富氧细胞来缩小病变，并允许缺氧细胞进行再氧合过程，这反过来又使这部分细胞变得对射线更敏感。相反，血管病变不含缺氧成分，因此在多数情况下，更适合单次大剂量放射治疗。

修复

放射治疗间期，DNA 损伤出现修复。辐射对 DNA 单链或者双链造成损伤，导致断裂。单链断裂通常被认为是可修复的，因为另一条 DNA 链上的遗传信息仍然完整。相比之下，双链 DNA 断裂是不可修复的，因为双链均断裂，没有"模板"可供，信息就会丢失。

在低剂量辐射下，单链断裂很常见，且可以修复。高剂量辐射时，以双链断裂为主。因此，辐射剂量增加时，细胞存活率就会降低。当检查生存曲线时，图中的"曲线"就是修复的结果。图形线性程度越高，修复发生得就越少。

这一概念在对比 AVM 患者和恶性肿瘤患者对辐射的不同反应时显得尤为重要，因为正常细胞和癌细胞的存活曲线不同。癌细胞缺乏许多修复机制，因而不能有效地修复损伤的 DNA。因此，它们的生存曲线线性程度更高。这意味着相较于反应较迟的正常细胞，这

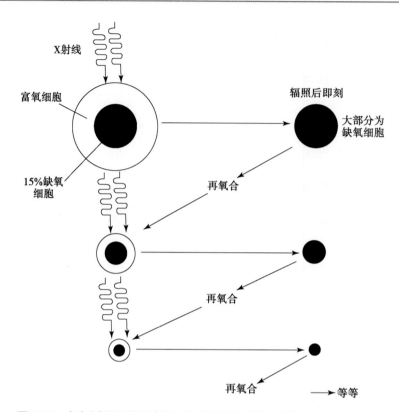

图 30.2　复氧过程原理示意图：几乎所有肿瘤最初都含有富氧和缺氧细胞的混合物。由于富氧细胞对辐射更敏感，单次辐射剂量杀死的富氧细胞比例更大（见图 30.1）。因此，辐照后，剩下的大部分细胞为缺氧细胞。但是短时间后，肿瘤趋向于恢复到最初的富氧和缺氧细胞比例，这就导致许多之前的缺氧细胞（现在变为富氧细胞）在第二个剂量组以及随后的剂量组中被杀死[7]

些"早反应细胞"在更低的辐射剂量下就会产生相关的辐射效应。

　　这种修复 DNA 的能力之间的差异可以用线性二次方程的一部分来解释，其中，生存率被建模为

$$S = \exp\left(-\alpha D - \beta D^2\right)$$

　　在上述模型中，S 为存活率，α 为细胞辐射敏感性系数（不可修复的损伤），β 为细胞修复机制系数（可修复的损伤）[9]。随着 β 的增加，修复的时间延长，细胞的增殖速度变得更慢，就像正常组织一样。因此，早反应组织和晚反应组织之间的差异可以由 α/β 比率的不同中得出。当 β 变小时，α/β 比率就变大，就像在癌细胞或早反应组织中一样。相反，当比值越小或 β 越大时，修复的时间越长，就可以对晚反应组织进行建模。

　　降低辐射剂量或增加辐射次数时，细胞存活率就会增加。如图 30.3 所示，这种分次放射治疗更利于晚反应组织。这是争论点一，即为什么分次放射治疗对 AVM 患者不利，为什么这类患者是单次放射外科治疗的理想对象。恶性疾病中分次放射治疗的目的是优先治疗肿瘤，让肿瘤细胞有时间再氧化，给正常组织时间来修复。相比之下，在动静脉畸形当中，血管病变和周围正常组织在生物学上十分相似。因此，这类疾病采用分次放射治疗并没有什么优势。

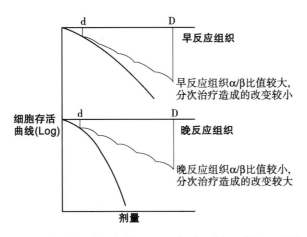

图 30.3　晚反应组织（如 AVM 闭塞、脑坏死）的 γ 射线剂量 - 反应曲线是"曲线型"，即 α/β 比值较小（此处剂量估计为 0.6Gy 左右）；对于早反应组织的终点如肿瘤控制，剂量 - 反应曲线更直一些，即 α/β 比值更大。因此，对于剂量分次治疗，晚反应组织存活多于早反应组织[7]

再分布

再分布是指辐射后细胞在细胞周期内的再分布。细胞在细胞周期的关键点上建立了修复检查点。这些检查点对辐射的反应是剂量依赖性的，因为在较低剂量时，DNA 能够被修复，且细胞能够顺利地在细胞周期推进（然而在再分布情况下，暴露在辐射下的这些细胞在关键检查点需要更长的时间来修复）。相反，在高剂量时，DNA 的损伤是不可修复的，细胞在细胞周期任何阶段，都会停滞（图 30.4）。

立体定向放射治疗使用的是高剂量辐射。以 AVM 为例，剂量越高，血管闭塞率越高；因此，治疗剂量的放射治疗可使处于细胞周期任何阶段的细胞停滞[8,11]。在这种剂量下，再分布不太可能在细胞群中发挥作用。

再群体化

再群体化是指细胞的再生。同样，这一概念在恶性病变患者的分次放射治疗中尤为重要。癌细胞比正常细胞增殖得更快（中枢神经系统尤其如此，因为中枢神经系统很少产生新的细胞）因此再群体化可能导致治疗失败。在 AVM 患者中，AVM 细胞没有增殖能力，而且给予的是单次高剂量的照射剂量，所以这个概念对于 AVM 患者适用性不高[9]。

结　论

20 世纪 70 年代，立体定向放射治疗第一次应用于 AVM 患者。放射生物学原理使 AVM 患者成为单次放射治疗的理想对象，现在也依然适用。在治疗恶性肿瘤患者时，低剂量分次治疗可能是有利的，这使肿瘤组织有时间形成新生血管，同时给正常组织时间修复。

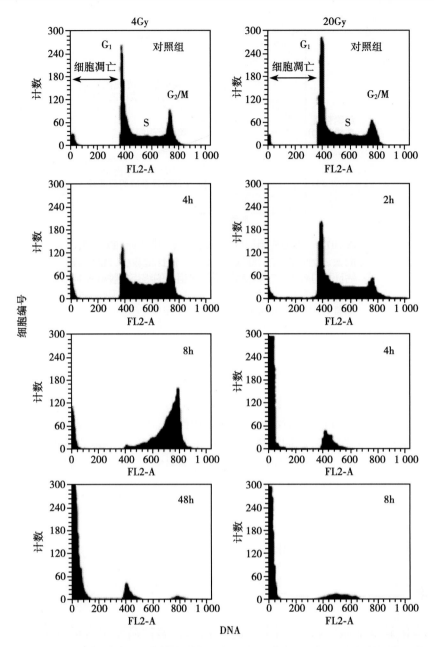

图30.4　经辐射后 HL-60 细胞的细胞周期进程。用 4Gy 或 20Gy 照射细胞，流式细胞仪检测细胞周期进程（DNA 直方图）。4Gy 照射后 4h，大部分细胞处于 S 晚期和 G2 期，随后细胞开始凋亡并死亡，表现为亚 G1 期细胞比例明显增加。20Gy 照射时，细胞周期没有任何进展，细胞在照射时所处的细胞周期阶段死亡[10]

然而，AVM 无低氧组织，且微环境与周围组织相似，这使它成为高剂量、单次立体定向放射治疗的理想选择。

（曹旭东　高远译　仁增　审）

参考文献

1. Friedman WA, Bova FJ. Radiosurgery for arteriovenous malformations. Neurol Res. 2011;33(8):803–19.
2. Santacroce A, Kamp MA, Budach W, Hänggi D. Radiobiology of radiosurgery for the central nervous system. Biomed Res Int. 2013;2013:362761.
3. Quinones-Hinojosa A. Schmidek & Sweet operative neurosurgical techniques: indications, methods, and results. London: Elsevier Health Sciences; 2012.
4. Schneider BF, Eberhard DA, Steiner LE. Histopathology of arteriovenous malformations after gamma knife radiosurgery. J Neurosurg. 1997;87(3):352–7.
5. Touboul E, Al Halabi A, Buffat L, Merienne L, Huart J, Schlienger M, Lefkopoulos D, Mammar H, Missir O, Meder JF, Laurent A, Housset M. Single-fraction stereotactic radiotherapy: a dose-response analysis of arteriovenous malformation obliteration. Int J Radiat Oncol Biol Phys. 1998;41(4):855–61.
6. Friedman WA. Stereotactic radiosurgery of intracranial arteriovenous malformations. Neurosurg Clin N Am. 2013;24(4):561–74.
7. Hall EJ, Brenner DJ. The radiobiology of radiosurgery: rationale for different treatment regimes for AVMs and malignancies. Int J Radiat Oncol Biol Phys. 1993;25(2):381–5.
8. Pollock BE, Meyer FB. Radiosurgery for arteriovenous malformations. J Neurosurg. 2004;101(3):390–2. Discussion 392.
9. Song CW, Park H, Griffin RJ, Levitt SH. Technical basis of radiation therapy. Berlin: Springer; 2011.
10. Park H, Lyons JC, Griffin RJ, Lim BU, Song CW. Apoptosis and cell cycle progression in an acidic environment after irradiation. Radiat Res. 2000;153(3):295–304.
11. Karlsson B, Lindquist C, Steiner L. Prediction of obliteration after gamma knife surgery for cerebral arteriovenous malformations. Neurosurgery. 1997;40(3):425–30. Discussion 430–1.

第 31 章　脑动静脉畸形的放射外科治疗

Amparo Wolf and Douglas Kondziolka

脑动静脉畸形放射外科治疗核对表	
必备的设备、器械和药品（在治疗和随访时）	手术步骤
伽马刀治疗室 脑血管造影介入套件 Leksell 立体定位头架 伽马刀治疗的剂量计划工作站 护理准备： 　• 局麻药 　• 镇静药 肿瘤放射外科医师 神经外科医师 MRI 或 CT 扫描仪	识别 　• 根据 CT 或 MRI 扫描成像辨别放疗后相关并发症，例如脑出血、放射性损伤以及迟发型囊变 开始干预治疗 　• 如果血肿量较大，可能需要外科手术清除血肿或行脑室外引流术，告知护理人员并 / 或通知手术室相关人员 准备工作 　• 若出血量较大，应行外科手术清除，或者行脑室外引流术 　• 予以糖皮质激素治疗脑组织水肿及放射性损伤 　• 对于较大的迟发型囊变，可行囊液抽吸术 必要时，需进行密切地影像学随访

避免并发症流程图

并发症	诱发因素	治疗原则	策略
出血	合并存在动脉瘤，AVM 的体积大小和血流量，引流静脉的形态，既往破裂史	密切观察，脑室外引流术，外科手术清除血肿	若病情允许，可在行立体定向放射外科治疗前，进行血管内介入术或外科手术闭塞动脉瘤
脑水肿 / 放疗后损伤	接受 12Gy 照射的组织体积	皮质类固醇，贝伐单抗	根据动静脉畸形血管巢的大小和位置，适当减小边缘剂量
迟发型囊变	既往栓塞史，既往有立体定向放射外科治疗史，脑水肿，畸形血管巢体积较大，最大照射剂量，脑皮质动静脉畸形，动静脉畸形完全闭塞	密切随访观察，囊液抽吸术，囊腔 - 腹腔分流术	无

引言

立体定向放射外科（stereotactic radiosurgery, SRS）是治疗脑动静脉畸形（arteriovenous malformation ,AVM)一种微创、广泛应用的方法。这种治疗方法可以完全闭塞 AVM 的血流,从而消除颅内出血的风险。国际伽马刀研究基金会汇编的长期研究结果显示,在 2 236 例接受过立体定向放射外科治疗的脑动静脉畸形患者中,其动静脉畸形完全闭塞率可达 65%(50% ~ 85%)(中位随访时间 3.5 年)[1]。对于 AVM 靶区体积较小、边缘剂量较高的年轻患者,更有可能达到畸形血管巢的完全闭塞[1]。SRS 能够使畸形血管巢闭塞的机制包括血管内皮损伤、肌内膜增生、胶原沉积和血管玻璃样变,最终导致血管血栓形成和闭塞[2]。

虽然 AVM 患者进行 SRS 治疗后出现相关并发症的风险较低,但也可能出现新的神经功能损伤。可能出现的并发症包括最常见的迟发性出血、AVM 血管闭合对局部脑组织的血流动力学影响、邻近脑组织的放射性损伤和迟发型囊变。本章将综述 AVM 放射外科治疗中避免和处理相关并发症的原则。

手术过程概述

在进行 SRS 治疗的当天早晨,患者在头皮局部麻醉和轻度静脉镇静(此时患者意识清楚)的情况下,将 Leksell 立体定向头架固定于颅骨上(但儿童和青少年通常需要在全麻下进行固定)。进行增强 MRI 扫描时,应包含厚度为 1mm 的磁化准备快速采集梯度回波序列(MP-RAGE)和纵向弛豫时间(T1)序列。随后,患者进行立体定向数字减影血管造影(digital subtraction angiography,DSA)。在计划软件中,将磁共振成像和双平面立体定向血管造影相结合,针对目标靶点和畸形血管巢进行最佳适形剂量计划。放射外科手术计划由神经外科医生和肿瘤放射外科医生共同完成。不同直径准直器(4mm、8mm 或 16mm)的等中心照射点被用来制定适形剂量计划。主要根据 AVM 的位置和大小选择适当的放射剂量[3]。治疗 AVM 的边缘剂量一般是 16 ~ 25Gy,病灶周边等剂量曲线的选择范围一般是 50% ~ 80%,这样不仅能够保护邻近脑组织,同时能够使畸形血管巢达到较高闭塞率。完成放射治疗后,取下立体定位头架。对于大脑皮质 AVM 患者,在进行 SRS 后的当天应予以苯巴比妥等抗癫痫治疗,以降低早期癫痫发作的风险。同时,甲泼尼龙也可以在手术后使用。患者通常在手术当天出院,6 个月后常规进行 MRI 随访以评估畸形血管巢周围水肿情况,然后每年进行一次 MRI 随访。一般 3 ~ 4 年后进行 DSA 检查,如果 MRI 显示 AVM 完全闭塞,可提前安排 DSA 造影,以便进一步验证。

避免并发症的原则

出血

AVM 患者在接受 SRS 治疗到畸形血管巢完全闭塞期间,一直存在颅内出血的风险。大多数研究表明,潜伏期出血风险(1% ~ 3%)基本等于或小于在进行 SRS 治疗前畸形血管团破裂出血的风险[1,4,5]。目前研究表明,AVM 出血后何时进行 SRS 治疗并不是影响 SRS 术后出血的因素[4,6]。然而,为了使血肿完全吸收而延迟放射外科治疗超过 6 个月的患者,在进行 SRS 治疗之前有更高的再出血风险[4]。因此,一般建议在初次出血后 6 个月内进行放射外科治疗。

大约 3% ~ 50% 的 AVM 伴随有动脉瘤(这主要取决于脑血管造影提供的信息详细程度),这使得 AVM 每年破裂出血的风险增加了 7% ~ 11%[7,8]。同时,AVM 可能含有高流量动静脉瘘(arteriovenous fistulas,AVF)与较高的围手术期出血发生率可能有关。因此有必要在进行 SRS 治疗之前,通过外科手术或血管内介入治疗处理这些血管病变,尽量减少出血的风险。在一项对接受 SRS 治疗的 Spetzler-Martin 分级为 1 级和 2 级 AVM 患者的研究中,同时存在动脉瘤是唯一与放射外科手术后出血率增加的相关因素[9]。

　　引起 SRS 治疗前、后出血的危险因素有所不同,其中治疗前的危险因素包括患者的年龄、AVM 的大小或体积、放射剂量、辐射覆盖范围以及 AVM 血流量[10-12]。低级别 Spetzler-Martin 分级(Ⅰ~Ⅲ级)、小的畸形血管巢或增加边缘剂量可以降低 AVM 患者 SRS 术后出血率[5,13,14]。一些研究表明,既往出现畸形血管巢破裂出血史的患者,很有可能出现 SRS 治疗后再次出血[1]。AVM 的形态学特点也可能是影响术后出血的危险因素,例如静脉狭窄或高流量引流静脉闭塞。人们认为急性引流静脉血栓形成可导致放射外科治疗后早期出血[15,16]。除了边缘剂量外,目前还没有可靠的 SRS 治疗后出血的预测指标。有一种假设,引流静脉照射的辐射剂量越高,其闭塞速度越快,因而会导致更高的出血率,尤其是只有一根引流静脉的情况下。然而,目前还没有研究能够证实这点。

　　有文献记载,畸形血管巢闭塞后出现脑出血是很罕见的,发生率 <1%[17,18]。大约60% ~ 80% 的畸形血管巢在闭塞后数年内仍有不同程度的增强显影[19,20],但脑血管造影显示无动静脉分流。组织学检查显示的 AVM 血管征象可能是肉芽组织内的血管[20]。

　　综上所述,以下一些建议可以最大程度降低 SRS 治疗后 AVM 出血的风险。首先,在进行 SRS 治疗之前,通过外科手术或血管内介入治疗处理 AVM 并存的动脉瘤及高流量动静脉瘘。其次,制定一个适形放疗计划很重要,根据畸形血管巢设定放射计划,除了引流静脉,不应覆盖 AVM 以外的动脉性病变区域。

放射性损伤

　　AVM 放射外科治疗的目的是准确定位 AVM 病灶以达到畸形血管巢闭塞,同时避免由于不良放射计划而引起的严重并发症。在 SRS 治疗后的几个月到一年内,可能会出现与水肿相符暂时性的 T2 加权像高信号,这通常不会引起相应的临床症状,但如果水肿进一步加重,则位于重要脑功能区域附近的 AVM 很有可能导致相关临床症状出现。据报道,在MRI 随访中,有近 30% ~ 60% 的患者会出现影像学改变,也就是 T2 加权像信号增高,其中3% ~ 11% 的患者出现临床症状[1,21,22]。只有 1% ~ 5% 的患者会出现永久性的症状,包括头痛、癫痫或局灶性神经功能障碍[1,21,22]。导致畸形血管巢周围水肿的根本原因可能是血管性损伤,包括血管内皮细胞损伤和血脑屏障破坏。另外,短暂的水肿也可能是局部脑组织血流动力学改变所致。放射性损伤的程度取决于许多因素,其中最重要的因素是放射剂量和被辐射的组织体积。接受大于 24Gy 边缘剂量的患者发生放射损伤的风险最大,包括症状性和永久性损伤[1]。其他因素可能包括被辐射的组织类型(例如覆盖正常脑组织的量)、既往放疗史、AVM 的位置、单根引流静脉以及个体对放射损伤的易感性[1,23,24]。早期静脉血栓形成导致引流静脉过早闭塞,放射性损伤可能更为明显[25]。有研究报道,发生放射性影像学改变的患者更有可能获得完全闭塞[23,26]。

　　AVM 放射外科治疗出现永久性后遗症与否主要取决于病变的位置和辐射覆盖的组织体积[3]。病变位于脑桥、中脑和丘脑时,出现症状性放射性影像学改变风险最高,而位于额叶时,则风险最低。接受 12Gy 或 12Gy 以上辐射剂量的组织总容量与发生放射外科术后影像学改变的风险相关[3]。

治疗时

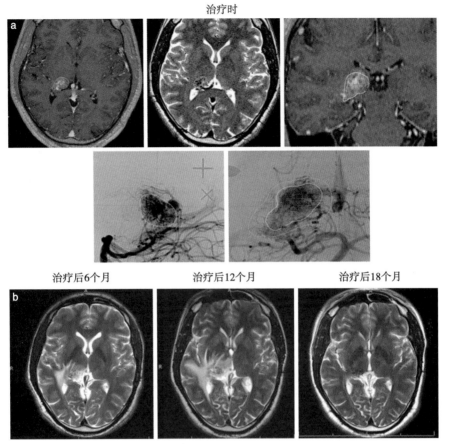

图 31.1 一名 45 岁男性因右侧丘脑 AVM 接受 SRS 治疗。(a) 钆剂造影 MRI 和 DSA 显示放射外科治疗计划。边缘剂量 19Gy，等剂量 50%，体积 2.22cm³。(b)SRS 后 6 个月，区域水肿明显，SRS 后 12 个月水肿更加明显。患者开始逐渐减少皮质类固醇的用量。18 个月后，水肿消退，动静脉畸形几乎消失

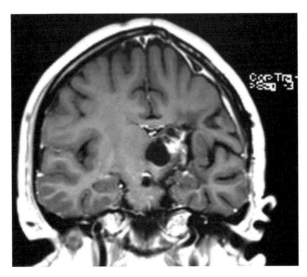

图 31.2 冠状面 T1 加权 MRI 显示左侧丘脑 AVM 经过两次放射外科治疗后完全消失。这名年轻女性曾有过大面积 AVM 出血和接受颅骨成形术。晚期随访造影显示，已消除的 AVM 附近出现了无症状的囊性病变，医生继续对其进行监测

　　为了避免永久放射性损伤,剂量选择至关重要。在计划剂量时,重要的是:根据病变位置不同,平衡高剂量高闭塞率和随之而来的永久放射性损伤的风险(图31.1)。

迟发型囊变

　　已有报道 AVM 放射外科治疗后发生晚期放射性改变,如囊性病变形成(图31.2)。从放射外科治疗到囊变形成,其时间间隔为几个月到几年不等。根据囊变的位置,它可引起局灶性神经体征,如果囊变足够大,还可引起颅内压增高(ICP)的症状。囊变形成的概率是1.1%~5.5%[27-29]。在未破裂的 AVM 患者中出现囊变的概率可能更高,因为畸形血管巢周围的正常脑组织通常比胶质组织对辐射更敏感[29]。否则,陈旧性出血腔中的软化脑组织就会形成囊变。有报道称,先前接受过介入栓塞或重复放疗的患者、或者 SRS 治疗后出现脑水肿的患者,后期形成囊变的风险增加[30]。畸形血管巢体积较大、最大辐射剂量较高、AVM 位于脑皮质以及 AVM 完全闭塞都有可能是引起囊变形成的因素[31]。

　　囊变形成的确切机制尚不清楚,但可能与血脑屏障的破坏和渗出物产生有关。其发展可能分为几个阶段,包括:畸形血管巢周围脑实质的炎性反应,因炎性反应而导致血脑屏障破坏,扩张性毛细血管形成,血清蛋白在畸形血管巢周围渗出、逐渐形成腔隙,在腔壁上的新生血管逐渐形成结节,新生血管反复出血、流入腔内,最终导致渗透性囊性扩张或慢性囊内血肿[19,32]。

处理并发症的原则

出血

　　AVM 患者 SRS 治疗后,出现有症状的颅内大出血,可能需要开颅手术清除血肿。对于颅内出血量较大、颅内压增高及意识障碍的患者,可能需要重症监护和心肺支持治疗。脑室内出血可能需要进行脑室外引流。仅有轻微症状的少量颅内出血患者可以进行一系列影像学检查并观察。

放射性损伤

　　皮质类固醇(如地塞米松)是治疗脑水肿或放射性损伤的一线药物。然而,长期使用糖皮质激素会导致体重增加、高血压、骨质疏松和白内障等副作用,因此应避免长期使用。对糖皮质激素耐药而仍有症状的患者可能需要外科手术治疗。

　　据报道,替代疗法包括己酮可可碱和维生素 E。目前,已有报道称,联合使用己酮可可碱和维生素 E 对治疗其他器官系统的放射性损伤有益。一项针对11名脑瘤患者的初步研究表明,联合使用己酮可可碱(400mg 每天两次)和维生素 E(400IU 两天一次),水肿体积平均减少了72ml[33]。其副作用包括恶心和腹部不适。进一步的研究可能有助于更好地了解己酮可可碱和维生素 E 在辐射不良事件中的作用和机制。

　　一些研究,包括一项随机双盲安慰剂对照试验,已经报道了贝伐单抗在放射性损伤中的有益作用,改善了因脑转移瘤和其他脑肿瘤而接受 SRS 治疗的患者的神经功能障碍[34-36]。一份病例报告显示,一个颅内 AVM 患者在接受放射外科手术后出现严重的皮质类固醇难治性脑水肿,予以贝伐单抗治疗后,这种难治性脑水肿得到了控制[37]。据报道,贝伐珠单抗有全身副作用,包括窦血栓、肺栓塞、高血压和伤口裂开等。

迟发型囊变

囊性病变具有自限性,因此可进行连续的影像学随访、观察。当囊变引起了进行性局灶性神经症状或颅内压增高时,可能需要手术治疗。手术方式包括在立体定向影像引导下的囊液抽吸术、开颅囊肿切除术以及对复发性囊肿采取的囊腔-腹腔分流术。

结　论

放射外科是治疗 AVM 的重要手段,它是一种微创的治疗方法,其永久性并发症是非常罕见。然而,我们必须注意出血、放射性损伤和迟发型囊变的并发症。这些并发症通常可以通过药物得到控制;然而,在少数情况下,可能需要手术干预,例如颅内出血量较大或者引起进行性症状性的迟发型囊变。

（任艳明　高远 译　王伟 审）

参考文献

1. Starke RM, Kano H, Ding D, et al. Stereotactic radiosurgery for cerebral arteriovenous malformations: evaluation of long-term outcomes in a multicenter cohort. J Neurosurg. 2017;126:1–9.
2. Schneider BF, Eberhard DA, Steiner LE. Histopathology of arteriovenous malformations after gamma knife radiosurgery. J Neurosurg. 1997;87(3):352–7.
3. Flickinger J, Kondziolka D, Lunsford L, et al. Development of a model to predict permanent symptomatic postradiosurgery injury for arteriovenous malformation patients. Arteriovenous Malformation Radiosurgery Study Group. Int J Radiat Oncol Biol Phys. 2000;46(5):1143–8.
4. Maruyama K, Kawahara N, Shin M, et al. The risk of hemorrhage after radiosurgery for cerebral arteriovenous malformations. N Engl J Med. 2005;352(2):146–53.
5. Yen C-P, Sheehan JP, Schwyzer L, Schlesinger D. Hemorrhage risk of cerebral arteriovenous malformations before and during the latency period after GAMMA knife radiosurgery. Stroke. 2011;42(6):1691–6.
6. Maruyama K, Koga T, Shin M, Igaki H, Tago M, Saito N. Optimal timing for Gamma Knife surgery after hemorrhage from brain arteriovenous malformations. J Neurosurg. 2008;109(Suppl):73–6.
7. Redekop G, TerBrugge K, Montanera W, Willinsky R. Arterial aneurysms associated with cerebral arteriovenous malformations: classification, incidence, and risk of hemorrhage. J Neurosurg. 1998;89(4):539–46.
8. Brown RD, Wiebers DO, Forbes GS. Unruptured intracranial aneurysms and arteriovenous malformations: frequency of intracranial hemorrhage and relationship of lesions. J Neurosurg. 1990;73(6):859–63.
9. Kano H, Lunsford LD, Flickinger JC, et al. Stereotactic radiosurgery for arteriovenous malformations, part 1: management of Spetzler-Martin Grade I and II arteriovenous malformations. J Neurosurg. 2012;116(1):11–20.
10. Karlsson B, Lax I, Soderman M. Risk for hemorrhage during the 2-year latency period following gamma knife radiosurgery for arteriovenous malformations. Int J Radiat Oncol Biol Phys. 2001;49(4):1045–51.
11. Shin M, Maruyama K, Kurita H, et al. Analysis of nidus obliteration rates after gamma knife surgery for arteriovenous malformations based on long-term follow-up data: the University of Tokyo experience. J Neurosurg. 2004;101(1):18–24.
12. Inoue HK, Ohye C. Hemorrhage risks and obliteration rates of arteriovenous malformations after gamma knife radiosurgery. J Neurosurg. 2002;97(5 Suppl):474–6.
13. van Beijnum J, van der Worp HB, Buis DR, et al. Treatment of brain arteriovenous malformations: a systematic review and meta-analysis. JAMA. 2011;306(18):2011–9.
14. Pollock BE, Link MJ, Stafford SL, Garces YI, Foote RL. Stereotactic radiosurgery for arteriovenous malformations: the effect of treatment period on patient outcomes. Neurosurgery. 2016;78(4):499–509.

15. Celix JM, Douglas JG, Haynor D, Goodkin R. Thrombosis and hemorrhage in the acute period following Gamma Knife surgery for arteriovenous malformation. Case report. J Neurosurg. 2009;111(1):124–31.

16. Pollock BE. Occlusive hyperemia: a radiosurgical phenomenon? Neurosurgery. 2000;47(5):1178–82. Discussion 1182–1184.

17. Grady C, Tanweer O, Zagzag D, Jafar JJ, Huang PP, Kondziolka D. Delayed hemorrhage from the tissue of an occluded arteriovenous malformation after stereotactic radiosurgery: report of 3 cases. J Neurosurg. 2017;126:1–6.

18. Yamamoto M, Jimbo M, Hara M, Saito I, Mori K. Gamma knife radiosurgery for arteriovenous malformations: long-term follow-up results focusing on complications occurring more than 5 years after irradiation. Neurosurgery. 1996;38(5):906–14.

19. Malikova H, Koubska E, Vojtech Z, et al. Late morphological changes after radiosurgery of brain arteriovenous malformations: an MRI study. Acta Neurochir. 2016;158:1683–90.

20. Kihlström L, Guo WY, Karlsson B, Lindquist C, Lindqvist M. Magnetic resonance imaging of obliterated arteriovenous malformations up to 23 years after radiosurgery. J Neurosurg. 1997;86(4):589–93.

21. Flickinger J, Kondziolka D, Pollock B, Maitz A, Lunsford L. Complications from arteriovenous malformation radiosurgery: multivariate analysis and risk modeling. Int J Radiat Oncol Biol Phys. 1997;38(3):485–90.

22. Ganz JC, Reda WA, Abdelkarim K. Adverse radiation effects after Gamma Knife surgery in relation to dose and volume. Acta Neurochir. 2009;151(1):9–19.

23. Yen C-P, Matsumoto JA, Wintermark M, et al. Radiation-induced imaging changes following Gamma Knife surgery for cerebral arteriovenous malformations. J Neurosurg. 2013;118(1):63–73.

24. Han JH, Kim DG, Chung H-T, et al. Clinical and neuroimaging outcome of cerebral arteriovenous malformations after Gamma Knife surgery: analysis of the radiation injury rate depending on the arteriovenous malformation volume. J Neurosurg. 2008;109(2):191–8.

25. Yen C-P, Khaled MA, Schwyzer L, Vorsic M, Dumont AS, Steiner L. Early draining vein occlusion after gamma knife surgery for arteriovenous malformations. Neurosurgery. 2010;67(5):1293–302. Discussion 1302.

26. van den Berg R, Buis DR, Lagerwaard FJ, Lycklama à Nijeholt GJ, Vandertop WP. Extensive white matter changes after stereotactic radiosurgery for brain arteriovenous malformations: a prognostic sign for obliteration? Neurosurgery. 2008;63(6):1064–9. Discussion 1069–1070.

27. Foroughi M, Kemeny AA, Lehecka M, et al. Operative intervention for delayed symptomatic radionecrotic masses developing following stereotactic radiosurgery for cerebral arteriovenous malformations—case analysis and literature review. Acta Neurochir. 2010;152(5):803–15.

28. Matsuo T, Kamada K, Izumo T, Hayashi N, Nagata I. Cyst formation after linac-based radiosurgery for arteriovenous malformation: examination of predictive factors using magnetic resonance imaging. Clin Neurol Neurosurg. 2014;121:10–6.

29. Ding D, Yen C-P, Starke RM, Xu Z, Sheehan JP. Radiosurgery for ruptured intracranial arteriovenous malformations. J Neurosurg. 2014;121(2):470–81.

30. Pan H-C, Sheehan J, Stroila M, Steiner M, Steiner L. Late cyst formation following gamma knife surgery of arteriovenous malformations. J Neurosurg. 2005;102(Suppl):124–7.

31. Izawa M, Hayashi M, Chernov M, et al. Long-term complications after gamma knife surgery for arteriovenous malformations. J Neurosurg. 2005;102(Suppl):34–7.

32. Shuto T, Yagishita S, Matsunaga S. Pathological characteristics of cyst formation following gamma knife surgery for arteriovenous malformation. Acta Neurochir. 2015;157(2):293–8.

33. Williamson R, Kondziolka D, Kanaan H, Lunsford LD, Flickinger JC. Adverse radiation effects after radiosurgery may benefit from oral vitamin E and pentoxifylline therapy: a pilot study. Stereotact Funct Neurosurg. 2008;86(6):359–66.

34. Boothe D, Young R, Yamada Y, Prager A, Chan T, Beal K. Bevacizumab as a treatment for radiation necrosis of brain metastases post stereotactic radiosurgery. Neuro-Oncology. 2013;15(9):1257–63.

35. Sadraei NH, Dahiya S, Chao ST, et al. Treatment of cerebral radiation necrosis with bevacizumab: the Cleveland clinic experience. Am J Clin Oncol. 2015;38(3):304–10.

36. Levin V, Bidaut L, Hou P, et al. Randomized double-blind placebo-controlled trial of bevacizumab therapy for radiation necrosis of the central nervous system. Int J Radiat Oncol Biol Phys. 2011;79(5):1487.

37. Williams BJ, Park DM, Sheehan JP. Bevacizumab used for the treatment of severe, refractory perilesional edema due to an arteriovenous malformation treated with stereotactic radiosurgery. J Neurosurg. 2012;116(5):972–7.